MANUEL COMPLET

DES

MALADIES DES VOIES URINAIRES

ET DES ORGANES GÉNITAUX

VESSIE

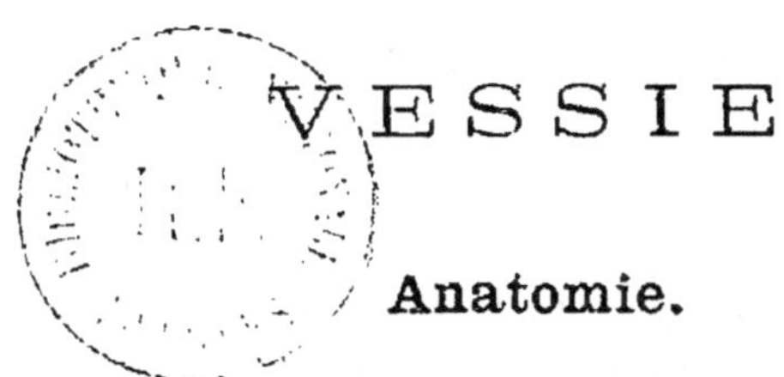

Anatomie.

La vessie est un réservoir musculo — membraneux dans lequel, arrivant des reins par les urétères d'une manière continue, l'urine est emmagasinée provisoirement avant d'être expulsée au dehors.

Elle est située dans l'excavation du bassin : au-dessus du périnée ; en arrière des pubis au-dessus desquels elle s'élève plus ou moins, suivant qu'elle est plus ou moins distendue par l'urine ; et enfin au-devant du rectum chez l'homme, et de l'utérus chez la femme.

Elle est *maintenue* dans la position qu'elle occupe : en bas par la prostate chez l'homme, et par ses adhérences au vagin chez la femme ; — en haut par l'ouraque et les artères ombilicales, ou par les cordons pleins qui les remplacent après la naissance ; — en arrière et sur les côtés par le péritoine.

La *capacité* de la vessie est très-variable. Dans l'état de vacuité elle revient sur elle-même. Elle peut au contraire, dans certains cas de rétention d'urine, envahir plus ou moins la cavité abdominale : on l'a vue atteindre ou même dépasser l'ombilic. On l'a vue contenir dans ces cas des quantités d'urine considérables ; jusqu'à 4, 5, 6 kilogrammes. Mais à l'état normal, chez l'adulte, sa capacité moyenne est d'environ un demi-litre.

Dans l'état de plénitude ce réservoir présente la *forme* d'un ovoïde un peu aplati d'avant en arrière, et dont la petite extré-

26.

mité serait en haut. Cette forme se modifie selon l'état de vacuité plus ou moins complet de l'organe.

La conformation et les *rapports* de la vessie sont très-importants, au point de vue surtout des opérations qui peuvent être pratiquées sur elle ou sur les organes voisins. Nous ne signalerons ici que les principales connexions.

Par sa *face antérieure*, elle est en rapport avec la symphyse pubienne, derrière laquelle elle se dérobe pendant l'état de vacuité ou de moyenne distension. A mesure qu'elle est plus distendue par le liquide qu'elle contient, elle s'élève davantage et dépasse le bord supérieur de la symphyse : sortant alors de l'excavation pelvienne pour se mettre en rapport, sur une étendue variable, avec la paroi abdominale antérieure. Le péritoine ne tapisse pas cette face : il coiffe en quelque sorte la vessie, n'empiétant que fort peu sur la face antérieure qui, dans l'état de distension du viscère, se présente au-dessus des pubis, derrière la paroi abdominale, sans interposition de la séreuse, si ce n'est en haut. En sorte que l'on peut attaquer la vessie par l'hypogastre sans blesser le péritoine, ce qui explique la possibilité de la ponction et de la taille sus-pubiennes. — Entre la vessie et la face postérieure de la symphyse pubienne se trouve une cavité virtuelle remplie d'un tissu cellulo-graisseux, lamelleux et lâche qui permet les mouvements d'expansion et de retrait de l'organe, et dans laquelle l'urine peut s'infiltrer, notamment après la taille hypogastrique. Une fausse route étant faite à la paroi supérieure de la région profonde de l'urèthre, le bec du cathéter pénètre dans cet espace anté-vésical, et les mouvements qu'on peut alors imprimer à l'instrument sont de nature à induire en erreur, et à faire croire qu'on a pénétré dans le réservoir urinaire.

La *face postérieure* est complétement recouverte par le péritoine ; mais en bas, au lieu de se porter sur la face inférieure, la séreuse se réfléchit brusquement pour aller tapisser le rectum chez l'homme, et l'utérus chez la femme. La séreuse arrive jusqu'aux vésicules séminales et recouvre une partie de leur fond. Elle s'insinue aussi entre elles, mais elle se réfléchit avant d'être arrivée jusqu'à la prostate dont elle reste séparée par une distance de 1 centimètre.

Les *parties latérales* sont en rapport avec les circonvolutions de l'intestin grêle, et, chez la femme, avec les ligaments larges.

La *partie supérieure* s'élève plus ou moins, coiffée du péritoine, suivant l'état de distension plus ou moins grand de la vessie.

La *région inférieure* ou base diffère suivant qu'on la considère chez l'homme ou chez la femme.

Chez l'homme, elle s'étend depuis le bord que forme le péritoine au moment de sa réflexion, jusqu'à la base de la prostate. Les canaux déférents et les vésicules séminales sont appliqués contre ses parties latérales. Le rectum lui répond vers sa partie médiane selon un espace triangulaire à sommet antérieur. Cet espace est plus large quand la vessie se vide, car alors les vésicules séminales s'écartent légèrement l'une de l'autre. Leur grosse extrémité ou extrémité postérieure est séparée par une distance d'au moins 6 ou 7 centimètres dans l'état de vacuité ; tandis que dans l'état de plénitude, cette distance n'est que de 4 ou 5 centimètres (Sappey). A mesure qu'on se rapproche de leur extrémité antérieure, cette distance diminue, et devient nulle au voisinage de la prostate. Ces rapports nous expliquent comment il est possible d'explorer la vessie par le toucher rectal, comment on peut pratiquer la ponction de ce viscère par le rectum, et comment enfin on a pu pratiquer la taille recto-vésicale.

Chez la femme, cette région est limitée en arrière par la ligne de réflexion du péritoine qui de la vessie se porte sur l'utérus ; en avant par l'origine de l'urèthre. Elle est en rapport avec la paroi supérieure du vagin à laquelle elle est intimement unie, et avec le col utérin auquel elle adhère par un tissu conjonctif lâche qui permet la variabilité de ce rapport,

plus étendu dans l'état de plénitude que dans l'état de vacuité.
— Ces connexions expliquent la possibilité de la taille vaginale et celle de la ponction vésicale par le vagin.

A l'état normal chez l'homme adulte, mais surtout chez l'enfant, la *surface interne* de la vessie est lisse ; mais, à mesure que nous avançons en âge, elle perd de cet aspect uni qui caractérise l'intégrité de la muqueuse. En s'hypertrophiant, les faisceaux musculaires, mais surtout les faisceaux longitudinaux font saillie dans l'intérieur de la vessie comme autant de colonnes ; dans l'intervalle de ces colonnes la muqueuse forme des aréoles, des cellules plus ou moins profondes. De là les noms de *vessie à cellules*, de *vessie à colonnes*. — Dans la région inférieure on remarque trois orifices : un antérieur et deux postérieurs, disposés comme les trois angles d'un triangle équilatéral. L'orifice antérieur est l'orifice uréthral, les deux autres sont les orifices des uretères. Ces deux conduits, après avoir cheminé obliquement dans l'épaisseur des parois de la vessie, viennent s'ouvrir en bec de flûte dans sa cavité ; de sorte que l'urine, une fois arrivée dans la vessie, ne peut plus refluer : le liquide, par son propre poids, applique la paroi antéro-supérieure de l'uretère contre la paroi opposée, et se ferme ainsi à elle-même le chemin de retour. — L'espace compris entre ces trois orifices a reçu de Lieutaud le nom de *trigone vésical*. — En arrière de la base de ce trigone se trouve un espace plus ou moins excavé, et dans lequel tendent à s'accumuler et à séjourner l'urine et les concrétions, c'est le *bas-fond* de la vessie. — Le trigone vésical répond au vagin chez la femme, et, chez l'homme, à la base de la prostate et aux vésicules séminales. Le bas-fond correspond au rectum chez l'homme, et chez la femme au vagin et au col utérin. — La prostate en s'hypertrophiant soulève le trigone : le bas-fond, restant fixe, s'excave conséquemment, d'où la dépression plus marquée du bas-fond de la vessie chez les vieillards.

Structure. — Trois tuniques entrent dans la composition de la vessie : tuniques séreuse, musculaire et muqueuse.

La *séreuse* est une dépendance du péritoine. Nous avons vu qu'elle ne revêt pas la vessie complétement. Il est surtout important de rappeler que les faces antérieure et inférieure en sont dépourvues. La séreuse en effet n'empiète que très-peu en haut sur la première ; aussi, quand la vessie distendue s'élève au-dessus du pubis, peut-on pratiquer, soit la ponction, soit la taille hypogastriques. La face inférieure n'est pas recouverte non plus par le péritoine, dont le repli, au moment de sa réflexion, s'arrête à 1 centimètre environ en arrière de la prostate. Chez la femme, la vessie est unie au vagin et au col de l'utérus sans l'intermédiaire du péritoine. C'est ce qui rend praticables les divers procédés de taille périnéale chez l'homme, et, chez la femme, la taille vaginale et la ponction vaginale.

La *tunique musculaire* se compose de trois couches de fibres : longitudinale, circulaire, piexiforme. Ces fibres, par leur contraction diminuent la capacité de la vessie, et chassent, par suite, l'urine au dehors. Elles ont pour antagoniste le *sphincter* vésical. Ce muscle forme un anneau embrassant tout le tiers postérieur de la région prostatique de l'urèthre. Il a, d'après Sappey, une largeur de 10 à 12 millimètres, et une épaisseur de 6 à 7 dans sa moitié postérieure.

La *tunique muqueuse* est blanche dans les premières années ; elle devient plus terne par suite des progrès de l'âge, et surtout par suite des états inflammatoires dont elle peut être le siège. Elle est mince mais résistante. Elle s'insinue aisément entre les faisceaux musculaires, et tapisse les cellules dans les cas de vessie à colonnes. — Elle se compose d'une couche de tissu conjonctif tapissée d'un épithélium stratifié. Les cellules profondes sont allongées et verticales, les superficielles sont polygonales et aplaties. Cet épithélium est un épithélium de protection : aussi, à moins que son intégrité ne soit compromise, il s'oppose à toute absorption par la vessie. — Il n'y a pas de glandes.

Vaisseaux et nerfs. — Les *artères* viennent du tronc même de l'hypogastrique, des ombilicales, de l'hémorrhoïdale moyenne, de l'utérine et de la vaginale, de la honteuse interne, de l'obturatrice. Abandonnant au passage des branches noour- ricières à la couche musculaire, ces artères vont former ddans la muqueuse un réseau capillaire très-riche, surtout dansıs la région inférieure (bas-fond et col).

Le col vésical est entouré d'un anneau vasculaire formé dd'un riche plexus veineux. C'est dans ce plexus que viennennt se jeter les *veines* de la vessie : il se déverse lui-même danns le tronc de la veine hypogastrique.

La muqueuse vésicale ne paraît pas posséder de *vaisseaux lymphatiques*; leur existence en tout cas n'est pas démontrée.

Les *nerfs* proviennent du plexus hypogastrique.

Col vésical.

Il faut distinguer le *col anatomique* et le *col chirurgical*.. Le premier n'est autre que l'orifice interne, postérieur ou vésical de l'urèthre. Nous l'avons étudié chez l'homme et chez la femme. Le col chirurgical chez l'homme doit nous arrêter à cause de son importance au point de vue pathologique ett au point de vue opératoire. C'est une région spéciale constituée par cette portion des voies urinaires qui s'étend depuis l'orifice vésical en arrière et en haut jusqu'au sommet de la prostate en avant et en bas, en d'autres termes par la région prostatique du canal de l'urèthre.

Sa forme générale n'est pas cylindrique, mais plutôt fusi- forme.

Le degré de dilatabilité dont il est susceptible, était très- important à préciser, surtout au point de vue de la lithotritie périnéale. Dolbeau a montré qu'on pouvait porter la dilatation jusqu'à 2 centimètres de diamètre, sans déchirure de la por- tion sus-montanale et de l'orifice postéro-supérieur.

Il est situé à 3 centimètres en arrière de la symphyse, et répond à son tiers inférieur (Tillaux).

Le col chirurgical de la vessie offre, à étudier, deux orifices, un trajet et des parois.

L'orifice postéro-supérieur, ou col anatomique, se présente sous la forme d'orifice circulaire à l'état normal ; mais il peut se trouver déformé par suite d'états pathologiques. Il est situé à 3 centimètres en arrière de la symphyse, et à 2 centimètres au-dessus de la ligne coccy-pubienne (Dolbeau).

L'orifice antéro-inférieur correspond au sommet de la prostate, en d'autres termes, au point où finit la région prostatique de l'urèthre, et où commence la région membraneuse. Il est situé à 1 centimètre au-dessus de l'aponévrose moyenne du périnée.

Le trajet représente un conduit fusiforme, sur la paroi inférieure duquel on observe l'utricule prostatique, et l'orifice des canaux éjaculateurs.

Les parois sont constituées par les éléments suivants : la membrane muqueuse ; — le sphincter vésical, formé de fibres striées et constituant un anneau qui embrasse tout le tiers postérieur du col chirurgical ; plus épais en arrière qu'en avant, il présente, d'après Sappey, une largeur de 10 à 12 millimètres, et une épaisseur de 6 à 7 millimètres dans sa moitié postérieure ; — une couche de fibres longitudinales ; — une couche de fibres circulaires lisses, continuation du plan de fibres circulaires de l'urèthre ; — une nouvelle couche de fibres longitudinales ; le tissu propre de la prostate formé de culs-de-sac glandulaires et de leurs conduits excréteurs, de fibres musculaires et de veines ; — enfin, plus extérieurement, un anneau vasculaire formé d'un lascis veineux très-riche et très-développé qui communique en avant et en haut avec le plexus de Santorini, en bas et en arrière avec le réseau veineux qui est à la base de la vessie. C'est ce lascis veineux qu'il est important de ménager pendant l'opération de la taille. Aussi s'attache-t-on autant que possible à ne pas dépasser, dans l'incision, les limites de la prostate.

De là la nécessité de déterminer exactement les dimensions

de la paroi du col chirurgical, qui n'offre pas partout la même épaisseur. On a mesuré la distance entre le canal d'une part, et d'autre part divers points de la périphérie de la glande : directement en bas, directement en dehors, obliquement en dehors et en bas. C'est ce qu'on a appelé les rayons de la prostate.

Sappey donne les chiffres suivants :

```
Rayon médian antérieur......................  5 millimètres
Rayon médian postérieur  .... ....... .. .. 17      —
Rayon transversal...........................  13      —
Rayon oblique en bas et en dehors..  ........ 23      —
```

Dolbeau admet des dimensions différentes :

```
Rayon inférieur......... ....... .... ........ 15      —
Rayon transverse .... . ................... 13      —
Rayon oblique en bas..................... 18      —
```

« Il résulte d'expériences que nous avons répétées nombre de fois, ajoute-t-il, qu'il ne faut guère songer à extraire des calculs ayant plus de 3 centimètres, si l'on veut rester dans les limites de la prostate. » Quand la pierre est grosse (4 centimètres et au-dessus), il faut donc la fragmenter avant de l'extraire, au lieu de lui créer une voie en rapport avec son volume, par une incision dépassant les limites de la prostate, ou même au lieu d'exercer, pour la faire passer de force, des tractions de nature à contondre ou déchirer le col.

Quoiqu'il en soit il résulte de ces chiffres que le rayon médian inférieur, suivant lequel se fait l'incision de la taille médiane, étant le plus court, ce procédé est le moins favorable à l'extraction facile des calculs. — Le rayon oblique inférieur étant le plus long, on obtiendra la plus large voie possible par une double incision pratiquée à la fois suivant l'un et l'autre rayons obliques inférieurs, comme dans les procédés de taille bilatérale (bilatérale de Dupuytren, médio-bilatérale de Civiale, prérectale de Nélaton). Hâtons-nous d'ajouter que, l'incision étant transversale, la sortie du calcul s'il est trop gros, ne se trouve pas moins empêchée par les branches ischio-pubiennes dont l'écartement n'est pas possible. Ce fait explique pourquoi, malgré l'incision prostatique plus étendue, la taille bilatérale ouvre à la rigueur une voie moins large à la sortie des calculs, que ne le fait la taille latéralisée avec son incision prostatique plus étroite : dans ce dernier procédé en effet, au lieu d'être presque perpendiculaire aux branches ischio-pubiennes, l'incision est parallèle à l'une d'elles ; en sorte que la pierre a, pour sortir, non plus l'espace seulement qui s'étend d'une branche ischio-pubienne à l'autre, mais l'espace compris entre l'arcade pubienne et le coccyx.

Il ne faudrait pas se faire illusion cependant sur cet avantage : on ne pourrait en tirer tout le parti possible qu'à la condition de contondre ou de déchirer les tissus, chose qu'on doit éviter soigneusement ; si la pierre ne peut être retirée sans violence, on doit préalablement la fragmenter. Ajoutons que la taille latéralisée expose à la lésion de l'artère du bulbe, et partant à une hémorrhagie grave. En sorte que la taille prérectale et la taille médio-bilatérale n'en conservent pas moins une supériorité notable.

Physiologie.

L'organisme ne conserve son intégrité que grâce à un mouvement continu de décomposition et de recomposition. A mesure que les éléments des tissus sont usés, ils sont remplacés par des éléments nouveaux, dont les matériaux sont constitués par les aliments absorbés. De ces aliments, si les uns concourent à former la trame des tissus, il en est d'autres qui servent plus spécialement à entretenir les combustions organiques, à maintenir la température du corps au degré normal.

Résidus des combustions, débris des tissus usés, tous ces déchets organiques doivent être portés au dehors ; tout un système d'organes remplit ces fonctions. Les plus importants sans contredit sont les reins. Les artères rénales, qui leur apportent le sang, se résolvent dans la trame de ces glandes en un riche réseau de fins capillaires, offrant ainsi la plus large surface à la *filtration*. Après avoir laissé échapper les déchets organiques, le sang revient dans le torrent de la circulation générale par les veines rénales.

« Filtration », avons-nous dit. C'en est une véritable en effet, qui s'opère, et le nom de « filtre » qu'on donne quelquefois au rein, est très-justement employé, qu'on admette la théorie physiologique de Bowman, ou qu'on lui préfère celle plus répandue de Ludwig. Il ne passe en effet que les produits excrémentitiels, et surtout de l'eau qui leur sert de véhicule ; l'ensemble constitue l'*urine*.

C'est l'eau qui varie de quantité ; les matières excrémentitielles sont, au contraire, représentées par un poids à peu près constant pour les vingt-quatre heures, variant sensiblement toutefois suivant les climats, les saisons, l'alimentation, les états pathologiques. On s'accorde généralement, abstraction faite de l'eau, à admettre pour ces matériaux éliminés dans les vingt-quatre heures, le poids moyen de 65 grammes qui se répartissent ainsi :

L'*urée*, produit de la combustion des matières protéiques, représente à elle seule près de la moitié de ce poids, c'est-à-dire 30 grammes.

Les *matières extractives* (créatine, créatinine, acide urique, etc.) ou produits de la combustion incomplète des albuminoïdes, représentent un poids de 15 grammes.

Quant aux 20 grammes qui restent, ils sont représentés par des sels ; 8 grammes de chlorure de sodium, 12 grammes de sulfates, phosphates, lactates, etc. la plupart à base de soude, quelques-uns à base de chaux.

Normalement toutes ces substances sont dissoutes : c'est à

l'état liquide qu'elles passent des reins successivement dans les bassinets, les urétères et la vessie. Formée d'une manière continue, c'est d'une manière continue que l'urine arrive dans ce dernier réservoir ; elle s'y emmagasine, pour de là n'être portée au dehors que sous l'influence de la volonté.

Parvenue dans la vessie, l'urine ne peut plus revenir sur ses pas. Arrivés en effet à la partie postéro-inférieure de cet organe, les urétères s'engagent dans sa paroi, au travers de laquelle ils cheminent d'abord obliquement, pour venir ensuite s'ouvrir en bec de flûte dans sa cavité. L'urine emmagasinée presse donc la lèvre et la paroi antérieure contre la lèvre et la paroi opposées, et se ferme elle-même le chemin de retour, sans empêcher pour cela de sourdre le liquide qu'amène d'une manière continue la vis-à-tergo aidée des contractions péristaltiques des urétères.

Elle ne peut pas davantage s'échapper au dehors, l'orifice de sortie étant fermé à la fois par le sphincter vésical et par l'entonnoir musculaire de l'urèthre.

De cette double condition résulte l'emmagasinement de l'urine, qui s'accumule dans la vessie jusqu'à ce qu'elle en soit expulsée sous l'influence de la volonté.

Quand la vessie est suffisamment distendue par l'urine, il se produit une sensation spéciale, le *besoin d'uriner* : Le siège et le mode de production de cette sensation ont donné lieu a plus d'une théorie. D'après Küss, elle a pour point de départ la muqueuse prostatique, laquelle est aussi d'ailleurs un point de départ important de réflexes génitaux. « Quand l'urine a trop distendu les parois vésicales, celles-ci réagissent, compriment leur contenu, qui alors triomphe de l'élasticité du col, de l'élasticité de la prostate, et pénètre dans l'origine du canal de l'urèthre : l'urine se trouve en contact avec une muqueuse très-sensible, la muqueuse prostatique...... C'est le contact de cette muqueuse avec l'urine qui produit cette sensation cuisante connue sous le nom de *besoin d'uriner*, et que, comme presque toutes les sensations de cette région nous rapportons à l'autre extrémité du canal, à la fosse naviculaire. Si nous ne sommes pas attentifs à ce sentiment de besoin, il se produit un réflexe, qui se traduit par la contraction du sphincter uréthral ; l'urine ne peut aller plus loin, elle est même obligée de rétrograder, par la contraction des muscles de la paroi antérieure de la prostate, et elle rentre dans la vessie, dont les contractions ont cessé.

« Les contractions coordonnées qui produisent la miction, se font sous l'influence de la moelle épinière, et particulièrement de la région lombaire de la moelle. Budge a cherché à préciser encore davantage, et ses expériences le portent à placer le centre d'innervation de la vessie au niveau de la 4ᵉ lombaire. Kupressow place ce centre entre la 5ᵉ et la 6ᵉ vertèbre lombaire ». (Küss et Duval.)

Quant à la miction elle-même, qui s'effectue consécutivement au besoin d'uriner, elle est constituée par les phénomènes suivants : les plans musculaires de la vessie entrent en contraction, d'où résulte un double phénomène : l'ouverture du col, et l'expulsion à travers cet orifice de l'urine accumulée dans le réservoir. Les fibres musculaires de la couche réticulée auraient seules, d'après Sappey, le privilège, par leur disposition, de dilater le col : « En même temps, dit-il, que ces faisceaux poussent l'urine vers le col de la vessie, ils entr'ouvrent cet orifice, et le maintiennent dilaté pendant toute la durée de la miction. » Quant à la couche superficielle et à la couche moyenne, d'après lui, elles ne participeraient à la dilatation de l'orifice uréthral qu'en projetant l'urine vers cet orifice ; leur action serait purement mécanique.

La contraction enfin du diaphragme et des muscles abdominaux vient aider à l'action expulsive des fibres musculaires de la vessie.

CHAPITRE I

Vices de Conformation.

§ I. — Fistules urinaires congénitales de l'ombilic.

Nous avons étudié déjà ailleurs les fistules urinaires accidentelles de cette région, nous n'insisterons pas sur celles qui sont congénitales.

Elles sont constituées par le fait de la perméabilité de l'ouraque, d'où il résulte que la cavité vésicale se continue jusqu'à la cicatrice ombilicale, au niveau de laquelle elle s'ouvre au dehors. Souvent il existe, au niveau du canal de l'urèthre ou du col vésical, un obstacle au libre écoulement des urines par cette voie normale. En pareil cas, avant d'oblitérer là fistule ombilicale, il faudrait rétablir la perméabilité de l'urèthre, comme le fit une fois Cabrol pour une jeune fille.

§ II. — Exstrophie de la vessie.

Nature et Pathogénie.— Ce vice de conformation est congénital. Le cas d'Isenflamm, dans lequel l'exstrophie n'aurait eu lieu que dix semaines après· la naissance, n'est pas assez détaillé pour être probant.

On a longtemps confondu cet état anormal avec d'autres, et notamment avec la hernie de la vessie. Devilleneuve le premier a compris et montré que la tumeur hypogastrique était formée par la muqueuse vésicale : la paroi abdominale et la paroi antérieure de la vessie faisant défaut, la paroi postérieure se présente à découvert.

Quant au mode de production de cette anomalie, beaucoup d'hypothèses ont été proposées pour l'expliquer ; la plus probable et la plus généralement admise, c'est qu'il s'agit là d'un arrêt de développement.

Ce qui confirme cette théorie, c'est la coïncidence d'anomalies telles que : absence de la paroi abdominale, défaut de soudure des pubis, épispadias ; états anormaux qu'il est plus naturel de considérer comme une extension de l'arrêt de développement que comme des complications.

Anatomie pathologique. — On observe à la partie antéro-inférieure de l'abdomen, au-dessus ou au-dessous des pubis, une tumeur plus longue que large. Cette tumeur est parfois en retrait des parois abdominales, et d'autres fois à leur niveau, ou même en saillie. Les efforts du malade favorisent le relief de la tumeur, qui d'autre part est réductible.

Elle est formée par la paroi postérieure de la vessie, dont la muqueuse apparaît avec une coloration d'un rouge vif masquée souvent par des mucosités épaisses.

En haut sont deux fongosités ; au niveau de chacune se trouve un pertuis, orifice de l'urétère correspondant.

Cette muqueuse saigne facilement; et la paroi qu'elle tapisse, plus épaisse qu'à l'état normal, paraît souvent bilobée ; cette dernière est tapissée en arrière par le péritoine.

Quant aux urétères, ils présentent souvent une augmentation de volume. « Les parois de ces organes, dit Jamain, sont plus épaisses qu'à l'état normal ; la membrane fibreuse est très-résistante ; chez un sujet que nous avons observé, des fibres longitudinales, d'apparence musculaire, se trouvaient à la partie inférieure de ces canaux. » Quand on fait pénétrer un stylet dans les urétères, on provoque une douleur vers les reins, « et, chose remarquable, dit Vidal, ordinairement dans le rein du côté opposé ».

La cicatrice ombilicale est plus marquée à la face postérieure de la paroi abdominale.

La veine ombilicale est allongée. Les artères ombilicales

sont au contraire plus courtes qu'à l'état normal, ou manquent complétement. L'ouraque peut aussi faire défaut.

La verge peut manquer totalement (Depaul). Dupuytren a vu les corps caverneux séparés et formant deux tubercules isolés. Le plus ordinairement, le pénis est rudimentaire et forme un petit tubercule au bas de la tumeur vésicale. Sur la face dorsale de l'organe alors règne un sillon dont le fond est constitué par la paroi inférieure de l'urèthre.

La prostate est plus petite, divisée en deux, ou absente.

Les canaux éjaculateurs dans ce dernier cas, s'ouvrent isolément au niveau du tubercule qui représente le pénis.

Les organes génitaux de la femme peuvent manquer complétement. D'autres fois ils existent, mais ils portent la trace d'une soudure incomplète des deux moitiés symétriques : bifidité du clitoris qui peut d'ailleurs être absent, écartement, surtout en haut, des grandes et des petites lèvres. Le vagin peut être cloisonné (Demarquay), ou oblitéré.

Les pubis ont subi un écartement d'environ 10 centimètres, et sont reliés par un fort ligament.

Le périnée est élargi, mais diminué de longueur.

On a vu l'anus s'aboucher dans l'exstrophie vésicale (Broca, Puech).

Physiologie pathologique. — Tantôt l'*urine* sort goutte à goutte d'une façon continue, tantôt elle s'écoule d'une manière intermittente, tantôt enfin elle sort par jets.

Les fonctions de la *génération* sont à peu près supprimées chez l'homme : car la fécondation est impossible. Les désirs vénériens eux-mêmes sont abolis d'ordinaire ; mais il est des sujets en revanche dont l'impuissance exaspère les désirs : « Leur passion, dit Percy, s'irrite par l'impuissance désespérante et la honteuse nullité de leurs organes. Chez eux l'amour est une vraie fureur. » — Quant aux femmes, les fonctions de la reproduction se trouvent d'ordinaire moins radicalement compromises, et Boyer cite le cas d'une jeune fille qui engendra.

Cette infirmité n'est pas incompatible avec la vie ; mais la plupart des enfants ainsi conformés meurent peu après leur naissance.

Et ceux qu'elle ne tue pas, cette anomalie leur fait une existence insupportable.

Traitement. — Diverses opérations ont été faites dans le but de remédier à ce vice de conformation. C'est ainsi qu'on a tenté de faire ouvrir les urétères dans le rectum, au moyen d'une ponction dont on se proposait de rendre le trajet permanent (Simon, Louis). On a essayé de fermer la vessie par un lambeau abdominal (Jules Roux, Holmes, Wood), en appliquant à l'exstrophie vésicale le procédé opératoire imaginé par Nélaton pour la guérison de l'épispadias (Adolphe Richard). Mais ces diverses tentatives n'ont donné que des résultats nuls, et souvent mortels.

Dans ces derniers temps cependant Léon Lefort a opéré avec succès un malade qui n'avait pu jusqu'alors porter de vêtements de son sexe, et ne pouvait se livrer à aucun travail.

La principale difficulté quand on procède par un lambeau abdominal, c'est de boucher la partie inférieure de la vessie, et d'empêcher l'ascension du lambeau qui sert à couvrir la partie supérieure. « Dans le cas de M. Lefort, le prépuce très-développé autour d'un gland qui, pendant l'érection, faisait une saillie de 2 à 3 centimètres, fournit le lambeau inférieur, et ce n'est que quelques semaines plus tard que la partie supérieure fut fermée par un lambeau pris sur l'abdomen. La réunion ne se fit pas, aussi M. Lefort reprit-il après quelques mois la deuxième partie de cette opération, et cette fois avec un succès complet. Aujourd'hui ce garçon peut porter un appareil qui empêche les urines de souiller continuellement les vêtements, et peut se livrer à un travail qui lui permet de gagner sa vie. M. Lefort signale un inconvénient qui résulte du renversement du lambeau abdominal : c'est la croissance de poils dans la nouvelle cavité vésicale ; poils qui se couvraient de concrétions urinaires, et causaient quelques malaises à son opéré. Mais celui-

ci avait appris à aller chercher avec des pinces ces petits corps
étrangers, et s'épilait très-habilement de temps en temps la surface interne de la vessie. Aujourd'hui cet inconvénient tend à
disparaître, par suite de modifications survenues sur la surface cutanée, à mesure qu'elle s'habitue à ses nouvelles fonctions. » (*Bulletin général de thérapeutique*, t. *XCII.*)

CHAPITRE II

Hernies de la Vessie.

Synonymie. — *Cystocèle* (κύστις vessie, κηλη hernie).

Variétés. — La vessie peut se déplacer et former des hernies : au canal inguinal, à l'anneau crural, au périnée, au vagin.
Il y a alors, suivant le cas, *Cystocèle inguinale, C. crurale, C.
périnéale, C. vaginale.* La vessie est-elle accompagnée d'une
anse d'intestin, d'une portion d'épiploon, ou de ces deux
parties à la fois, on désigne ces variétés par les noms de *cysto-
entérocèle*, de *cysto-épiplocèle*, ou de *cysto-entéro-épiplocèle.*

D'une manière générale, la *cystocèle vaginale* qui est exclusivement propre à la femme, est celle qu'on rencontre de beaucoup le plus fréquemment. Puis vient la *cystocèle inguinale* :
commune aux deux sexes, celle-ci s'observe plus fréquemment
chez l'homme. Quant aux autres variétés, elles sont très-
rares.

§ I. — CYSTOCÈLE INGUINALE.

Étiologie et Pathogénie. — Le véritable mécanisme par lequel se parait produire la hernie de la vessie, a été très-bien exposé
par Nélaton : « Dans l'état normal, dit-il, cet organe, lorsqu'il est
vide, se trouve situé au-dessous du détroit supérieur du bassin·

Sa face antérieure se trouve appliquée contre le pubis, dont elle est séparée par du tissu cellulaire lâche. Il est impossible que la hernie se produise dans cet état. Lorsque la vessie est distendue par l'urine, elle s'élève au-dessus du pubis, forme une tumeur souvent très-considérable à la partie inférieure de l'abdomen. Cet état de plénitude est encore incompatible avec le déplacement d'une portion plus ou moins étendue de ce viscère. Mais s'il existe une cause qui empêche la contraction des fibres musculaires de la vessie, soit une paralysie, soit une distension excessive qui a fait perdre à l'organe une plus ou moins grande partie de sa contractilité, les parois de ce viscère ne peuvent plus se rapprocher du col, par conséquent restent au voisinage des anneaux. Il en résulte que, sous l'influence d'une cause qui, du reste, est favorable à la formation de toute espèce de hernie, les efforts, la toux, etc., la paroi antérieure de l'organe appliquée contre la paroi du ventre s'engage par une des ouvertures naturelles et forme hernie.

« Ainsi les hernies de la vessie par le canal inguinal reconnaîtraient une double cause : 1° la distension avec paralysie plus ou moins complète, 2° un effort.

« Les auteurs ont remarqué que la hernie de la vessie se rencontrait, le plus souvent, du côté sur lequel le malade avait l'habitude de se coucher.

« Le mécanisme de ces déplacements explique suffisamment sa rareté chez les enfants et chez les femmes, puisque, chez les premiers, il est rare, en raison de l'âge, d'observer une distension avec paralysie de la vessie ; chez ces dernières, le canal inguinal est rarement assez large pour recevoir une portion de la vessie ; on a admis que la compression de la vessie dans la grossesse prédisposait au déplacement de cet organe. »

Anatomie pathologique. — C'est la paroi antérieure de la vessie qui s'engage ; aussi la hernie est-elle dépourvue de sac, de feuillet péritonéal. Elle se trouve au-devant du cordon spermatique, et au-dessus de la tunique vaginale. — Parfois, la vessie s'engageant davantage, la paroi antérieure est suivie dans sa migration, du sommet et d'une partie de la paroi postérieure ; ces dernières étant revêtues du péritoine, la séreuse alors se rencontre au-devant de la hernie. Elle y forme une poche dans laquelle peuvent secondairement s'engager une anse intestinale (cysto-entérocèle), ou une portion d'épiploon (cysto-épiplocèle) ou bien les deux à la fois (cysto-entéro-épiplocèle).

— La vessie se présente alors sous la forme d'une tumeur double formée par deux poches : l'une externe formée par la portion de vessie herniée, l'autre intra-abdominale formée par la base fixe de l'organe. Ces deux poches sont réunies par un pédicule plus ou moins grêle qui représente la portion du réservoir occupant le canal inguinal.

Symptômes. — On constate une tumeur indolente, dont le volume et la consistance sont variables, non-seulement suivant les individus, mais même pour le même individu suivant que les urines sont plus ou moins gardées. Il n'y a pas de changement de couleur à la peau. Quand elle est distendue elle est fluctuante, et la pression à son niveau provoque le besoin d'uriner. Elle n'est pas transparente (A. Cooper). Quand la poche est vide, au lieu des sensations précédentes, on perçoit la sensation d'une masse mollasse.

La miction est troublée : ainsi il y a de fréquents besoins d'uriner, et chaque fois les malades rendent une quantité d'urine qui n'est pas en rapport avec le besoin ; quand ils ont fini d'uriner s'ils pressent sur la hernie, ils peuvent rendre encore du liquide, parce qu'ils viennent de faire passer le contenu de la portion herniée dans la portion intra-abdominale. Certains même ne pourraient uriner sans avoir recours à des expédients tels que de se coucher sur le dos, de soulever les bourses, et de comprimer la hernie.

Complications. — La hernie devient à un moment donné irréductible. — Le collet peut ne plus laisser s'effectuer le refoulement à l'intérieur, du contenu de la hernie. — Celle-ci peut s'enflammer et s'étrangler. — Elle peut enfin renfermer des calculs.

Diagnostic. — Il se fonde sur les signes que nous venons d'examiner. — On distinguera la Cystocèle de l'*épiplocèle* en ce que cette dernière n'est pas fluctuante. — L'*entérocèle* n'est pas sujette à des modifications en rapport avec la miction, et présente un gargouillement qu'on n'observe pas quand on vide la hernie vésicale. — Quand elle est congénitale, l'*hydrocèle* est réductible, et pourrait par conséquent donner lieu à une erreur. Mais la réduction de l'hydrocèle ne provoque pas le besoin d'uriner.

Un signe d'ailleurs qui pourra presque toujours acquérir la valeur d'un signe pathognomonique, c'est le suivant, que les auteurs ont trop négligé : on pratique le cathétérisme, et l'on voit si la réduction de la hernie précipite l'urine à travers la sonde.

Pronostic. — Le pronostic, peu grave en général, peut être rendu sévère par l'une des complications signalées plus haut.

Traitement. — Si la tumeur est petite et réductible, on la réduira, puis on appliquera et l'on fera garder un bandage, comme pour une hernie ordinaire. On recommandera au malade de ne pas laisser trop distendre sa vessie par les urines, d'éviter les efforts pénibles, et de se coucher sur le côté opposé à la hernie.

Si la tumeur est irréductible et volumineuse, on aura recours à un suspensoir.

S'il existe un calcul, on incisera la tumeur et on le retirera. Cette cystotomie sur place est loin d'offrir les dangers de la taille ordinaire, et le seul inconvénient qui puisse en résulter dans certains cas, c'est la persistance d'une fistule. On a conseillé encore de refouler le calcul dans la portion intra-abdominale pour l'y broyer ensuite par la lithotritie ordinaire. Mais outre qu'il sera le plus souvent impossible de faire franchir au calcul le canal inguinal, nous considérons l'incision de la tumeur comme préférable à la lithotritie par les voies naturelles.

§ II. — CYSTOCÈLE CRURALE.

Elle est excessivement rare, et ne nous arrêtera pas.

§ III. — CYSTOCÈLE PÉRINÉALE.

Très-rare, cette variété a cependant été observée (par Pipelet, Méry, Cursade). — Elle parait survenir consécutivement
à un effort. On constate au périnée une tumeur réductible,
mais reparaissant avec une extrême facilité. Pour faciliter la
miction, le malade de Pipelet se courbait en avant et réduisait
la tumeur avec la main. — Il faudrait, en pareil cas, faire
porter au malade un appareil compresseur.

§ IV. — CYSTOCÈLE VAGINALE.

Étiologie et Pathogénie. — C'est quelquefois à la suite
d'un effort, d'une chute sur le siège, que survient cette espèce
de hernie ; mais c'est le cas le plus rare. Bien plus souvent la
cystocèle vaginale apparait après un accouchement, sans cause
appréciable.

Pour ce qui est du mécanisme, plusieurs explications ont
été proposées. Ainsi, pour Jobert, il s'agit d'un relâchement
des ligaments pubio-vésicaux. Rognetta admet trois conditions concomitantes : pression exercée sur la vessie par l'utérus gravide, miction peu fréquente entraînant une distension
de la vessie, et laxité des parois du vagin. Huguier admettait
comme cause l'élévation de l'utérus pendant la grossesse : le
vagin se trouvant entraîné par la matrice, ses parois seraient
ainsi amincies, ou même éraillées.—Quant à la cystocèle vaginale chez les jeunes filles vierges ou nullipares, on la considère généralement comme un vice de conformation congénital.

Symptômes. — *Signes physiques.* — Une tumeur de la grosseur et de la forme d'un œuf de poule sort par l'orifice vaginal. Cette tumeur est rougeâtre et présente des plis qui s'effacent plus ou moins suivant qu'elle est plus ou moins distendue. Son volume et la saillie qu'elle forme entre les grandes et les petites lèvres, augmentent avec les efforts de la défécation et avec ceux que nécessitent la marche et l'action de soulever un fardeau. En revanche un résultat opposé se produit consécutivement au décubitus dorsal et au cathétérisme.

Signes fonctionnels. — Les malades éprouvent une sensation de pesanteur dans le vagin. — Il y a des troubles divers de la miction caractérisés, non par une rétention ou une incontinence, mais par des difficultés d'uriner. Cette dysurie reconnaît une double cause : la vessie a perdu de sa contractilité, et le prolapsus du bas-fond du réservoir entraîne une déviation de l'urèthre. La miction peut même n'être possible qu'à la condition de réduire préalablement la tumeur.

Variétés. — Le prolapsus peut être complet ou incomplet et présenter tous les degrés intermédiaires.

Complications. — Stagnation de l'urine dans la poche herniée et décomposition du liquide (Golding Bird) ; — catarrhe vésical ; concrétions (Ruysch).

Concurremment enfin on peut observer soit des chutes de l'utérus, soit des hernies inguinales ou ombilicales.

Soumis à une irritation constante, le vagin devient le point de départ d'un écoulement persistant.

Diagnostic. — La *chute de l'utérus* constitue une tumeur pyriforme offrant un orifice à son sommet.

Le *Kyste séreux du vagin* est plus résistant, son volume est invariable.

Dans les cas où la tumeur ne fait pas saillie au dehors, il n'y a qu'un examen superficiel qui pourrait la faire méconnaître par le chirurgien qui, sans exploration directe, s'arrêterait d'emblée à l'idée d'une leucorrhée.

L'existence de la tumeur, ses caractères, sa variabilité de volume et de consistance, les troubles de la miction, doivent immédiatement faire surgir l'idée d'une cytocèle vaginale; l'exploration directe dès lors ne permettra pas de la méconnaître. On aura soin d'examiner d'abord la malade debout; cette position accentuant les caractères physiques de la tumeur. Les indications fournies par le *toucher* seront confirmées par l'examen au *spéculum*. Le *cathétérisme* enfin ne pourra plus laisser subsister le moindre doute. Au besoin, on pourrait encore renforcer le dignostic en pratiquant des injections vésicales.

Pronostic. — Sans être grave, il est fâcheux en ce sens que cette affection entraine pour les malades des incommodités *grandes*, et qu'il n'est guère permis d'espérer une cure radicale par une opération.

Traitement. — La *cure radicale* a été tentée. C'est ainsi que Jobert (de Lamballe) a détruit une partie de la paroi antérieure du vagin à l'aide de cautérisations au crayon de nitrate d'argent faites transversalement. Les bords des plaies étaient ensuite excisés avec le bistouri, puis réunis à l'aide de la suture entortillée. — Déjà Velpeau avait opéré une cystocèle vaginale par le procédé de Marshall-Hall pour la chute de l'utérus. Le procédé de Jobert (de Lamballe) avait sur ce dernier l'avantage de ne pas produire une perte de substance étendue, et de ne pas provoquer une suppuration abondante.— Baker-Brown enlève un lambeau longitudinal de la muqueuse et réunit les deux bords de la solution de continuité. Il en fait autant au niveau de la fourchette. — Huguier enfonçait au-dessous de la muqueuse vaginale un nombre d'épingles proportionné au cas particulier; les épingles étaient disposées deux à deux et en croix. Jetant alors autour des épingles une chaîne d'écraseur, il effectuait une perte de substance. Les bords de la plaie étaient réunis par une suture. — Valette (de Lyon) employait des pinces caustiques : « Des pinces préparées *ad hoc*, dit-il, c'est-à-dire dont les branches sont

creusées d'une cuvette profonde pour loger une lamelle de pâte
de chlorure de zinc, saisissant et étranglant une partie de la
membrane muqueuse. Les branches sont serrées, et le chirurgien n'a plus à intervenir. La cicatrice qui succède à la
chute de l'eschare est bien plus solide et plus résistante que
celle qui succède à la plaie produite par l'instrument tranchant ; on a en outre l'avantage de n'avoir point d'écoulement
sanguin. »

Nous croyons qu'il vaut mieux s'abstenir de ces opérations
hasardeuses ; car elles ne sont pas sans gravité, et il s'en faut
qu'on puisse affirmer leurs bons effets, car les malades n'ont
pas été suivies assez longtemps après leur sortie de l'hôpital
pour qu'on soit en droit d'affirmer leur guérison permanente.
Aussi nous associons-nous pleinement à ces conclusions de
Demarquay : « La cytocèle peut à bon droit être assimilée aux
hernies intestinales qui, si l'on n'a pas pris soin d'appliquer
un bandage, se reproduisent bien souvent après l'opération de
la hernie simple ou étranglée. La cicatrice de la muqueuse
vaginale se laisse de même distendre facilement, et la cystocèle reparait si, consécutivement à l'opération, on a négligé
l'emploi du pessaire. Il en résulte que le traitement fait en
vue de la guérison radicale est inutile ou même dangereux.
Le pessaire doit donc être employé, et *seul employé dans tous
les cas...* Le perfectionnement apporté aux pessaires, et surtout l'addition du plancher périnéal en caoutchouc qui soutient
le réservoir d'air, et par suite la tumeur, ne laisse plus de ces
cas où la réduction ne peut absolument pas être maintenue...
Le traitement de la cystocèle se borne à l'application d'un
pessaire, mais d'un pessaire qui, trouvant un point d'appui
solide en dehors des organes génitaux, offre ainsi une résistance invincible à la hernie faisant effort vers l'extérieur. »
(Bulletin général de Thérapeutique. — 1869.)

CHAPITRE III.

Corps étrangers de la vessie.

Nature. — On a trouvé dans la vessie, chez l'homme et surtout chez la femme, une variété presque infinie de corps étrangers.

Dans un mémoire sur ce sujet Denucé en a réuni un total de 420 cas. Dans cette énumération figurent les objets les plus imprévus et les plus disparates :

Débris d'instruments chirurgicaux (sondes et lithotriteurs) ;

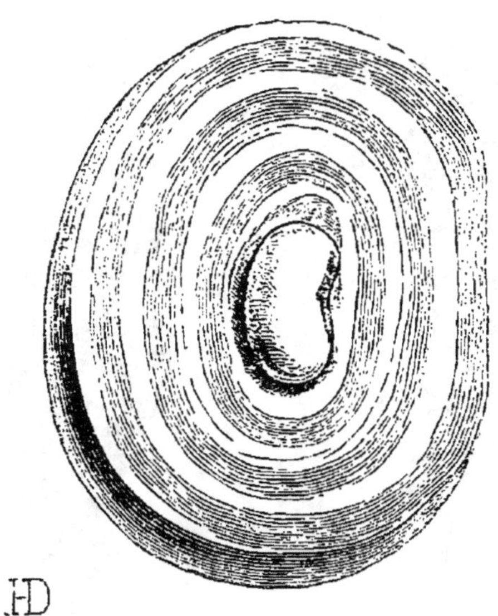

Fig. 69.

aiguilles, épingles, passe-lacets métalliques ; aiguilles d'os ou d'ivoire ; poinçons, crochets de brodeuses ; cure-oreilles ; sifflets d'ivoire ; fuseaux d'ivoire ; manche de poinçon ; petites clefs ; tuyaux de pipe ; tubes de verre ; crayons ; fragments d'allu-

mettes ; baguette de fusil ; porte-plumes ; cailloux ; fragments
de porcelaine : bougies de cire à brûler ; bâtons de cire à

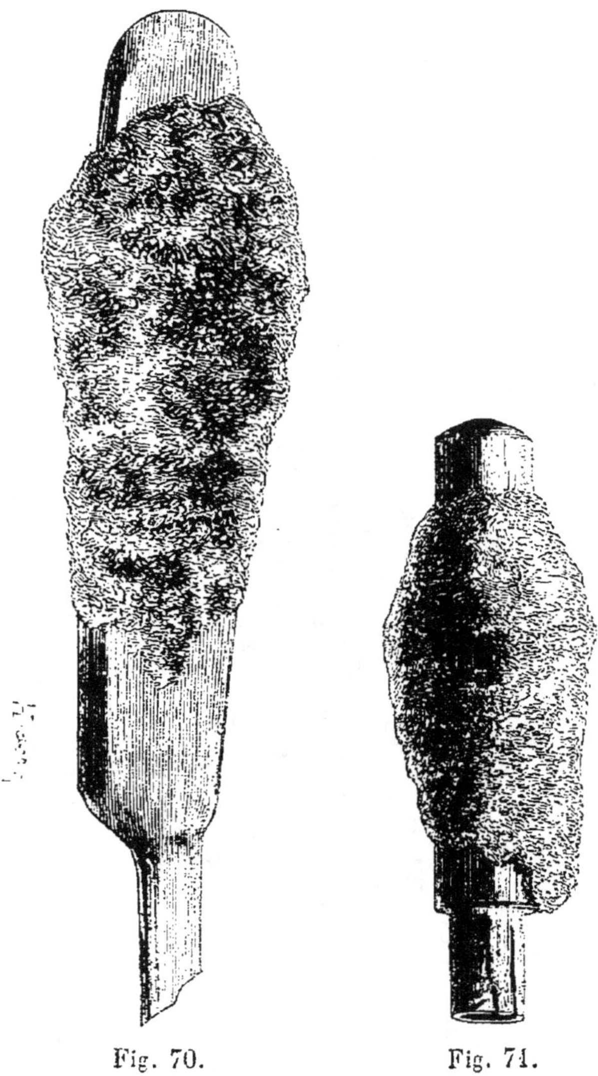

Fig. 70.   Fig. 71.

cacheter ; mèches de cheveux ; larves d'insectes ; épis de blé,
d'orge ; haricots ; pois ; noyaux de cerises ; fragments de

pomme ; bouts de corde ; plume de coq ; balles de plomb;
esquilles ; débris de vètements, etc.

Quelques-uns de ces corps étrangers ont pénétré à travers
les tissus (balles et projectiles divers, débris de vètements
entraînés par le projectile ; esquilles). D'autres ont pénétré par
l'urèthre, mais leur présence dans les voies urinaires résulte

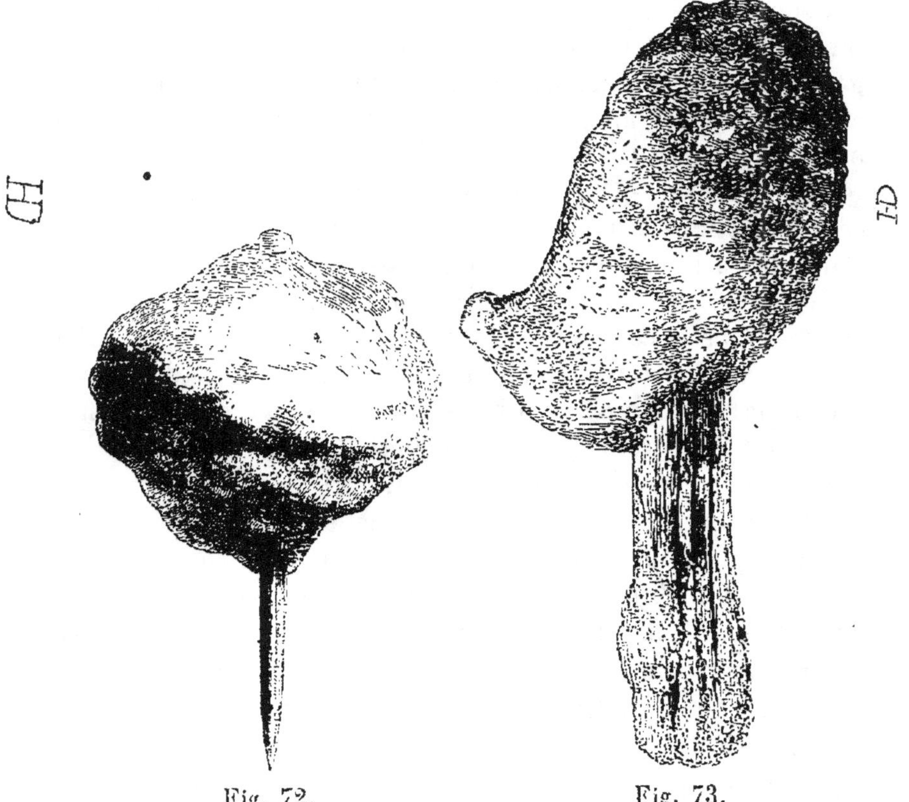

Fig. 72. Fig. 73.

d'un accident. Pour le plus grand nombre, ils ont été introduits
dans un but inavouable.

Nous n'insisterons pas davantage sur la nature variable de
ces objets, et nous ne reviendrons pas sur leur mode de progression à travers l'urèthre (voir page 257).

Symptômes. — Les accidents occasionnés par les corps étrangers dans la vessie, consistent dans des phénomènes variables de dysurie, de la pesanteur à la région périnéale, de la douleur, de l'hématurie.

Ils peuvent perforer la vessie quand ils sont aigus et résistants. On les a vus provoquer un abcès, ou une gangrène de l'organe. Ils s'incrustent rapidement de substance lithique.

Pronostic. — Il est subordonné à la nature, au volume, à la forme, à la consistance du corps étranger. Car, d'une manière générale, c'est à ces conditions diverses que sont liés les accidents consécutifs. Ces mêmes conditions en outre se prêtent plus ou moins bien à l'extraction.

Traitement. — Quelle que soit la nature du corps étranger, et abstraction faite de son mode d'introduction, on doit s'attacher à le retirer le plus tôt possible.

Si la vessie communique par une plaie avec l'extérieur, comme dans le cas de corps étranger formé par un projectile de guerre, on retirera celui-ci par la plaie. On ne devra pas élargir la solution de continuité, cette manœuvre est en effet de nature à entraîner de graves conséquences, et rien ne démontre qu'elle facilitera l'extraction.

C'est encore par une voie artificielle, mais créée par le chirurgien qu'on retirera les objets qui ne seront pas susceptibles de franchir le canal de l'urèthre. Si le corps étranger fait saillie soit à la peau, soit au rectum, soit au vagin (Denucé), on pratiquera l'incision à ce niveau. Dans le cas contraire on procédera à l'opération de la taille comme s'il s'agissait d'un calcul vésical.

Autant que possible le corps étranger sera retiré par l'urèthre. Chez la femme il y aura lieu dans bien des cas de dilater préalablement le canal.

On a imaginé un très-grand nombre d'instruments. Avec les uns on retire purement et simplement le corps étranger, manœuvre assez souvent suffisante chez la femme. Avec les autres on peut préalablement doubler, redresser ou diviser le corps étranger, suivant les exigences du cas particulier.

1° *Extraction simple*. — On se sert soit d'une pince, soit d'un trilabe.

2° *Extraction par duplicature*. — Pour extraire les corps étrangers allongés et flexibles, comme une sonde en gomme, ou une bougie flexible, le meilleur instrument est le *duplicateur* de L. Aug. Mercier. Il est semblable à un lithotriteur, et se

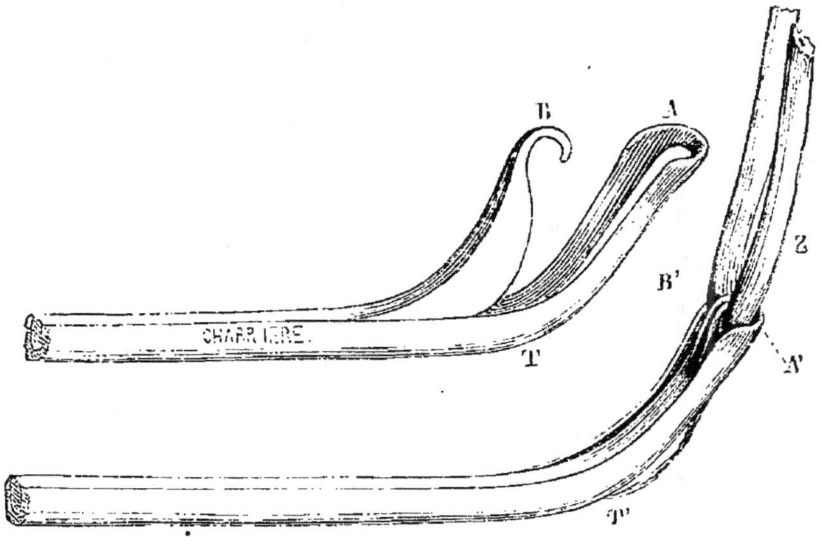

Fig. 74, 75.

manie de même. Seulement la branche mâle porte un crochet dans lequel la sonde une fois saisie vient s'engager (fig. 74 et 75). En retirant l'instrument on entraîne la sonde doublée sur son axe.

3° *Extraction par redressement*. — Les instruments redresseurs les plus employés sont celui de Leroy (d'Étiolles), celui de Robert et Collin, et celui de Mathieu. On se propose avec ceux-ci de saisir le corps étranger et de lui donner une direction parallèle à l'axe de l'instrument, afin de l'extraire aisément et sans dommage pour les voies urinaires (fig. 24, 25, 27, 28, 29, 76, 77).

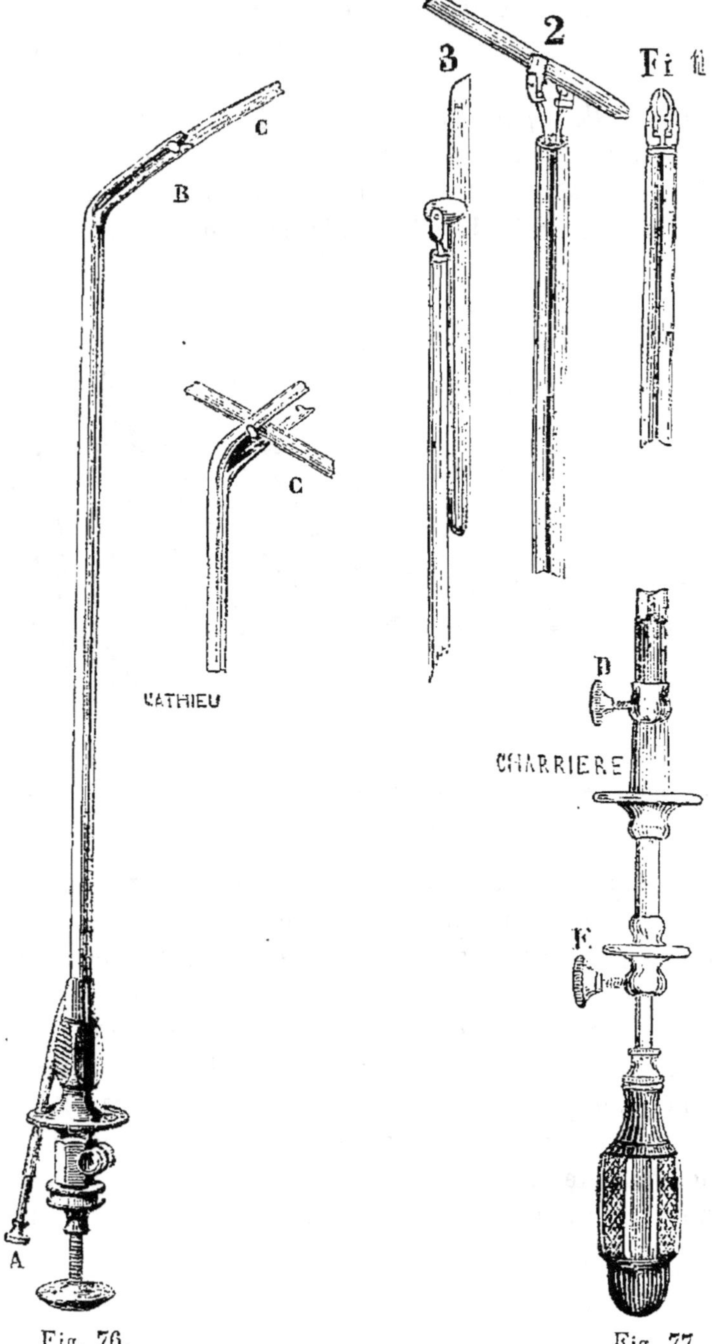

Fig. 76.   Fig. 77.

A ces redresseurs Civiale et Phillips préféraient le trilabe. Caudmont donnait la préférence au lithotriteur ordinaire à mors plats. Dans un article publié en 1849 dans la *Gazette des Hôpitaux*, il a décrit minutieusement les manœuvres nécessaires pour l'extraction avec cet instrument des corps étrangers longs et rigides.

« Ces manœuvres, dit-il, doivent être faites avec beaucoup de douceur et de prudence ; elles exigent une dextérité de mains que l'habitude fait acquérir. Seulement, comme elles ne doivent réussir que lorsque le corps étranger est saisi par une extrémité, il en résulte qu'on ne doit les mettre en pratique que dans cette circonstance spéciale, sous peine de faire subir inutilement au malade des tâtonnements toujours fatigants.

« Mais comment reconnaître la manière dont le corps se présente dans l'instrument ? Comment savoir s'il est pris par une extrémité ou par tout autre point ? Jusqu'ici la science s'est tue à cet égard ; il existait là une lacune dont tout le monde comprend l'importance.

« En expérimentant sur le cadavre, j'ai réussi à la combler, du moins en manœuvrant avec le lithoclaste à bec plat. J'ai remarqué que, lorsque cet instrument butait contre le col de la vessie, alors qu'il était chargé du corps étranger, on le voyait tantôt rester dans la même position, tantôt éprouver un mouvement de rotation sur son axe. J'attribuai cette différence dans la position de l'instrument à ce que le corps étranger se présentait dans son intérieur d'une manière différente. En effet, en ouvrant l'abdomen et la paroi antérieure 'de la vessie pour voir ce qui se passait dans la cavité de cet organe, je constatai que le lithoclaste restait dans la même position lorsque le corps étranger était pris dans le milieu de sa longueur, et qu'il proéminait à peu près dans une égale étendue de chaque côté de l'instrument ; au contraire, qu'il éprouvait un mouvement très-prononcé de rotation sur l'axe lorsqu'il était saisi par une extrémité dans une direction oblique à celle de l'instrument. Je répétai cette manœuvre un très-grand nombre de fois, et toujours j'arrivai aux mêmes résultats.

« Quand le corps étranger est retenu dans le lithoclaste par un point autre que l'extremité, mais de manière à avoir d'un côté de l'instrument un bout plus long que l'autre, le mouvement de rotation sur l'axe se produit encore, mais léger, et en rapport avec l'inégalité qui existe entre la longueur des deux bouts : plus cette inégalité est grande, plus ce mouvement de rotation est considérable ; et enfin il est complet quand le corps se présente par une extrémité, mais dans une mauvaise direction. L'instrument, dans ce dernier cas, décrit un quart de cercle qui s'exécute en sens inverse du côté où le corps proémine. Ainsi, quand le corps saisi par son extrémité droite est saillant à gauche du lithoclaste, ce dernier se tourne directement à droite, et *vice versâ*. Dans le cas où il y a de chaque côté de l'instrument un bout d'inégale longueur, le bout le plus long est placé du côté opposé à celui vers lequel s'est tourné le lithoclaste. On voit donc qu'on peut, à l'aide de ce signe, être renseigné aussi exactement que possible sur la situation qu'affecte ce corps étranger dans l'intérieur de l'instrument.

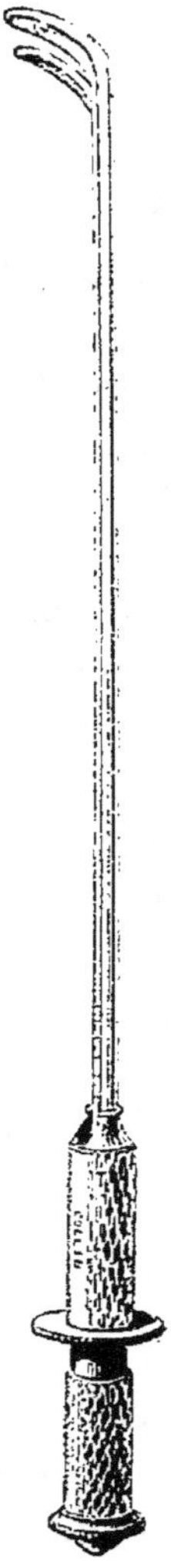

« Il est nécessaire de prendre quelques précautions pour que la constatation de ce signe puisse être faite sans aucune cause d'erreur. Voici le procédé que je conseille d'employer.

« Une fois le corps saisi et fixé dans l'instrument, on ramène le lithoclaste vers le col de la vessie, et on fait le mouvement convenable pour le retirer à travers le canal de l'urèthre. Si le corps a été pris par une extrémité, et dans une direction parallèle à celle de l'instrument, ce dernier s'engage facilement dans l'orifice uréthro-vésical, et l'extraction est bientôt terminée. Je suppose que le volume du corps n'oppose par

Fig. 78.

lui-même aucun obstacle, et, dans ce cas, il est possible de lever toute incertitude à cet égard par la mesure de l'écartement qui existe à l'extérieur entre les deux extrémités des deux branches de l'instrument. Si l'on rencontre une résistance au col de la vessie, alors qu'on s'est assuré que le volume de l'objet que l'on veut extraire n'est pas trop considérable, c'est que ce dernier est saisi par un point intermédiaire aux deux extrémités ou par un des bouts, mais dans une direction oblique, de manière à faire un angle prononcé avec les mors de l'instrument. Pour décider quelle est celle de ces deux présentations, on soutient le lithoclaste contre le col de la vessie, en ouvrant la main pour lui rendre toute liberté, et en le soutenant simplement avec le médius et l'annulaire placés autour de la tige, au-dessous de la rondelle de la branche femelle. Tantôt on verra l'instrument n'éprouver aucun mouvement, et alors l'objet est pris en travers vers le milieu de sa longueur ; tantôt au contraire le lithoclaste tournera sur son axe, et sa face supérieure viendra regarder directement une des branches de l'arcade pubienne : et, dans ce cas, on est certain que le corps étranger a été saisi par une de ses extrémités, et qu'il proémine du côté opposé à celui vers lequel l'instrument s'est tourné. Un excellent point de repère est fourni par l'échancrure qui se trouve à l'extrémité extérieure de la branche femelle, sous sa rondelle terminale, et qui est destinée à laisser la portion courbe de la branche mâle s'engager dans la coulisse. Dans les circonstances ordinaires, cette échancrure regarde directement l'abdomen du malade : quand le lithoclaste tourne sur lui-même, elle se meut en même temps, et vient regarder un des côtés, selon le sens dans lequel s'est opéré le mouvement de rotation, et l'étendue du déplacement est d'autant plus considérable que le corps est pris plus près d'une extrémité.

« Quand on a reconnu que le corps étranger se présente par une extrémité, mais dans une mauvaise direction, on pratique la manœuvre conseillée par M. Civiale. On peut la modifier avantageusement par suite de la notion qu'on a ac-

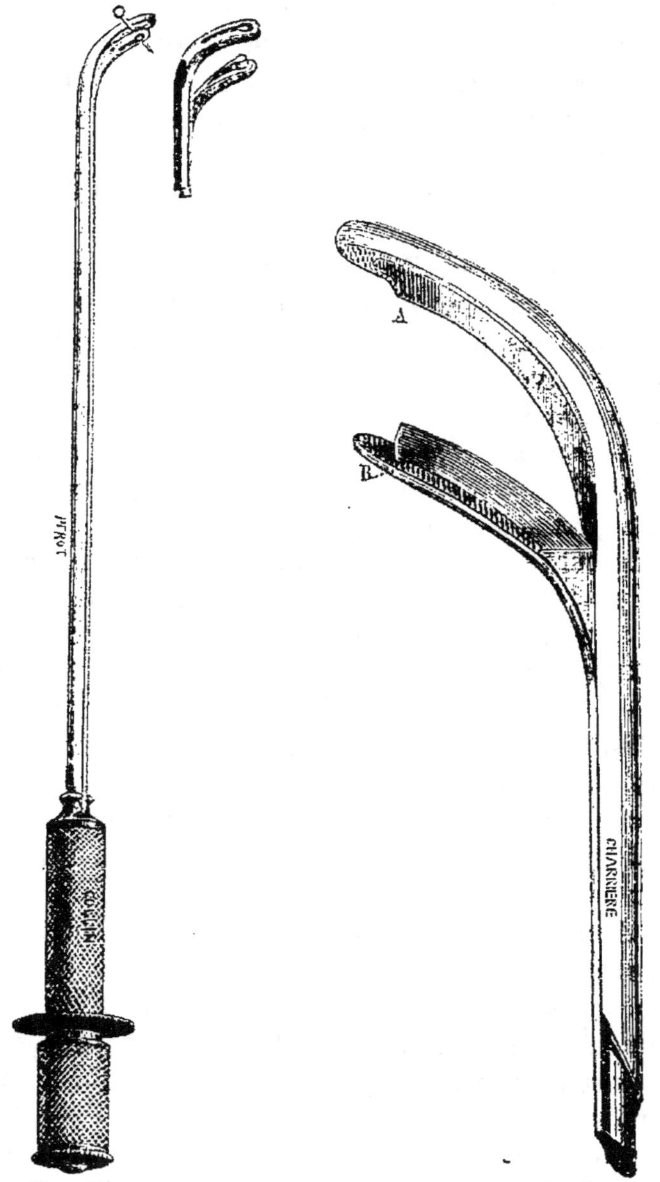

Fig. 79.   Fig. 80.

quise de la position précise du corps ; en même temps qu'on

desserre un peu les mors du lithoclaste, et qu'on les engage légèrement dans le col de la vessie, on se trouve bien de les tourner
doucement vers le côté où le corps fait saillie ; on arrive
ainsi plus rapidement à redresser ce dernier, car pendant qu'il
chemine vers la ligne médiane, l'instrument va au-devant de
lui.

« Quand le corps n'est pas pris par une de ses extrémités,
toute manœuvre est inutile. Il faut alors le faire retomber
dans la vessie pour chercher ensuite à le saisir d'une manière
convenable. Toutefois on sait où sont les extrémités, où est
le bout le plus long, où est le plus court, et l'on peut se servir
de ces renseignements pour arriver promptement au but
qu'on se propose. »

4° *Extraction par division*. — Si le corps étranger est dur et
susceptible d'être cassé, on se sert d'un lithoclaste ordinaire.

S'il s'agit d'un corps malléable, on se servira du *diviseur*
de Civiale, de celui de Caudmont, etc.

CHAPITRE IV.

Pierre, Calculs.

Définition. — Par *lithiase urinaire* on entend la formation
dans les voies urinaires de *concrétions* diverses : de siège, de
composition, de mode de production, de forme et de volume
variables.

Pour ce qui est des concrétions de la vessie, une division
capitale s'impose tout d'abord, fondée sur leur volume : ou
bien elles sont susceptibles d'être expulsées par les voies naturelles (*gravelle*), ou bien le malade ne peut être débarrassé
qu'au prix d'une opération chirurgicale (*pierre, calculs*).

Cette distinction est légitime, car les phénomènes morbides

que provoque la maladie, la gravité qu'elle présente, le traite.
ment qu'elle réclame, différent essentiellement dans les deux
cas.

Etiologie et Pathogénie, Fréquence. — Le calcul se forme
dans la vessie par voie d'accroissement. Autour du noyau se
déposent des couches successives de molécules lithiques. Le
noyau lui-même peut être constitué par un corps étranger
venu du dehors, par un caillot sanguin, par un grumeau muqueux : ou bien par une petite concrétion, que les éléments de
cette dernière se soient précipités sur place dans la vessie, ou
que, formée dans les reins, elle soit tombée dans le réservoir
urinaire.

Quant à la pathogénie de la *lithiase* elle-même, à la précipitation des sels de l'urine, elle se rapporte plutôt à l'histoire
de la *gravelle*.

La pierre s'observe plus fréquemment chez les enfants et les
vieillards. On la rencontre plus souvent chez les enfants des
classes pauvres que chez les enfants des riches ; en revanche,
les calculeux seraient plus rares parmi les vieillards indigents
que parmi les vieillards riches.

La pierre est plus rare chez la femme que chez l'homme, et
cette rareté s'explique aisément par la disposition de l urèthre
dont la brièveté, l'extensibilité, la direction, l'uniformité de
diamètre permettent plus chez elle que chez l'homme l'élimination des concrétions.

Anatomie Pathologique. — Les calculs présentent de nombreuses variétés au point de vue de leur nature, de leur structure, de leur configuration, de leur volume, etc., au point de
vue encore de l'état des voies urinaires qui accompagne leur
présence. Ces diverses conditions ont une importance très-
grande au point de vue du diagnostic, du pronostic et du
traitement.

1° *Composition chimique.*

Diverses substances peuvent entrer dans la formation des calculs ; ces substances peuvent ou non exister normalement dans l'urine ; un principe unique peut à lui seul constituer à peu près exclusivement la concrétion, ou bien celle-ci peut comprendre plusieurs principes dans des proportions notables; le noyau peut être une concrétion ou bien, soit un corps étranger, soit un caillot sanguin ou un grumeau muqueux.

On divise généralement, avec Fourcroy, les calculs en : *a. calculs simples,* — *b. calculs composés,* — *c. calculs* ayant pour noyau un corps étranger.

a. Calculs simples. — Ils ne sont pas composés exclusivement d'un principe unique ; mais celui-ci est très-prédominant, et les autres substances y entrent dans d'assez faibles proportions pour être négligeables.

1° *Acide urique,*

2° *Urate d'ammoniaque,*

3° *Oxalate de chaux,*

4° *Phosphate de chaux,* et *phosphate ammoniaco-magnésien,*

5° *Cystine.*

b. Calculs composés. — Les stratifications, au lieu d'être formées d'un même principe, diffèrent dans leur composition.

1° *Acide urique* et *phosphates terreux,* en couches distinctes,

2° *Phosphates terreux mélangés ;*

3° *Oxalate* et *phosphate de chaux ;*

4° *Oxalate de chaux* et *acide urique,* ou *urate d'ammoniaque* en couches distinctes ;

5° *Urate d'ammoniaque* et *phosphate terreux ;*

6° *Urate de magnésie* et *phosphate terreux ;*

7° *Oxalate de chaux, acide urique,* ou *urate de magnésie,* et *phosphate terreux.*

c. Calculs ayant pour noyau un corps étranger. — C'est un caillot sanguin, un grumeau muqueux, ou un corps étranger venu du dehors, qui forme le noyau. Autour de celui-ci se déposent les stratifications successives, formées ordinairement de sels calcaires.

Fréquence relative. — Les substances qu'on rencontre le plus ordinairement dans les calculs sont l'acide urique, les urates, l'oxalate de chaux et les phosphates. Les calculs simples d'acide urique sont les plus communs ; les calculs composés exclusivement de phosphates sont assez rares au contraire. Il est très-rare que les phosphates constituent les noyaux d'autres précipités ; très-fréquemment en revanche ils forment des couches autour de l'acide urique, des urates ou de l'oxalate de chaux.

2° *Diagnostic micro-chimique.*

On peut à l'aide de l'analyse chimique déterminer d'une manière absolue la composition d'un calcul. Mais une telle précision n'est pas nécessaire au point de vue clinique. Ce qu'il faut au praticien, ce sont des « procédés simples, suffisamment exacts quand il s'agit d'analyses qualitatives, et qui, par leur simplicité et leur facilité d'exécution, puissent être mis en œuvre par les médecins eux-mêmes, et leur apprendre tout ce qu'ils ont besoin de savoir, sur la nature et la composition d'un calcul ; vouloir obtenir un chiffre exact à un millième près, est simple affaire de curiosité ». (Aug. Ollivier et G. Bergeron.)

Nous renvoyons donc, pour les détails, au beau *Traité des Humeurs*, de Ch. Robin et Verdeil. Quant aux caractères micro-chimiques des divers calculs, nous ne saurions mieux faire que de rapporter ici l'excellent exposé succint, qu'en ont donné M. Duval et Lereboullet, dans leur *Manuel du Microscope*.

Étant donné un fragment de calcul retrouvé dans l'urine

ou bien extrait à l'aide d'un appareil de lithotritie, on commencera, après l'avoir broyé, par le traiter, pendant quinze ou vingt minutes, par de l'*eau bouillante ;* on filtre à chaud, et l'on examine les portions dissoutes. L'eau bouillante ne dissout que l'*acide urique* et les urates. Pour arriver rapidement au diagnostic, on prendra une goutte de la solution, on la laissera s'évaporer sur le porte-objet du microscope, et, au bout d'un instant, on apercevra, soit des cristaux d'acide urique, soit des cristaux d'urates. Si l'on a sous les yeux de l'*acide urique* pur, une goutte d'acide chlorhydrique ou une goutte d'acide acétique ne les feront point disparaître ; au contraire, une goutte d'ammoniaque les dissoudra rapidement ; par évaporation, il se formera un amas de poussière amorphe ou de cristaux presque sphériques ; en ajoutant ensuite une goutte d'acide acétique, on verra ces derniers cristaux disparaître, puis être successivement remplacés par les cristaux d'acide urique ; ceux-ci sont blancs ou jaunâtres, losangiques, à facettes très-distinctes, on en forme de prismes rhomboédriques. Une réaction chimique importante à noter et facile à reproduire instantanément confirmera le diagnostic posé, mais ne suffira point à distinguer, comme l'analyse microscopique précédente, l'acide urique des urates. En prenant un fragment du calcul et en le soumettant à l'action de l'acide azotique qu'on évapore graduellement puis en ajoutant une goutte d'ammoniaque avant que tout soit évaporé, on voit se produire une belle couleur écarlate (murexide).

L'*urate d'ammoniaque,* qui apparaîtra dans le liquide refroidi sous forme de flocons blanchâtres, se présentera tantôt sous l'aspect d'amas amorphes colorés en jaune paille, tantôt sous forme de longues aiguilles enchevêtrées, noirâtres, donnant à la cristallisation l'aspect du fruit de *datura stramonium.* Ces cristaux disparaîtront par l'acide acétique et seront remplacés par des cristaux d'acide urique ; traités par l'ammoniaque, ces derniers reproduiront les formes primitives.

L'*urate de chaux* sera, le plus souvent, amorphe, et retombera vite au fond du vase. Si l'eau se refroidit très-lentement, ces cristaux seront en forme de « prismes taillés en biseaux, demi-transparents, réunis ensemble, de manière à former des groupes sphériques, d'où sortent les bouts des prismes ; ou bien ils sont en forme d'éventail ; ou encore ils figurent deux éventails attachés l'un à l'autre par leur centre d'irradiation. » (Robin.)

L'*urate de soude* qui, le plus souvent aussi, n'existe qu'à l'état de poussière amorphe ou se dépose, dans l'urine, sous forme de masses étoilées, sera reconnu par le procédé suivant : « On prend quelques fragments du calcul et on les brûle sur une spatule de platine ; il reste un résidu blanc qui fond à une chaleur élevée ; on y ajoute une goutte d'eau qui dissout le résidu composé de carbonate de soude. Cette dissolution ramène au bleu le papier rouge de tournesol ; on verse cette goutte sur un verre porte-objet, on y ajoute une goutte de chlorure de platine, puis on l'évapore avec beaucoup de précaution sur une lampe à alcool. Avant que le liquide soit entièrement évaporé, on le ramène sous le microscope, où l'on constate la formation de prismes larges, d'une longueur variable, très-transparents, et qui possèdent à un haut degré le pouvoir de polariser la lumière. Ces prismes se sont formés par une double décomposition qui a eu lieu entre le sel de platine et la soude ; c'est le réactif le plus délicat qui soit connu pour déterminer l'existence de la soude. » (Robin.)

L'*urate de potasse* donnera avec le même réactif des octaèdres qui ne polarisent point la lumière, et qui sont peu solubles dans l'eau, tandis que les prismes donnés par la soude y sont très-solubles.

L'*urate de magnésie* cristallise sous forme de prismes réunis le plus souvent pour former des amas sphéroïdaux. Pour les analyser on les calcine sur une spatule de platine ; il reste un résidu blanc de carbonate de magnésie qu'on dissout, sur le porte-objet, avec une goutte d'acide chlorhydrique ; en ajoutant à la solution une goutte de phosphate de soude et d'ammoniaque, on voit apparaître les cristaux de phosphate ammoniaco-magnésien.

Quant aux cristaux de *biurate hydraté* de magnésie (Bigelow), ils sont prismatiques, à quatre faces, à angles réguliers ; ils sont insolubles dans l'eau, insolubles dans l'acide chlorhydrique et l'acide acétique. Traités par l'acide chlorhydrique concentré, ils perdent leur forme et se réduisent en fragments noirs et irréguliers.

Les débris des calculs insolubles dans l'eau bouillante seront dissous par de l'acide chlorhydrique concentré ; puis on ajoutera lentement de l'ammoniaque jusqu'à ce que la liqueur soit neutre. Immédiatement les cristaux se précipitent. Or on peut, dans ces circonstances, avoir affaire à de l'*oxalate de chaux*, à du *phosphate de chaux*, ou à du *phosphate ammoniaco-magnésien*.

Les cristaux d'*oxalate de chaux* sont précipités sous forme d'une poussière noire, au milieu de laquelle on reconnaît quelques octaèdres réguliers ; tous ces cristaux sont insolubles dans l'acide acétique, solubles dans l'acide chlorhydrique concentré. On peut encore calciner ce précipité sur une lame de platine, puis ajouter au résidu (carbonate de chaux) une goutte d'acide acétique ; on observe dès lors, sous le microscope, un dégagement gazeux assez abondant ; en ajoutant une goutte d'oxalate d'ammoniaque, on voit se former de nouveau les cristaux d'oxalate de chaux.

Le *phosphate de chaux* apparaît sous forme d'une poussière claire, jaunâtre ; on le reconnaît en traitant cette poussière par une goutte d'oxalate d'ammoniaque. On voit alors la masse amorphe se transformer en cristaux d'oxalate de chaux ; en ajoutant un sel de magnésie et de l'ammoniaque, il se forme dans le champ du microscope des cristaux de phosphate ammoniaco-magnésien.

Les amas de phosphate de chaux sont solubles dans l'acide acétique.

Le *phosphate ammoniaco-magnésien* se présente sous forme

arborescente ; rarement ses cristaux s'observent sous la forme que nous avons signalée comme caractérisant le phosphate ammoniaco-magnésien précipité lentement. Ces cristaux sont décomposés par l'addition d'un fragment de potasse. Ils sont solubles dans l'acide acétique. On peut les faire apparaître après calcination. Le résidu est dissous par une goutte d'acide chlorhydrique, puis, sous le microscope, traité par une goutte d'ammoniaque ; les cristaux se reforment immédiatement.

Les autres calculs, formés de *cystine*, etc., sont très-rares.

3° *Texture.*

Les calculs se composent ordinairement d'une partie centrale, le *noyau*, et d'une partie périphérique l'*écorce*. Cette disposition se voit très-bien sur une coupe du calcul.

a. Noyau. — Il peut être constitué par un caillot sanguin, par un grumeau muqueux, ou par un gravier d'origine rénale qui, descendu dans la vessie, a séjourné dans le réservoir et y est devenu le centre de dépôts lithiques successifs.

D'autres fois c'est un corps étranger, qui a pénétré dans la vessie où il s'est couvert d'incrustations : que ce corps soit venu du dehors à travers l'urèthre, ou qu'il ait pour point de départ un point quelconque de l'organisme (esquilles, etc.). — Quand le corps étranger est rond il se recouvre de couches concentriques ; quand il est allongé, c'est particulièrement sa partie moyenne qui est enveloppée, de sorte qu'il présente dès lors au lieu de son aspect cylindrique primitif, un aspect fusiforme.

D'autres fois enfin il n'existe pas à proprement parler de noyau ni d'écorce. Les particules formant la concrétion ne présentent pas de distribution déterminée.

b. Écorce. — Parfois la masse calculeuse est agglomérée sans être distribuée régulièrement.

Plus souvent elle forme des lamelles concentriques, et cette

division lamellaire est plus prononcée à la périphéric qu'au centre.
Ces lamelles emboîtées peuvent présenter, pour le mème calcul,
la mème composition chimique, et partant le même aspect.
Elles peuvent aussi affecter une composition et un aspect
différents.

4° *Consistance.*

Elle dépend de la composition chimique du calcul. D'une
manière générale on peut dire que les calculs d'acide urique,
et surtout les calculs d'oxalate de chaux sont durs, tandis que
les calculs phosphatiques sont mous et friables.

Cette considération importe beaucoup pour le traitement,
et spécialement pour le choix d'une méthode opératoire. Elle
a son importance encore au point de vue du diagnostic, les
calculs mous étant moins sonores que les calculs durs. Ordinairement le noyau est plus dur que l'écorce ; et il peut même
arriver qu'un calcul composé d'une écorce molle de phosphates
enrobant un noyau très-dur d'oxalate de chaux par exemple,
après avoir semblé d'abord justiciable de la lithotritie, puisse
exiger la taille. Engagés dans la couche molle extérieure, les
mors de l'instrument ont moins de prise encore sur le noyau
qu'ils n'en auraient sur un calcul d'oxalate pur.

5° *Forme.*

Le plus souvent elle est ovoïde, mais les calculs peuvent
présenter les aspects les plus divers : oblongs, aplatis, lenti-
culaires, taillés à facettes.

Ils peuvent être lisses, ou bien rugueux, comme le sont
particulièrement les calculs d'oxalate de chaux (calculs muraux).
Quelques-uns présentent des mamelons qui s'engagent dans
une dépression correspondante de la vessie ou dans l'orifice du

col. D'autres présentent au contraire des sillons, particulièrement au niveau de l'orifice du col et des urétères.

6° *Odeur.*

Ainsi que le fait observer Dolbeau, les calculs récemment extraits de la vessie, exhalent une odeur toute spéciale très-désagréable, et qui persiste même longtemps après la dessiccation.

7° *Couleur.*

La couleur est très-variable ; mais, comme elle est en rapport avec leur nature chimique, ce caractère est très-important. — Les calculs d'*acide urique* sont jaune-fauve : — ceux d'*oxalate de chaux* sont ardoisés ; — ceux d'*urate d'ammoniaque* sont gris-cendré ; ceux qui se composent de *phosphates* et de *carbonates* sont blancs. — « A l'exception du noir et du blanc, dit Dolbeau, il est rare de rencontrer un calcul qui présente une teinte pure. » Le plus souvent toutes les teintes dont nous avons parlé se trouvent mélangées, confondues, de manière à produire des nuances intermédiaires.

8° *Poids et volume.*

On a rapporté un assez grand nombre de faits relatifs à des calculs d'un poids et d'un volume très-considérables. Mais ces cas n'en sont pas moins exceptionnels, et partant plus curieux qu'intéressants pour la pratique. « Les pierres que l'on rencontre le plus souvent, dit Dolbeau, ont un volume qui varie depuis celui d'une amande jusqu'à celui d'une noix et d'un petit œuf de poule. Leur poids oscille entre 2 et 100 grammes. »

9° *Nombre.*

Il est très-variable. Mais ordinairement le calcul est unique ; fréquemment on en rencontre deux, ou même trois ; exceptionnellement un plus grand nombre.

10° *Position des calculs dans la vessie.*

Le plus souvent les concrétions sont mobiles et tombent dans le bas-fond de la vessie. Quand le volume du calcul est un peu considérable, la vessie se contracte sur lui, en sorte qu'il semble remplir la cavité du réservoir.

Les calculs peuvent occuper un point fixe, comme lorsqu'ils sont dans une hernie de la muqueuse vésicale, dans une poche qui semble faire une vessie supplémentaire. D'autres fois, ils sont immobilisés par des prolongements qu'ils ont poussé entre deux colonnes ou dans l'orifice du col vésical.

11° *Altérations de l'appareil urinaire.*

a. Reins. — Les reins, surtout chez le vieillard, présentent fréquemment un état phlegmasique pouvant affecter tous les degrés, depuis la simple hypérémie, jusqu'au ramollissement le plus complet avec formation de pus infiltré ou collecté (Dolbeau). Il ne faut pas confondre ces lésions consécutives à des altérations de la vessie, de la prostate ou de l'urèthre, avec la Néphrite Brightique caractérisée par la présence dans l'urine d'une quantité variable d'albumine et de tubuli, par les troubles oculaires, l'anasarque, etc. Il s'agit ici d'une altération chronique des reins toute différente non-seulement au point de vue anatomo-pathologique, mais encore au point de vue *clinique*. Ici, en effet, les signes sont loin d'être précis. La fièvre et les phénomènes généraux manquent au début ;

la douleur elle-même, qui s'irradie dans la vessie, les
testicules et le périnée, n'existe souvent qu'à la pression.
L'urine est le plus souvent alcaline, mais elle peut être acide ;
elle contient du mucus et du pus, parfois des phosphates.
A la période ultime seulement, la fièvre s'allume, et le malade
est enlevé par l'urémie. — C'est avec cette néphrite que doit
compter souvent le chirurgien, car c'est elle qui, dans la
plupart des cas malheureux, enlève les opérés.

b. Urétères. — Ils présentent souvent des ecchymoses, des
parties enflammées ou même ulcérées.

c. Vessie. — La vessie est hypertrophiée, et cette hypertrophie
de ses parois s'accompagne, suivant les cas, soit d'augmentation,
soit de diminution de sa capacité. La muqueuse est enflammée,
parfois ulcérée ; parfois elle est le siège de végétations ; on
l'a vue même perforée par le calcul.

d. Col vésical, prostate, urèthre. — Pour les altérations précédentes, il est bien difficile de déterminer, dans le plus grand
nombre de cas, si elles sont cause ou effet de la pierre. Ici, à
part les valvules musculaires du col, dont on en pourrait dire
autant, les lésions, au lieu d'être la conséquence des calculs,
constituent une condition favorable à la formation de la pierre.
Ce sont les rétrécissements de l'urèthre, l'hypertrophie totale
ou partielle de la prostate, et, d'une manière générale, tout
obstacle au libre écoulement des urines.

Signes révélateurs. — Seule l'exploration méthodique
directe permet d'établir sans conteste l'existence des calculs
et d'en déterminer la nature, la consistance, le volume, le
nombre, etc. Mais pour que le chirurgien soit amené à pratiquer cet examen local, il faut qu'il ait été mis sur la voie
par quelqu'un des accidents que la pierre est susceptible de
provoquer par sa présence dans la vessie.

La pierre peut exister à l'état réellement latent, c'est-à-dire
sans provoquer aucun trouble appréciable ; mais le cas est
exceptionnel. A peu près constamment la concrétion donne lieu
à des phénomènes morbides : ceux-ci ne constituent pas des

signes pathognomoniques puisqu'ils peuvent être observés dans des états pathologiques différents, mais l'apparition de l'un quelconque d'entre eux commande l'exploration directe immédiate.

Chez les *enfants*, la maladie présente des accidents d'une nature et d'une acuité qui imposent d'emblée une direction au diagnostic. La miction est considérablement gênée, et les efforts violents auxquels les petits malades se livrent pour pisser, amènent souvent le prolapsus du rectum. — Il y a souvent de l'incontinence d'urine. — Pendant la miction, et après qu'elle s'est effectuée, il se produit une douleur intense. — La sensation douloureuse qu'ils éprouvent les pousse à se tirailler le prépuce, d'où résulte un allongement, chez eux, du prépuce et de toute la verge.

Chez l'*adulte*, mais surtout chez le *vieillard*, les symptômes sont moins prononcés. De là la nécesssité de prêter ici la plus grande attention aux signes qui sont de nature à trahir l'existence de l'affection calculeuse.

Trois ordres de manifestation morbides constituent les *signes révélateurs de la pierre*. L'existence de l'un quelconque d'entre eux commande le cathétérisme explorateur. Ce sont :

1° *Troubles de la miction* ;

2° *Hématurie* ;

3° *Phénomènes douloureux*.

1° *Troubles de la miction.*—*a. Miction fréquente.* Le malade est tourmenté par de fréquents besoins d'uriner. Ce phénomène peut disparaître à un moment donné pour revenir de nouveau. Il s'accentue pendant la marche, pendant une course à cheval ou en voiture, ou par suite d'une fatigue quelconque. Ce symptôme s'observe également dans les affections de la prostate ; mais alors, contrairement à ce qui arrive dans le cas de calcul vésical, il y a exacerbation pendant la nuit. — *b. Incontinence.* Elle diffère des autres incontinences en ce qu'elle persiste, quoique la vessie ne contienne pas, ou ne contienne que très-peu d'urine. — *c. Rétention d'urine.* —

d. Difficulté d'uriner, plus ou moins grande. — *e. Interruption brusque du jet d'urine.* Une fois engagé le jet s'arrête brusquement pour reprendre ensuite. On a attribué ce phénomène à la propulsion contre l'orifice uréthral du calcul qui ferait office de soupape. Mais Mercier fait observer très-justement que les positions les plus diverses que prend le malade n'influencent point ce phénomène. Aussi tout en reconnaissant que cette explication doit être vraie pour quelques cas, il la rejette pour le plus grand nombre ; « autrement, dit-il, il suffirait toujours à un calculeux de se coucher sur le côté ou sur le dos pour uriner avec aisance. Cela tient le plus souvent à une contracture du col de la vessie provoquée par la présence du corps étranger. » Des végétations pédiculées du col de la vessie peuvent, on le conçoit, amener des troubles semblables.

2° *Hématurie.* — Elle survient quelquefois après la miction. Mais le plus souvent c'est après une course à cheval ou en voiture, ou bien après un exercice violent. L'abondance de l'hémorrhagie est le plus souvent proportionnée à la durée et à la violence de l'exercice. Dolbeau en outre fait remarquer que plusieurs calculeux pissent du sang au printemps.

Avec l'hématurie il y a souvent un état *muco-purulent* des urines, lié aux lésions concomitantes des voies urinaires ; mais en revanche les urines peuvent être claires malgré l'existence d'une concrétion.

3° *Phénomènes douloureux.* — Les sensations pénibles très-diverses qu'éprouve le calculeux apparaissent plus particulièrement à la fin de la miction, et cela tient à ce que la vessie vide se contracte directement sur le calcul. — Elles peuvent exister en dehors de la miction, qu'elles soient continues, ou bien intermittentes : apparaissant, dans ce dernier cas, particulièrement sous l'influence de l'exercice et de la fatigue. Le cathétérisme, très-souvent, les fait disparaître. On les attribue généralement à l'excitation provoquée par le calcul porté sur le col de la vessie, excitation qui cesse quand le calcul se déplace spontanément ou quand il est repoussé par la sonde. Elles peuvent disparaître à un moment donné pour plus ou moins de temps.

Quoiqu'ayant son point de départ au col vésical, cette douleur est perçue dans des points variables et plus ou moins éloignés : ordinairement elle siège à la base du gland ; très-souvent encore, surtout chez les vieillards, c'est au fondement. Elle peut occuper le périnée, les testicules, la région de la vessie, les reins, et même les membres.

Au lieu d'une douleur véritable, c'est fréquemment une sensation de picotement que les malades éprouvent au bout de la verge, et qui les pousse à se tirailler cet organe qui prend bientôt, surtout chez les enfants, des proportions plus considérables qu'à l'état normal.

Il n'est pas rare enfin d'observer du *priapisme*.

Ces phénomènes douloureux ne sont pas d'ailleurs exclusivement propres à la pierre : ils peuvent survenir dans l'*hypertrophie de la prostate*, dans l'*atonie vésicale*, et, d'une manière générale, comme l'a fait remarquer Mercier, consécutivement à toutes les irritations de la vessie ou de son col.

L'existence de l'un quelconque de ces phénomènes, conséquemment, ne permet pas d'affirmer l'existence d'une concrétion vésicale. Mais en présence de l'un d'entre eux, le chirurgien doit penser à la pierre et pratiquer l'examen direct.

Exploration méthodique. — Elle est difficile et délicate, elle peut en outre provoquer de graves accidents. Pour qu'elle fournisse des renseignements précis et complets, pour qu'elle soit, de plus, inoffensive, on ne saurait prêter une trop scrupuleuse attention aux soins préliminaires, aux instruments explorateurs, à la position du malade, aux manœuvres exploratrices.

1° *Soins préliminaires.* — Si quelques malades ne sont guère impressionnés par ces manœuvres, celles-ci provoquent en revanche chez le plus grand nombre, une réaction dont le moindre inconvénient est de forcer le chirurgien à précipiter les recherches, et à se contenter de résultats incomplets. Chez beaucoup enfin il survient, dès les premières fouilles pratiquées dans ces conditions, des accidents sérieux et parfois formidables. Il ne faut donc jamais pratiquer d'emblée des manœuvres exploratrices : il est indispensable aux yeux du médecin consciencieux, de prendre certaines précautions préalables.

Tous les jours, pendant une dizaine de jours on passe dans le canal, des bougies de cire molle qu'on laisse dans la vessie pendant cinq minutes. On débute le premier jour par une bougie d'un petit diamètre et l'on se sert les jours suivants de bougies, de calibre graduellement croissant. Cette précaution a le double avantage de renseigner le chirurgien sur l'état du canal, et d'habituer ce dernier au passage des instruments, ce qui permettra de pratiquer les manœuvres nécessaires sans courir les mêmes dangers.

On doit en outre pratiquer dans la vessie des injections avec de l'eau tiède ou des liquides médicamenteux. Outre qu'elle a pour avantage d'amender l'irritation de la vessie, cette pratique fournit des renseignements précieux dans l'espèce, sur la capacité, sur la contractilité, la sensibilité de la vessie. Dans ce but, les injections devront être faites à l'aide d'une seringue dont le piston sera poussé par la main du chirurgien.

On combattra la constipation si elle existe ; on modifiera l'état général par une médication appropriée. Enfin, le matin de l'exploration, on donnera au malade un demi-milligramme d'atropine ou bien deux milligrammes d'hyosciamine pour prévenir l'état spasmodique. Quant à l'emploi du chloroforme et des courants continus, nous en examinerons l'opportunité à propos de la lithotritie.

2° *Choix de l'instrument explorateur.* — On emploie souvent la sonde à grande courbure, la sonde de trousse notamment. C'est un instrument défectueux pour la recherche des calculs, car la longueur de son bec ne permet pas d'explorer complétement avec elle la vessie, et notamment cette partie qui se trouve immédiatement en arrière du col. Elle doit donc être absolument rejetée pour l'exploration du réservoir urinaire.

Nous en dirons autant de la sonde droite, plus infidèle encore.

La *sonde coudée* de Mercier, la *sonde* de Caudmont, l'*explorateur* de Thompson, le *lithotriteur*, tels sont les instruments les plus avantageux et le plus généralement employés.

La *sonde coudée* de Mercier est une sonde dont le bec, formant avec la tige un angle de 110°, n'a pas plus de 15 à 16 millimètres de longueur. Son principal avantage ici, c'est qu'on peut sans obstacle, une fois qu'on l'a portée dans la vessie, tourner son bec dans tous les sens, « en lui imprimant même des mouvements de rotation complets, comme des tours de clef. » On explore ainsi le bas-fond de la vessie et même la partie antérieure du trigone qui, dans le cas de tumeur prostatique forme, immédiatement en arrière du col, une dépression où vont souvent se blottir les calculs. Quand les récessus latéraux et le bas-fond sont profonds, « il suffit, dit Mercier, de porter l'extrémité externe de l'instrument soit à gauche, soit à droite, soit en haut, pour pénétrer jusqu'au fond des parties droite, gauche, ou inférieure de l'organe ».

L'insuffisance qui pourrait résulter de la brièveté du bec se trouve ainsi compensée. Nous croyons cependant que c'est à titre exceptionnel et en usant de précautions et de douceur qu'il faut avoir recours à ce dernier expédient : d'une manière générale en effet, on ne doit pas faire basculer l'axe de l'instrument ; il ne doit lui être imprimé que des mouvements d'avant en arrière ou d'arrière en avant et des mouvements de rotation. — Nous devons ajouter que l'instrument serait d'une introduction difficile et douloureuse si le chirurgien ne s'était pas préalablement exercé à le manier, et s'il n'usait pas dans son emploi des précautions nécessaires.

Pour rendre le cathétérisme moins difficile et moins dangereux, Caudmont se servait d'une sonde dont le talon était émoussé : c'est une sonde à bec court ; mais, au lieu d'être brusque, l'angle est arrondi.

La sonde exploratrice de Thompson est une sonde à courbure brusque et à bec court renflé à son extrémité. Elle est percée, suivant son axe, d'un conduit qui peut laisser échapper le contenu de la vessie, ou par lequel on peut au besoin pousser une injection. L'orifice externe du conduit est fermé par un robinet. Elle est munie d'un curseur. La poignée est cylindrique, comme le lithotriteur de ce même chirurgien.

Le *lithotriteur* enfin constitue un instrument d'exploration

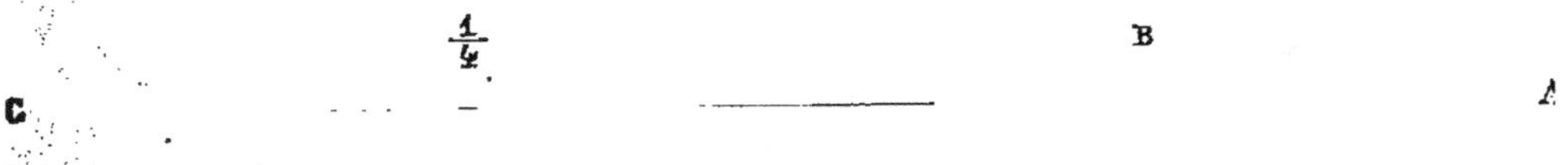

$$\frac{1}{4}$$

Fig. 81.

très-précieux : outre les avantages qu'il doit à la courbure brusque et à la brièveté de son bec, il permet d'apprécier le volume, la dureté, le nombre, la nature des concrétions.

3° *Position du malade.* — Quand on a jugé qu'il convient de procéder à l'examen local, on fait coucher le malade sur un lit : étendu sur le dos près du bord droit du lit. On place sous le siège du patient un oreiller qui ne doit pas dépasser en avant, pour qu'il ne gêne pas à un moment donné le mouvement d'abaissement de l'instrument. Les membres inférieurs sont étendus reposant sur leur bord externe, et la pointe des pieds en dehors. Le malade en un mot est placé dans la position que nous avons indiquée pour le cathétérisme.

Le chirurgien se place à la droite du malade, au niveau du bassin.

Avant d'introduire l'instrument, on pratique préalablement une *injection* dans la vessie. Le liquide doit être tiède, et il ne faut pas en introduire une trop grande quantité, car on créerait ainsi une aire trop grande à explorer ; mais un plus grave inconvénient en résulterait : l'excitation de la vessie qui dès lors se contracterait spasmodiquement pour se débarrasser. Les injections faites les jours précédents, en calmant l'irritation des voies urinaires, auront en outre mis à même d'apprécier

la quantité de liqúide que le réservoir peut contenir sans inconvénient.

C'est l'eau simple qui est généralement employée pour ces
injections. Nous ne saurions trop vivement recommander de
lui substituer une *solution phéniquée* (acide phénique 50 centigrammes à 1 gramme — alcool q: s. pour disssoudre
— Eau 1,000 grammes.) Outre que l'on bénéficie de l'action analgésique locale de l'acide phénique, on préviendra
ainsi bien souvent par ce moyen bien simple, de graves accidents en vue desquels on ne saurait prendre trop de précautions.

4° *Introduction de l'instrument explorateur.* — Elle se fait
suivant les règles que nous avons données pour l'introduction
des instruments coudés. On n'oubliera jamais, surtout ici, le
précepte fondamental d'aller *doucement* et *lentement*.

Voici d'ailleurs en quels termes Mercier décrit lui-même le
mode d'introduction de sa sonde. Le chirurgien étant à la
gauche du malade, saisit la verge de la main gauche comme
pour le cathétérisme ordinaire.

« La sonde, saisie vers le milieu de la tige, entre le pouce
et les premiers doigts de la main droite, est présentée au canal
de côté, c'est-à-dire le pavillon dirigé vers l'aine gauche du
patient ; puis, sitôt que le bec est engagé tout entier dans le
canal, je conseille de ramener la tige à 25° environ de la verticale et de pousser suivant une ligne qui, des doigts conduc-
teurs, doit tomber sur le milieu de la portion recourbée. De
cette manière, si l'on ne tient pas la tige trop fortement saisie,
le bec se tournera de lui-même dans la direction du canal, et
on aura en outre l'avantage que les parois latérales, étant
libres toutes deux, obéissent l'une à la pression du bec, l'autre
à celle du talon, de sorte que le canal fait une sorte de zigzag,
et que la pression, se trouvant partagée, devient moins douloureuse. Lorsqu'on est arrivé au bulbe, il suffit d'incliner
légèrement le pavillon vers l'abdomen pour tourner le bec vers
la vessie. Il est utile alors de saisir la tige de la main gauche,

29.

pour que la droite, devenue libre, puisse appuyer doucement sur le talon par le périnée et engager le bec dans la portion membraneuse. Cela fait, on reprend la sonde de la main droite pour la pousser dans la vessie ; mais alors commence le temps le plus difficile de l'opération.

« En effet, si l'on se contentait d'abaisser l'extrémité externe, le bec, qui est très-court, irait immédiatement arc-bouter contre la paroi pubienne de la région membraneuse ; si, au contraire, on se bornait à pousser suivant l'axe de la tige, le talon irait buter contre la paroi postérieure. C'est donc d'une habile combinaison du mouvement d'abaissement avec celui d'impulsion que dépend le succès. Dans quelques cas, au lieu de combiner les mouvements, je me suis bien trouvé de les exécuter alternativement. On arrive ainsi, le plus souvent, sans encombre jusque dans la vessie. »

S'il existe une valvule au bord postérieur du col, on retire l'instrument de 3 ou 4 millimètres, on abaisse l'extrémité externe ; un mouvement de propulsion suffit alors à faire pénétrer dans la vessie l'extrémité interne de l'instrument élevée ainsi au-dessus de l'obstacle.

Des règles analogues président à l'introduction de la sonde de Caudmont et de l'explorateur de Thompson ; seulement, le passage de ces derniers instruments est moins difficile et moins douloureux.

Pour ce qui est du lithotriteur, les règles de son introduction sont celles du cathétérisme avec les sondes coudées (voir p. 232). Nous rappellerons surtout que, pour faire progresser l'instrument dans la portion fixe du canal, il ne faut pas avoir recours à la manœuvre indiquée pour la sonde courbe ordinaire, car le mouvement d'abaissement imprimé au pavillon, le point fixe étant au talon, pousserait l'extrémité du bec contre la paroi supérieure avec une force d'autant plus grande que le mouvement d'abaissement serait plus prononcé. Le mouvement de propulsion en avant doit toujours précéder le mouvement d'abaissement et l'emporter sur lui. L'opérateur doit d'ailleurs surtout se laisser guider par les sensations que fournit l'instrument.

L'introduction du lithotriteur peut être rendue plus facile par la manière dont Guyon pratique le premier temps. Au lieu de présenter l'instrument dans la direction du pli de l'aine il le présente dans une direction perpendiculaire à l'axe de la cuisse, et la courbure regardant directement en bas et à droite. « Dès que le méat a été franchi, le chirurgien laisse l'instrument cheminer peu à peu, le conduisant à peine, allongeant sur lui, par une traction très-modérée, la verge et le canal, dont il efface ainsi les plis. Le bec parcourt dans cette direction toute la portion spongieuse, en même temps que la tige, d'abord inclinée au commencement de l'introduction, se relève graduellement jusqu'à la verticale » (Henriet.) Cette manœuvre a pour but de favoriser l'engagement du bec dans la région membraneuse, manœuvre qui est en effet souvent difficile par les procédés ordinaires. « Quand l'instrument a été introduit comme nous l'avons montré tout à l'heure, c'est-à-dire dans une direction perpendiculaire à l'axe de la cuisse, lorsque les mors sont arrivés au fond du cul-de-sac bulbaire, ils y occupent le plan transversal : ils sous-tendent en quelque sorte ce cul-de-sac, leur extrémité libre tournée franchement à droite, leur talon tourné franchement à gauche. Les choses étant en cet état, l'opérateur exécute à ce niveau et dans cette position, un véritable demi-tour de maître limité à la région bulbaire : il serait plus juste de dire que ce demi-tour s'exécute de lui-même, et que l'opérateur n'a qu'à favoriser l'évolution toute spontanée. Laissant l'instrument, par son propre poids, sous-tendre le cul-de-sac bulbaire, et porter par son talon au fond de ce cul-de-sac, il l'invite à peine, par une pression presqu'insensible, à tourner sur lui-même, de façon que le bec décrive un arc de cercle de droite à gauche et d'arrière en avant. Cet arc de cercle est nécessairement interrompu par l'ouverture tendue et béante de la région membraneuse, de sorte que, à un moment donné de cette évolution, le chirurgien éprouve comme la sensation d'un défaut de résistance en même temps que l'extrémité du lithotriteur s'engage dans ce vide qu'il vient de rencontrer. Dès lors l'instrument chemine de lui-même : il s'abaisse lentement, spontanément : il suffit de graduer et de modérer cette descente, en empêchant sa déviation latérale. Souvent sans plus de peine, les mors se dégagent, et plongent d'eux-mêmes dans le vide vésical. » (Id.) Rappelons enfin une précaution très-simple, mais qui facilitera beaucoup l'introduction du lithotriteur ; au lieu de le graisser, comme on le fait d'habitude, on pratiquera dans l'urèthre une injection avec 70 ou 80 gr. d'huile (A. Desprès).

5° *Manœuvres exploratrices dans la vessie.* — Quand l'instrument a pénétré dans la vessie, ayant soin de maintenir toujours son axe dans la même direction, on le pousse, le bec en haut, vers la paroi postérieure.

Si l'on n'a pas rencontré le calcul, on ramène le bec vers le col, mais en ayant soin alors de renverser plusieurs fois le bec alternativement à droite et à gauche.

Cette seconde manœuvre est-elle restée infructueuse, on reporte sur la paroi postérieure le bec de la sonde, on l'incline à gauche et on le ramène au col.

La même manœuvre est répétée pour le côté droit.

Si en battant ainsi la vessie on n'a pas heurté le calcul, on dirige cette fois le bec directement en bas, et l'on explore le bas-fond de la vessie, ainsi que la dépression qui se trouve immédiatement en arrière du col dans les cas d'engorgement ou de tumeur prostatique.

Quand ces diverses tentatives n'ont pas abouti, on ouvre le robinet de l'explorateur et on laisse s'écouler une quantité variable de liquide. Souvent alors la vessie, en se contractant, porte le calcul contre la sonde.

Si tout le liquide s'était écoulé, on pourrait au besoin renouveler l'expérience à l'aide de nouvelles injections.

Quand la sonde et le calcul arrivent au contact, l'opérateur

perçoit un son particulier plus ou moins fort, et d'un timbre
variable. Ce bruit est moins net, d'une manière générale,
quand les calculs sont enrobés de mucosités. Le son est d'autant plus fort que la pierre est plus dure, plus volumineuse, et
plus lisse. Il est d'autant plus sourd et d'autant moins distinct
que la pierre est plus molle, plus rugueuse et plus petite.
Mais ces données sont loin d'être absolues. La nature et le volume d'un calcul ne peuvent être exactement appréciés par le
simple contact.

Il faut, pour déterminer le volume, avoir recours à la mensu-
ration, soit à l'aide du lithotriteur, soit à l'aide de l'explorateur
de Thompson. Avec ce dernier, on détermine les dimensions de
la pierre grâce au curseur qu'il porte près de sa poignée. —
Quant au lithotriteur, on n'a qu'à prendre entre les mors le corps
étranger. Une échelle graduée sur la tige donne la mesure de
l'écartement des mors, et par conséquent le diamètre du corps
au niveau des points saisis.

On peut encore avec le lithotriteur reconnaître qu'il existe
plusieurs calculs. Toutefois la chose n'est pas toujours possible ; et, quant au nombre exact des calculs, il n'y a aucun
moyen de le déterminer. — Quant à la nature des concrétions, les détritus ramenés par les cuillers du lithotriteur
permettent de l'apprécier.

Même pour la simple constatation d'ailleurs de l'existence
d'un calcul, le lithotriteur est un précieux instrument : les
mors étant écartés, en effet, il y a dès lors deux becs au lieu
d'un, qui peuvent rencontrer la concrétion ; la concrétion se
trouvant comprise entre les deux mors, si l'on rappoche ceux-
ci, on constate un obstacle à leur mise en contact ; fixant alors
entre les cuillers le corps saisi, on est certain que c'est bien un
calcul, et non un repli de muqueuse, si l'on imprime sans obstacle à l'instrument des mouvements de rotation autour de l'axe.

Le toucher rectal, chez l'adulte et surtout chez le vieillard,
ne fournit que des renseignements secondaires ; car il est bien
rare que l'on puisse chez eux sentir la pierre par l'intestin.

Chez les enfants l'absence de la prostate rend cette exploration plus fructueuse.

Il peut y avoir des cas excessivement difficiles comme lorsque la pierre est adhérente, enchatonnée, ou même blottie dans une cellule vésicale ou elle se dérobe à l'exploration. Dans des cas semblables, il est arrivé que des concrétions ont été méconnues par des chirurgiens d'ailleurs très-distingués.

Au contraire, la taille a été pratiquée pour des calculs qui n'existaient pas, et notamment par Dupuytren et par Roux.

On ne saurait donc trop s'exercer à distinguer les sensations que fournissent les calculs vésicaux.

Les états morbides qui pourraient le plus aisément induire en erreur sont les suivants : une tumeur pédiculée dans le voisinage du col, des incrustations calcaires, une colonne charnue de la vessie, un fongus, une valvule du col.

En outre, quelqu'une de ces dernières affections fût-elle constatée, il ne faudrait pas s'en tenir là : une pierre pouvant exister en même temps, soit à titre de cause, soit à titre d'effet.

Pronostic. — Cette affection est toujours fort grave, car on ne peut guère espérer qu'un calcul restera dans la vessie sans provoquer des accidents.

D'un autre côté, comme il ne faut pas non plus compter qu'il sortira spontanément par les voies naturelles, une intervention chirurgicale est indispensable, et, quelle que soit l'opération que l'on choisisse, elle ne sera jamais exempte de dangers.

Le calcul enlevé enfin, le malade n'est pas, il s'en faut, à l'abri de la récidive.

Au reste, le pronostic est subordonné en outre à la nature et au volume du calcul, à l'état des voies urinaires, à l'état général.

Traitement. — Le traitement *médical* de la pierre n'a qu'une valeur préventive et palliative.

Nous ne nous occuperons ici que du traitement *chirurgical*, car c'est le seul qui ait une action curative réelle. Il comprend : la *lithotritie*, la *taille*, et la *lithotritie périnéale*.

CHAPITRE · V

Lithotritie.

Pour éviter les redites, nous examinerons le *traitement médical* de l'affection calculeuse en étudiant celui de la gravelle (V. *Traitement préservatif et curatif de la lithiase urinaire*).

Définition de la lithotritie. — La *lithotritie* est une opération par laquelle on se propose, pénétrant par les voies naturelles dans le réservoir urinaire, d'y broyer, pulvériser mécaniquement un calcul, de l'y réduire en fragments assez ténus pour être ultérieurement éliminés sans dommage par l'urèthre.

Instruments.

Du BRISE-PIERRE. — Le *brise-pierre* est un instrument composé de deux branches dont l'une, la *branche mâle*, glisse à frottement doux dans l'autre qui est creuse, et qu'on appelle *branche femelle*. L'ensemble de l'instrument présente la forme d'une sonde coudée. L'extrémité vésicale de chaque branche est recourbée : ce sont les *cuillers* ou les *mors* ; appliqués l'un contre l'autre ils constituent le *bec* du brise-pierre. L'extrémité opposée porte le nom de *poignée* ou *armature*. La portion intermédiaire : allongée et cylindrique, forme la *tige* ou le *corps* de l'instrument.

A. Bec du brise-pierre. — La courbure présente une grande importance. L'introduction de l'instrument est d'autant plus facile que l'angle est plus obtus. Mais en revanche cette condition ne saurait être exagérée qu'au détriment de la puissance et de la solidité de l'instrument. L'angle doit donc toujours dépasser un peu l'angle droit, mais sans jamais franchir la limite de 120°, au delà de laquelle, ainsi que le dit avec raison Thompson, « on n'obtient plus que de mauvais effets ».

A part quelques cas rares, le bec doit être assez court.

Le mors femelle doit être large : *camard*, pour faciliter la

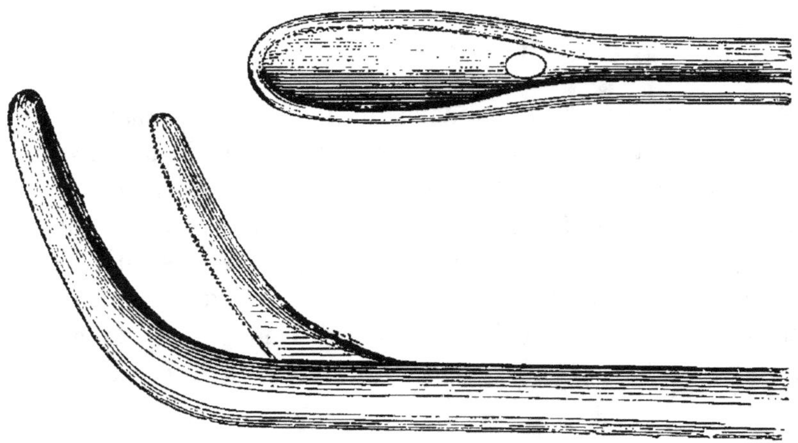

Fig. 82 et 83.

prise ; mais, en vue d'augmenter la puissance, le mors mâle sera plus étroit. Si les deux pièces d'ailleurs avaient la même largeur, on risquerait de pincer la muqueuse vésicale. « Lorsque l'instrument est fermé, dit Dolbeau, les deux portions ne font qu'un seul tout parfaitement uni, mais il faut faire en sorte qu'il existe un espace de 1 millimètre dans l'intervalle qui sépare le contour de la branche mâle du rebord de la branche femelle. Il suffit, pour obtenir ce résultat, de donner à la première pièce un peu moins de largeur qu'à la seconde. »

Quant à la forme même des mors, elle varie suivant qu'on se propose de broyer d'emblée un calcul de consistance et de volume moyens, ou qu'on éprouve le besoin de faire éclater, de fragmenter préalablement un calcul très-résistant. Dans le premier cas, de beaucoup le plus fréquent, on emploie le lithotriteur *à mors pleins* ou lithotriteur *à mors plats*, le *li-thotriteur* proprement dit ; dans le second on a recours au li-thotriteur *à mors fenêtrés*, auquel on réserve plus spécialement le nom de *lithoclaste.*

1° *Lithotriteur (à mors pleins, à mors plats).* — La face op-posable du mors femelle ne doit pas être trop excavée ; elle est lisse. La face correspondante au contraire du mors mâle est hérissée d'aspérités. Cette double disposition facilite le broiement et prévient l'adhérence des détritus calculeux. — Le mors mâle en outre est plus étroit que le mors femelle, en sorte qu'il entre comme un coin dans le calcul, en même temps qu'il le presse contre le mors femelle qui fait office de point d'appui. Ce dernier par contre doit être le plus large possible : cette disposition, sur laquelle insiste fort justement Dolbeau, facilitant beaucoup la préhension du calcul, tout en nuisant bien peu à l'introduction de l'instrument. — Les bords ne sont pas tranchants, mais taillés en biseau. « De plus

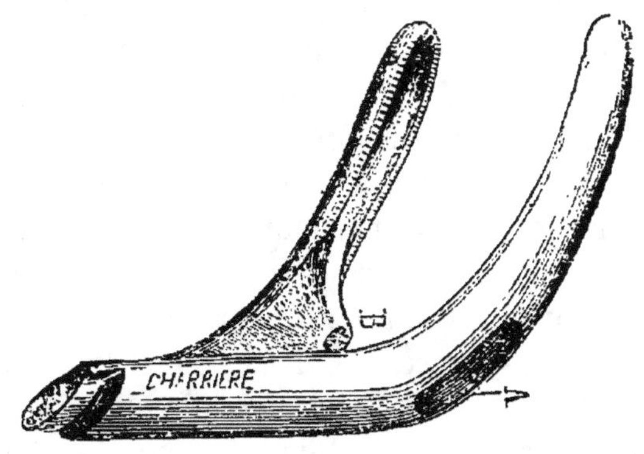

Fig. 84.

les faces seules des mors, et non les bords, arrivant au con-tact parfait, il est presque impossible de pincer la muqueuse vésicale, grâce à cette disposition » (Thompson).

Pour prévenir l'engorgement, on a imaginé divers méca-nismes : quelques-uns sont fort ingénieux, mais tous sont plus ou moins infidèles. La seule disposition généralement adoptée pour prévenir le même inconvénient est la suivante : l'engorgement se produisant surtout au niveau de la courbure, on ménage au coude de la cuiller femelle une petite fenêtre : au point correspondant, le mors mâle est muni d'un coin destiné à repousser les débris par cette ouverture. — Une dernière remarque, enfin, qui prouve que tout a été prévu, et qui montre à quel degré de perfection a été portée la fabrication des instruments lithotriteurs : leur construction est telle que « si, par suite de l'emploi d'une force supérieure à leur résistance, ils viennent par malheur à se briser, cette rupture *doit* se faire à l'angle de la branche mâle, au point d'union du mors avec la tige. On peut ainsi retirer l'instrument, et il ne reste dans le réservoir urinaire qu'un morceau peu volumineux capable de traverser l'uréthre » (THOMPSON).

2° *Lithoclastes (brise-pierre fenêtrés)*. — Ils sont destinés à faire éclater, à réduire en un certain nombre de fragments les pierres qui, par leur volume et leur consistance, échapperaient, au moins dans les premières séances, à l'action du lithotriteur à mors plats. De nombreux instruments ont été imaginés dans ce but par sir Henry, Charrière, Ségalas Mercier, Robert et Collin, Reliquet. Celui de Reliquet est généralement considéré comme le meilleur : outre qu'il fait éclater le calcul, comme le *porte-à-faux*, il tamise les fragments eux-mêmes, en les exprimant comme à la filière.

B. **Corps du brise-pierre.** — Il est constitué par la portion droite des branches mâle et femelle. La première doit glisser dans la seconde à frottement doux. — La branche mâle ne doit pas dépasser en haut la rainure que lui présente la branche femelle ; autrement le col vésical, en se contractant sur la tige, gênerait les mouvements de va-et-vient de la branche mâle. — Le diamètre de cette tige est en rapport avec le calibre de l'instrument, lequel varie suivant les besoins de la pratique.

C. **Poignée du brise-pierre.** — C'est elle qui sert à tenir l'instrument, et c'est par son intermédiaire qu'on applique la force mise en jeu. On utilise à ce dernier point de vue, soit le *pignon et la crémaillère*, soit la *vis* ou plutôt l'*écrou brisé*.

1° *Armature à pignon et à crémaillère*. — C'est l'instru-

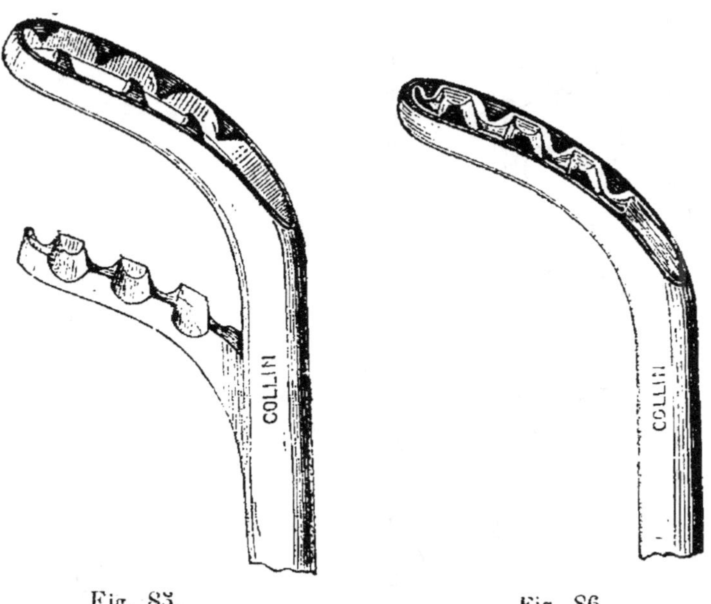

Fig. 85.   Fig. 86.

ment de Charrière qui est généralement usité en France. La branche femelle porte une saillie cylindroïde transversale creuse ; le bord supérieur de la branche mâle présente, vers le niveau correspondant, une crémaillère. Le pignon se compose d'un manche en bois et d'une extrémité métallique dentée comme une roue à engrenage. Si l'on introduit dans la saillie transversale creuse de la branche femelle l'extrémité dentée du pignon, les dents de celui-ci s'engrènent avec les dents correspondantes de la crémaillère de la branche mâle. En imprimant au pignon des mouvements de rotation sur son axe, on transmet à la branche mâle, suivant le sens du mouvement de rotation, soit un mouvement d'arrière en avant qui

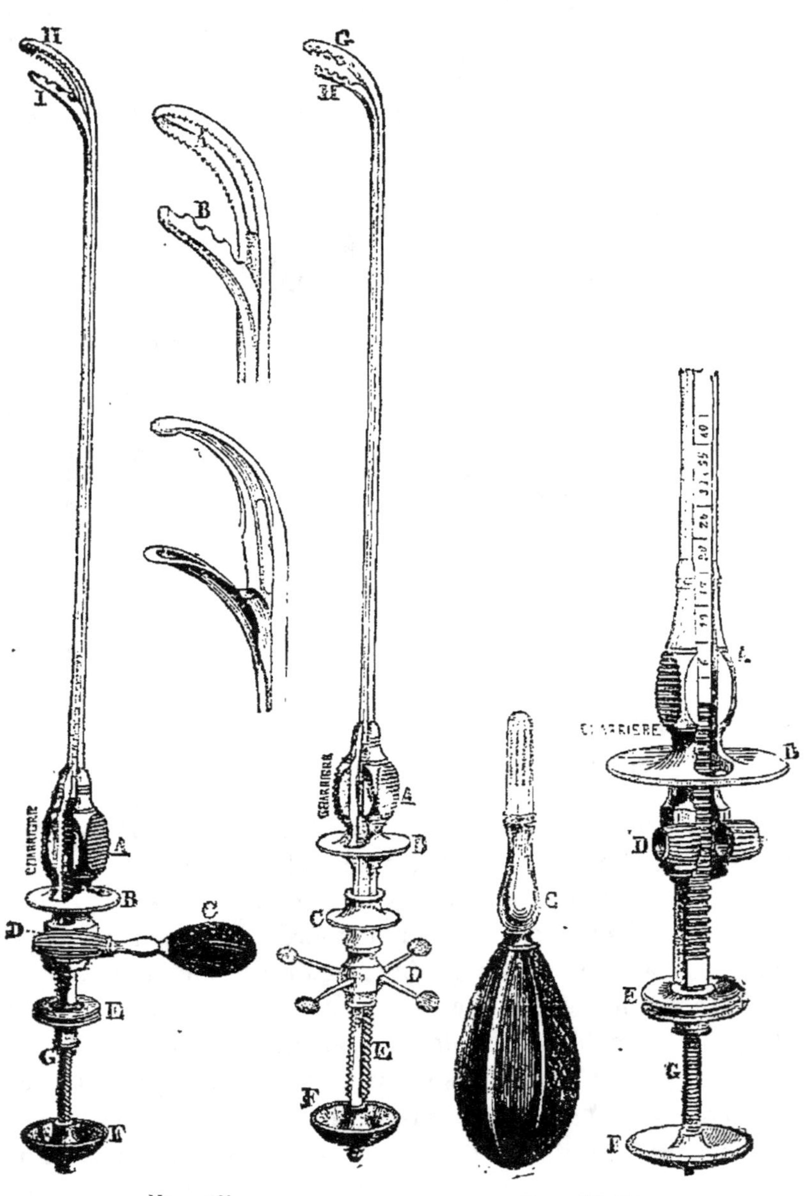

Fig. 87.   Fig. 88-89.

rapproche les mors, soit un mouvement d'avant en arrière qui les éloigne. Dans le premier cas, si la pierre se trouve prise entre les mors, elle est broyée. Dans les instruments anglais, le manche du pignon a la forme d'une clef de montre. Quel que soit le modèle, d'ailleurs, le pignon est toujours calculé de façon à ne pouvoir surmonter la résistance des mors ; il doit être, en outre, proportionné à la force musculaire que chaque chirurgien est capable de développer.

Outre ces parties fondamentales que nous venons de décrire, l'instrument présente d'autres particularités importantes : l'extrémité de la branche mâle se termine par une rondelle sur laquelle on peut faire agir le marteau si on le juge nécessaire. Après cette rondelle se trouve un pas de vis sur lequel peut courir une seconde rondelle ; cette dernière permet au pouce de la main gauche pressant sur elle de maintenir le calcul saisi, pendant que la main elle-même embrasse solidement la saillie carrée. Au lieu d'être tenue à pleine main,

Fig. 90.

cette dernière peut être saisie dans un étau, quand on a recours à la percussion. Dernier détail, enfin : sur le bord supérieur de la branche mâle, après la crémaillère, se trouve une échelle graduée qui sert à mesurer l'écartement des mors et, par suite, le volume de la pierre.

Pour retirer de cet instrument, qui est très-puissant, tous ses avantages, il faut, au lieu d'exercer une pression graduée, procéder par saccades. L'action du pignon se trouve ainsi rapprochée de la percussion, à laquelle on sera bien rarement forcé de recourir si l'on sait utiliser la crémaillère.

On comprend, d'après ce que nous venons de dire, que cette armature s'applique surtout aux mors fenêtrés, et qu'elle trouve son indication dans les calculs volumineux et durs qui exigent une fragmentation préalable par un instrument puissant.

2º *Brise-pierre à écrou brisé.* — C'est à la vis qu'on a d'abord emprunté la force nécessaire pour broyer le calcul pris entre les mors du lithotriteur. Mais après chaque broiement, avant de reprendre les fragments, il fallait donner en sens inverse le même nombre de tours de vis, ce qui prenait beaucoup de temps : considération très-importante dans une opération où il y a un très-grand intérêt à tenir le moins de temps possible l'instrument dans la vessie. Civiale surtout avait été frappé de cet inconvénient qu'il signalait avec insistance à Charrière. C'est à ce dernier que revient l'honneur d'avoir fabriqué l'écrou brisé, qui peut à volonté mordre sur la vis quand on veut écraser le calcul, ou laisser la branche mâle libre quand, après un premier broiement, on veut écarter rapidement les deux mors. On obtient ce résultat à l'aide des deux pièces suivantes qui sont dans l'armature :

1º Un ressort formé de deux branches réunies à une de leurs extrémités, libres à leur extrémité opposée ; chacune de ces extrémités libres se termine par une petite masse munie à sa face interne de filets de vis semblables à ceux de la branche mâle. Par la seule élasticité du ressort, les deux masses sont écartées l'une de l'autre et ne touchent point la vis de la branche mâle qui se meut alors librement.

2º Un chapiteau présente sur sa face interne deux saillies et deux dépressions successives. L'armature étant coiffée de ce chapiteau, si les deux branches du ressort sont en rapport avec les deux dépressions, le ressort reste écarté et la branche reste libre. Si on fait tourner le chapiteau d'un quart de cercle, ce ne sont plus les deux dépressions, mais les deux saillies qui sont mises en rapport avec les deux branches du ressort qui se rapprochent : appliquant, engrenant leurs deux petites masses terminales à la vis de la branche mâle. Cette dernière cesse d'être libre et la puissance de la vis peut être mise en jeu.

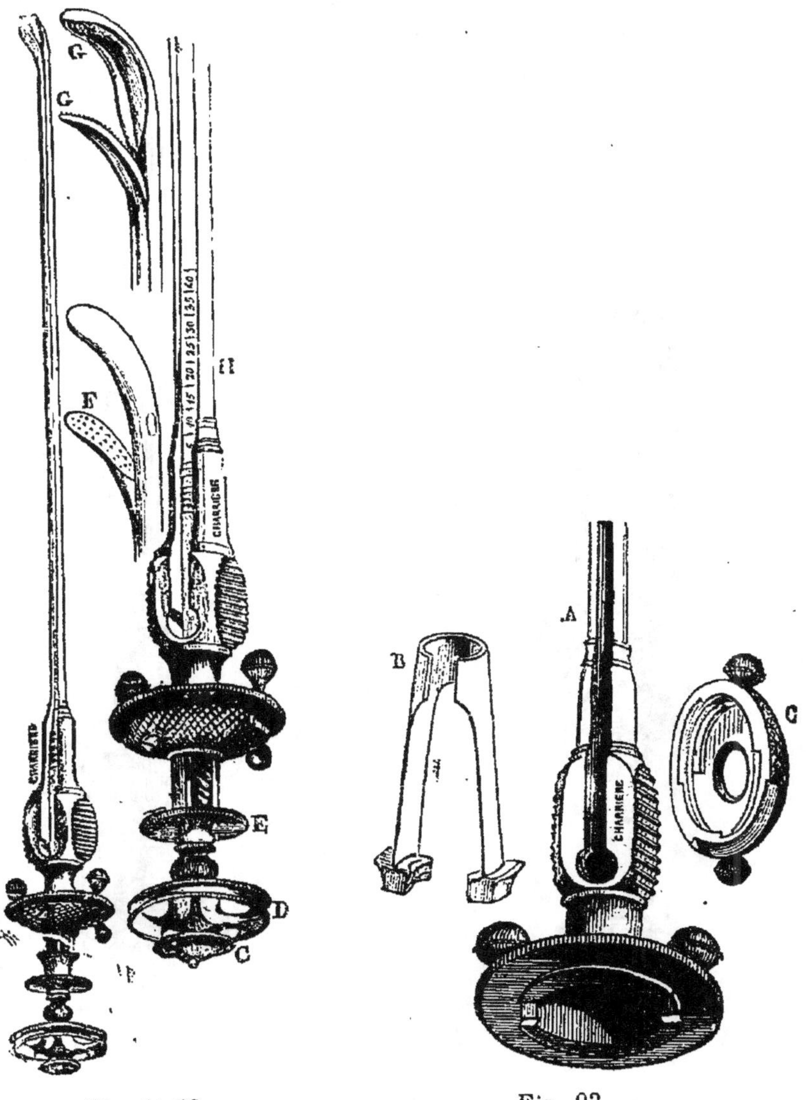

Fig. 91-92.   Fig. 93.

L'instrument primitif de Charrière a subi, depuis, bien des

modifications. Ainsi, Robert et Collin ont adapté à l'armature
un anneau à bascule qui permet d'ouvrir ou de fermer l'écrou
à l'aide d'un seul doigt : la fermeture s'obtient en abaissant
l'anneau ; l'ouverture, en l'élevant.

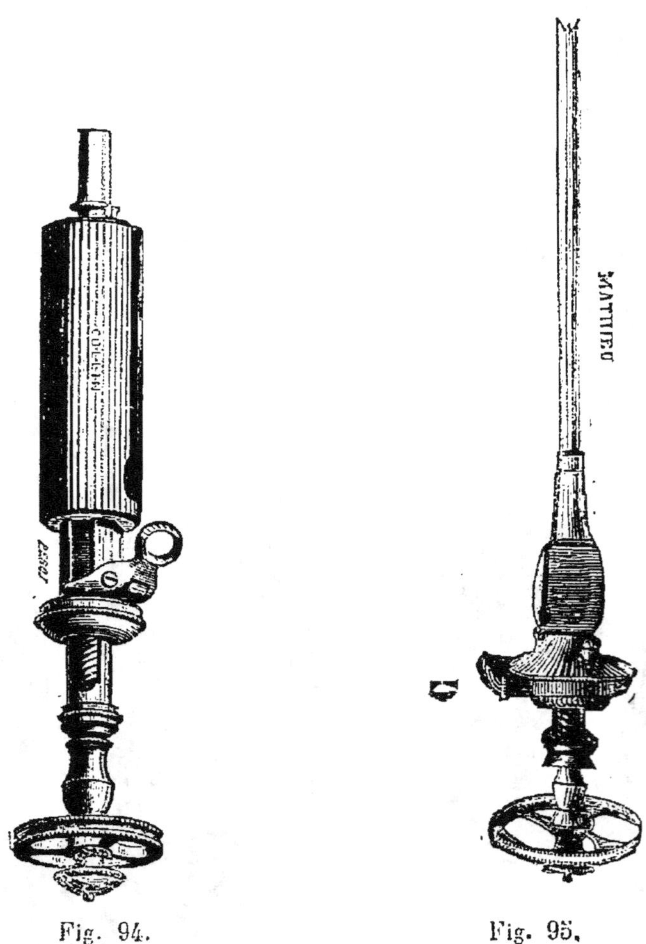

Fig. 94.   Fig. 95.

Mathieu a construit pour Mallez un écrou brisé à verrou :
on ferme l'écrou en poussant le verrou avec le pouce de la

main droite ; pour l'ouvrir, on repousse le verrou avec l'indicateur de la main gauche.

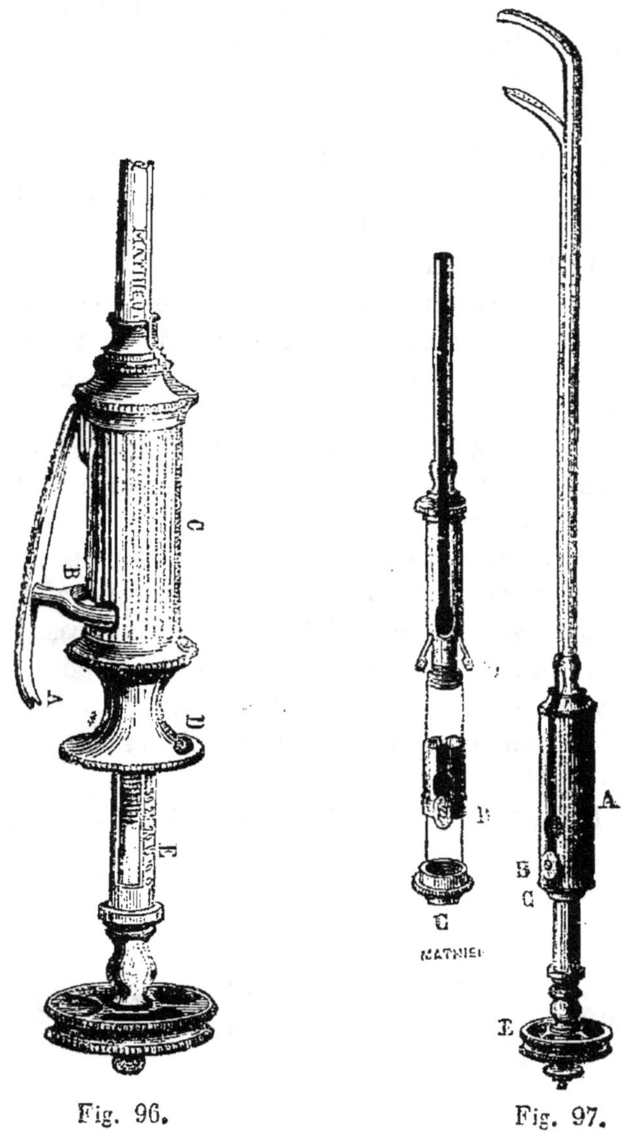

Fig. 96.   Fig. 97.

Dans un modèle antérieur du même fabricant, on dégage la

vis à l'aide d'une clavette qui peut être mise en jeu par un seul doigt.

Dans le lithotriteur de Thompson fabriqué par Weiss, ce résultat est obtenu à l'aide d'un bouton qu'on fait glisser le long de la poignée.

Mais ce qui caractérise surtout l'instrument de Thompson, c'est la poignée cylindrique, substituée à l'ancienne armature carrée. Elle se manie aisément; elle est bien en main et elle fait office de résonateur. Aussi cette forme est-elle généralement adoptée aujourd'hui.

Pour nous résumer, nous croyons que l'armature la plus favorable consiste dans la combinaison de la poignée cylindrique de Thompson et de l'écrou brisé à bascule de Robert et Colin.

Bien d'autres instruments ont été imaginés ; mais ceux que nous avons décrits sont aujourd'hui les seuls usités et suffisent à tous les besoins de la pratique.

Série de brise-pierre. — On peut choisir un brise-pierre qui, par sa forme, ses dimensions, la disposition de son bec et de sa poignée, convienne à la généralité des cas. Mais il ne pourra suffire à tous les cas. De là la nécessité pour le chirurgien d'avoir plusieurs brise-pierre choisis de manière à ce que, avec le plus petit nombre possible, il puisse faire face à toutes les éventualités.

Voici la série adoptée par Thompson (d'après la filière française) :

		CORPS.		BEC.	
Lithotriteurs pour adultes.	Très-fort............	21	ou 22,5	26	ou 28
	Moyen..............	19,5	21	24	26
	Petit..............	15	17	21	22,5
Lithotriteurs pour enfants.	Ordinaire	13,5	15	19,5	21
	Très-mince	11	12	15	15

Nous ne croyons pas nécessaire ce luxe d'instruments : la

série de Dolbeau est parfaitement suffisante ; en voici le tableau :

NUMÉROS.	NOMS.	LARGEUR DU BEC.	LONGUEUR DU BEC.	LARGEUR DE LA CANULE.
0	Explorateur	8	20	5
1	Ordinaire	8	24	6
2	Gros	10	30	7
3	Fenêtré	8	37	7
»	Urétral	5	8	4
»	D'enfant	6	18	5

INSTRUMENTS DIVERS. — Outre le brise-pierre approprié au cas particulier, le chirurgien doit avoir, pour pratiquer une lithotritie, les instruments suivants : une seringue à anneaux en maillechort dont le jeu soit parfait ; une sonde en gomme de moyen calibre ; une grosse sonde métallique ; une sonde évacuatrice ; une pince uréthrale ; un lithotriteur uréthral.

Opération.

Saisons et temps les plus propices. — Les deux saisons les moins favorables, croyons-nous avec Mercier, ce sont le printemps et la période à laquelle apparaissent les premiers froids. L'époque la plus propice, au contraire, c'est le commencement de l'été. Outre que la saison est favorable par elle-même, les malades auront ainsi devant eux une longue série de beaux jours pendant lesquels ils pourront aller aux eaux et à la campagne : conditions qui contribueront puissamment au prompt et complet rétablissement de la santé. — Quelle que soit la saison, d'ailleurs, on évitera en général d'opérer pendant une période de jours où régneraient soit de grands vents, soit du froid humide ; il vaudra mieux, autant que possible, retarder un peu et profiter de belles journées, au moins pour les premières séances.

Traitement préparatoire. — A propos de l'examen méthodique, nous avons déjà signalé le danger qu'il y avait à pratiquer d'emblée des manœuvres dans la vessie. Cette recommandation s'applique à plus forte raison aux manœuvres opératoires elles-mêmes : celles-ci doivent être toujours précédées d'un traitement préparatoire variable suivant les cas, et qui sera à la fois local et général. Outre qu'elle est dictée par une prudence légitime, cette conduite présente encore cet avantage de compléter la série des renseignements qui ne saurait jamais être trop complète pour rendre efficace l'intervention chirurgicale.

a. Traitement général. — Civiale insistait beaucoup, avec infiniment de raison, sur le traitement préparatoire, et il se préoccupait très-soigneusement de l'état général, à commencer par l'état moral. On sait le rôle que joue ce dernier dans les divers états morbides et particulièrement dans les suites d'opérations ; il prend ici une importance particulièrement grande, par suite de l'influence qu'il exerce à la fois sur l'état général et sur l'appareil urinaire. Il ne faut pas non plus que le malade éprouve une crainte ou une angoisse qui provoquerait un état spasmodique de nature à gêner les manœuvres. Il faut donc que le chirurgien gagne la confiance de son opéré et s'attache à le rassurer pleinement.

On devra prescrire des toniques et des eupeptiques. Car il faut non-seulement que les forces soient bonnes, mais aussi que l'appareil digestif soit ramené ou maintenu dans un état d'intégrité aussi parfaite que possible. Y a-t-il de la dyspepsie, on la combattra par des moyens appropriés au cas particulier : noix vomique, strychnine, quassine, pepsine, bicarbonate de soude à petite dose, chlorure de sodium, etc. — S'il existe un état saburral des premières voies et de la constipation, on donnera un purgatif salin : sulfate de soude ou de magnésie, citrate de magnésie, eau de Püllna ou d'Hunyadi-Janos. Mais il ne faudra pas oublier qu'après la purgation, si l'on s'en tenait là, la constipation reparaîtrait immédiatement. On devra donc maintenir avec soin la liberté du ventre, et cela par des moyens doux : pruneaux, chicorée, graines de lin, graines de moutarde blanche, huile de ricin à dose laxative, eau d'Hunyadi-Janos à petites doses. Ou bien, le soir en se couchant, soit 3 ou 4 grammes de magnésie calcinée, soit 4 ou 5 milligrammes de colocynthine, soit encore la pilule suivante : Podophylline 3 centigrammes, extrait de jusquiame 2 centigrammes. — On pourrait aussi recourir aux lavements laxatifs : au miel de mercuriale, à l'huile de ricin, etc. — Matin et soir, il sera fait des frictions sèches générales, et, précaution utile, le malade adoptera l'usage de la flanelle, gilets et caleçons, s'il n'en portait déjà.

Les moyens précédents suffiront le plus souvent pour rétablir les forces par voie indirecte. Mais on pourrait, au besoin, recourir en outre aux toniques directs. Et nous préférerions, en pareil cas, aux ferrugineux et au quinquina qui ont des inconvénients au point de vue du tube digestif, l'arsenic à petites doses (de 3 à 6 milligr. d'arséniate de soude par jour, en trois fois), et l'huile de foie de morue. Si l'on voulait user des préparations ferrugineuses, on donnerait la préférence au protochlorure de fer, qui a l'avantage de ne point constiper.

Si l'on remarquait que le malade fût facilement pris de fièvre, on lui donnerait du sulfate ou du valérianate de quinine (de 20 à 40 centigr.), ou bien de l'aconitine (de 2 à 4 milligr. dans la journée). Et cela spécialement quand arriverait le jour de l'opération.

S'il y avait un état nerveux, on pourrait prescrire de l'hyosciamine (de 3 à 6 milligr. dans les vingt-quatre heures), ou bien un peu de bromure.

b. Traitement local. — On ne saurait trop surveiller l'état local. Ainsi ce n'est pas une fois, mais à plusieurs reprises que les urines devront être soumises non-seulement à la simple inspection, mais encore à l'analyse chimique et à l'examen microscopique.

On recherchera s'il n'y a pas de douleur spontanée ou provoquée par la pression dans la région des reins.

30.

Pour ce qui est de l'état de l'urèthre et de la vessie, il doit être déjà connu du chirurgien : les soins préliminaires qu'aura nécessités l'examen méthodique l'ayant mis à même de l'apprécier.

S'il existe un rétrécissement, il sera dilaté par telle ou telle méthode, suivant l'indication.

S'il existe un engorgement de la prostate, il sera bon de le déterminer exactement s'il occupe le lobe droit ou le lobe gauche, ou bien la totalité de la glande, et de tenir compte de la déviation imprimée à l'instrument. Quand sera venu le moment d'opérer, la connaissance de ces faits évitera au chirurgien des tâtonnements et au malade de la souffrance.

Quand il existe de la cystite, le meilleur moyen de la guérir, le plus souvent, c'est d'enlever le calcul qui l'entretient. Mais il sera bon, néanmoins, d'amender l'état de la muqueuse vésicale. On aura recours pour cela à des injections vésicales à l'acide phénique, au nitrate d'argent, à l'acétate de plomb, etc. : aux moyens enfin mis en usage en pareil cas et que nous aurons à étudier ailleurs. — En même temps, des boissons aqueuses en quantité suffisante seront recommandées, dans le but de rendre les urines plus claires, plus diluées et partant moins offensives. On évitera, toutefois, en général de donner des diurétiques tels qu'acétate de potasse, acide benzoïque, etc., dans la crainte de dépasser le but et d'exciter le rein plus qu'il ne conviendrait.

Pour habituer les voies urinaires au contact des instruments, on continuera de passer des bougies, comme on le faisait préalablement à l'examen méthodique.

Soins préliminaires. — C'est de préférence le matin que l'opération sera pratiquée : le malade se trouve ainsi plus reposé ; il est dans son lit et risque moins de se refroidir ; il est à jeun, condition favorable ; enfin l'opéré peut être revu dans la journée.

Quant au bain pris avant l'opération, il ne fait que rendre la peau plus impressionnable, et plus irritables l'urèthre et la vessie.

Une chose que nous ne saurions trop recommander, c'est de combattre ou même de prévenir le spasme du col vésical, en le maintenant sous l'influence de l'*atropine*, dont on donnera un milligramme avant l'opération (un granule de sulfate d'atropine à un milligr.). Dans certains cas, on n'attendra pas pour cela au dernier moment, et, si l'état spasmodique l'exigeait, on aurait donné dans les derniers jours un granule à un demi-milligramme de sulfate d'atropine le matin et un granule le soir. — L'*hyosciamine* donne encore à ce point de vue d'excellents résultats ; et même, comme elle est plus maniable, pouvant se prescrire à des doses beaucoup plus élevées, on pourra souvent lui donner la préférence : pendant les jours qui précéderont l'opération, on en donnera, par granules de un milligramme, de trois à huit, ou dix granules espacés dans les vingt-quatre heures.

Dans ces cas, Demarquay employait avec avantage, avant l'opération, un petit lavement avec : bromure 1 gramme, laudanum 10 gouttes, eau q. s.

L'emploi du *chloroforme* dans la lithotritie a été vivement discuté ; mais aujourd'hui l'accord est à peu près complet sur ce sujet. Chez les enfants dont l'indocilité peut en exiger l'emploi, ce moyen est accepté. Mais il n'en est plus de même chez l'adulte : dans une lithotritie bien faite, la douleur est trop peu vive et de trop courte durée pour justifier cette pratique. — On ne saurait davantage arguer de l'action du chloroforme sur la sensibilité organique exagérée du col et du corps de la vessie, puisque cette action est nulle (Reliquet).— L'anesthésie chloroformique ne présente donc, dans la lithotritie chez l'adulte, aucun avantage sérieux ; mais elle offre, en revanche, de sérieux inconvénients. Et nous ne voulons pas parler de la crainte que l'on peut avoir de pincer la vessie lorsque le malade ne sent pas : le chirurgien doit avoir un assez bon instrument et le tenir d'une main assez délicate pour ne pas pincer la vessie en croyant broyer un calcul. Un inconvénient très-grave du chloroforme est celui sur lequel insiste Thompson : il existe parfois, il peut même survenir inopinément pendant la cure un état d'irritabilité de la vessie qui commande la suspension provisoire immédiate de toute tentative de broiement sous peine de voir éclater aussitôt des accidents graves. Par l'anesthésie, cette donnée si importante se trouve perdue : le malade ne percevant plus la sensation douloureuse et ne pouvant plus en avertir le chirurgien.

Si l'on veut agir sur l'état spasmodique de la vessie, on pourra recourir à l'emploi des courants continus. « L'appareil instrumental dont nous nous sommes servis est des plus simples, dit Reliquet ; il consiste en un fausset de bois ordinaire, traversé par un mandrin métallique et une sonde ordinaire, de volume moyen, présentant un seul œil sur le bec. — La sonde dans la vessie, nous injectons doucement du liquide ; si peu qu'on en injecte, ce liquide remplit la sonde et la vessie. — On place le fausset muni du mandrin dans le pavillon de la sonde et l'on pousse dans la sonde le mandrin qui traverse le fausset. Cela fait, on met les électrodes en place. — Ainsi le courant traverse le liquide de la sonde, par l'œil il communique avec le liquide de la vessie et agit sur ses parois. — Après avoir fait passer le courant continu pendant cinq à six minutes, nous avons toujours pu injecter 150 grammes de liquide dans une vessie qui, surexcitée par un calcul et des incrustations calcaires, n'en recevait avant qu'une dizaine de grammes. »

Choix de l'instrument. — Il est dicté par la nature et le volume de la pierre. Si elle est notablement dure, on se servira du lithoclaste fenêtré ; si elle présente une résistance extrêmement grande, ce lithoclaste aura une armature à pignon et à crémaillère, avec laquelle on déploie une plus grande force et qui présente l'avantage de permettre au besoin l'application de la percussion.

Sans présenter une consistance excessive, si la pierre est très-grosse, on l'attaquera encore avec le lithoclaste fenêtré, dont les mors sont plus longs et la prise plus sûre ; seulement ici l'écrou brisé suffira amplement. Souvent cependant le lithotriteur à mors plats, gros modèle, sera suffisant, et il devra être alors préféré comme moins offensif pour les voies urinaires.

Les fragments seront repris avec le lithotriteur de dimension moyenne à mors plats et à écrou brisé.

Avec ce dernier on pourra conduire une lithotritie depuis le commencement jusqu'à la fin, quand il s'agira de pierres petites ou moyennes, friables ou pas trop dures : ce qui est d'ailleurs le cas de beaucoup le plus fréquent.

Disposition de l'appareil instrumental. — On place une table assez rapprochée du lit du malade pour qu'elle se trouve à portée, assez écartée cependant pour ne pas gêner ; et sur cette table on dispose tous les objets qui seront nécessaires : le brise-pierre sur lequel on a fixé son choix, une sonde en gomme, la seringue à injection chargée du liquide à injecter, prête à fonctionner ; de l'huile ; de l'eau chaude ; un linge blanc, ou mieux deux ou trois compresses.

Position de l'aide. — Il se tient près du lit, du côté droit, au niveau des pieds du malade : ayant à sa portée, sur la table, les objets divers qu'il passera sans retard à l'opérateur, sur la demande de ce dernier.

Position du malade. — Le malade doit se trouver dans son lit à l'arrivée du chirurgien : soit qu'il ait évité de se lever, soit qu'il ait pris la précaution de se recoucher deux heures avant l'opération. — Ce lit, autant que possible, ne doit pas être appliqué contre la muraille ; mais on doit pouvoir circuler librement des deux côtés. — Il doit avoir une hauteur de nature à éviter au chirurgien une fatigue toujours préjudiciable à la parfaite exécution des manœuvres opératoires. — Si le lit, trop dépressible, laissait enfoncer le malade, il faudrait placer sous le matelas un plan résistant.

Le patient doit être couché horizontalement sur le dos, le plus près possible du bord droit du lit. Les épaules doivent reposer à plat ; mais la tête sera relevée suffisamment. On élèvera le bassin en plaçant dessous un coussin résistant et plus épais en avant qu'en arrière. Le bord antérieur avancera assez pour bien soutenir le bassin, mais pas assez pour dépasser le plan du périnée et gêner ainsi le mouvement d'abaissement de l'instrument. — Les cuisses seront suffisamment écartées : Thompson conseille un écartement de 30 centimètres entre les genoux. Les jambes écartées et légèrement fléchies doivent reposer sur leur face postérieure, et non sur les talons. On pourrait au besoin soutenir les membres inférieurs en glissant dessous un coussin peu épais.

Dans cette position, le malade ne se fatigue guère ; ses muscles sont dans le relâchement ; enfin le bassin est sur un plan supérieur à celui des épaules, ce qui a pour résultat de ne pas favoriser le séjour de la pierre contre le col vésical, mais, au contraire, de la porter contre la paroi postérieure où le lithotriteur aura plus de chances de la rencontrer d'emblée.

C'est là la position ordinaire. Bien entendu, certaines conditions pourront amener le chirurgien à la modifier. Ainsi une saillie prostatique latérale fait dévier le lithotriteur, dont le bec, au lieu de se porter contre la paroi postérieure de la vessie, se porte plus ou moins contre la paroi latérale, du côté opposé à la saillie prostatique. On a intérêt alors à placer le coussin de telle sorte que le point le plus déclive de la cavité vésicale soit maintenant un peu sur le côté où se dirigera le bec de l'instrument, pour que la pierre s'y rencontre.

Dans les cas où l'engorgement de la prostate fait supposer que la pierre placée derrière elle ne serait pas rencontrée par l'instrument maintenu élevé au-dessus du calcul par la saillie de la glande, on fera bien de suivre le conseil de Thompson. En pareille circonstance, il place un coussin assez épais pour maintenir le bassin élevé de 10 à 15 centimètres au-dessus du plan des épaules. Les cuisses, alors, doivent être légèrement élevées pour ne pas qu'elles modifient la position qu'on donne au bassin. La paroi abdominale se trouve ainsi oblique en bas et en arrière, et la pierre, quittant sa position derrière la base de la prostate, se porte contre la paroi postérieure.

Une recommandation qui est loin d'être inutile, c'est qu'il faut éviter que le malade ressente l'impression du froid. La température de la chambre ne devra donc pas être trop basse ; le malade sera découvert le moins possible : il sera bon de couvrir le tronc avec une couverture qui le protège depuis le menton jusque vers le bas du ventre, en laissant le pubis à découvert ; les membres inférieurs seront également recouverts, mais chacun isolément : de manière à les protéger, tout en laissant libre pour la manœuvre l'espace qui les sépare.

Position du chirurgien. — Il se place au côté droit du malade, à la hauteur du bassin auquel il fait face, mais un peu obliquement : un peu tourné vers les pieds du patient.

De l'injection préalable. — Quelques chirurgiens pratiquent la lithotritie sans injection préalable : ils donnent pour motif que cette première manœuvre rend plus longue l'opération ; le passage de la sonde et l'introduction d'un liquide étranger ne feraient qu'irriter la vessie ; les manœuvres seraient plus difficiles dans une vessie distendue ; bien souvent l'injection n'est pas tolérée.

Ces chirurgiens cependant ne font pas la lithotritie *à sec* ; ils recommandent aux malades de garder leurs urines. Mais cette pratique, préconisée surtout par Thompson, a des inconvénients graves : on ne sait jamais exactement quelle quantité d'urine contient la vessie quand on va opérer, des quantités très-variables d'urine pouvant être sécrétées dans un même espace de temps ; l'attention même que prête le malade à ne pas uriner en augmente le besoin ; de là état de malaise pour le malade et excitation des voies urinaires plus grande que par l'injection, si celle-ci est pratiquée en observant certaines précautions que nous signalerons. Comme il en est autrement, toutefois, dans quelques cas particuliers, il faut savoir se résoudre au besoin à faire une lithotritie sans injection préalable. Mais, dans la pratique ordinaire, on ne doit pas se passer de cet utile secours.

Le liquide à injecter doit être tiède : trop froid il provoquerait des contractions intempestives de la vessie, et il présenterait, s'il était trop chaud, des inconvénients plus graves encore.

On se sert ordinairement d'eau simple : il y a tout intérêt, croyons-nous, à se servir d'une solution d'acide phénique, comme nous l'avons déjà conseillé pour l'examen méthodique (p. 513). On bénéficie par-là de l'action analgésique locale de cet agent médicamenteux; mais surtout : pendant toute la durée des manœuvres, et même après, la muqueuse vésicale se trouve en contact avec la solution phéniquée; condition précieuse et que nous croyons de nature à prévenir souvent des accidents graves.

Pour pratiquer l'injection, le chirurgien introduit préalablement dans la vessie une petite sonde en gomme et débarrasse le réservoir de l'urine qu'elle peut contenir, et qui est reçue dans un bassin préalablement placé entre les cuisses du patient.

L'aide lui passant la seringue, il s'assure qu'elle joue bien en faisant jaillir verticalement en haut quelques gouttes du liquide. Saisissant, entre le pouce et l'index de la main gauche, l'extrémité de la sonde laissée dans la vessie, et la maintenant immobile, il introduit de la main droite dans l'orifice de la sonde l'extrémité de la seringue, en ayant soin de l'y enfoncer assez pour l'y fixer. De la main droite, l'opérateur *lui-même* manœuvre la sonde à anneaux et pousse une quantité de liquide variable suivant le cas particulier, et que le traitement préparatoire l'a déjà mis à même d'apprécier. Il sait exactement quelle quantité de liquide la vessie de son opéré supporte sans révolte, et il n'a qu'à ne pas dépasser ce chiffre, ou mieux : il reste un peu en deçà. Cette quantité, d'ailleurs, ne doit pas être trop grande pour une autre raison : le champ opératoire deviendrait trop vaste. 120 grammes constitueront, dans presque tous les cas, le chiffre le plus favorable.

Si les injections préalables donnent souvent de mauvais

résultats, cela ne tient pas seulement à la masse trop grande du liquide, mais aussi à la manière dont il est introduit. Il faut se garder de pousser trop brusquement et trop vite : il faut agir d'une façon lente et continue. Il ne faudra pas vider complètement la vessie pour éviter que ses parois ne se contractent directement sur le calcul, si les injections antérieures ont montré l'utilité de cette précaution.

L'injection terminée, on retire la seringue et on la repasse à l'aide ; on retire alors doucement la sonde, qu'on a eu soin de tenir bouchée, pendant ce court intervalle, avec la pulpe du pouce gauche. L'aide enlève le bassin.

Introduction du brise-pierre. — Le chirurgien prend le brise-pierre et s'assure une dernière fois qu'il fonctionne bien ; il le réchauffe, en le plongeant dans l'eau chaude disposée sur la table à cet effet ; il l'essuie avec une compresse qu'il remet à son aide, tandis que ce dernier en place une autre entre les cuisses du malade pour que l'opérateur puisse, au besoin, en essuyer ses doigts ou l'instrument.

Le chirurgien plonge légèrement dans l'huile le bec de l'instrument tenu de la main droite. Relevant le bec, il fait couler le long de la tige quelques gouttes de ce liquide qui ne doit pas être trop abondant. Il revient alors près du malade, toujours du côté droit, vis-à-vis du bassin, mais tourné un peu obliquement, de manière à regarder vers les pieds du patient. L'instrument est introduit selon les règles que nous avons déjà formulées en détail (p. 232 et p. 513 et suiv.).

Recherche, prise et fixation de la pierre. — En étudiant l'appareil instrumental, nous avons signalé les manœuvres spéciales à chaque modèle : pour écarter ou rapprocher les mors, pour immobiliser la branche mâle, pour faire agir le pignon sur la crémaillère, pour ouvrir ou fermer l'écrou brisé, etc. Aussi ne reviendrons-nous pas sur ces particularités, et décrirons-nous seulement la manœuvre du brise-pierre considéré d'une façon générale, mais en ayant particulièrement en vue cependant le lithotriteur à bascule. Quel que

31

soit d'ailleurs l'instrument qu'il adopte, le chirurgien doit préalablement s'exercer : en étudier le mécanisme de manière à le connaître à fond quand il aura à l'utiliser. On ne doit plus avoir à se préoccuper de ces détails le jour que l'on opère : c'est sans une ombre d'hésitation, en quelque sorte automatiquement, que les mains doivent effectuer tour à tour les divers mouvements nécessaires.

Deux méthodes à l'exclusion l'une de l'autre ont été proposées pour la recherche et la préhension du calcul. Chacune ayant ses indications, nous les décrirons toutes deux. Dans l'une, c'est le lithotriteur qui va au-devant de la pierre, la cherche et la saisit ; dans l'autre, au contraire, c'est la pierre qui se porte sur le lithotriteur maintenu fixe et se met en prise. La première, qu'employait Civiale, est ordinairement désignée sous le nom de *méthode française :* elle répond aux cas communs. La seconde doit être utilisée, un peu à titre de méthode d'exception, comme remplissant des indications spéciales ; on l'appelle souvent *méthode anglaise,* parce que, après B. Brodie. les chirurgiens anglais l'avaient adoptée ; c'était la méthode d'Heurteloup. La première nous occupera d'abord.

Ordinairement la pierre occupe une position plus ou moins rapprochée de la paroi postérieure : soit sur la ligne médiane, soit latéralement ; mais il n'est pas rare qu'elle se trouve blottie dans une dépression derrière la prostate augmentée de volume; elle peut être tout contre le col, au-dessus de lui .Les manœuvres que nous allons décrire, exécutées méthodiquement, permettront de la saisir dans l'une quelconque de ces positions.

Et tout d'abord, deux règles importantes président, d'une manière générale et à part certains cas déterminés, aux manœuvres intra-vésicales :

1º L'instrument ne doit pas basculer sur son axe : ce dernier ne devant pas être dévié de sa direction ;

2º Pour ouvrir ou fermer l'instrument, c'est la branche mâle qui doit courir d'avant en arrière et *vice versa,* la branche femelle restant fixe.

L'instrument est dans la vessie, le bec dirigé en haut : le tenant de la main droite par l'armature, le chirurgien le porte, toujours le bec en haut, contre la paroi postérieure. Alors saisissant l'armature de la main gauche et ouvrant l'écrou, il tire de la main droite la branche mâle, tandis que l'autre reste immobile. Le bec femelle toujours contre la paroi postérieure, le bec mâle est ainsi porté contre le col vésical qu'il faut prendre garde de ne pas heurter trop fort. — Dans son mouvement de projection en arrière, l'instrument le plus souvent a rencontré le calcul et l'a repoussé latéralement, soit à droite, soit à gauche : on sait alors où aller le chercher. Dans le cas où l'instrument n'aurait rien rencontré : le tenant toujours ouvert, on lui fait subir un mouvement de rotation sur son axe, de manière à ce que l'ouverture des mors qui regardait en haut tout à l'heure regarde maintenant à droite. Tenant de la main gauche la branche femelle immobile, on pousse sur elle, avec la main droite, la branche mâle. Ce mouvement a pour résultat de rapprocher les mors et, si le corps étranger se trouve interposé, de le saisir.

Si l'on n'a rien pris : maintenant toujours l'axe de l'instrument dans la même direction, on le fait pivoter sur son axe, en portant le bec en haut; on écarte les mors, et alors on achève le mouvement de rotation de manière à ce que l'ouverture des mors, qui regardait tout à l'heure à droite, soit maintenant tournée à gauche. Puis, comme tout à l'heure, maintenant immobile, avec la main gauche, la branche femelle, on fait courir sur elle, avec la main droite, la branche mâle, de manière à rapprocher les mors et à saisir le calcul s'il est interposé.

Si le calcul présente un certain volume, on aura soin de ne pas trop incliner les mors qui glisseraient alors le long du calcul et le soulèveraient au lieu de le saisir. Mais si la concrétion est petite, il pourra se faire, au contraire, qu'on soit obligé de donner aux mors une direction non plus oblique seulement, mais tout à fait horizontale, soit à droite, soit à gauche.

Dans ce cas, le mouvement de rotation autour de l'axe doit être précédé d'un mouvement de bascule ayant pour but d'élever préalablement le bec au-dessus du bas-fond ; ce résultat s'obtient en abaissant la poignée de près de 2 centimètres.

Si la pierre est blottie derrière la prostate augmentée de volume, ou s'il s'agit d'un très-petit calcul, les manœuvres précédentes seront restées infructueuses. Faisant alors subir à l'instrument un mouvement de rotation de manière que l'ouverture des mors soit tournée directement en bas, on y saisira le calcul. Pour cette manœuvre, on emploiera un lithotriteur à bec court, et même on prendra la précaution d'élever ce bec au-dessus du bas-fond de la vessie. On n'a pour cela qu'à suivre le conseil que donne en pareil cas Thompson : amener la tige du lithotriteur, qui était oblique en bas et en arrière, à une position horizontale, ou même légèrement oblique en haut ; ce qui s'obtient par un mouvement d'abaissement de la poignée de 25 millimètres environ entre les cuisses du malade. Dans ces cas, il sera bon, le plus souvent, de se soustraire à la règle ordinaire, qui est de pousser la branche mâle sur la branche femelle ; car alors le calcul fuit latéralement. Il vaudra mieux suivre alors le conseil de Mercier : les mors sont écartés, l'ouverture regardant en haut, le mors mâle est contre le col et devra rester maintenu contre lui : l'on fait subir à l'instrument un demi-tour de clef qui porte directement en bas l'ouverture des cuillers, entre lesquels se trouve le calcul, le cuiller mâle rasant le col. La branche mâle étant maintenue fixe, on tire la branche femelle, et le calcul est saisi.

Si le bas-fond est très-déprimé, la pierre peut y avoir roulé, et pour l'y atteindre, il pourra être nécessaire d'imprimer à la tige de l'instrument un mouvement de bascule qui, en élevant un peu plus l'armature, abaisse vers le calcul les mors ouverts en bas ou latéralement, suivant le cas.

Il peut arriver que l'ouverture du col soit située très-bas et que le calcul se trouve tout contre, et reposant par sa concavité. L'instrument passe dessous comme sous un pont, et l'on manœuvrera dans la vessie sans rien saisir. Dans ces cas, heureusement fort rares, il sera bon de suivre l'exemple de Mercier : le bec ayant dépassé le calcul, on le tourne immédiatement à gauche; la branche femelle maintenue fixe, on tire la branche mâle, dont le mors passe par-dessous le calcul pour venir s'appliquer contre le col. « En tournant ensuite les mors en avant, dit ce chirurgien, je ne manquais presque jamais, en serrant, de trouver la pierre entre eux. »

Nous venons d'étudier la méthode des *prises directes;* dans celle des *prises indirectes,* voici comme on procède : L'instrument étant porté contre la paroi postérieure, on tire la branche mâle, la branche femelle restant fixe ; on déprime avec le talon le plancher vésical. Il se forme ainsi un entonnoir dont le fond est occupé par l'angle de la branche femelle, dans lequel le calcul va rouler spontanément. En tout cas, pour aider à ce résultat, on frappe de la main droite un coup sec sur l'épine iliaque droite du patient, tandis que, de la main gauche, on tient l'instrument bien fixe. Si l'on ne réussit pas ainsi, on peut avoir recours à l'expédient conseillé par Mercier, et qui consiste à frapper, avec les doigts da la main droite ou avec le marteau, des petits coups secs et répétés sur l'extrémité de l'instrument. On pourra ainsi se passer d'avoir recours aux secousses de totalité que l'on ne peut obtenir qu'à l'aide d'appareils peu commodes et peu portatifs. La méthode des prises indirectes, ainsi que le fait observer Guyon, « est surtout utile pour le broiement des fragments dans les séances secondaires, et permet alors d'exécuter, dans un espace de temps très-court, un grand nombre de prises, et cela dans des conditions d'autant plus avantageuses qu'elle réduit à leur minimum les mouvements du lithotriteur » (Henriet). On comprend très-bien, enfin, que « les prises directes peuvent seules convenir dans ces cas d'incrustations calcaires où il faut que le lithotriteur aille puiser, pour ainsi dire, dans ces dépôts adhérents et mous de la surface muqueuse. Les prises indirectes sont, au contraire, du plus grand avantage pour les calculs enchâtonnés qui ne pourraient quelquefois être saisis sur place par le lithotriteur » (*id.*).

Quelle que soit la méthode employée, le chirurgien constate que la pierre est interposée, en poussant doucement la branche mâle sur la branche femelle. Si l'on a eu recours à la méthode indirecte, on aura, en outre, préalablement entendu le bruit particulier que fait le calcul en tombant sur le lithotriteur. On immobilise alors les branches, et on fait subir à la tige un mouvement de rotation autour de l'axe, de manière à *ramener au centre de la vessie les mors avec leur prise*. Ce mouvement doit être exécuté avec lenteur, avec douceur et sans secousse : pour éviter, d'une part, de laisser échapper le calcul, et, d'autre part, en prévision du cas où l'on aurait saisi en même temps un lambeau de muqueuse. Si cela était arrivé, l'instrument relevé avec les précautions que nous venons d'indiquer laisserait échapper la muqueuse ; on pourrait toujours lâcher prise avant de l'avoir endommagée. Le bec est relevé, tenant la pierre et ne tenant qu'elle : pour assurer la prise, on donne un ou deux tours de vis, puis on procède au broiement.

Broiement de la pierre. — A part des cas tout à fait exceptionnels, le broiement de la pierre doit être effectué, nous le répétons, seulement après qu'on a ramené les mors avec leur chargement vers le centre de la vessie.

On procède de trois manières différentes, suivant qu'on emploie l'écrou brisé, le pignon ou la percussion.

Avec l'écrou brisé à bascule : tenant bien solidement l'instrument avec la main gauche, et le maintenant bien immobile, on manœuvre avec la main droite le volant qui fait avancer la vis. Ce mouvement ne doit pas être continu, mais on doit procéder par petites saccades brusques, de manière à combiner la percussion et la pression. On obtient bien ce résultat en desserrant très-légèrement la vis avant chacun des mouvements de progression u'on lui imprime.

Si l'instrument est muni d'une armature à pignon et à crémaillère : on saisit solidement la poignée avec les quatre derniers doigts de la main gauche, tandis que le pouce, appuyant sur la rondelle de la branche mâle, presse celle-ci contre le calcul et le maintient en prise. Avec la main droite on place le pignon dans l'engrenage et on lui imprime des mouvements de rotation dans le sens qu'il faut pour faire progresser la branche mâle. Ici encore, et dans le même but, ce n'est pas graduellement, mais par brusques secousses successives qu'il faut procéder.

Dans les cas, rares d'ailleurs, où on est obligé de recourir à la percussion, la main ne suffit plus pour maintenir l'instrument immobile. *L'étau à main* d'Amussat est ce qu'il y a de plus pratique. La branche transversale gauche de l'étau est tenue par un aide, la branche transversale droite est tenue par la main gauche du chirurgien, tandis que, par sa demi-sphère échancrée, l'étau saisit l'armature quadrangulaire de la branche femelle. Pour éviter le recul de la branche mâle, qui se produit à chaque coup de marteau, Segalas avait imaginé un volant qui empêche la branche mâle de reculer. Seulement, il est nécessaire de faire avancer ce volant à mesure que la branche mâle avance. — Inutile de dire que le lithotriteur doit être tenu aussi absolument fixe que possible. Quant au marteau, il doit être manié de la façon suivante : coups secs frappés par la main seule, l'avant-bras et le bras restant immobiles.

Quel que soit l'instrument qu'on emploie, le calcul une fois fragmenté, on reprend successivement les fragments pour les broyer à leur tour. Pour rechercher, saisir, fixer et broyer chacun d'eux, on procède comme nous l'avons vu pour le calcul entier. Pour faciliter ce résultat, on aura soin, comme le conseille Thompson, de ne point déplacer les mors : on n'aura qu'à les ouvrir et les fermer pour saisir les fragments au niveau même où l'on aura saisi le calcul.

Dégorgement de l'instrument. — Après une séance de

lithotritie, surtout si la concrétion n'était pas très-dense, il arrive souvent que les mors n'arrivent pas au contact parfait, séparés qu'ils sont par une couche de détritus tassés par le rapprochement des branches. Il y a ce qu'on appelle *engorgement*, et l'instrument ne pourrait être retiré dans cet état sans dommage pour l'urèthre : il faut donc détacher ces détritus, *dégorger* l'instrument. Pour cela, on sépare et on rapproche alternativement les deux mors à l'aide de la vis, plusieurs fois et assez vivement : cette malaxation des détritus dans le milieu liquide suffit toujours pour les détacher.

Sortie de l'instrument. — Elle s'effectue, comme dans le cathétérisme, avec la sonde coudée ou comme après les explorations dans la vessie. Seulement des précautions plus grandes doivent être prises, en considération du poids de l'instrument et aussi de sa nature qui fait que, malgré toute l'attention apportée par le chirurgien, les mors peuvent n'être pas absolument appliqués l'un à l'autre, et qu'un petit fragment peut être resté entre eux, dépassant leurs bords.

Durée d'une séance. — La durée des manœuvres intra-vésicales ne doit pas dépasser *deux minutes* au maximum. Des circonstances exceptionnelles et une grande habileté du chirurgien peuvent seules autoriser la prolongation d'une séance au delà de ces limites. Et pour la première, il sera même préférable de ne rester dans la vessie qu'*une minute*. Cette règle, l'expérience a montré qu'il était dangereux de s'y soustraire

Soins consécutifs. — L'opéré sera laissé dans son lit au moins pendant les premières vingt-quatre heures. On aura soin de le bien couvrir pour éviter tout refroidissement. On placera sur l'hypogastre et sur le périnée une flanelle sortant de l'eau bouillante et exprimée (Thompson), pour diminuer le besoin d'uriner. Dans le même but, on fera bien, croyons-nous, de donner un demi-milligramme ou un milligramme d'atropine. Le malade boira un peu de tisane chaude pour favoriser les fonctions de la peau. Dans la journée, s'il survient une élévation de température, il sera prescrit du sulfate ou du valérianate de quinine, ou bien de l'aconitine.

Il faudra se bien garder de pousser dans la vessie une injection pour entraîner les fragments : cette pratique ne saurait avoir que de mauvais résultats en irritant la vessie sans compensation sérieuse. Nous en dirons autant du conseil qui serait donné à l'opéré de se lever pour pisser : mêmes inconvénients et dangers plus grands encore. Le malade, au contraire, devra garder rigoureusement le décubitus dorsal ; il ne devra uriner que dans cette position et uriner le moins possible.

Au contraire, on aura soin de laisser dans la vessie l'injection phéniquée dont l'action se continuera sur les parois du réservoir et préviendra l'inflammation ; en outre, les propriétés irritantes de l'urine qui va arriver dans la vessie seront corrigées.

De l'intervalle à mettre entre chaque séance. — On ne saurait rien dire d'absolu à cet égard : tout, on le conçoit aisément, se trouve subordonné au cas particulier. Il est sage de ne pas entreprendre une nouvelle séance avant quatre jours de repos ; et il est des cas dans lesquels il faudra renvoyer à huit ou dix jours une nouvelle intervention : cela dépendra de l'état de la vessie et des reins, et aussi de l'état général. Il va sans dire que les accidents devront être combattus avant de tenter un nouveau broiement.

Il est une éventualité cependant dont il est bon d'être prévenu : les accidents peuvent tenir précisément à la présence dans le réservoir urinaire des éclats anguleux et aigus résultant d'une première fragmentation. En pareil cas le vrai moyen de faire tout rentrer dans l'ordre c'est de supprimer la cause en réduisant le plus vite possible ces fragments en particules assez ténues pour cesser d'être offensives. Mais si la règle est facile à poser, il s'en faut que, dans la pratique, l'indication soit facile à saisir. Ce sont des nuances fort délicates qui susciteront en pareil cas l'impression du chirurgien et lui dicteront la conduite à tenir. Nous signalerons cependant comme constituant un important élément d'appréciation,

31.

la notion de nature et de consistance du calcul : s'il s'agissait d'une concrétion très-résistante d'acide urique, et surtout d'oxalate, il y aurait par là même déjà une forte présomption en faveur d'une irritation de la vessie par les fragments durs et anguleux. Si l'on avait affaire au contraire à une pierre composée d'urates et surtout d'une pierre molle de nature phosphatique, il y aurait plutôt lieu d'incriminer le traumatisme opératoire, et, conséquemment, de ne pas précipiter les séances.

Nombre des séances, durée du traitement. — La durée du traitement, à nombre égal de séances, est subordonnée à l'intervalle qu'on a dû laisser entre elles ; et l'on conçoit que les nombreux accidents qui peuvent se produire ne permettent à cet égard de rien affirmer par avance.

La nature de la pierre fait également varier cette durée ; car les pierres dures exigent un broiement plus exact de chacun des éclats qui devront être repris un à un, et par suite un plus grand nombre de séances. Si la pierre est molle, au contraire, des fragments relativement gros se laisseront écraser dans une seule prise, ce qui abrège considérablement la besogne.

Pour ce qui est de la grosseur du calcul, voici quelles sont les conclusions de Guyon :

« Il est des calculs qui peuvent être suffisamment réduits en une fois. Toutefois, dans ces cas, il s'agit de pierres très-petites, ayant moins de 1 centimètre ;.... Lorsque le calcul ne dépasse pas 2 cent., il est souvent possible de terminer l'opération en deux séances ; et il est rare que plus de quatre séances soient nécessaires.... Pour les pierres dépassant 2 cent., le nombre des séances s'élève tout de suite rapidement ; nous trouvons dans les observations correspondantes qu'il y eut en moyenne sept séances ; dans un cas, il n'en fallut pas moins de dix.... quand le calcul a 3 cent. et plus, il faut compter en général sur dix séances....: Enfin, pour les calculs très-volumineux, bien que ne dépassant pas les moyens de la lithotritie, il faut s'attendre à des séances quelquefois très-nombreuses, pour peu que la pierre ait une certaine résistance. »

Accidents de la Lithotritie. — *a. Accidents qui peuvent survenir au cours d'une séance.* — Ainsi que nous l'avons signalé à propos de l'emploi des anesthésiques dans la lithotritie, il peut survenir un état d'irritabilité des voies urinaires qui commande la suspension du broiement. Des accidents graves surviendraient si l'on ne tenait compte de la douleur insolite qu'accuse le malade dès que l'instrument est dans la vessie.

Il peut arriver que les mors s'enclavent dans le calcul sans qu'on puisse ni briser celui-ci, ni dégager les mors; il faut alors dégager l'écrou, et avoir recours au marteau.

Si l'instrument venait à se briser, il est, comme nous l'avons dit plus haut, construit de telle façon que c'est au niveau du coude de la branche mâle que s'effectue la solution de continuité. On retirerait l'instrument, et on tenterait l'extraction du fragment par les voies naturelles, ce qui sera possible le plus souvent. Si l'on n'y pouvait réussir, il faudrait immédiatement recourir à la taille.

b. Accidents immédiats et consécutifs. — Ils sont très-variables, et nous ne signalerons ici que les principaux.

1° *Fragments engagés dans l'urèthre.* — Nous avons dit qu'il était très-important, après chaque séance, surtout après la première, que le malade gardât rigoureusement dans son lit le décubitus dorsal, et ne se levât pas pour uriner. Il peut arriver que cette prescription ne soit pas suivie, et que, le malade ayant uriné debout, un fragment s'engage dans l'urèthre; cet accident peut même se produire quoique les ordres du chirurgien aient été ponctuellement exécutés. Le fragment peut s'arrêter dans la portion prostatique ou dans la portion membraneuse de l'urèthre; d'autres fois il s'engage jusque dans la portion pénienne. Dans ce dernier cas on l'attirera au dehors tel quel, ou on le broiera sur place; s'il est resté près du col de la

vessie, il vaudra mieux au contraire le refouler dans le réservoir urinaire. Nous ne reviendrons pas sur les instruments et
les procédés à employer, les ayant déjà étudiés à propos des
calculs de l'urèthre.

2° *Hémorrhagie.* — Il n'est pas très-rare de voir une légère
exhalation sanguine se faire, et donner passagèrement à
l'urine une teinte rosée. Mais il est rare qu'il survienne une
hémorrhagie abondante. Cet accident se produit spécialement

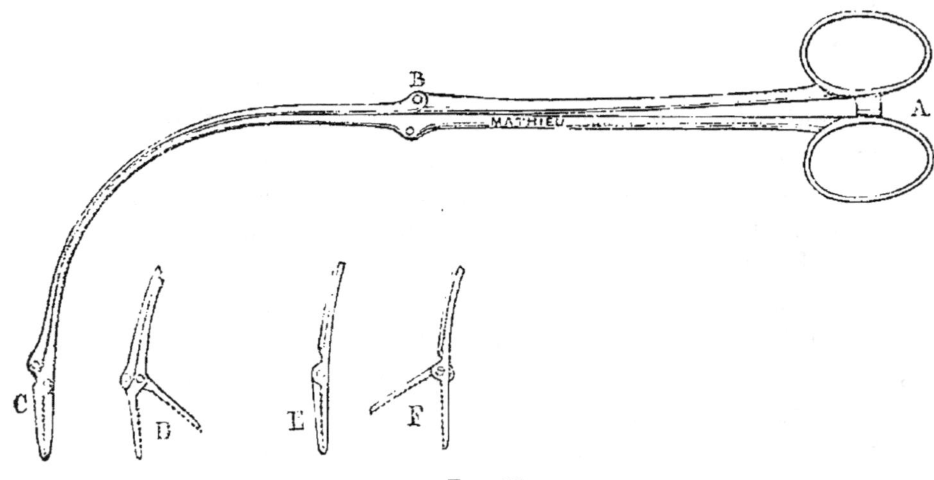

Fig. 98.

quand la muqueuse vésicale est fongueuse, et quand il existe
une tumeur de cet organe. On recommandera en pareil cas le
repos au lit, le bassin étant maintenu soulevé; on prescrira la
potion suivante :

Perchlorure de fer à 30°................... 5 gr.
Sirop de gentiane........................ 300 —

Trois cuillerées à soupe par jour. On pourra sans inconvénient augmenter cette dose ; mais ce sera rarement nécessaire.

On a conseillé l'eau de Léchelle, l'eau de Pagliari, etc., mais ces moyens sont loin d'être aussi fidèles. — Quant à l'Ergot de seigle, il faudra se bien garder d'en user ; car il excite les contractions de la vessie, et ne saurait qu'augmenter l'état hémorrhagique. Les injections froides dans la cavité vésicale auront souvent le même résultat ; et nous en dirons autant, d'une manière générale, de toute introduction d'instrument. Que si pourtant le chirurgien juge opportun de pratiquer une injection, dans le cas, par exemple, d'exhalation sanguine peu abondante, il pourra introduire la suivante, qui sera gardée pendant cinq ou dix minutes :

Acétate de plomb cristallisé................ 3 centigr.
Gomme arabique.......................... 4 gr.
Eau distillée............................. 60 —

On se gardera bien, d'injecter une solution de perchlorure de fer, car on provoquerait ainsi la formation dans la vessie de caillots qu'il ne serait pas facile de retirer.

Si l'hémorrhagie était abondante on pourrait introduire et laisser dans le rectum un morceau de glace, sans négliger l'emploi interne du perchlorure de fer.

3° *Douleur, spasmes.* — Ces accidents seront combattus par le repos, l'usage de boissons délayantes, l'administration de quarts de lavements tièdes, amidonnés et laudanisés. On pourra prescrire en outre soit l'*hyosciamine* : de 3 à 6 granules de 1 milligramme, espacés dans la journée, de manière à maintenir les voies urinaires sous l'influence du médicament ; soit des granules de *sulfate d'atropine* à un demi-milligramme, un granule le matin et un le soir.

4° *Fièvre.* — On lui opposera le *sulfate* ou le *valérianate de quinine* (40 centigr. pour les vingt-quatre heures), ou bien l'*aconitine* (de 3 à 6 milligrammes en trois fois dans la journée).

5° *Rétention d'urine.* — On y parera au plus tôt en sondant le malade à l'aide d'une petite sonde en gomme, et en combattant le spasme ou l'irritation qui l'a provoquée.

6° *Inertie et paralysie de la vessie.*—L'atonie de la vessie ne constitue pas,à proprement parler,un accident consécutif à la lithotritie,puisqu'elle existait avant l'opération.Mais nous signalons ici cet état parce qu'il crée des obligations spéciales : on doit,en pareil cas, vider méthodiquement la vessie cinq ou six fois par jour.C'est dans ces cas en outre qu'on doit avoir recours aux irrigations vésicales pour éliminer les débris calculeux.

7° *Néphrite, Cystite, Prostatite, Uréthrite, Orchite.*—Le chirurgien doit toujours songer à la complication *rénale*, et ne jamais la laisser passer inaperçue. S'il y a de la fièvre, ou bien si les urines deviennent rares, s'il survient des douleurs lombaires, si la pression est douloureuse, etc , il faut agir au plus vite. On pourra recourir aux sangsues ou aux ventouses scarifiées ; le plus souvent on pourra se contenter de révulsifs ; et, parmi eux, à l'exemple de Thompson, on pourra choisir un cataplasme chaud de farine de graine de lin saupoudré de farine de moutarde. En même temps, bains de siège chauds, boissons émollientes, régime aussi peu excitant que possible, pas d'eaux minérales.

Contre la *Cystite* : cataplasmes sur le bas-ventre, bains de siège chauds. S'il y a passage à l'état chronique : injections vésicales ; boissons émollientes ; balsamiques tels que Matico, Tolu, Goudron. S'il y a du ténesme : Hyosciamine, cataplasmes sur le périnée.

La *Prostatite* se trahit par des besoins fréquents d'uriner, de la douleur à la miction, une sensation de pesanteur au périnée, la tuméfaction de la glande constatée par le toucher rectal. On emploiera les moyens précités, en insistant sur les boissons délayantes et les balsamiques ; cataplasmes sur le périnée ; Atropine, Hyosciamine à l'intérieur ; suppositoires calmants ; s'abstenir du passage des instruments.

Mêmes recommandations dans le cas d'un écoulement trahissant une *uréthrite*.

L'*Orchite* n'exige pas ici de soins spéciaux ; on aura recours aux topiques usités dans les cas d'inflammation de cette glande. Bien entendu, cette complication commande la suspension des manœuvres de broiement, ou tout au moins des ménagements plus grands encore que d'ordinaire.

8° L'*Intoxication urineuse*, enfin, quand elle se produit, doit être au plus vite et énergiquement combattue : Excitation de la circulation périphérique par boissons chaudes et alcooliques, couvertures chaudes sans être trop lourdes, boules d'eau chaude. Quand la peau s'est ouverte : toniques tels que vins généreux, thé au rhum, strychnine, 5 ou 6 milligrammes dans les vingt-quatre heures.

Séance ultime, Exploration finale. — A mesure que le traitement avance, les fragments sont moins nombreux, moins gros, moins faciles à saisir ; les urines, de chargées qu'elles étaient, deviennent claires ; en même temps à la réaction alcaline fait place la réaction acide normale ; les troubles de la miction disparaissent. Un moment vient enfin où tout est rentré dans l'ordre, et où, concurremment, l'opérateur ne saisit plus rien. Il est probable alors qu'il ne reste plus de fragments calculeux dans la vessie ; mais le chirurgien, avant de l'affirmer, doit instituer une dernière séance : séance d'exploration finale permettant d'assurer la guérison, et en même temps, au besoin, séance ultime de broiement dans le cas où, dans cette exploration, particulièrement minutieuse, on découvrirait un dernier fragment ayant échappé aux précédentes recherches. — On pratique une injection modérée ; on se sert d'un lithotriteur à cuillers, à mors plats, larges et courts, pour mieux saisir les petits fragments, et dont l'armature soit cylindrique pour servir de résonateur. On procède d'ailleurs comme d'habitude, seulement avec une minutie plus grande encore, et l'on consacre à cette opération finale plus de temps que d'habitude, c'est-à-dire jusqu'à trois ou quatre minutes.

Si l'on n'a rien trouvé, si les urines sont limpides et à réaction acide, s'il n'y a ni douleur ni difficulté de la miction, si une course en voiture ne provoque aucun trouble, on peut annoncer la guérison et laisser partir le malade.

Indications et contre-indications de la Lithotritie. — Il y a des cas justiciables de la lithotritie ; il y en a qui le sont de la taille ou de la lithotritie périnéale ; il en est enfin en face desquels il faut savoir s'abstenir. C'est seulement après l'étude des diverses méthodes et procédés opératoires que nous pourrons aborder fructueusement l'examen de leurs indications et contre-indications respectives, l'examen de cette grave question : le choix, suivant les cas, de telle out elle méthode, de tel ou de tel procédé.

Lithotritie chez les enfants. — Cette méthode de traitement est peu appliquée chez les enfants, et cela pour une double cause : innocuité et facilité relatives de la taille dans le jeune âge, d'une part ; et, d'autre part, dangers et difficultés de la lithotritie à cette époque de l'existence. Ces dangers et ces difficultés sont à leur summum jusqu'à huit ou neuf ans ; de neuf à treize ou quatorze ans, tout en persistant encore, ils s'atténuent. Ces conditions défavorables sont de plusieurs ordres : étroitesse de l'urèthre qui ne permet pas le passage d'instruments assez forts pour briser des calculs d'une résistance notable ; susceptibilité de la vessie plus prononcée chez l'enfant que chez l'adulte ; disposition du réservoir urinaire, qui est piriforme et ne présente pas, comme chez l'adulte, une aire opératoire, un point déclive éloigné du col, où les calculs se réfugient en quelque sorte spontanément ; absence de prostate, et, par suite, engagement plus facile des fragments dans l'urèthre ; indocilité des jeunes malades peu conciliable avec le calme et l'immobilité si nécessaires dans la lithotritie.

Quand le volume et la consistance de la pierre, cependant, donnent lieu de compter sur une prompte solution, on pourra recourir à la lithotritie. Thompson conseille de s'arrêter à cette détermination, à la condition qu'il suffira d'une séance, ou de deux au plus. — Si l'enfant est indocile, on pourra recourir au chloroforme ; mais à la condition de pousser jusqu'à l'anesthésie complète. Quelques chirurgiens préfèrent n'avoir pas recours à ce moyen, et se contentent de faire maintenir le petit malade dans la position favorable.

Lithotritie chez la femme. — Les opinions les plus opposées ont été mises en avant et soutenues sur le choix de la méthode opératoire chez la femme. Tandis que les uns ont exalté outre mesure la lithotritie chez elle, les autres ont complétement proscrit cette opération au profit de la taille.

On a sans doute exagéré outre mesure la facilité et l'innocuité de lithotritie chez la femme ; mais il faut se garder d'une réaction trop grande en sens contraire.

La brièveté, la disposition et l'extensibilité du canal sont une condition favorable ; mais il ne faut pas oublier que chez les femmes calculeuses l'urèthre est rétracté et irritable. Hâtons-nous d'ajouter que le traitement préalable pourra faire disparaître cet état. La difficulté de la lithotritie d'ailleurs ne réside pas dans l'introduction de l'instrument, mais dans les manœuvres intra-vésicales ; or chez la femme il existe fréquemment des dispositions qui rendent ces manœuvres difficiles ; citons notamment l'existence d'un double bas-fond signalée par Civiale. — De l'irritabilité vésicale nous dirons ce que nous avons dit de l'irritabilité uréthrale ; elle impose le traitement préalable, indispensable chez la femme comme chez l'homme, qu'on ne l'oublie pas. — Pour ce qui est de l'injection vésicale, qui ne pourrait être gardée d'après quelques chirurgiens, cet inconvénient se produira rarement après les précautions préparatoires dirigées contre l'état d'irritabilité des voies urinaires, et si l'on a soin de donner à la patiente une position convenable. On en serait quitte d'ailleurs pour pratiquer l'opération sans injection préalable, comme on est quelquefois réduit à le faire chez l'homme, comme le font même systématiquement dans tous les cas certains opérateurs, et comme on le fait pour la lithotritie périnéale. — Quant à l'irritabilité du péritoine qui a été présentée comme plus grande chez la femme que chez l'homme : il nous sera bien permis de faire observer que cette irritabilité est bien autrement mise à l'épreuve dans les opérations des kystes de l'ovaire.

La plupart des arguments invoqués tant en faveur de la lithotritie que contre elle, doivent donc être réduits à leur juste valeur, celle-ci ayant été exagérée tour à tour en sens contraire. Trois conditions restent cependant, qui sont toutes favorables à la lithotritie : dilatabilité considérable du canal de l'urèthre, arrêt des fragments rare après le broiement, fistules consécutives à la taille.

La lithotritie constitue donc une précieuse ressource à laquelle on ne devra pas hésiter d'avoir recours pour débarrasser les femmes calculeuses. On devra seulement ne pas se laisser entraîner à pratiquer chez elles cette opération sans prendre toutes les précautions nécessaires : traitement préparatoire, circonspection opératoire, etc., aussi indispensables chez la femme que chez l'homme si l'on veut obtenir des résultats satisfaisants.

Bien entendu nous ne parlons pas des contre indications qui peuvent exister chez la femme comme chez l'homme, et que nous signalerons ultérieurement.

CHAPITRE VI

Taille.

Définition. — La *taille* est une opération qui consiste à pénétrer dans la cavité vésicale par une incision intéressant soit le corps, soit le col de l'organe. Elle a pour but l'extraction par cette voie artificielle d'un calcul ou d'un corps étranger quelconque.

Synonymie. — *Cystotomie* (de κύστις vessie, et τομή section, incision), — *litothomie* (de λίθος pierre, et τομή section). — La désignation de *cystotomie*, appliquée fréquemment à la *taille*, est légitime, puisque dans cette opération on incise soit le corps soit le col de la vessie; il n'en est plus de même du mot *lithotomie*, puisque ce sont les tissus et non la pierre qu'on sectionne : pour extraire le corps étranger, et l'extraire intact, à moins d'indications spéciales qui peuvent exiger une fragmentation préalable.

Méthodes et procédés divers. — Le développement progressif d'une idée est toujours chose intéressante et féconde à méditer, et l'histoire de la cystotomie, certes, est particulièrement attachante et instructive. Mais ce serait perdre de vue le but de cet ouvrage, essentiellement pratique, que d'aborder ici cette analyse. Nous nous bornerons donc à l'étude des méthodes et des procédés que l'épreuve de l'expérience a laissés debout, et qui sont exclusivement considérés aujourd'hui comme susceptibles de remplir les diverses indications.

On peut arriver à la vessie en incisant au-dessus des pubis, à la région hypogastrique (*taille hypogastrique*, *t. sus-pubienne*, *haut appareil*), — ou bien en incisant au périnée (*taille périnéale*, *bas-appareil*) ; et la taille périnéale qu'on pratique aujourd'hui est toujours *prostatique*, c'est-à-dire qu'après l'incision des téguments, c'est la *prostate* qu'on incise pour pénétrer dans la cavité vésicale.

L'incision prostatique peut être effectuée suivant le rayon médian de la glande (*taille médiane*), ou suivant l'un des deux rayons obliques inférieurs (*taille latéralisée*), ou bien enfin suivant à la fois l'un et l'autre rayons obliques inférieurs (*taille bilatérale*). — Dans les deux premiers procédés l'incision préalable, aux téguments, correspond comme direction à l'incision prostatique. Il en était de même dans la *taille bilatérale* telle que la pratiquait Dupuytren ; mais cette manière de faire présentait des dangers qui ont fait modifier l'incision des téguments : c'est ainsi qu'à l'incision préalable de Dupuytren, Civiale substitua celle de la taille médiane, après quoi il divisait la prostate suivant ses deux rayons obliques inférieurs (*taille médio-bilatérale*). Préalablement à cette même division bilatérale de la prostate, Nélaton a imaginé la dissection prérectale (*taille prérectale*).

La taille peut donc être faite suivant deux méthodes :

I. — *Taille périnéale*,

II. — *Taille hypogastrique* ;

et la *taille périnéale* peut être effectuée suivant quatre procédés :

1º *Taille médiane*,

2º *Taille latéralisée*,

3º *Taille médio-bilatérale*,

4º *Taille prérectale*.

Nous allons étudier successivement la *taille périnéale* et la *taille hypogastrique*.

§ I. — TAILLE PERINEALE.

Instruments. — La veille de l'opération, on placera dans l'appartement où elle doit être pratiquée, une table ; et sur celle-ci seront disposés les instruments dans un ordre tel que l'aide chargé de les passer au chirurgien trouve chaque objet sans hésitation. Tout ce qui peut devenir nécessaire à un moment donné doit se trouver sous la main : on s'exposerait autrement à être pris au dépourvu en pleine opération. On n'entreprendra pas celle-ci sans avoir à sa portée les objets suivants :

Cathéter cannelé. — Il aura des dimensions en rapport avec celles du canal de l'opéré. Mais il devra toujours avoir un certain volume, présenter une courbure brusque, un bec suffisamment long, et offrir sur sa convexité une cannelure suffisamment large et profonde. Cette cannelure s'étend jusque tout prés de l'extrémité du bec qui est arrondie. L'extrémité opposée du cathéter se termine par une plaque transversale.

Ainsi que le fait justement observer Reliquet : au lieu d'avoir

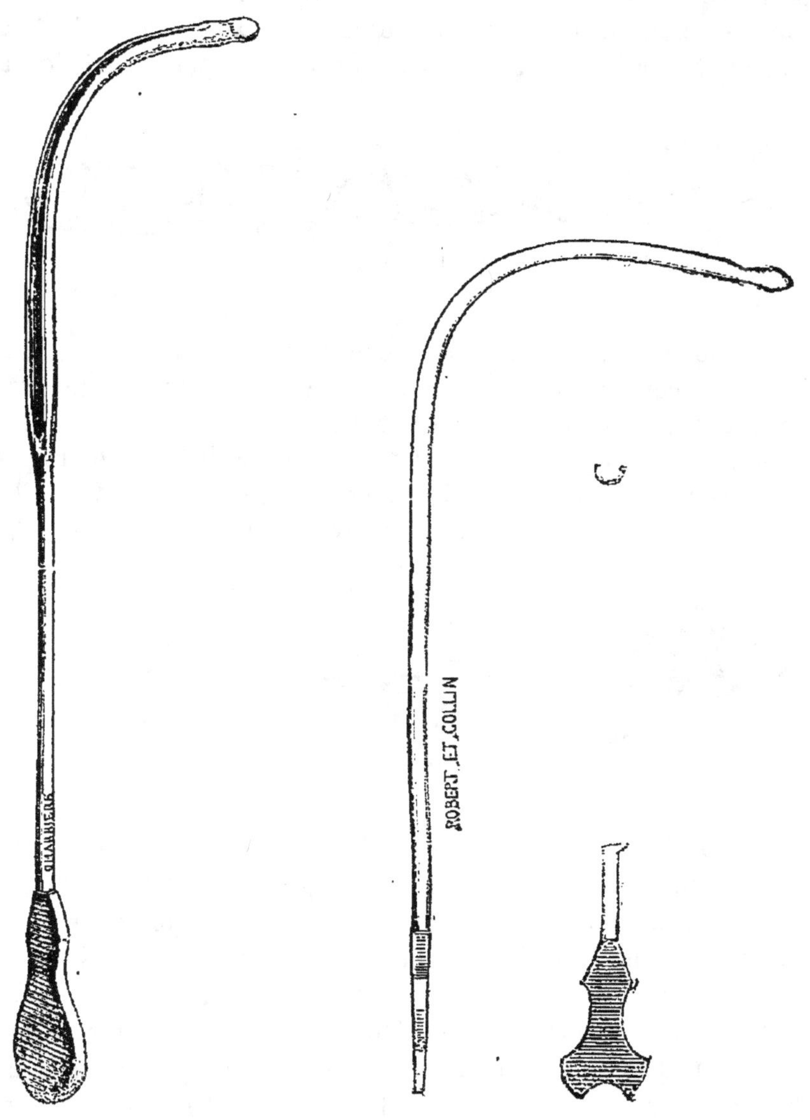

Fig. 99.   Fig. 100.

son bord supérieur arrondi, cette plaque « doit l'avoir échancré, de façon à bien recevoir la pulpe du pouce ».

Bistouri. — Son choix n'est pas indifférent, surtout au point de vue de la ponction de l'urèthre. Sur un manche assez long et bien en main, la lame doit être fixe ; elle doit être courte, à dos convexe, et épais jusqu'à la pointe. Si l'on a

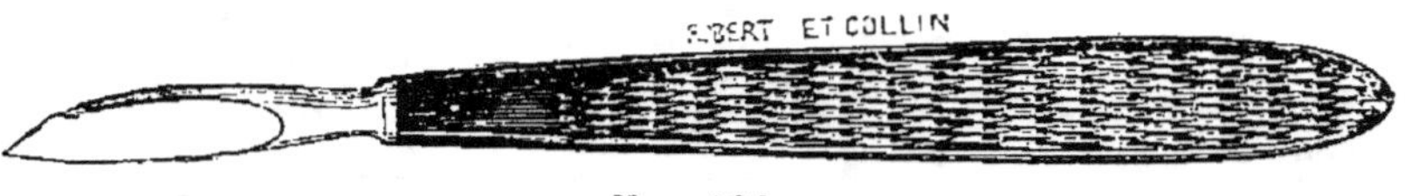

Fig. 101.

bien choisi l'instrument, on ne courra pas le risque d'en casser la pointe contre le cathéter ; en prévision de cette éventualité, cependant, on fera bien d'en avoir un de rechange.

Lithotome simple, lithotome double. — Le lithotome simple ou instrument de Frère Côme est employé dans la taille médiane et dans la taille latéralisée pour effectuer la di-

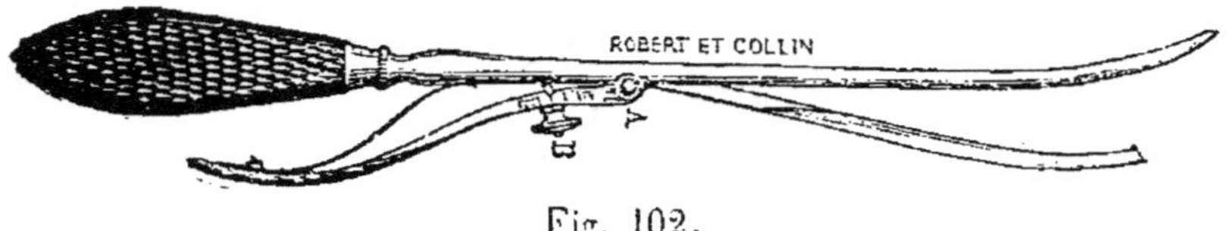

Fig. 102.

vision de la prostate suivant un de ses rayons ; — on se sert du lithotome double quand on veut pratiquer l'incision de la glande en même temps suivant ses deux rayons obliques (dans la taille médio-bilatérale et dans la prérectale). — Nous ne nous attarderons pas à décrire ici ces deux instruments bien connus. Nous rappellerons seulement que leur mécanisme doit être familier au chirurgien, pour qu'il n'y ait pas la moindre hésitation quand il aura à l'utiliser. Il doit être mis au point avant l'opération ; mais il sera bon cependant qu'avant de l'introduire on s'assure que l'écartement des lames a bien été réglé tel qu'il devait l'être pour le cas particulier. Pour cette mise au point, enfin, on se souviendra que la glande, à la fois

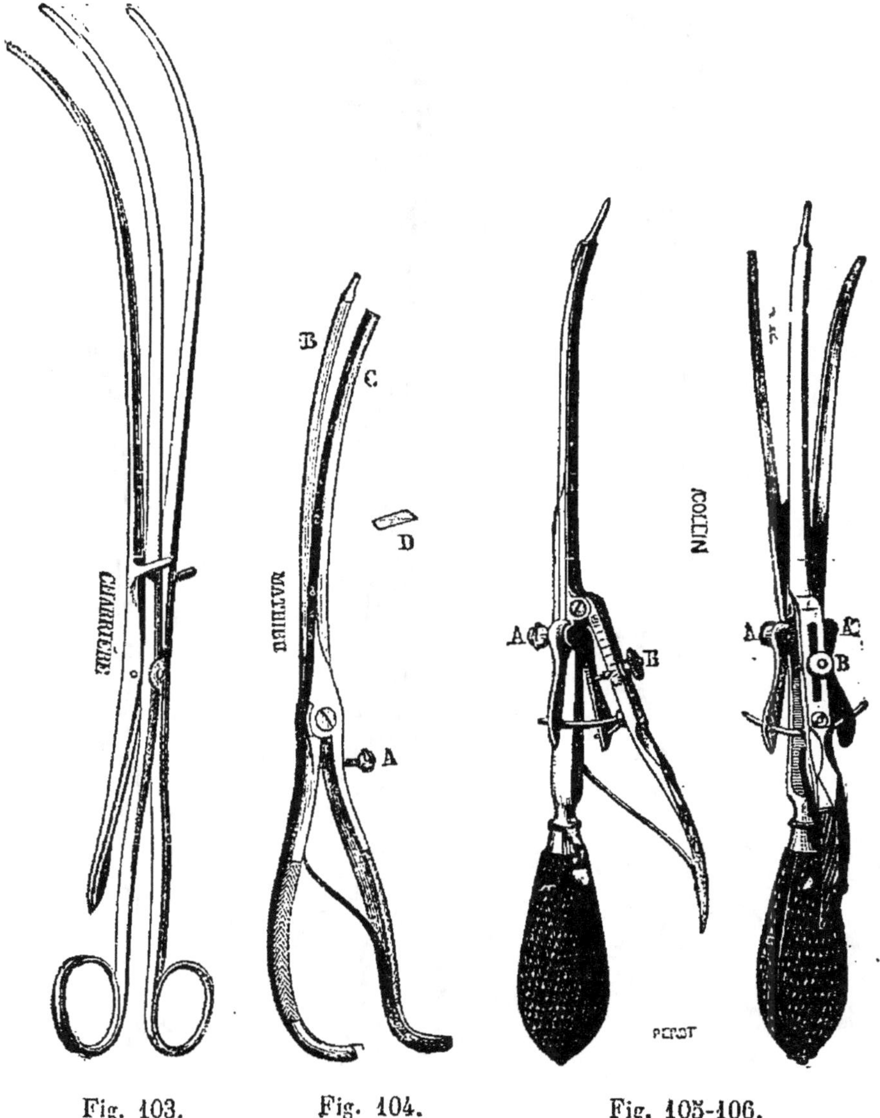

Fig. 103.   Fig. 104.   Fig. 105-106.

mobile et résistante, échappe dans une certaine mesure à

action des lames: en sorte que, si l'on n'était prévenu. on

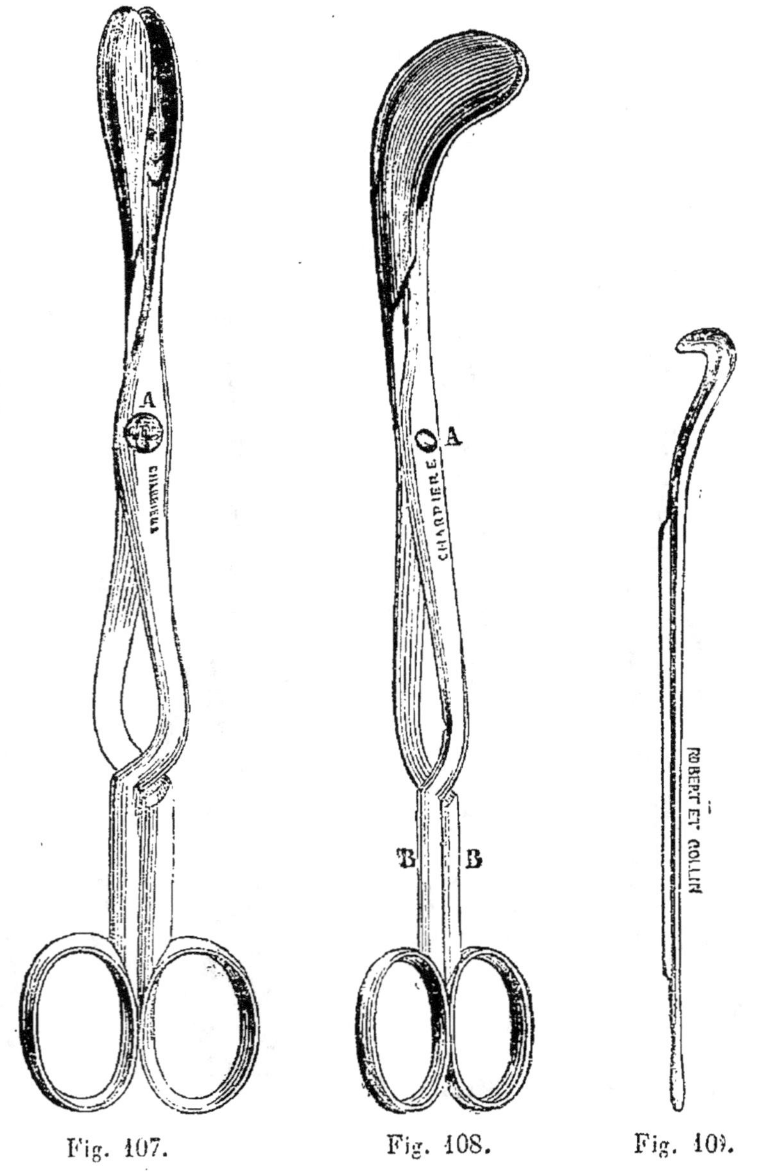

Fig. 107.   Fig. 108.   Fig. 109.

risquerait, en ménageant trop leur écartement, de couper
moins qu'on ne se proposait de le faire.

Tenettes. — On doit en avoir de droites et de courbes : trois de chaque, de grandeurs différentes.

Bouton à crête et à curette. — C'est une tige métallique cylindroïde, mais présentant, le long d'une de ses faces, une crête longitudinale, le long de laquelle on peut conduire les

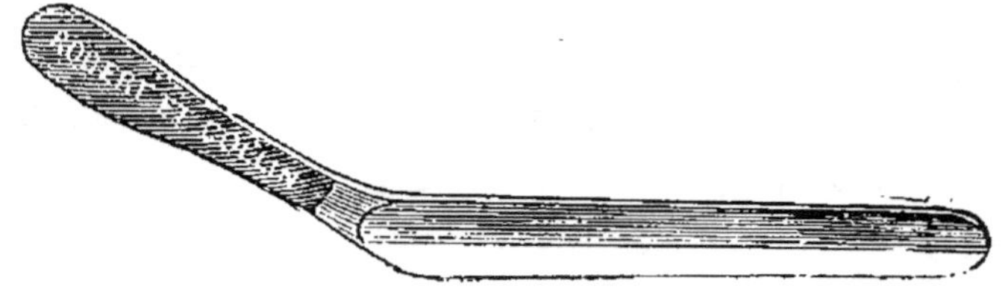

Fig. 110.

tenettes dans la vessie quand on le juge nécessaire. Elle se termine en bouton mousse à l'une de ses extrémités ; l'extrémité opposée porte une curette.

Gorgeret. — Il est à bords mousses ; il présente une large concavité longitudinale ; il est muni d'un manche à direction oblique.

Entraves. — Pour maintenir le malade : au lieu de bandes, il vaut mieux se servir de bracelets et de talonnières. « Ces entraves consistent en un bracelet de cuir étroitement bouclé autour du poignet, et en une guêtre, également de cuir, embrassant le bas de la jambe et le cou-de-pied. A la face palmaire de chaque bracelet est un fort crochet d'acier, tandis qu'un anneau de même métal se voit au côté externe de la guêtre. Bracelets et talonnières sont placés d'avance ; puis, une fois le patient endormi, ou le cathéter introduit, il suffit d'engager les crochets dans les anneaux, et les membres se trouvent fixés. » Telles sont les entraves de Prichard, de Bristol, qui constituent le meilleur moyen de contention.

Une seringue à longue canule ; — une canule pour injection rétrograde ; — une canule à chemise toute préparée ; — une grosse sonde droite en gomme ; — différents lithotriteurs, et notamment un instrument puissant pour broyer les calculs qui ne pourraient être retirés sans fragmentation préalable.

Les objets nécessaires en cas d'hémorrhagie, et notamment : pinces à artères, aiguilles courbes, ténaculum, fil ciré, éponges, bourdonnets de charpie tout prêts pour tamponnement, pièces de cordonnet blanc de largeurs différentes, perchlorure de fer.

Compresses, cérat, charpie ; — eau froide, eau chaude ; — vases et cuvettes en quantité suffisante ; — acide phénique ; — feu de réchaud.

Chloroforme.

Un rasoir.

Une chose mérite une attention particulière, c'est la *table* sur laquelle on se propose de disposer le patient. Elle sera d'une hauteur telle que l'opérateur, suivant qu'il sera agenouillé, ou assis sur une chaise, ait en face de lui le périnée de l'opéré, ni trop haut, ni surtout trop bas. La table devra être très-solide et placée dans un bon jour. On disposera sur elle une couverture de lit pliée en deux ou en quatre, et recouverte d'une toile imperméable ou d'un drap plié en plusieurs doubles et tombant jusqu'à terre. Enfin un large bassin plein de sciure de bois sera préparé pour recevoir le sang, l'urine et le liquide des lavages.

Soins préalables. — On prescrira, la veille de l'opération, un lavement purgatif ; puis, le matin même, le malade prendra un grand lavement tiède, et le chirurgien s'assurera que ce dernier est rendu : les manœuvres opératoires s'exécuteront ainsi dans le voisinage d'un intestin aussi complétement vide et rétracté que possible, moins exposé, par conséquent, à être involontairement lésé ; en outre on prévient ainsi les inconvénients qu'aurait l'accumulation des matières dans les premiers jours qui suivent l'opération.

S'il existait un état spasmodique de la vessie, on ferait bien, ainsi que l'a proposé Reliquet, de le combattre par une application de courants continus, qui pourrait être faite, soit pen-

dant l'administration du chloroforme, soit pendant les manœuvres de préhension.

On n'oubliera pas, enfin, de raser le périnée ; mais il suffira
de le faire au dernier moment : avant d'inciser.

Aides. — Cinq personnes sont nécessaires. Celui des aides
qui inspire le plus de confiance à l'opérateur est chargé de tenir le cathéter : il se place au côté gauche du malade ; de la
main droite, il tiendra l'instrument, et, de la gauche, relèvera
les bourses. Un aide instruit administre le chloroforme et en
surveille l'action. Deux autres, placés à droite et à gauche,
ont le soin de maintenir chacun le membre inférieur correspondant de l'opéré. Un autre, enfin, se tient prêt à passer sans
retard, au chirurgien, les divers objets que celui-ci demande
tour à tour.

Position du malade. — Il est couché horizontalement, le
dos reposant à plat sur la table, la tête légèrement relevée par
un coussin, le bassin reposant sur le bord de la table, de manière que le plan du périnée soit en face de l'opérateur. Les
membres inférieurs sont soutenus par les deux aides qui en
sont chargés, et dès que l'anesthésie commence à se produire,
on met les bracelets et les talonnières, puis on passe le mous-
queton de chaque bracelet dans l'anneau de la talonnière du
côté correspondant, en ayant soin que les poignets soient en dehors et les pieds en dedans. Le chirurgien indique alors à chacun des deux aides la position dans laquelle il doit saisir et
garder le membre inférieur de son côté. L'aide du côté gauche
prend, avec sa main droite, le genou qu'il applique contre sa
poitrine, et, avec sa main gauche, il prend le pied. L'aide du
côté opposé tient le genou avec sa main gauche, et le pied avec
sa main droite. L'écartement que devront garder les cuisses
est fixé par le chirurgien.

Position du chirurgien. — Pour pratiquer les incisions, il
s'assied en face du périnée, ou bien il se place un genou en
terre. Mais d'abord il introduit le cathéter.

Introduction et maintien du cathéter. — L'introduction du cathéter ne présente rien de spécial à signaler : elle s'effectue comme celle de toute sonde dont il présente la courbure.

L'instrument dans la vessie, on doit constater de nouveau et faire constater aux assistants la présence du calcul. On risque, sans cela, d'essuyer de cruels mécomptes : la pierre étant absente, ou bien le bec du cathéter ayant plongé ailleurs que dans la cavité vésicale, notamment dans le tissu cellulaire qui se trouve en avant de la vessie, surtout chez les enfants.

Lorsqu'on est bien sûr que le cathéter est dans la vessie et qu'il vient d'y heurter la pierre, on le passe à l'aide qui en est chargé. Celui-ci le prend solidement dans les quatre derniers doigts de la main droite, la pulpe du pouce appuyant sur le bord supérieur de la plaque. Il peut encore le tenir de la façon suivante : la pulpe du pouce toujours appuyée sur le bord supérieur de la plaque, la verge est tirée et tenue pressée contre le cathéter par l'indicateur et le médius appliqués sur sa face inférieure, tandis que l'annulaire et le petit doigt s'appliquent sur sa face dorsale. Pour ce qui est de la direction de l'instrument, elle doit être verticale, c'est-à-dire faisant un angle droit avec le corps. La tige de l'instrument ne doit jamais dévier de cette direction. Le seul mouvement qui doive lui être imprimé, c'est, sur la demande de l'opérateur, un mouvement d'abaissement, qui tend la paroi inférieure de l'urèthre et fait bomber le périnée, ou un mouvement d'élévation qui efface, au contraire, cette saillie.

Création de la voie artificielle. — C'est par la manière d'effectuer la voie artificielle que diffèrent les divers procédés de taille périnéale. Quel que soit celui d'entre eux qu'on adopte, la manœuvre comprend quatre temps : *1° incision des téguments ; — 2° ponction de l'urèthre ; — 3° introduction du lithotome ; — 4° incision du col avec le lithotome.* — Chaque procédé comporte une manière spéciale d'effectuer ces divers temps. Nous allons donc étudier successivement le manuel opératoire propre à chacune des tailles périnéales : médiane, latéralisée, médio-bilatérale, prérectale.

1° *Taille médiane.*

1° *Incision des téguments.* — Elle est longitudinale et se pratique sur le raphé du périnée ; elle commence à environ 5 centimètres en avant de l'anus, et se termine à 1 centimètre au-devant de ce même orifice. Elle s'effectue avec le bistouri tenu de la main droite comme une plume à écrire, tandis que de la gauche, dont la paume est tournée vers le sacrum, on maintient fixe la peau de la région : le pouce du côté du raphé, l'index et le médius de l'autre côté. On coupe couche par couche d'une extrémité à l'autre de l'incision. On reconnaît le raphé médian des muscles bulbo-caverneux, on le suit en arrière jusqu'à ce qu'on découvre le faisceau antérieur du sphincter anal. Alors, suivant le conseil de Reliquet, on coupe ce faisceau musculaire et on relève le bulbe qu'on est ainsi assuré de ne point blesser. De cette manière, on découvre la face inférieure de la portion membraneuse de l'urèthre : on dit à l'aide d'abaisser le cathéter, ce qui permet de le sentir avec le doigt porté au fond de la plaie.

2° *Ponction de l'urèthre.* — La paume de la main gauche tournée vers la droite du malade, l'opérateur applique contre le cathéter l'extrémité de l'index : de manière à introduire dans la cannelure l'ongle et l'*ongle seul*, la pulpe elle-même appuyant sur le rebord de la cannelure. Pour que ce temps, qui ne laisse pas que d'être difficile, s'effectue bien, il faut que l'ongle soit assez long. Le bistouri tenu comme une plume à écrire, on en porte la pointe le long de l'ongle dans la cannelure du cathéter. Pour ne pas piquer l'ongle, on tient l'instrument un peu obliquement, de manière à opposer le dos épais et convexe de la lame. On sent distinctement que la pointe touche le cathéter : alors, en suivant la rainure, on prolonge franchement l'incision d'environ 1 centimètre et demi. Pour cela, on relève légèrement le manche du couteau en abaissant un peu la pointe, puis le manche est porté en sens inverse, de manière que son talon décrive un arc de cercle, dont la pointe à peu près immobile est le centre.

Pour faciliter l'exécution de ce temps délicat, Mercier a imaginé le *cathéter à dard*. Il s'en sert d'abord comme du cathéter ordinaire ; puis, au moment d'ouvrir la région membraneuse, prenant de la main gauche et abaissant un peu la tige de l'instrument, de la droite il écarte le bulbe. L'aide alors pousse lentement le dard. Quand celui-ci est sorti, on engage la pointe du bistouri « dans la rainure du dard qui la dirige franchement dans la cannelure de la sonde, laquelle la conduit à son tour avec non moins de sûreté dans l'entrée de la région prostatique ».

Reliquet a imaginé un instrument très-ingénieux qui, à la fois, ponctionne sûrement l'urèthre et sert de conducteur au lithotome.

3° *Introduction du lithotome*. — On prend le lithotome simple, on vérifie la mise au point de l'instrument pour s'assurer que l'écartement des lames avait bien été réglé à l'avance comme il devait l'être. Alors, l'ongle de l'index gauche toujours maintenu dans la cannelure du cathéter, on prend de la main droite le manche du lithotome fermé, la concavité en haut. Sur la face dorsale de l'ongle on conduit dans la cannelure l'extrémité du lithotome.

Cette extrémité maintenue bien fixe dans la rainure, on prend de la main gauche la plaque du cathéter auquel on fait subir un mouvement de bascule qui a pour résultat, en abaissant la plaque, de faire pénétrer l'extrémité opposée assez avant dans la vessie. L'extrémité du lithotome suit ce mouvement et pénètre aussi dans la vessie.

Pour obtenir sûrement ce résultat, on ne doit pas faire courir l'extrémité du lithotome dans la rainure, mais la maintenir fixe contre le point où on l'a portée ; on facilitera seulement la manœuvre en élevant légèrement le manche du lithotome à mesure qu'on abaisse la plaque du cathéter. On dégage alors le lithotome de la rainure du cathéter, et on retire ce dernier. La mobilité de l'extrémité, le contact avec la pierre, la sortie d'une petite quantité d'urine font reconnaître que l'instrument est bien dans la vessie.

4° *Section du col vésical avec le lithotome.* — L'opérateur se relève, et, s'il était assis, il écarte sa chaise ; le bassin du patient doit être remis dans la bonne position s'il s'en est écarté ; le dos du litothome est appliqué contre le bord inférieur du pubis, sur la ligne médiane. L'instrument étant ouvert, son axe doit être horizontal, et son plan d'ouverture dans le plan médian du corps. C'est la position dans laquelle il faut le garder en pratiquant la section : pour effectuer celle-ci on n'a qu'à tirer à soi directement et graduellement. La prostate incisée, on prend garde, en retirant les lames, de ne point couper les téguments.

2° *Taille latéralisée.*

1° *Incision des téguments.* — L'incision se fait à gauche de la ligne médiane et elle a une direction oblique : elle commence sur la ligne médiane, 15 à 18 millimètres en avant de l'anus, et vient aboutir au milieu d'une ligne qui irait de l'anus à la tubérosité de l'ischion. Thompson lui donne une étendue un peu différente : elle doit, d'après lui, commencer à 6 milimètres à gauche du raphé, à 3 centimètres ou 3,5 centimètres en avant de l'anus, se prolonger dans une étendue de 7,5 centimètres obliquement en bas et en dehors, à égale distance de l'anus et de l'ischion.

2° La *ponction de l'urèthre,* et 3° l'*introduction du litholome* se font comme nous l'avons vu plus haut.

4° *Section de la prostate avec le litholome.* — Le cathéter retiré, le lithotome est tenu perpendiculaire au plan du périnée, le dos appuyé contre la symphyse ; mais le plan d'ouverture est dirigé obliquement, dans la direction de la plaie extérieure. On le retire, ouvert, directement à soi ; quand on sent, à la résistance vaincue, que la prostate est incisée, on le renferme pour éviter de léser les parties molles.

3° *Taille médio-bilatérale.*

La taille médio-bilatérale consiste dans la combinaison de l'incision superficielle de la taille médiane, et de la section prostatique suivant les deux rayons obliques de la taille bilatérale.

1° *Incision des téguments.* — L'incision, qui comprend la peau et la couche sous-jacente, commence antérieurement à 3 1/2 centimètres en avant de l'anus, et finit en arrière à quelques centimètres de cet orifice. Cela fait, on n'agit plus que dans l'angle postérieur de la plaie.

2° *Ponction de l'urèthre.* — Ce temps ne présente ici rien de particulier à signaler.

3° *Introduction du lithotome.* — On se sert du *lithotome double* de Charrière ; on l'introduit, la concavité de la tige regardant la symphyse pubienne, et, pour le faire pénétrer dans la vessie sur le cathéter cannelé comme conducteur, on doit prendre les mêmes précautions que nous avons indiquées pour le lithotome simple à propos de la taille médiane.

4° *Section de la prostate avec le lithotome double.* — Le lithotome double est arrivé dans la vessie la concavité tournée vers les pubis : le cathéter retiré, on retourne le bistouri caché de manière que sa concavité regarde au contraire maintenant le rectum. On s'assure, bien entendu, que l'instrument est dans la vessie, par le contact de la pierre. Alors on fait saillir les lames dont l'écartement a été préalablement réglé, et on incise la prostate en retirant le lithotome. Ce mouvement doit être fait le dos, c'est-à-dire la convexité de la gaîne appuyée contre la symphyse pubienne, et l'axe de l'instrument maintenu soigneusement perpendiculaire au plan du périnée ; enfin il ne doit pas être brusque et saccadé, mais graduel et régulier. L'instrument se trouve disposé de telle façon que la prostate est incisée suivant ses deux rayons obliques inférieurs, et plus ou moins profondément suivant l'écartement des lames, qu'on a réglé d'avance. La prostate divisée, on prend garde que les lames ne lèsent pas les parties molles en retirant l'instrument : pour cela, ou bien on fait rentrer les lames, ou bien on fait écarter les lèvres de la plaie tégumentaire avec des érignes.

4° *Taille prérectale.*

Elle consiste dans l'incision bilatérale de la prostate précédée de la dissection prérectale.

1° *Incision des téguments.* — « On commence, dit Nélaton, par explorer la paroi antérieure du rectum avec l'index, pour déterminer très-exactement le point qui correspond au sommet de la prostate, et surtout la distance de ce sommet au bord antérieur de l'anus, afin de savoir d'avance dans quelle étendue il faudra décoller cette paroi pour arriver au point qu'il faudra ponctionner. Par cette exploration rectale, on reconnaît en même temps le cathéter vers le sommet de la prostate, et l'on est sûr d'avoir le doigt sur ce point de la glande quand, à mesure qu'on s'en éloigne en avant ou en arrière, on cesse de sentir le cathéter.

« On peut pratiquer l'incision de la peau en ayant le doigt dans l'anus, ou bien sans cette précaution. Nous pensons que l'on peut avec avantage introduire le doigt dans l'anus dès le commencement de l'opération pour faciliter l'incision de la peau, puisqu'on tend ainsi facilement la partie postérieure du périnée au moyen d'une petite traction de celle-ci en bas et en arrière ; mais du moment qu'on arrive au sphincter anal, il est indispensable que ce doigt soit placé dans le rectum de façon que sa face palmaire regarde en avant et qu'il reste là jusqu'à ce que le lithotome soit introduit dans la vessie.

« Cette incision peut se faire de deux manières : 1° incision courbe dont la partie moyenne, qui correspond au raphé périnéal, tombe à 1 1/2 centimètre au-devant du bord antérieur de l'anus, et dont les extrémités arrivent à 2 centimères des parties latérales de cet orifice ; 2° au lieu de faire cette incision de la peau en un seul temps, on peut, pour agir avec plus de précision et éviter le froncement de cette membrane à la partie moyenne de la région, faire d'abord une incision transversale de 3 centimètres de longueur et à 1 1/2 centimètre de la partie antérieure de l'anus, et, à mesure qu'on avance en profondeur, c'est-à-dire à mesure qu'on coupe les diverses couches du sphincter, on fait partir des deux extrémités de cette incision transversale deux incisions obliques qui se terminent, comme pour la première manière d'agir, à 2 centimètres des parties latérales de l'anus.

« On donne 3 centimètres d'étendue à l'incision transversale pour qu'elle déborde de quelques millimètres les parties latérales de l'extrémité antérieure du sphincter anal, car autrement on ne serait jamais bien sûr de la couper comme il faut. De cette façon, on distingue très-bien les fibres de ce muscle du tissu cellulaire adipeux qui l'environne de chaque côté, et l'on voit ce qu'on fait à chaque coup de bistouri.

« La peau coupée, on saisit la lèvre postérieure de la plaie avec le pouce de la main gauche appuyé contre l'index de la main qui se trouve dans le rectum. Cela se fait pour tendre le sphincter et faire la section de sa pointe d'une manière facile. Le sphincter est coupé avec lenteur, et, pour ainsi dire, couche par couche ; à ce moment l'opérateur fait, s'il le juge convenable, pour se mettre plus à son aise, et couper, pour ainsi dire, en plein jour, une incision verticale, c'est-à-dire suivant le raphé même, d'une étendue de 3 centimètres environ, et qui viendra tomber au milieu de la lèvre antérieure de la plaie. Chaque coup de bistouri doit être suivi d'un coup d'éponge, et, pendant cette section des fibres du sphincter, l'opérateur doit avoir soin de s'éloigner du bulbe et de se rapprocher du rectum, dont il constate la position exacte à l'aide du doigt introduit dans l'anus.

« On agira avec lenteur pendant cette section, afin de bien surveiller l'action de l'instrument.

« Lorsque les fibres du sphincter sont coupées, toute la paroi antérieure du rectum s'abaisse avec facilité, et le fond de la plaie se met à découvert ; on découvre facilement le sommet de la prostate et l'urèthre.

2° *Ponction de l'urèthre.* — « Cela fait, on attaquera les voies urinaires. On introduit dans la plaie un bistouri à lame longue et étroite, à pointe un peu mousse et à dos très-gros, de façon que le tranchant regarde la lèvre antérieure de la plaie, le dos de cet instrument vient s'appuyer contre la paroi antérieure du rectum soutenu par le doigt introduit dans cet organe. L'extrémité du doigt et l'œil de l'opérateur reconnaissent la pointe de la prostate, et l'on ponctionne l'urèthre précisément dans le point où il va traverser cette glande. Cette ponction se fait à ciel ouvert si le sujet n'a qu'un embonpoint médiocre ; si le périnée est très-épais, on la fait avec la même facilité , il n'y a qu'à préciser, avec le doigt introduit dans le rectum, le sommet de la prostate ; on sent le cathéter très-bien dans cette partie de la glande, comme nous l'avons déjà dit. Cela fait, on repousse avec ce doigt, à travers la portion antérieure du rectum, la portion du dos du bistouri qui avoisine la pointe, de manière à couper l'urèthre en s'aidant d'un léger mouvement de bascule de l'instrument qui agit comme un levier du premier genre. Cette petite manœuvre est si facile que, malgré l'épaisseur du périnée, on la fait toujours aussi bien qu'à ciel ouvert. »

3° *Introduction du lithotome double,* et 4° *Section de la prostate avec le lithotome double.* — Ces deux temps n'offrent rien qui soit spécial à la taille prérectale. On introduit le bistouri caché, comme nous l'avons vu pour la taille médio-bilatérale ; on prend, pour le retirer ouvert, des précautions identiques ; et la prostate se trouve également divisée, suivant ses deux rayons obliques inférieurs. — A cause de l'importance de cette taille et des difficultés réelles d'exécution qu'elle présente, nous avons tenu à reproduire fidèlement la description qui en a été donnée par son promoteur Nélaton.

Recherche, prise et extraction de la pierre. — L'opérateur introduit l'indicateur gauche dans la voie artificielle qu'il vient d'effectuer. Il est rare qu'il puisse sentir avec le doigt le calcul ; mais chez les sujets maigres, il arrivera jusqu'à la vessie : en tout cas, et c'est l'important, il explorera le trajet. Le long de ce doigt on glisse le *bouton-crête* tenu par la curette et dont l'extrémité mousse doit arriver jusqu'à la vessie. On retire l'indicateur. La tige métallique tournée de manière que la crête soit en haut, on glisse le long de cette crête, jusque dans la vessie, la tenette droite : une valve de chaque côté de la crête. Les valves dans la vessie, on retire doucement le bouton-crête ; on ouvre la tenette ; puis on la retourne en lui faisant subir un demi-tour de cercle sur son axe, de manière qu'une valve soit maintenant en haut, l'autre en bas. Dans ce mouvement, la valve inférieure, celle qui correspond à l'anneau supérieur, rase la face inférieure de la vessie et s'insinue le plus souvent sous le calcul. On n'a qu'à rapprocher alors les anneaux pour saisir celui-ci. Dans ce mouvement, il faut bien se garder d'abaisser l'anneau supérieur, ce qui aurait pour résultat de soulever et rejeter de côté le calcul ; mais, cette branche maintenue fixe, on élève l'anneau inférieur, ce qui a pour conséquence d'abaisser la valve supérieure sur le calcul qui se trouve pris. — On ne doit pas tenir la tenette comme des ciseaux : pendant l'introduction, la tenette fermée est tenue comme un couteau à découper ; dès qu'on l'ouvre, chaque branche est prise par une main.

La pierre saisie, on doit la serrer assez pour la tenir, pas assez pour la briser. — De plus, on fait subir à l'instrument

de légers mouvements d e rotation autour de l'axe pour s'assurer que la pierre est seule prise.

Si la pierre n'a pas été trouvée tout d'abord, on renouvelle
les recherches en ouvrant et en fermant alternativement la tenette ; mais on procède méthodiquement, de manière à éviter
tout mouvement ou tout froissement inutile.

Quand la pierre est chargée, on retire la tenette par des
mouvements alternatifs d'élévation et d'abaissement, ou bien
de latéralité. Mais on agira toujours avec les plus grandes
précautions pour éviter soit de fragmenter la pierre, soit de
contondre les tissus. Si la pierre est trop grosse, il pourra y
avoir lieu de la fragmenter, et alors on retirera chacun des
fragments de la même façon que pour une pierre entière.

Quand la pierre est dans le bas-fond de la vessie et ne peut
être saisie par la tenette droite, on se sert de la tenette
courbe. On l'introduit la concavité dirigée du côté de la
symphyse ; une fois dans la vessie, on la retourne ; mais la
concavité doit toujours être ramenée en haut pour l'extraction.

Pour les débris, les petits fragments qui échappent à l'action
de la tenette, on se sert de la curette. Avec cet instrument, on
recueille les fragments et on les retire au dehors, le creux de
la curette tourné bien directement en haut : la crête de la tige
indique la direction de cette cavité.

Cet instrument sert en outre à s'assurer qu'il ne reste rien
dans la vessie après les manœuvres d'extraction.

Dans certains cas, chez les vieillards notamment, et chez
les gens chargés d'embonpoint, on se sert du *gorgeret* pour
conduire les tenettes. Pour l'introduire, on le glisse sur l'index à travers le trajet : la concavité est sur le doigt et regarde
en bas pendant cette manœuvre. Quand le gorgeret a pénétré
dans la vessie, on retire le doigt et on tourne la valve de manière que la concavité soit en haut.

Toilette de la vessie. — Lorsqu'on s'est assuré par une exploration attentive qu'il ne reste plus aucun fragment dans la

vessie, on se met en mesure de débarrasser cet organe des détritus, des caillots, du sang qu'il peut contenir : on procède à son *lavage*, à sa *toilette* pour emprunter aux ovariotomistes une heureuse expression. Pour cela on procède par voie d'*injection*, et on se sert le plus souvent d'eau pure. Au lieu d'eau pure nous croyons qu'il y aurait grand avantage à employer toujours une *solution phéniquée* au millième.

On se sert de la seringue à longue canule : le liquide, à mesure qu'il est poussé dans le réservoir, revient sur la canule. Si l'incision est petite comme dans la taille médiane, ou le trajet oblique, comme dans la taille médio-bilatérale, il peut arriver que le liquide ne revienne pas sur la canule. On introduit alors dans la vessie une grosse sonde évacuatrice, sur laquelle on adapte la seringue ; puis on laisse s'écouler le liquide par la sonde. Au lieu de la grosse sonde évacuatrice, on peut encore se servir de l'instrument d'Amussat : c'est une sonde à jet récurrent munie latéralement de deux valves susceptibles de s'écarter comme les deux lames d'un lithotome double. La sonde introduite, les deux valves, que l'on fait s'écarter, dilatent le trajet et facilitent le retour du liquide injecté.

Maintien du cours des urines. — Quelques chirurgiens placent une sonde à demeure dans l'urèthre. On assure par là sans doute le libre écoulement des urines, mais on risque de provoquer des accidents, sans avoir l'avantage d'empêcher le passage de ce liquide par la plaie.

Le mieux est de laisser franchement les urines passer par la plaie : ce résultat est obtenu spontanément après la taille prérectale dont le trajet est largement ouvert. Mais après la taille médiane, dont le trajet est étroit, après la taille médio-bilatérale dont le trajet n'est pas direct, souvent après la taille latéralisée, lorsqu'il y a enfin inertie vésicale : ne s'écoulant pas librement le liquide stagne, et il survient de l'inflammation ou de l'infiltration. Il faut alors mettre à demeure dans la plaie une canule, ou une grosse sonde en gomme. S'il y a tendance à l'hémorrhagie, on fait d'une pierre deux coups en employant la *canule à chemise* qui permet le tamponnement et assure le libre écoulement du liquide urinaire.

Soins consécutifs. — On absterge les bords de la plaie, on lave puis on essuie soigneusement le périnée, le siège et les cuisses. Puis on porte le malade dans son lit. On le place allongé sur le dos, la tête et les épaules légèrement relevées par des coussins, les membres inférieurs étendus, mais soutenus légèrement fléchis et soulevés. Le bassin doit reposer sur un drap sec et chaud plié en plusieurs doubles, ou mieux encore sur un coussin à air en caoutchouc, ayant la forme d'un croissant. On peut ainsi surveiller la plaie et la tenir propre sans déranger le malade de sa position. Entre les cuisses, sous la canule, on placera une terrine à bords peu élevés et tenu enfoncée dans le lit par un poids, pour qu'elle ne soulève pas la canule, celle-ci devant conduire aisément dans le vase le contenu de la vessie. Au lieu de vase, il vaut mieux encore placer contre l'orifice de la canule des serviettes pliées, que l'on retirera à mesure qu'elles auront été souillées par l'urine et le sang ; et, chaque fois, avant d'en placer d'autres, on lavera soigneusement le périnée, les environs de l'anus, et spécialement les bords de la plaie avec une solution légèrement phéniquée et tiède.

Pendant les trois ou quatre premiers jours on s'en tiendra à une alimentation légère : lait, œufs, poisson, eau rougie. Les aliments solides ne seront donnés qu'avec discernement et circonspection. Boissons aqueuses assez abondantes : légères et agréables au goût. Le purgatif léger, les lavements donnés avant l'opération permettront d'attendre trois ou quatre jours avant de s'occuper des exonérations intestinales: on évitera donc de donner immédiatement un purgatif qui pourrait avoir de graves conséquences en congestionnant les organes pelviens. — La propreté la plus sévère, la surveillance la plus active sont de rigueur. On surveillera enfin, surtout s'il s'agit d'un vieillard, les points susceptibles de devenir le siège d'excoriations, et particulièrement les alentours de la plaie, les ischions et les talons.

Si l'on a placé la canule à chemise, le temps au bout duquel on peut l'enlever est variable : il faut seulement prendre garde de ne pas exercer de tractions. Variable est aussi le temps au bout duquel se rétablit le cours normal des urines. Le plus ordinairement, chez l'adulte : c'est au bout d'une dizaine de jours que ce liquide s'échappe en partie par l'urèthre et au bout d'environ trois semaines que le cours normal est entièrement rétabli.

Accidents de la taille. — Ils sont de trois ordres : 1° accidents opératoires, 2° accidents immédiats, 3° accidents consécutifs.

1° *Accidents opératoires.* — Les accidents qui peuvent se produire au cours de l'opération sont les suivants : hémorrhagie par section d'une artère, par lésion du bulbe, ou par lésion du plexus veineux prostatique ; blessure du rectum, difficulté de ponctionner l'urèthre ; dilacération de la prostate ; fausses routes ; blessure de la vessie ; difficultés survenant de plaques calcaires, d'un calcul enchâtonné, d'un calcul brisé involontairement entre les tenettes, d'un calcul qu'on ne peut saisir ou découvrir.

2° *Accidents immédiats.* — Nous désignons par-là les accidents qui surviennent après l'opération, mais dans un laps de temps assez rapproché, réservant le nom d'accidents consécutifs pour les infirmités que l'opération peut laisser après elle.

L'hémorrhagie qui survient dans les jours qui suivent l'opération nécessite la mise en œuvre des moyens indiqués dans toute hémorrhagie. C'est un accident très-sérieux, mais rare.— Les autres accidents présentent une gravité et une fréquence variables, et exigent un traitement approprié immédiat et énergique. Ce sont : la *rétention d'urine*, l'*infiltration d'urine*, l'*inflammation urineuse*, l'*intoxication urineuse*, l'*intoxication purulente*, la *phlébite*, la *néphrite*, l'*urémie*, la *suppuration de la vessie*, des *troubles digestifs*.

3° *Accidents consécutifs*. — Ce sont l'*incontinence d'urine*, les *fistules persistantes*, l'*impuissance* et la *stérilité* amenées par la section les canaux éjaculateurs.

Parallèle des diverses espèces de tailles périnéales. — 1° *Taille médiane*.—Elle expose peu à l'hémorrhagie artérielle qui peut survenir pendant l'incision superficielle; elle expose moins à la lésion des plexus prostatiques, puisque ceux-ci sont infiniment moins riches au niveau du rayon médiane inférieur : elle présente enfin les avantages des petites incisions. Mais elle en offre en revanche tous les inconvénients, au point de vue de la recherche et de l'extraction de la pierre. De plus, elle expose plus particulièrement à la blessure du bulbe et surtout à la section des canaux éjaculateurs.

2° *Taille latéralisée*. — Elle donne une voie large permettant l'extraction de gros calculs; elle n'expose pas à la section des canaux éjaculateurs et à la blessure du rectum ; mais elle expose à l'hémorrhagie artérielle.

3° *Taille médio-bilatérale*. — Comme la taille médiane, à laquelle elle emprunte son incision superficielle, elle met à l'abri des hémorrhagies artérielles ; elle n'expose pas à la section des canaux éjaculateurs ; elle crée à travers la prostate, par l'incision bilatérale, une voie aussi large que possible ; mais cet avantage est diminué par la disposition inverse des deux incisions, superficielle et profonde : il en résulte un trajet qui n'étant pas direct, gêne les manœuvres d'extraction, mais surtout les manœuvres de recherche. Elle expose enfin, au même titre que la taille médiane, à la blessure du bulbe et à celle du rectum.

4° *Taille prérectale*. — Comme la taille médiane et la taille médio-bilatérale, elle met à l'abri des sections artérielles pendant l'incision des téguments ; elle met à l'abri de la lésion du rectum et du bulbe ; elle permet la ponction de l'urèthre dans un point déterminé ; par la disposition de l'incision superficielle elle donne un trajet direct qui facilite à la fois la ponction de l'urèthre, l'introduction du lithotome et la recherche du calcul ; cette même incision superficielle et la division bilatérale de la prostate donnent pour l'extraction du calcul la plus large voie que soit susceptible d'offrir une taille périnéale. On l'a accusée d'exposer plus qu'un autre procédé aux fistules persistantes ; mais cette vue théorique ne semble pas avoir été confirmée par la pratique. Le seul reproche vraiment sérieux qui puisse être fait à la taille prérectale, c'est qu'elle n'est pas praticable chez l'enfant, vu l'absence de prostate dans le jeune âge. Et même cet inconvénient est-il fort diminué quand on songe à l'innocuité des autres espèces de taille chez les enfants.

Conclusion. — En général, quand on renonce au broiement à travers les voies naturelles, pour recourir à la taille périnéale, c'est surtout par la considération de la consistance et tout particulièrement du *volume* du calcul. D'autre part les principales difficultés de la taille consistent dans la recherche et l'extraction de la pierre. Si l'on renonce aux bénéfices de la lithotritie, on doit donc le faire en faveur d'un procédé remplissant le plus possible les indications que la lithotritie n'a pas paru susceptible de remplir. Il faut donc choisir le procédé qui permettra le mieux l'extraction des grosses pierres, et qui facilitera le plus la recherche des fragments quand on croira ne pas pouvoir retirer le calcul entier. Or la taille prérectale est celle qui remplit le mieux ces indications. Ajoutons qu'elle n'expose pas comme les autres à la blessure du rectum et du bulbe, aux lésions artérielles, et qu'elle facilite la ponction de l'urèthre et l'introduction du lithotome.

Nous conclurons donc en disant que, chez l'adulte, c'est à la *taille prérectale* qu'il faut donner la préférence. — Pour l'enfant, on choisira la *taille médio-bilatérale* pour les cas ordinaires, et, pour les gros calculs, la *taille latéralisée*. En général, dans le jeune âge, on devra préférer ces deux procédés à la *taille médiane*, à cause des graves conséquences que pourrait avoir la section des canaux éjaculateurs.

§ II. — TAILLE HYPOGASTRIQUE.

Synonymie. — Taille sus-pubienne, haut appareil.

Instruments. — On doit avoir à sa disposition, quand on pratique la taille hypogastrique, les instruments et les objets suivants : un bistouri convexe ; un bistouri droit ; un aponé-vrotome ; une pince à dissection ; une sonde cannelée ; une sonde à dard dont la courbure soit beaucoup plus prononcée

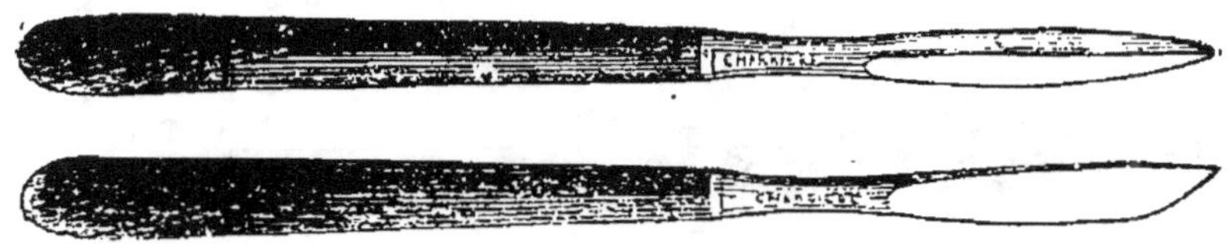

Fig. 111-112.

que celle de la sonde à dard de frère Côme ; un gorgeret suspenseur ; des tenettes droites et courbes de diverses dimensions ; une seringue à hydrocèle ; une sonde en gomme ; de

Fig. 113.

l'eau froide ; de l'eau tiède ; une solution phéniquée tiède ; du perchlorure de fer ; des pinceaux ; de la charpie ; des compresses ; des éponges ; des pinces à ligatures ; du chloroforme.

Aides. — Il faut un aide pour donner le chloroforme, un autre pour passer les instruments et les objets nécessaires ; un troisième, si l'on se sert de la sonde à dard, sera chargé de la manier.

Position du malade. — Il sera placé sur une table solide, couché sur le dos, tout près du bord droit de la table, les membres inférieurs légèrement écartés et maintenus par des coussins peu élevés ; le bassin sera maintenu fléchi par un coussin placé sous le siège ; la tète et les épaules seront légèrement relevées. Dans cette position du malade, l'aire opératoire est à portée du chirurgien, les muscles abdominaux sont relâchés, les viscères abdominaux ne pressent pas sur la vessie, dont le développement est facilité, enfin la manœuvre de la sonde n'est pas gênée.

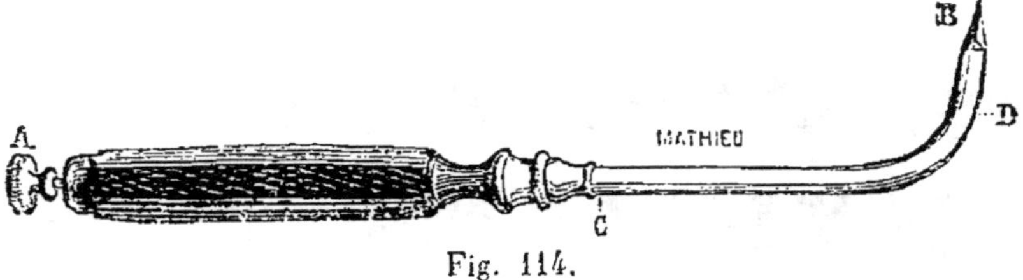

Fig. 114.

Position du chirurgien. — Il se place à la droite du malade, en face du bassin.

Manœuvres préalables. — L'aide chargé du *chloroforme* ne doit s'occuper que de l'administrer et d'en surveiller les effets. L'anesthésie doit être poussée et maintenue jusqu'à la résolution complète. On profite de ce temps pour raser l'abdomen et le pubis, si cela n'a pas été déjà fait. Quand l'anesthésie est obtenue, l'opérateur régularise définitivement la position du patient, puis il introduit dans la vessie la sonde de gomme, par laquelle, avec la seringue à hydrocèle, il pousse l'*injection*. Le liquide doit être tiède, et l'on préférera à l'eau pure une solution phéniquée. Le liquide sera introduit doucement et graduellement, de manière à ne pas provoquer une révolte de la vessie. Quant à la quantité, les manœuvres diagnostiques antérieures doivent avoir renseigné sur ce que la vessie peut accepter. Il n'est pas d'ailleurs nécessaire que cette quantité soit considérable, et l'on ne doit pas chercher à obtenir la surdistension du viscère.

Cela fait, on retire la sonde de gomme ; on prend la sonde à dard, on s'assure qu'elle joue librement, on fait bien rentrer le derd, et on l'introduit dans la vessie. Un aide est chargé de la tenir, le pavillon dans un degré d'abaissement tel. que le bec ne soit pas porté contre la paroi vésicale antérieure.

On procède alors à l'opération proprement dite.

Manuel opératoire.

Incision de la paroi abdominale. — 1° *Incision des couches superficielles.* — On fera bien d'en tracer d'abord le trajet avec de l'encre ; elle occupera bien exactement la ligne médiane ; elle commencera un peu au-dessous du bord supérieur des pubis, pour se terminer en haut après un trajet rectiligne de 10 à 12 centimètres. A l'aide du bistouri convexe, la peau et la couche graisseuse sous-cutanée seront incisées jusqu'à la ligne blanche, de manière à découvrir celle-ci dans toute l'étendue de l'incision.

2° *Incision de la ligne blanche.* — Le doigt porté dans l'angle inférieur de la plaie. reconnaît le bord supérieur du pubis : juste à ce niveau, avec une pince à dissection, on saisit et on soulève la ligne blanche ; avec le bistouri on la ponctionne ; on glisse sous elle la sonde cannelée, dont l'extrémité doit suivre exactement la paroi postérieure de la ligne blanche, doit être exactement appliquée contre elle ; quand on a porté cette extrémité assez haut, on incise avec le bistouri sur la sonde cannelée cette aponévrose. La longueur de cette incision sera en rapport avec le volume présumé de la pierre : d'une longueur ordinairement de 5 ou 6 centimètres. — Au lieu de la sonde cannelée et du bistouri, on peut se servir de l'aponévrotome de Belmas : la ponction préalable une fois pratiquée, on introduit sous l'aponévrose le bouton de l'instrument, que l'on pousse vers l'ombilic, la concavité de la lame tournée en

33.

haut. Dans ce mouvement, le péritoine est repoussé devant le bouton, à mesure qu'en arrière le tranchant de la lame incise l'aponévrose.

Incision de la vessie. — Avec l'indicateur gauche introduit dans la plaie, on reconnaît la vessie et l'on constate la fluctuation ; alors portant ce doigt vers l'angle supérieur de la plaie, on refoule en haut le péritoine ; les deux lèvres de la plaie sont maintenues écartées par l'aide, avec des érignes. Le chirurgien à ce moment prend de la main droite le pavillon de la sonde, et l'abaisse entre les cuisses du patient, de manière à ce que le bec vienne faire une saillie appréciable au fond de la plaie. —Avec l'index, le pouce et le médius de la main gauche, l'opérateur saisit ce bec à travers la paroi vésicale, mais dans une position telle que le dard en émergeant ne puisse blesser les doigts. — On dit à l'aide de pousser le dard. — Quand ce dernier est sorti de 5 à 8 centimètres, le chirurgien le saisit de la main gauche, tandis que de la droite il conduit le bistouri sur sa cannelure, et incise la vessie de haut en bas dans une étendue suffisante pour laisser passer le calcul. On aura soin toutefois de ne pas la prolonger trop bas, afin de ne pas intéresser les riches réseaux veineux et le tissu cellulaire qui se trouvent autour du col : ce qui amènerait une hémorrhagie variable et prédisposerait à la phlébite, à l'infiltration et à l'intoxication urineuses et au phlegmon.

Aussitôt l'incision faite, on prend avec les trois premiers doigts de la main droite la sonde par le bec, on dit à l'aide de faire rentrer le dard ; on passe dans la plaie l'index gauche recourbé et la pulpe tournée vers l'ombilic, de manière à embrasser et soutenir comme dans un crochet la commissure supérieure.—Le gorgeret suspenseur remplit le même but, et il présente l'avantage de pouvoir être confié à un aide et de laisser libres les deux mains de l'opérateur. L'accessibilité de la cavité vésicale ainsi assurée, on lâche le bec de la sonde, qui est retirée de l'urèthre.

Extraction de la pierre. — Avec le doigt on recherche la position de la pierre, et on l'extrait avec une tenette. Si le corps étranger est assez gros, on prend garde de ne pas contondre la vessie, et l'on a recours, comme pour la taille périnéale, à des mouvements alternatifs soit de haut en bas, soit de latéralité, de manière à dégager une valve après l'autre. Dans certains cas, de calcul moyen, on peut se servir des doigts : on ne doit utiliser que l'index et le médius ; on les introduit allongés ; quand ils sont sur la pierre ils s'écartent, et la saisissent par leur simple rapprochement ; on n'a plus qu'à retirer de la vessie la pierre saisie dans l'écartement des deux doigts. — Par une exploration nouvelle on s'assure que la vessie ne contient pas d'autre concrétion.

Soins consécutifs. — On lave la plaie avec une solution faible d'acide phénique ; on panse avec de la charpie imbibée de cette même solution, et l'on recouvre avec une compresse. Pour prévenir l'infiltration d'urine, Mercier a conseillé de badigeonner les bords de la plaie avec un pinceau imbibé d'une solution normale de perchlorure de fer coupée avec une quantité égale d'eau.

On veillera à ce que l'écoulement de l'urine de la plaie se fasse librement. — On empêchera aussi que la cicatrisation des parties superficielles ne se fasse avant que celle de la vessie ne soit complètement effectuée.

De temps en temps enfin on introduit une sonde en gomme dans la vessie, et on pousse par elle une injection phéniquée qui revient par la plaie, entraînant au dehors le sang, le pus, les caillots, etc.

Procédés divers. — Diverses modifications ont été proposées pour les divers temps de l'opération.

C'est ainsi qu'Amussat a proposé de substituer pour l'incision, le galvanocautère au bistouri.

Quelques opérateurs, à l'exemple de Baudens, n'injectent pas d'eau dans la vessie, et font l'incision sur la pierre sans se guider sur une sonde à dard.

D'autres, comme Rousset, ne se servent pas de sonde à dard,

mais ils font une injection préalable: le doigt porté dans la plaie recherche la fluctuation. — Amussat a conseillé de porter l'indicateur gauche au fond de la plaie, l'indicateur droit dans le rectum, et de provoquer ainsi une fluctuation entre les deux doigts.

On peut se servir, pour l'incision de la vessie, du *trocart suspenseur à rainure conductrice*, construit par Mathieu sur les indications de Mallez. « Il est courbe; sa canule est munie d'une rainure qui permet de guider le bistouri pour pratiquer l'incision de la vessie, et la pointe du trocart se cache par une simple traction sur le bouton qui se trouve à l'extrémité du manche. Lorsque la paroi abdominale est divisée, et que la vessie apparaît distendue, on y plonge le trocart, et en relevant le bouton avec le pouce, la pointe disparaît dans la canule qui sert alors de crochet suspenseur mousse, la concavité en haut. On saisit immédiatement le bistouri dont on fait glisser la pointe dans la rainure pratiquée sur la convexité de la canule. Le point où l'on a plongé la canule marque par sa distance au pubis, la longueur de l'incision. » On doit, si l'on se sert de cet instrument, pratiquer une injection préalable, pour ne pas blesser la paroi postérieure de la vessie.

Frère Côme, dans le but d'empêcher les urines de s'écouler par la plaie abdominale, avait imaginé de faire au périnée une boutonnière, par laquelle il introduisait une sonde dans la vessie. Mais il est démontré que cette manière de faire n'empêche pas l'écoulement des urines par l'abdomen : en sorte qu'on a abandonné cette pratique, qui ajoute aux dangers de la taille hypogastrique ceux de la taille périnéale, sans offrir les avantages qu'on s'en promettait.

La contraction spasmodique des muscles droits de l'abdomen a quelquefois obligé les chirurgiens à en pratiquer la section transversale après l'incision longitudinale superficielle. Avec l'anesthésie complète et une bonne position de l'opéré, il sera bien rare que l'incision simple ne suffise pas.

Nous ne parlerons pas de la suture de la vessie : on l'a définitivement rejetée comme provoquant à peu près sûrement l'infiltration d'urine. Il vaut mieux, comme nous l'avons dit, laisser se faire spontanément la cicatrisation, comme il vaut mieux laisser s'écouler les urines par la plaie : tout au plus, dans certains cas, pourra-t-on placer, soit dans la plaie, soit dans l'urèthre une sonde à demeure dont le bout vésical devra être autant que possible maintenu plongeant dans le bas-fond de la vessie par un poids ou un ajutage en plomb.

C'est pour prévenir l'infiltration d'urine que Vidal faisait la taille en deux temps.

Accidents de la taille hypogastrique. — 1° *Accidents opératoires.* — On a parfois observé des *hémorrhagies* abondantes, et cela pouvait tenir à ce qu'on avait prolongé l'incision trop loin vers les plexus de Santorini. D'autres fois cet accident paraît avoir été lié à l'état général, ainsi que le fait très-justement remarquer Mercier. En tout cas l'hémorrhagie doit être considérée comme une exception dans une taille hypogastrique bien faite. — La *blessure du péritoine*, qui a été signalée, est un accident qui n'arrivera pas si l'on prend les précautions que nous avons indiquées. — Quand la pierre est *adhérente*, cette circonstance peut créer des difficultés et des dangers, mais il n'y a là rien qui soit spécial à la taille hypogastrique. — Nous en dirons autant de ce cas qui ne saurait être que bien rare, d'un calcul *trop gros* pour être extrait tout entier.

2° *Accidents immédiats.* — Le grand reproche qu'on a fait à la taille hypogastrique, c'est d'exposer à l'*infiltration d'urine* et aux *abcès urineux.* Tous les auteurs insistent sur cet accident, et sur la *péritonite* qui peut en être la conséquence. En somme quand on veut aller au fond de cette accusation, on voit que les auteurs la reproduisent sur la foi les uns des autres, et l'on est étonné de voir sur quel petit nombre de faits elle repose. Et si les cas d'infiltration d'urine après la taille hypogastrique sont loin d'être aussi fréquents qu'on serait tenté de le croire sur la foi des auteurs, il n'y a d'ailleurs rien de bien extraordinaire : car, ainsi que l'observe à ce propos très-justement Mercier, « le premier effet local du séjour de l'urine à la surface d'une plaie récente qui lui donne un libre écoulement, c'est, en effet, non pas une infiltration mais une induration de ces tissus. »

C'est bien plutôt en effet l'*intoxication urineuse* que l'on pourrait *a priori* redouter.

Que l'on songe en outre que cette méthode n'a été employée que dans les cas les plus défavorables, en quelque sorte en désespoir de cause, et par les procédés les plus défectueux: on arrivera forcément à cette conviction que la réprobation dans laquelle on tient cette opération, est au moins hâtive, et que la question de la talile sus-pubienne est à examiner de nouveau.

§ III. — TAILLE CHEZ LA FEMME.

Chez la femme, on peut pénétrer dans la vessie par l'abdomen (*Taille hypogastrique*) ; — par le vestibule (*T. vestibulaire*) ; — par le vagin (*T. vésico-vaginale*) ; — ou bien par voie d'incision, simple ou multiple, de l'urèthre et du col vésical (*T. uréthrale*) ; — on peut enfin extraire un calcul par la simple *dilatation* de l'urèthre : dilatation rapide, ou dilatation graduelle.

1° **Taille hypogastrique.** — On la pratique chez la femme en se conformant aux mêmes règles qui président à cette opération chez l'homme.

2° **Taille vestibulaire.** — Elle consiste en une incision semi-lunaire à concavité inférieure pratiquée entre le méat urinaire et le clitoris ; on dissèque ensuite couche par couche jusqu'à la vessie, dans laquelle on pénètre par une incision transversale. — Cette méthode présente le double inconvénient d'exposer à des hémorrhagies sérieuses et de ne donner qu'une voie étroite. Aussi, malgré l'autorité de Lisfranc, est-elle abandonnée complétement.

3° **Taille vésico-vaginale.** — La malade est placée dans la même position que pour l'opération de la fistule vésico-vaginale. — On introduit dans la vessie un cathéter cannelé dont la concavité est tournée en haut et la plaque confiée à un aide qui la tient immobile : la convexité de l'instrument tenue appliquée contre la paroi vésico-vaginale qu'elle fait bomber. Un gorgeret, introduit dans le vagin, en déprime la paroi inférieure ; on introduit, sur le gorgeret, dans la cavité vaginale, l'indicateur gauche qui reconnaît la cannelure du cathéter, et sur la pulpe duquel on glisse un bistouri droit. La pointe de ce dernier va ponctionner la cloison sur la cannelure du cathéter à 3 centimètres environ du col. Sur cette cannelure on prolonge l'incision jusqu'au col sans l'intéresser (Clémot), ou en incisant aussi la partie postérieure de l'urèthre (Malgaigne). Pour retirer le bistouri on en tourne le tranchant vers le gorgeret. — On n'a plus, le gorgeret maintenu en place, qu'à extraire la pierre avec des tenettes.

Au lieu de l'incision longitudinale, Vallet d'Orléans a proposé de faire une incision transversale n'intéressant que le bas-fond, et de faire la suture de la plaie aussitôt après l'extraction de la pierre.

4° **Taille uréthrale.** — Elle peut se faire par voie d'incision unique latérale, comme dans la taille latéralisée chez l'homme, ou bien par incision bilatérale comme nous l'avons vu pour la taille bilatérale.

1° *Incision latérale.* — La femme étant placée dans la position ordinaire de la taille, on introduit le lithotome simple ; on en applique le bord dorsal contre le pubis droit, de manière que le plan d'ouverture soit dirigé obliquement à gauche ; l'axe de l'instrument doit être bien horizontal. On ouvre l'instrument, et on le retire sans le faire dévier.

2° *Incision bilatérale.* — Au lieu du lithotome simple, on introduit le lithotome double ; on en applique le bord dorsal contre le pubis, sur la ligne médiane ; l'instrument tenu bien horizontal, on le retire armé et l'on effectue ainsi, au lieu d'une incision oblique en bas et à gauche comme tout-à-l'heure, deux incisions obliques en bas, l'une à droite et l'autre à gauche.

5° **Dilatation de l'urèthre.** — On peut employer deux procédés : la dilatation rapide, immédiate, ou la dilatation lente.

1° *Dilatation rapide.* — On peut se servir de divers instruments, mais il faut mieux utiliser le dilatateur à branches multiples, car il y a avantage a répartir l'effort sur plusieurs points. Malgré cette précaution d'ailleurs il se produit des déchirures au niveau du méat, la muqueuse étant moins extensible en ce point. On fera donc bien d'inciser d'abord le méat, afin de prévenir par cette précaution les déchirures multiples. — Pour cette opération la malade sera placée dans la position de la taille, et soumise aux inhalations de chloroforme.

2° *Dilatation lente.* — Elle s'obtient par l'introduction dans l'urètrhe d'une éponge préparée qu'on y laisse à demeure le temps nécessaire. — L'axe du cylindre d'éponge préparée est traversé par un tube, afin d'assurer le libre écoulement des urines. On peut encore se servir d'une tige de laminaria. — Ce procédé est très-douloureux.

Accidents de la taille chez la femme. — Parallèle des divers procédés. — La *taille hypogastrique* ne présente rien de particulier chez la femme ; nous avons vu qu'on reproche à cette méthode d'exposer à l'infiltration d'urine et à l'intoxication urineuse. — La *taille vestibulaire* est justement abandonnée comme étant de nature à provoquer de sérieuses hémorrhagies, sans que cet inconvénient fût compensé par l'avantage d'offrir une large voie pour l'extraction de la pierre. — La *taille vaginale* laisse presque fatalement après elle une fistule vésico-vaginale. — La *taille uréthrale* et la *dilatation de l'urèthre* créent très-souvent l'incontinence d'urine. Cet accident, toutefois, d'après Reliquet, n'arriverait pas après la dilatation faite pendant l'an sthésie chloroformique.

Les avis sont, conséquemment, très-partagés sur la valeur de la taille chez la femme. Mais l'opinion qui tend à prévaloir, c'est que, tout compensé, le plus grand nombre des calculs, chez elle, est justiciable de la lithotritie. Quand celle-ci vient à se trouver formellement contre-indiquée, il vaut mieux recourir franchement à la taille hypogastrique s'il s'agit d'un gros calcul. Si le calcul est petit, on préférera à la taille vaginale qui laisse presque toujours une infirmité grave et difficile à guérir, soit la taille uréthrale, soit mieux encore la dilatation rapide de l'urèthre pratiquée à la faveur de l'anesthésie.

CHAPITRE VII

Lithotritie périnéa le-

Synonymie. — Taille par dilatation.

Définition. — Ce qui constitue essentiellement la taille, c'est l'incision du corps ou du col de la vessie : l'opération que nous allons étudier n'est donc pas une taille, car on n'incise pas le col, on se contente de le dilater. — Il faut aussi se bien garder de la confondre avec ces cas de taille dans lesquels après l'incision de la prostate, le calcul, trop gros pour être extrait en entier, doit être préalablement fragmenté. — Ce n'est pas davantage une lithotritie, puisqu'on arrive dans le réservoir urinaire, non par les voies naturelles, mais par une voie artificielle créée par l'opérateur.

C'est donc une méthode mixte, si l'on veut, ou intermédiaire, mais une méthode spéciale. Dolbeau, à qui revient l'honneur d'avoir méthodisé et vulgarisé cette opération, la définit une « *lithotritie en une seule séance, à travers une voie accidentelle creusée par la dilatation* ».

Soins préparatoires. — Dolbeau les bornait aux précautions suivantes : Un bain deux ou trois jours avant l'époque fixée ; légère purgation (15 grammes d'huile de ricin), la veille de l'opération ; quelques heures avant la séance, un ou plusieurs lavements émollients, de manière à vider complétement l'intestin ; trois heures avant l'administration du chloroforme, il permettait du bouillon ou une tasse de lait.

Instruments et objets nécessaires. — Des cathéters de grosseur variée ; une sonde d'argent à courbure brusque ; un bistouri triangulaire à dos fort ; divers dilatateurs : le dilatateur à six branches de Dolbeau, le dilatateur de Demarquay, le dilatateur de Mathieu, le dilatateur de Guyon et Duplay, le dilatateur de Caudmont ; divers casse-pierre ; de petites tenettes droites et courbes ; une curette ; une seringue à anneaux munie d'une sonde de gomme. — En cas de difficultés imprévues, Dolbeau se munissait en outre des instruments suivants : Un bistouri long boutonné ; un lithotome double et un lithotome simple ; un gorgeret ; de fortes tenettes ; une canule à chemise ; des pinces à ligature.

On prendra la précaution de se munir d'une dose suffisante de chloroforme : près de 200 grammes. — Il faudra disposer enfin les objets suivants : plusieurs paires de drap ; de la charpie ; des compresses ; des éponges ; de nombreux bassins avec de l'eau chaude et de l'eau froide ; de l'acide phénique.

Aides. — Ils seront au nombre de cinq : un pour administrer le chloroforme et en surveiller les effets ; un qui sera chargé du cathéter ; deux pour maintenir les membres inférieurs ; un dernier enfin pour passer au chirurgien les instruments et les objets divers à mesure qu'ils seront réclamés.

Position du malade et position du chirurgien. — Elles sont les mêmes que pour la taille périnéale, nous n'y insisterons donc pas.

Anesthésie. — C'est une pratique indispensable, parce que l'opération est longue, douloureuse, et qu'elle exige une immobilité aussi grande que possible. On fera bien d'imiter l'exemple de Dolbeau qui administrait lui-même le chloroforme, dans le but d'affermir la confiance du patient. Lorsque le sommeil commence à venir, on abandonne la compresse à son aide, et, pendant que l'anesthésie se complète, on arrête la position définitive du malade.

Introduction et maintien du cathéter. — Nous ne pouvons que répéter ici les recommandations déjà faites à propos de la taille périnéale. Et ces recommandations acquièrent ici une importance plus grande encore s'il est possible. Insistons sur quelques points plus particulièrement : la cannelure du ca-théter sera assez large et assez profonde pour bien recevoir l'extrémité du dilatateur ; le bec de l'instrument sera assez long pour qu'on soit bien assuré qu'il plonge bien dans la vessie ; la tige sera tenue par l'aide dans une position médiane, assez poussée en bas pour faire saillie à travers la paroi inférieure de l'uréthre, dans une position bien verticale enfin, et non pas inclinée vers le ventre, ce qui risquerait de faire sortir le bec de la vessie ; il sera tenu absolument immobile, et ne sera confié qu'à un aide expérimenté inspirant toute confiance à l'opérateur.

Quant à l'opération elle-même, elle comprend trois temps successifs : 1° *création de la voie artificielle;* 2° *fragmentation de la pierre, ou lithoclastie;* 3° *extraction des fragments.*

1° Création de la voie artificielle. — L'opérateur se fraie la voie artificielle par la dilatation du col vésical précédée préalablement d'une incision superficielle et de la ponction de l'urèthre.

a. Incision superficielle préalable. — Les téguments du périnée, préalablement rasés, sont maintenus fixes avec les doigts de la main gauche. Avec le bistouri tenu de la main droite on pratique une incision antéro-postérieure, médiane et rectiligne. Cette incision commence à la muqueuse du pourtour de l'anus et se dirige en avant, suivant exactement le raphé périnéal. Elle doit avoir 2 centimètres d'étendue. Elle doit être nette, et intéresser la peau et le tissu cellulaire sous-cutané.

La peau incisée, on découvre l'aponévrose périnéale que l'on ouvre avec soin.

Au lieu de l'incision superficielle médiane de Dolbeau nous croyons qu'il vaut mieux, suivant l'exemple de Demarquay, pratiquer l'incision superficielle de la taille prérectale ; ce procédé offre en effet l'avantage « d'avoir plus de jour, sans augmenter les chances d'hémorrhagie, et aussi d'éviter les décollements de la peau du périnée et le froissement des lèvres de la plaie, lors de la répétition des manœuvres de broiement et de l'extraction des fragments un peu gros ». — Quelle que soit l'incision qu'on adopte nous croyons qu'on fera toujours bien de suivre le conseil de Reliquet : rechercher l'insertion du faisceau antérieur du sphincter anal, le sectionner et relever le bulbe.

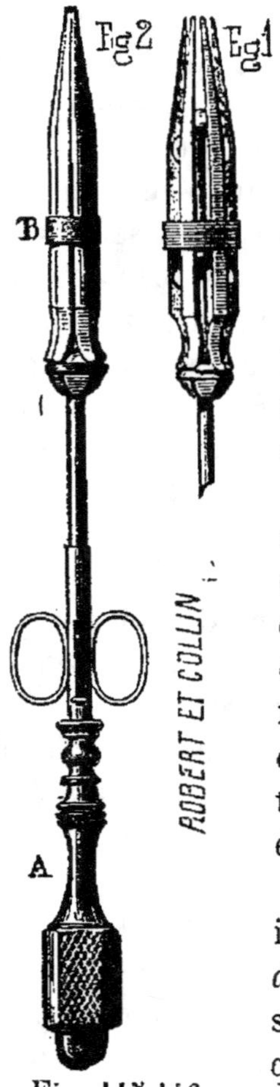

b. Ponction de l'urèthre. — L'extrémité de l'indicateur gauche portée dans la plaie, et la pulpe de ce doigt tournée vers la droite du malade, l'opérateur engage l'ongle dans la rainure, comme pour la taille périnéale ; sur la face dorsale de cet ongle il conduit le bistouri, et ponctionne la portion membraneuse de l'urèthre dans une étendue de 5 ou 6 millimètres.

c. Dilatation. — Elle se fait à l'aide d'un instrument spécial imaginé par Dolbeau. Ce *dilatateur* (fig. 115 et 116) se compose essentiellement de six branches qui, appliquées l'une contre l'autre forment un cône allongé ; ce cône est surmonté d'un bouton qui constitue l'extrémité terminale d'une tige qui est suivant l'axe du cône ; cette tige porte des renflements successifs qui peuvent avancer plus ou moins par l'effet du mouve-

Fig. 115-116.

ment imprimé à une vis ; et la progression des renflements entraîne l'écartement des 6 branches qui, tout en s'écartant, restent
parallèles. Un anneau élastique embrasse ces branches : son
élasticité vaincue pendant le mouvement de progression des
renflements reprend le dessus et rapproche les branches à
mesure que se produit le mouvement inverse.

Pour dilater le col avec cet instrument, on procède de la façon
suivante : l'ongle toujours maintenu dans la cannelure du cathéter, on glisse le long de cet ongle l'extrémité du dilatateur,
de manière à engager le bouton terminal dans la cannelure,
ce qu'on reconnait à la sensation spéciale que fournit le contact immédiat des deux instruments.

« Lorsque l'extrémité mousse du dilatateur a été placée
dans la rainure du cathéter, on doit maintenir l'instrument
fixe et dans une situation perpendiculaire au plan du périnée,
puis, pour éviter qu'il ne dévie pendant qu'on dilatera le trajet, il faut toujours presser fortement sur le cathéter. Il est
indispensable que le cathéter soit fixé exactement ; l'instrument sert de point d'appui, et l'aide doit résister constamment
à l'effort provenant de la dilatation.

« L'instrument doit être développé lentement, quoique dans
ce premier temps la dilatation rencontre peu d'obstacles ; les
tissus ne résistent pas et la formation du trajet est obtenue
presque aussitôt.

« Le premier temps exécuté, on ferme le dilatateur pour
procéder au deuxième temps.

« On pourrait, dans la plupart des cas, introduire le dilatateur jusque dans la vessie en substituant celui-ci au cathéter
par une manœuvre semblable à celle qui s'exécute pendant la
taille, pour faire pénétrer le lithotome jusque dans le réservoir urinaire.

« Au lieu de cette introduction rapide, je préfère pour plus
de sécurité exécuter ce que j'appelle le deuxième temps de
la dilatation périnéale ; j'entends par-là une seconde manœuvre dont le résultat est de rendre plus parfaite la formation du

canal artificiel, en même temps qu'elle assure la déchirure méthodique de l'urèthre jusqu'à la pointe de la prostate exclusivement.

« Voici en quoi consiste le deuxième temps : Le chirurgien, tout en maintenant de la main droite le dilatateur fixe et bien au contact du cathéter dont il occupe la rainure, le chirurgien, dis-je, prend la plaque du cathéter de la main gauche et abaisse cet instrument de telle façon que la tige, de perpendiculaire qu'elle était par rapport à la paroi abdominale, ne forme plus un angle droit, mais bien un angle plus ouvert de 130 à 140 degrés environ.

« Le mouvement d'abaissement du cathéter a pour résultat de porter la pointe du dilatateur plus près du col de la vessie. En effet, le conducteur pénétrant davantage dans le réservoir de l'urine, le dilatateur ne quittant pas la cannelure, la pointe de ce dernier doit nécessairement se rapprocher de l'orifice vésical.

« Dans cette nouvelle situation des instruments, on dilate de nouveau le trajet périnéal, et l'on parfait, ainsi que je l'ai déjà dit, la dilatation effectuée dans le premier temps.

« Lorsque ce deuxième temps est effectué, on referme le dilatateur, et c'est alors qu'on introduit celui-ci jusque dans la vessie, en même temps qu'on extrait définitivement le cathéter. La dilatation périnéale est terminée, la dilatation du col va commencer ; c'est le troisième temps.

« Avant d'aller plus loin, je ne saurais trop insister sur cette circonstance : il ne faut pas, après avoir ponctionné l'urèthre, essayer de faire pénétrer le dilatateur jusque dans la vessie. Cette introduction ne doit être tentée que lorsque la voie périnéale a été bien établie par le refoulement successif des tissus. Il faut faire agir deux et même trois fois le dilatateur en modifiant l'inclinaison pour bien constituer le trajet périnéal. C'est faute d'avoir bien compris les choses, si plusieurs chirurgiens ont pu avec raison déclarer que l'introduction du dilatateur était un temps difficile, sinon impossible de l'opération....

« Je reviens au troisième temps, à la dilatation du col de la vessie. Toute violence dans la dilatation du col exposerait nécessairement à transformer l'incision membraneuse en une déchirure qui se prolongerait vers la vessie à travers le col de la vessie déchiré lui-même. Il faut procéder très-lentement, et à l'introduction du dilatateur et à l'ouverture de cet instrument. Souvent on ne peut engager dans le col que le sommet du cône représenté par mon instrument, on devra se garder de pousser brusquement. Pour réussir, il suffit de dilater lentement, puis, lorsque l'instrument sera développé à moitié on le refermera et alors on pourra l'introduire très-aisément dans la vessie. On reprend ensuite et très-lentement la dilatation du col, en ayant soin de s'arrêter chaque fois qu'on éprouve une trop grande résistance ; puis lorsque le développement de l'instrument est complet, on extrait lentement le dilatateur dont les six branches sont demeurées écartées.

« Je viens de dire qu'il fallait dilater très-lentement, j'aurais dû dire qu'on doit procéder suivant la résistance qu'on éprouve. Chez certains opérés la dilatation se fait sans résistance notable, et la manœuvre s'exécute vite ; chez d'autres, l'instrument est très-serré, et c'est avec les plus grands ménagements qu'on doit en écarter les branches.

« Pendant toute cette manœuvre le dilatateur touche fréquemment la pierre ; cette sensation est du reste bonne à rechercher, elle confirme le chirurgien dans la régularité de de ses manœuvres ; il est important de savoir qu'une fausse route n'a point conduit le dilatateur dans la profondeur du bassin, comme cela est arrivé pour le lithotome dans certaines opérations malheureuses de taille périnéale.

« Lorsque la dilatation du col de la vessie est terminée, avant de procéder au broiement du calcul, j'ai l'habitude d'introduire la petite tenette droite jusque dans le réservoir urinaire. Avec cet instrument peu volumineux on s'assure que la voie est libre ; on peut saisir les calculs de grosseur moyenne ; on peut même se renseigner sur la dureté de la pierre. Dans certains cas j'ai pu saisir la pierre et l'extraire sans fragmentation : ce qui prouve en passant que je supprime la lithoclastie pour les pierres de 1 à 2 centimètres de diamètre. Dans d'autres cas, j'ai pu morceler des pierrés assez volumineuses, composées de phosphates terreux très-friables.

« Le plus souvent, avec les petites tenettes, on constate que la pierre est grosse, on ne peut la saisir; on s'assure qu'elle est très-dure, impossible d'écorner le calcul avec ces faibles pinces. Il faut, dans ces cas qui sont les plus nombreux, procéder à la lithoclastie. »

La dilatation du col est une manœuvre très-importante et délicate ; aussi avons-nous tenu à rapporter fidèlement la pratique même de Dolbeau qui a fait de la lithotritie périnéale une opération qui lui est toute personnelle. Il est certaines modifications cependant qui ont été proposées et qui méritent d'être signalées.

Divers instruments ont été imaginés pour rendre plus facile la dilatation. C'est ainsi que Demarquay a fait construire un dilatateur plus long et plus effilé qui peut être engagé du premier coup jusqu'au col. « Cet instrument (fig. 117 et 118) se compose de quatre valves se recouvrant comme les pétales d'un bouton de fleur, et dont les branches s'écartent à l'aide d'une vis de pression placée au voisinage de leur articulation. L'une de ces valves présente à son extrémité terminale un bouton que l'on engage dans la rainure du cathéter, ce qui permet d'introduire très-facilement l'extrémité de l'appareil jusque dans la vessie. La manœuvre se fait en trois temps comme pour l'instrument de Dolbeau ; une fois le col franchi et dilaté, au lieu de retirer le dilatateur fermé, on le retire ouvert, ce qui complète et assure la formation du trajet périnéo-vésical. — Cela fait, au lieu de se servir du doigt comme conducteur pour engager les tenettes à broiement, Demarquay introduit dans le trajet un gorgeret à développement (fig. 129 et 130) formé de deux valves qui s'écartent en formant gouttière à l'aide d'un mécanisme fort simple, et présentant à son extrémité vésicale un crochet

dans le genre du crochet dont est garni le gorgeret suspenseur de Belmas pour la taille hypogastrique. Ce gorgeret pro-

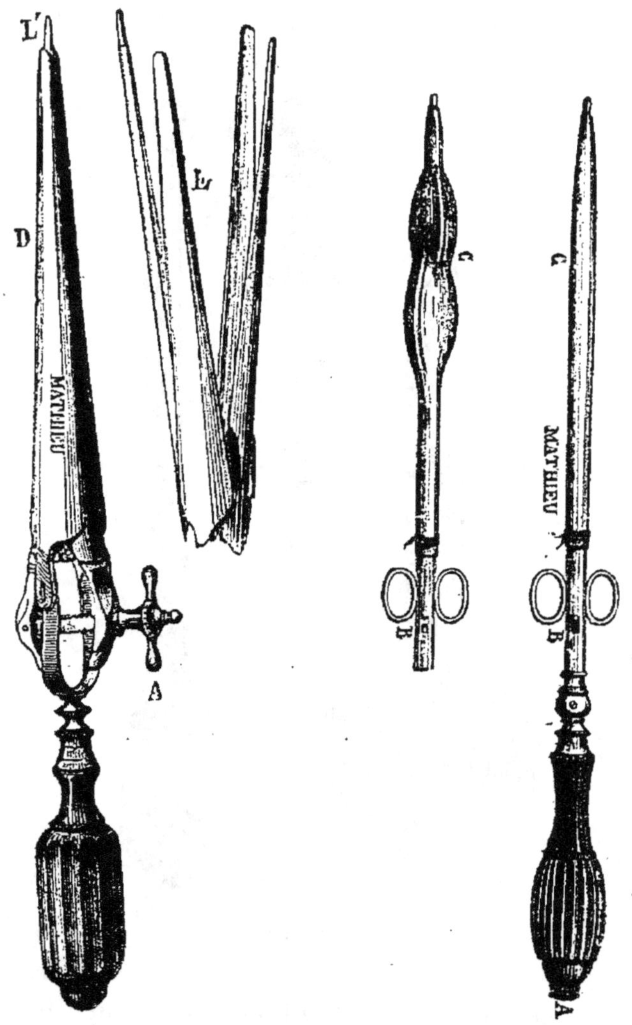

Fig. 117-118.   Fig. 119-120.

tège les tissus contre les violences instrumentales et aussi
contre les angles des fragments calculeux; il a, en outre,

34

l'avantage de maintenir les dimensions du trajet formé à l'aide du dilatateur. »

Citons encore le dilatateur de Mathieu (fig. 119 et 120).

Le dilatateur de Guyon et Duplay (fig. 121 et 122) est supé-

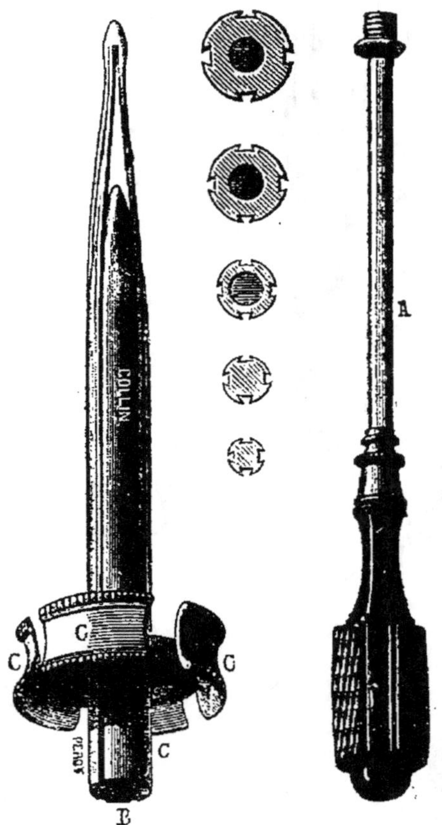

Fig. 121-122.

rieur aux précédents : il s'introduit d'emblée jusque dans la vessie, et c'est alors seulement que les valves s'écartant dilatent le
trajet. Cet instrument se compose essentiellement de quatre
lames soudées ensemble à une extrémité qui forme bouton ; par
leur extrémité opposée ces lames aboutissent à un cercle mé-

tallique brisé qui les maintient tout en permettant leur écartement. Ce dernier s'obtient par l'introduction d'un man-

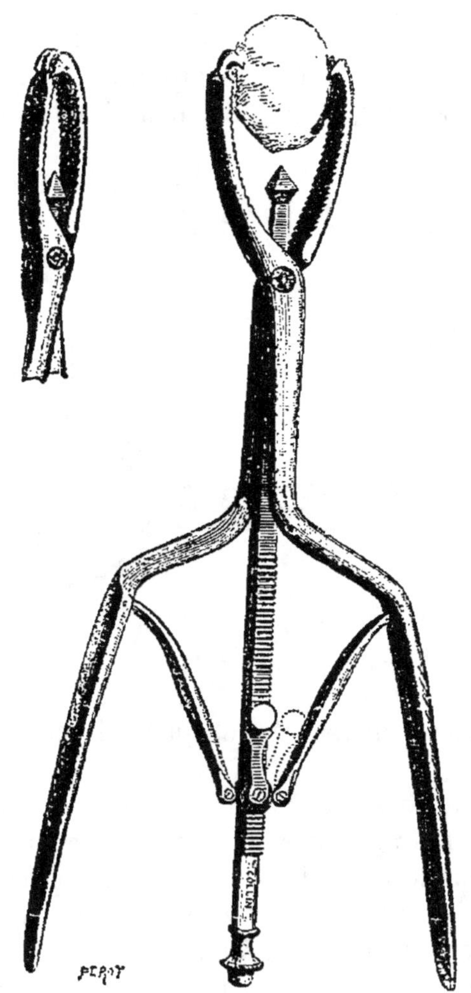

Fig. 123.

drim dans le cône, que forment les lames. Le mandrin comique, est creusé de quatre rainures pour recevoir les quatre lames. On a une série graduée de cinq mandrins présentant des diamètres graduellement croissants jusqu'à 20 millimètres. Par l'introduction successive de ces mandrins on obtient la dilatation graduelle du trajet.

Le dilatateur de Caudmont est un instrument analogue.

2° **Lithoclastie.** — La fragmentation de la pierre s'effectue à l'aide d'instruments introduits dans la vessie par le canal

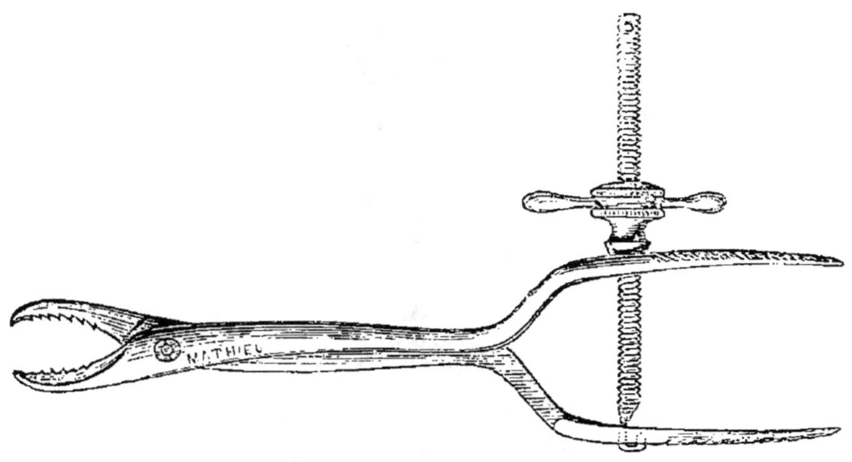

Fig. 124.

artificiel qu'on vient de créer et qui présente 2 centimètres de diamètre.

Nous ne décrirons pas ici tous les instruments qui ont été imaginés pour fragmenter la pierre. Aucun ne vaut, en somme, la tenette à manche de davier dont se servait Dolbeau, et disposée de telle façon qu'on puisse allonger les bras de levier pour en augmenter la force.

Pour saisir et broyer la pierre avec ces instruments, il ne saurait y avoir de règles bien précises : c'est une affaire de dextérité et d'habitude. On se rappellera seulement qu'il faut agir avec la plus grande circonspection, pour éviter de contondre soit la muqueuse vésicale, soit le trajet.

3° **Extraction des fragments.** — Elle se fait à l'aide d'une tenette longue et plate. Quant aux menus débris, ils sont évacués à l'aide d'une injection d'eau tiède. Mais on fera toujours bien de substituer à l'eau pure une solution phéniquée, comme pour la taille.

Soins consécutifs. — On s'assure d'abord avec le plus grand soin qu'il ne reste plus rien dans la vessie. Après cette

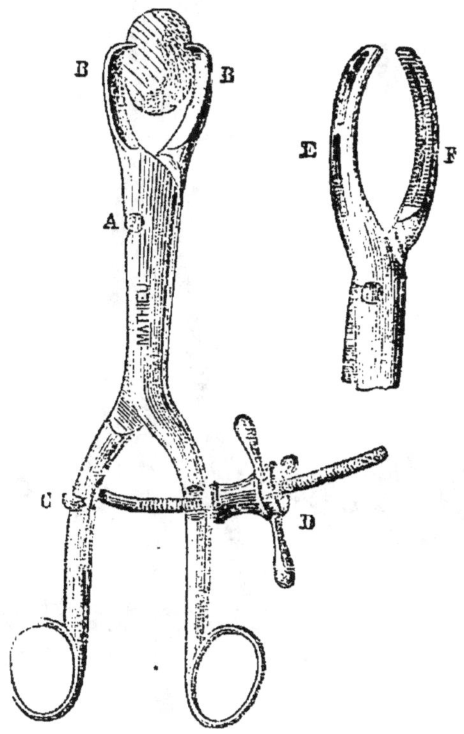

Fig. 125-126.

exploration avec des petites tenettes passées par le trajet périnéal, on fera bien, à l'exemple de Dolbeau, d'introduire par l'urèthre une sonde métallique à petite courbure, et d'explorer avec elle le réservoir urinaire.

Cela fait, on lave soigneusement les abords de la plaie, et

34.

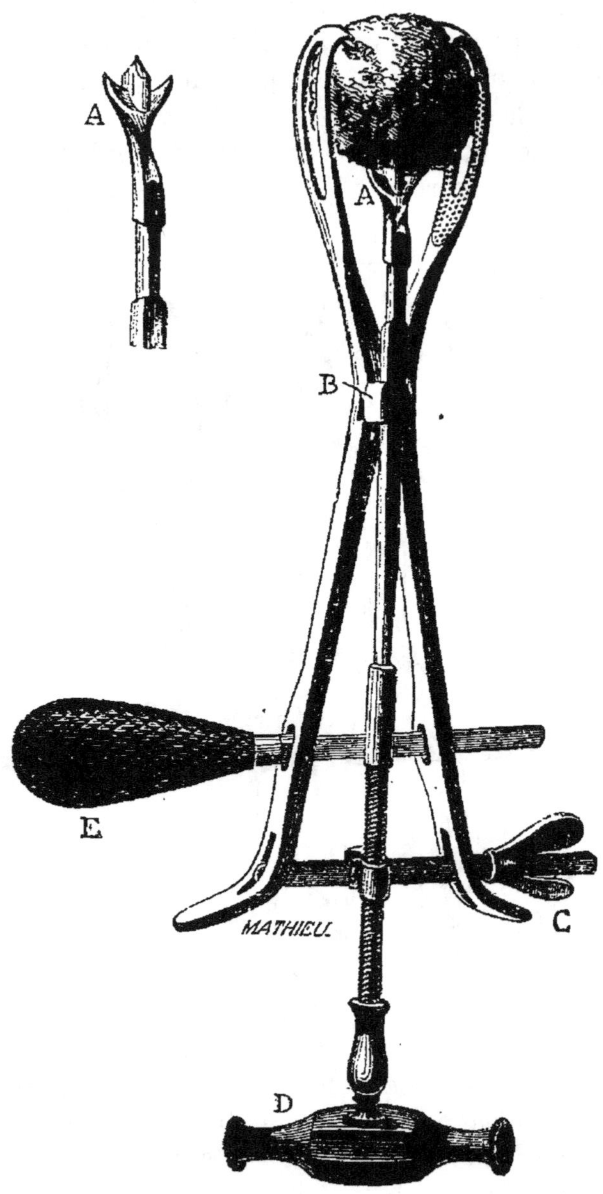

Fig 127-128.

on rapporte le malade dans son lit, les membres inférieurs
allongés et légèrement soulevés, le siège reposant sur une
alèze de caoutchouc vulcanisé, et une éponge placée contre
la plaie périnéale pour recueillir tout ce qui pourrait s'é-
couler.

On n'aura plus qu'à laisser agir la nature, et laisser la plaie

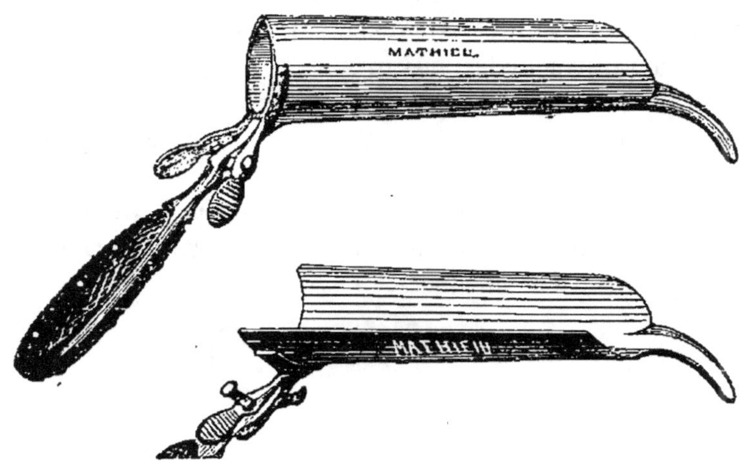

Fig. 129-130.

guérir sans autre pansement. Les soins de propreté les plus
minutieux sont indispensables. Quand il n'y aura pas d'em-
pêchement on pratiquera méthodiquement le cathétérisme,
plusieurs fois par jour, dans le but de prévenir tout contact
de l'urine avec la plaie. Mais on ne mettra pas une sonde à
demeure : cette pratique, qui n'offre aucun avantage, présentant au contraire de sérieux inconvénients. En effet, comme
nous l'avons dit ailleurs à propos des fistules urinaires, le
liquide ne tarde pas à s'écouler d'une manière lente et continue sur la sonde à demeure, en sorte que la plaie est constamment baignée d'urine ; tandis qu'au moins en urinant
comme d'ordinaire ce contact n'est que passager.

Chose très-importante à noter, les malades gardent leurs

urines. Quand le besoin de la miction se fait sentir, le liquide s'écoule le premier jour par la plaie. — Vers le troisième ou le quatrième jour il en sort à peu près autant par l'urèthre que par le périnée. Vers la fin de la première semaine le cours normal est à peu près complétement rétabli. — Quant à la guérison complète, elle est généralement effectuée dans deux ou trois semaines, quelquefois en moins de temps.

Accidents de la lithotritie périnéale. — Les accidents qui peuvent survenir sont les suivants :

1° *Accidents opératoires.* — Nous citerons la fausse route faiteavec le dilatateur, et la contusion de la vessie pendant es manœuvres de broiement.

2° *Accidents immédiats et consécutifs.* — On peut observer la fièvre et la douleur, l'inflammation du trajet périnéal, la néphrite, l'infection purulente.

CHAPITRE VIII.

Du choix de la méthode pour le traitement des calculeux.

La conduite du chirurgien sera toute différente dans les cas d'homme adulte, d'enfant, ou de femme. Nous ne reviendrons pas sur les indications spéciales à l'enfant et à la femme (voir *Lithotritie chez l'enfant*, *Lithotritie chez la femme*, *Taille chez la femme*). Nous n'aurons en vue ici que l'homme adulte. Nous ne reviendrons pas sur les avantages et les inconvénients propres à chaque opération, les ayant examinés plus haut. Ce que nous nous proposons, c'est de déterminer quelle conduite commandent les principales circonstances qui se rencontrent dans la pratique.

On peut débarrasser un calculeux par la lithotritie, — par la taille, soit périnéale, soit hypogastrique, — ou bien par la lithotritie périnéale ; il peut y avoir lieu enfin de s'abstenir de toute intervention.

Quelle est la conduite à tenir suivant le cas particulier ? Question d'une importance majeure, et souvent difficile à trancher. Chaque méthode, en effet, est bonne en elle-même, mais à la condition qu'elle soit appliquée à propos. Le point délicat est de saisir l'indication.

La conduite à tenir est tirée de quatre ordres de considérations relatives aux circonstances suivantes : 1° l'âge du sujet ; 2° l'état général et le degré de susceptibilité organique ; 3° le nombre, le volume, la consistance, la nature des concrétions ; 4° l'état de l'appareil urinaire.

1° *Age*. — Chez l'adulte, c'est au broiment par les voies naturelles qu'il faut penser d'adord : la lithotritie est la méthode générale ; mais diverses circonstances que nous examinons plus bas devront en faire abandonner l'idée. — Un âge avancé n'est pas par lui-même une contre-indication à la lithotritie, seulement on rencontrera plus fréquemment chez le vieillard un état général ou un état local de nature à indiquer la taille ou l'abstention.

2° *État général et degré de susceptibilité organique*. — Le traitement préparatoire fera apprécier le degré de susceptibilité organique : si cette dernière ne s'atténue pas, si l'introduction d'un instrument provoque chaque fois de la fièvre et des accidents du côté de la vessie ou surtout du côté des reins, il faudra renoncer évidemment à la lithotritie, surtout si l'état général n'est pas bon.

Dans ces cas, on préférera soit la taille, soit la lithotritie périnéale, opérations qui débarrassent d'un seul coup le malade.

On s'abstiendrait même de toute intervention si l'état général était délabré. Mercier signale comme une condition défavorable la diathèse urique.

3° *Nombre, volume, consistance, nature des concrétions.* — Quand il y a plusieurs calculs, on pourra s'en tenir à la lithotritie s'ils sont petits, peu nombreux et peu durs, en d'autres termes s'ils n'exigent pas un trop grand nombre de séances. Dans le cas contraire il vaudra mieux recourir à la lithotritie périnéale ou à la taille.

Si le calcul est mou, son volume n'est pas, à moins qu'il ne soit très-considérable, une contre-indication à la lithotritie. Mais s'il est dur. cette double circonstance l'empêchera d'être saisi utilement par les mors de l'instrument. Un diamètre supérieur à 3 ou 4 centimètres est donc une contre-indication de cette méthode.

Les calculs d'oxalate sont les plus durs ; ceux d'acide urique présentent une consistance notable ; ceux composés d'urates ne sont pas très-durs, et les concrétions phosphatiques sont molles. Au point de vue de leur composition chimique et de leur consistance, les pierres d'acide urique, d'urates et de phosphates sont donc justiciables de la lithotritie. Celles au contraire, d'oxalate de chaux étant très-dures, et en outre, présentant presque toujours une forme sphéroïdale, seront broyées bien difficilement et non sans danger. Il vaut mieux dans ces cas recourir à la taille.

Un calcul d'acide urique dictera souvent la même conduite.

Quelle que soit sa nature, le calcul peut occuper dans la vessie une position qui le soustrait à l'atteinte des instruments lithotriteurs. C'est une indication de taille.

4° *État de l'appareil urinaire.* — *a. Urèthre.* Presque toujours le rétrécissement est curable ; après l'avoir supprimé par telle ou telle méthode suivant le cas, il n'existe plus d'obstacle à la lithotritie. Pour les cas où l'on ne pourrait absolument pas réussir, la lithotritie périnéale ou la taille conviendraient. —Nous en dirons autant de la susceptibilité exagérée de l'urèthre, que le traitement préparatoire fait presque toujours disparaître.

b. Prostate. L'hypertrophie prostatique n'empêche pas la

lithotritie, à la condition, dit Thompson, que la vessie soit saine. Mais il préfère la taille si la vessie est irritable et s'il s'agit d'une masse calculeuse compacte et volumineuse. Guyon se demande si, en pareil cas, la taille ne serait pas elle aussi un peu hasardeuse.

c. *Vessie*. Avec la pierre il existe toujours un degré variable de cystite. Celle-ci doit être amendée autant que possible ; mais elle n'est pas une contre-indication de l'intervention, bien au contraire, et la préférence restera quand même à la lithotritie à moins de considérations accessoires. Si le catarrhe vésical durait depuis longtemps, se compliquait d'une altération des reins, il en serait autrement. — Dans le cas de tumeur fongueuse de la vessie, Thompson et Guyon concluent à l'abstention. — Quand la vessie est irritable, on peut amender cet état et pratiquer la lithotritie ; mais il y a des vessies absolument intolérantes et qui forcent le chirurgien à renoncer au broiement par les voies naturelles.

d. *Uretères, reins*. La pyélo-néphrite et le mal de Bright constituent des conditions défavorables à l'intervention chirurgicale, et particulièrement à la lithotritie ; cette dernière opération sera même presque toujours contre-indiquée. Certains chirurgiens cependant (Thompson, Guyon, etc.) ne croient pas qu'il doive en être constamment ainsi : quand les lésions rénales peu avancées n'ont pas encore retenti profondément sur l'organisme, l'intervention, bien loin d'être nuisible, arrête au contraire la marche du mal.

Nous venons d'examiner successivement les diverses circonstances dont la considération est de nature à influer sur la conduite du chirurgien. Mais elles n'ont chacune par elle-même qu'une valeur relative, variable suivant les circonstances concomitantes. Telles conditions locales ou telles conditions générales qui, isolées par elles seules, ne constitueraient qu'une condition défavorable, acquièrent par leur groupement la valeur d'une contre-indication absolue de telle méthode ou même de toute intervention chirurgicale. Dans chaque cas particulier c'est au chirurgien qu'il appartient de peser et d'apprécier les faits, de s'en inspirer pour la conduite à suivre.

Dans ces considérations nous avons eu plus particulièrement en vue le choix à faire entre la *lithotritie* par les voies naturelles, et la *taille périnéale*. Pour ce qui est de la *taille hypogastrique*, réservée aux gros calculs, nous tenons à citer intégralement l'opinion de Mercier : « Pour moi, écrivait-il en 1872, une expérience de plus de trente ans, puisqu'elle remonte à 1834, m'a amené à cette conviction que la taille sus-pubienne n'est assurément pas plus dangereuse que la périnéale, si l'on appliquait celle-ci à tous les cas qui requièrent la taille, excepté chez les enfants. Je pense, en conséquence, que, chez l'adulte et au delà, si l'on est obligé d'inciser un peu largement le col de la vessie, c'est-à-dire si la pierre a plus de 2 centimètres $^1/_2$ ou 3 centimètres au plus de diamètre, mieux vaut l'extraire par l'hypogastre. » Et plus loin : « Si, pour une raison quelconque, la lithotritie ne paraît pas applicable, il faut la remplacer par la taille périnéale quand la pierre est petite, par la taille sus-pubienne quand elle a plus de 3 centimètres de diamètre. »

La *lithotritie périnéale* est une opération réellement délicate et difficile, mais qui, bien faite, est de nature à rendre de grands services. Dans les premiers temps, vers 1863, Dolbeau la réservait pour les calculs moyens et pour les petits calculs contenus dans des vessies irritables ; il opérait les petits calculs par la lithotritie, et abandonnait à la taille les « gros calculs », c'est-à-dire ceux qui dépassaient 4 ou 5 centimètres. Mais plus tard, en 1874, il étendait beaucoup les indications de cette opération, et les formulait ainsi :

« Broyons les petits calculs compris entre 2 centimètres et 2 centimètres $^1/_2$ de diamètre, alors qu'ils sont contenus dans des vessies relativement saines ; les autres cas, les cas moyens, donnons-les à la nouvelle méthode. — Pour les calculs très-volumineux, très-durs, avec des lésions organiques, il restera la taille, et peut-être vaudrait-il mieux conseiller l'abstention et s'en tenir aux moyens palliatifs. »

CHAPITRE IX.

Lésions traumatiques.

§ I. — PLAIES DE LA VESSIE.

Étiologie et pathogénie. — Les plaies de la vessie peuvent être produites par les instruments piquants, tranchants ou contondants, ou par des armes à feu.

On peut, avec Houel, les diviser en trois variétés : 1° Elles n'intéressent qu'une paroi du réservoir urinaire (plaies *simples, uniques*); — 2° la vessie est perforée de part en part (plaies *doubles*) ; — 3° elles s'accompagnent de lésions du péritoine ou des organes environnants, ou bien de la présence de corps étrangers (plaies *compliquées*).

Elles peuvent être effectuées de dehors en dedans, ou bien au contraire de dedans en dehors.

1° *Plaies de dehors en dedans.* — Les plaies faites *par le chirurgien* dans un but déterminé présentent une physionomie spéciale : pratiquées pour extraire un corps étranger ou pour faire écouler l'urine dans des cas de rétention, ces plaies se distinguent par leur siège et par leur forme. C'est ainsi que les incisions de la taille, par exemple, sont nettes, régulières, afin de ne ne pas favoriser l'infiltration d'urine, et qu'elles sont pratiquées suivant des directions et sur des points tels que le péritoine, le rectum, le bulbe, les artères importantes, les plexus veineux, ne soient pas intéressés. C'est ainsi encore que la plaie qui résulte de la ponction suspubienne de la vessie, siège dans un point déterminé, et présente les caractères d'une plaie par instrument piquant, variant toutefois suivant qu'elle a été faite à l'aide d'un gros trocart, ou d'un trocart capillaire adapté à un aspirateur.

Comme les plaies opératoires, les plaies *accidentelles* atteignent la vessie soit dans sa partie antéro-supérieure, soit dans sa région inférieure. — Dans l'état de vacuité la vessie ne peut guère être atteinte par le corps vulnérant, à moins que celui-ci n'agisse dans une direction très-oblique. Mais quand la vessie est distendue par l'urine, son sommet s'élève au-dessus du pubis, offrant au-dessus du niveau de cette ceinture osseuse, la face antérieure du viscère dépourvue de péritoine ; d'où cette conséquence que, dans l'état de plénitude la vessie peut être blessée par une cause agissant sur la région inférieure de l'abdomen, et que cette blessure peut ne pas intéresser le péritoine. On s'explique aisément pourquoi cette espèce de blessure s'observe plus spécialement chez les soldats en temps de guerre : Ainsi que le fait observer Larrey, l'état de plénitude est l'état habituel chez le combattant, auquel la chaleur de l'action fait oublier le besoin d'uriner. Il convient d'ajouter une cause qui contribue à entretenir cet état : la sécrétion urinaire augmente sous l'influence d'une émotion vive. — La vessie peut, au contraire, se trouver intéressée dans sa région inférieure par une violence exercée à travers le périnée. Les rapports, tout différents à ce niveau, de la vessie et du péritoine rendent compte de la lésion concomitante de la séreuse qui s'observe si fréquemment en pareil cas. — Les causes sont très-diverses, nous signalerons les suivantes : coups d'épée, de baïonnette, de lance, de sabre, etc. ; — projectiles lancés par la poudre à canon, balles, etc. Ces causes produisent des plaies, ou des plaies contuses. On les a vues produire des contusions : la plaie résultant de la chute de l'eschare (Fleury).

2° *Plaies de dedans en dehors.* — Elles sont produites par un corps étranger introduit dans la vessie par l'urèthre, soit dans un but chirurgical, soit dans un but inavouable. Une sonde introduite maladroitement peut perforer la vessie, particulièrement quand cet organe est vide. Caudmont a rapporté un fait cité par Aug. Bérard, dans lequel un malade hydropique, eut la vessie perforée par la sonde qui amena un liquide d'une couleur jaunâtre ; ce liquide, qui fut pris pour de l'urine, était simplement le liquide de l'ascite.

Nous avons été appelé l'année dernière auprès d'un malade qui venait d'être victime d'un accident analogue : la paroi postérieure de la vessie et la paroi correspondante du rectum avaient été perforées ; en sorte que l'urine passait dans l'intestin et s'écoulait par l'anus avec les matières fécales. Le malade, succomba promptement en proie aux accidents à la fois de la péritonite et de l'intoxication urineuse.

La perforation peut être effectuée par des corps étrangers ayant pénétré dans la vessie depuis déjà plus ou moins longtemps (Caudmont, Mercier).

Au lieu d'avoir été préalablement introduit dans le réservoir urinaire par les voies naturelles, le corps étranger peut pénétrer dans la vessie par le rectum ou par le vagin.

Symptômes. — 1° *Symptômes locaux*. La plaie extérieure présente des caractères qui varient suivant le siège et suivant la nature du corps vulnérant.

Il s'écoule une quantité de sang variable ; et quelquefois, au lieu de s'écouler au dehors, le sang s'accumule dans la vessie. Il sort pur ou mélangé d'urine.

L'urine, plus ou moins pure ou plus ou moins teintée de sang, s'échappe quelquefois par la plaie au moment même de l'accident. D'autres fois, particulièrement à la suite de plaies par armes à feu, l'urine ne s'écoule pas d'abord : elle s'échappe seulement à la chute de l'eschare. — Cet écoulement reste continu quand la plaie occupe une région déclive. Il peut arriver, au contraire, qu'il soit très-difficile : particulièrement quand le col de la vessie est intéressé. Quand le corps vulnérant a mis en communication la vessie avec le vagin, l'urine s'écoule continuellement par l'orifice vaginal ; elle est rendue par l'anus avec les matières fécales si la cloison vésico-rectale a subi une solution de continuité. Si ce liquide filtre dans le tissu cellulaire, il se produit une infiltration d'urine;

s'il s'épanche dans le péritoine, il provoque une péritonite.

La douleur est vive; elle siège dans le ventre, mais souvent il arrive qu'elle soit rapportée à la verge et en particulier au gland.

Le cathétérisme peut devenir très-difficile quand le col est intéressé.

2° *Symptômes généraux*. Ils ne surviennent pas d'emblée, et sont liés habituellement soit aux accidents consécutifs qui surviennent, soit à quelque lésion concomitante.

Complications. — Ce sont : la blessure de l'intestin, et plus particulièrement du rectum, la blessure de la prostate, ou des vésicules séminales, la lésion du cordon. Il peut y avoir concurremment des fractures des diverses pièces osseuses du voisinage. La blessure de la vessie enfin peut se compliquer de la présence de corps étrangers dans la cavité de l'organe : corps étrangers constitués par un projectile, par un fragment de l'instrument vulnérant, par des débris de vêtements, ou même par des esquilles.

Diagnostic. — Quand l'urine s'écoule par la plaie, il n'y a pas évidemment le moindre doute à avoir sur l'existence d'une plaie pénétrante de la vessie. Malheureusement il n'en est pas toujours ainsi, et le diagnostic peut rester incertain pendant un laps de temps variable. Il faut bien se garder en pareil cas d'explorer le trajet à l'aide d'un stylet : cette manœuvre étant infidèle et dangereuse.

Quand le cathétérisme sera possible, il pourra fournir de précieux renseignements : si la sonde amène du sang avec l'urine, on pourra considérer le diagnostic comme certain.

Pronostic. — Les plaies de la vessie sont toujours très-graves ; celles par armes à feu sont considérées comme l'étant moins que les autres. Inutile d'ajouter que les complications qui surviennent si souvent viennent encore assombrir un pronostic déjà très-fâcheux.

Traitement. — 1° Il faut d'abord vider la vessie et placer une sonde à demeure pour évacuer le liquide au fur et à mesure de son arrivée dans le réservoir. On se propose ainsi de prévenir l'infiltration d'urine. — 2° Il faut arrêter l'hémorrhagie. — 3° On combat les accidents locaux et généraux : saignée, purgatifs et lavements laxatifs, régime sévère, position du malade telle que si l'urine passe par la plaie, le liquide trouve un écoulement aussi libre que possible. La plaie elle-même enfin sera l'objet des soins de propreté les plus méticuleux, et l'on aura recours notamment aux lotions avec une solution phéniquée légère. — 4° Les corps étrangers enfin, s'il y en a, seront extraits, et pour cela on aura recours à telle ou telle méthode, à tel ou tel procédé, suivant le cas particulier.

§ II. — RUPTURES DE LA VESSIE.

Étiologie et pathogénie. — « Je ne connais, dit Cruveilhier, aucun exemple positif de rupture de la vessie par le seul fait de la distension excessive de cet organe. » Et cela se conçoit très-bien : la surdistension de la vessie, en effet, qui est naturellement une condition essentielle de la rupture, ne se produit que dans le cas d'obstacle au col vésical ou dans l'urèthre. A mesure que l'obstacle augmente, il se produit des altérations dans les parois vésicales : quand la vessie est saine, c'est au début ; et alors, d'une part la résistance modérée encore que présente l'obstacle, l'intégrité d'autre part ou même un degré variable d'hypertrophie du muscle vésical, ne laissent pas se produire une distension suffisante pour provoquer la rupture. Ajoutez (circonstance qui joue, plus fréquemment qu'il ne semble d'abord, un rôle important dans la pathogénie de l'appareil urinaire), ajoutez le consensus fonctionnel qui existe entre la vessie et les reins, et qui fait que le réservoir rempli, la sécrétion glandulaire diminue considérablement.

La surdistension de la vessie et les altérations de ses parois doivent donc être considérées comme des conditions indispensables à la rupture ; et il convient d'y ajouter à titre de causes prédisposantes, les affections de l'urèthre et de la prostate agissant comme obstacle au libre écoulement de l'urine.

La rupture de la vessie en un mot se produit par le mécanisme suivant : consécutivement à un obstacle dans l'urèthre ou surtout au col, la vessie se vide mal, se laisse distendre, et cet état de distension du viscère devient l'état habituel ; l'urine accumulée presse sur les parois vésicales. Les faisceaux musculaires écartés laissent passer entre eux sur divers points la muqueuse qui, cédant à la pression du liquide, fait hernie. Au contact de l'urine stagnante, la muqueuse s'enflamme et s'ulcère.A ce niveau la paroi n'offre plus évidemment la même résistance. Ce n'est pas tout : par suite de l'ampliation qu'elle a subi, la vessie s'est élevée au-dessus de la ceinture osseuse qui la protégeait en avant, tandis qu'en arrière elle repose contre l'angle sacro-vertébral ; double condition qui expose le viscère aux violences extérieures, et en même temps présente à ces dernières un point d'appui.

Tout est disposé pour une rupture, il ne manque plus pour l'effectuer, qu'une *cause occasionnelle*, *déterminante* : une violence extérieure.

Anatomie pathologique. — La déchirure est linéaire, transversale ou longitudinale ; elle peut siéger aussi bien sur la face antérieure que sur la face postérieure. Quand c'est la paroi postérieure qui est déchirée, l'urine s'écoule dans la cavité péritonéale. Si la solution de continuité s'effectue sur la paroi antérieure, qui est dépourvue de séreuse, l'urine s'infiltre dans le tissu cellulaire de la cavité de Retzius, et fuse plus ou moins loin. Mais l'infiltration peut se limiter, et il se forme au-devant de la vessie, creusée dans le tissu cellulaire, une poche pleine d'urine, qui communique avec la cavité vésicale. D'autres fois, au contraire, la déchirure forme valvule et cette communication n'existe pas.

Symptômes et diagnostic. — Le malade éprouve brusquement dans le ventre une douleur violente. Il éprouve de vifs besoins d'uriner qu'il ne peut satisfaire. La sonde introduite dans la vessie n'amène que peu ou pas de liquide. Ce dernier peut être sanguinolent.

Le malade ne tarde pas enfin à présenter les signes de la péritonite ou de l'infiltration d'urine.

Pronostic. — Il est extrêmement grave. Cet accident est généralement considéré comme fatalement mortel. Houël toutefois, dans sa thèse, cite deux cas de guérison.

Traitement. — On placera tout d'abord dans la vessie une sonde à demeure. Puis on combattra les accidents inflammatoires. Quant à l'infiltration urineuse, on s'attachera à la prévenir ou à la combattre énergiquement si elle est déjà effectuée.

CHAPITRE X

Cystite.

Définition, variétés. — On désigne sous le nom de *cystite* l'inflammation de la vessie. — Cette inflammation peut être *aiguë* ou *chronique ;* elle peut être *générale* ou *limitée au col* de l'organe ; elle peut être consécutive à un traumatisme, à l'absorption de substances irritantes, à une lésion locale de l'appareil génito-urinaire, ou bien entretenue par un état diathésique. — Ces diverses variétés présentent des caractères particuliers ; mais la forme aiguë (*cystite aiguë*) et la forme chronique (*cystite chronique* ou *catharre vésical*) présentent chacune une physionomie bien distincte qui doit les faire étudier séparément.

§ I. — CYSTITE AIGUE.

Étiologie et pathogénie. — La cystite aiguë *spontanée,* *idiopathique* ou *protopathique* est excessivement rare, si tant est qu'elle existe. L'inflammation de la vessie doit être considérée comme à peu près toujours sinon toujours *secondaire.*

La cystite *traumatique* peut survenir après une violence exercée sur l'organe dans les chutes sur le périnée, dans les plaies contuses de l'hypogastre et du périnée, après la contusion de la vessie pendant le travail de l'accouchement. Elle peut être consécutive à l'opération de la taille, aux manœuvres de la lithotritie, aux fouilles pratiquées dans l'organe. Elle peut être provoquée par la présence d'un *calcul* ou d'un *corps étranger.*

L'ingestion des cantharides ou leur absorption consécutive à l'application d'un vésicatoire amène une forme particulière de cystite aiguë (*cystite cantharidienne*).

L'inflammation de la vessie peut survenir consécutivement à la *blennorrhagie,* à la *vaginite,* à la *métrite,* à des *hémorrhoïdes ;* elle peut être provoquée par une *injection* trop irritante.

Elle peut être symptomatique de *néoplasies* diverses dans les parois de l'organe.

Une affection diathésique telle que la *goutte,* le *rhumatisme,* peut affecter la vessie ; mais alors c'est presque toujours une affection chronique ou subaiguë qui se produit.

Anatomie pathologique.— La cystite qui a duré un certain temps laisse après elle une arborisation et un épaississement de la muqueuse. Les veines sont dilatées. Il y a des exulcérations superficielles, et sur certains points des ulcérations plus ou moins profondes. Quand la perte de substance intéresse une vessie, elle donne lieu à une exhalation sanguine.

Il y a çà et là dans les parois des petits foyers purulents. Ceux-ci peuvent s'ouvrir dans la vessie, et le pus se mêle alors à l'urine et au sang ; ou bien au dehors, dans le tissu cellulaire péri-vésical ; d'autres fois enfin l'abcès s'ouvrant à la fois au dehors et au dedans, l'urine s'épanche dans les tissus. On a observé quoique rarement, des plaques gangréneuses à la suite des cystites intenses.

Dans la cystite cantharidienne, on constate les mêmes lésions, mais plus accusées que dans les circonstances ordinaires. Il y a en plus des exsudations pseudo-membraneuses grisâtres au-dessous desquelles la muqueuse se trouve vivement injectée, mais non ulcérée.

Symptômes et formes. — La maladie débute ordinairement par un frisson général d'intensité variable. Puis le malade accuse dans l'hypogastre une sensation de pesanteur ou de douleur sourde qui ne tarde pas à se transformer en une douleur intense. Les besoins d'uriner deviennent de plus en plus fréquents et de plus en plus vifs. Le malade cependant ne rend chaque fois que quelques gouttes d'urine : ce liquide est chargé et trouble, mais ne présente pas ces abondants dépôts nuageux qui s'observent dans la cystite chronique ; on y constate souvent une exhalation sanguine; la miction est douloureuse. — La vessie se distend de plus en plus, les besoins d'uriner deviennent de plus en plus pressants ; la douleur augmente et s'irradie vers les reins. — L'appétit est nul, la fièvre s'allume ; le pouls est petit, fréquent et dur. La peau est sèche. Il y a des hoquets et des vomissements. — Ces phénomènes enfin, s'accentuent encore si la maladie, au lieu de rétrocéder augmente. La peau se charge d'une sueur visqueuse; le malade exhale une odeur urineuse; à une agitation extrême succède enfin l'assoupissement, les convulsions et la mort.

Dans la cystite du col, qui succède à la blennorrhagie, let phénomènes généraux sont bien moins intenses ; mais les phénomènes locaux présentent une vive acuité : le ténesme vésical et le ténesme anal sont très-vifs, et il se produit souvent des pissements de sang.

Il en est de même pour la cystite cantharidienne, dans laquelle on constate, en outre, la sortie avec l'urine de flocons albumineux et de débris de fausses membranes (Morel-Lavallée).

Terminaisons, complications. — 1° *Résolution.* Les phénomènes généraux s'amendent, la tumeur hypogastrique est moins dure et moins douloureuse, les urines deviennent plus claires ; les mictions restent encore pendant plus ou moins longtemps fréquentes et douloureuses, enfin tout finit par rentrer dans l'ordre.

2° *Suppuration.* Quand les foyers purulents s'ouvrent dans le réservoir, on constate dans les urines une quantité de pus variable et qui leur donne un aspect lactescent. Quand la suppuration se fraie une voie au dehors, à travers le tissu cellulaire péri-vésical, le pus fuse dans les environs ; et le cas devient plus grave encore si l'abcès a perforé complétement la paroi vésicale : l'urine alors suivant le pus dans sa migration.

. 3° *Ulcération.* Quand elle reste plus ou mois superficielle, elle provoque dans l'intérieur de la vessie une hémorrhagie variable suivant l'importance des vaisseaux compris dans l'érosion. Il peut se faire enfin que l'ulcération gagnant en profondeur perfore la vessie.

4° *Gangrène.* Ce n'est qu'après les cystites exceptionnellement violentes qu'il se forme des plaques gangréneuses.

5° Le passage à l'état *chronique* et *l'asystolie* vésicale sont des terminaisons fréquentes de la cystite aiguë.

Diagnostic. — La cystite aiguë peut être générale ou limitée au col. Il s'en faut que leurs signes respectifs soient aussi tranchés qu'on a bien voulu le dire. D'une manière générale toutefois, la fréquence des mictions, la douleur en urinant et le pissement de sang sont plus prononcés dans la cystite du col. Cette dernière s'observe plus spécialement après la blennorhagie, dans le cantharidisme (après ingestion ou après l'application d'un vésicatoire), et aussi quand l'inflammation est provoquée par la présence d'un calcul.

Mais la constatation de l'existence de la cystite ne suffit pas, il s'en faut : la notion de la cause est indispensable, et il n'est pas toujours facile d'y arriver. On s'assurera tout d'abord qu'aucun vésicatoire n'a été appliqué, on recherchera s'il n'y a pas eu injection de cantharides, on ne se contenterait pas enfin de la négation du malade au sujet de l'existence d'une blennorrhagie. Aucune de ces trois causes ne pouvant être incriminée, on recherchera s'il n'en existe pas quelque autre de celles examinées plus haut.

Pronostic. — La cystite consécutive à la blennorrhagie est toujours une affection fâcheuse en ce qu'elle laisse fréquemment après elle un état chronique tel que le catarrhe vésical ou une hypertrophie des faisceaux musculaires de la vessie qui a pour conséquence une barrière urèthro-prostatique. — La cystite cantharidienne n'est pas en général grave.—Quant aux autres espèces de cystite, leur pronostic est subordonné à l'intensité de l'inflammation, au degré qu'acquièrent les phénomènes généraux, aux complications qui peuvent survenir, et aussi à la nature de l'affection génératrice.

Traitement. — Quoique l'introduction des instruments soit douloureuse en pareil cas, il faut procéder de suite au cathétérisme, autant pour prévenir la surdistension de la vessie que pour empêcher le séjour dans le réservoir d'un liquide qui ne pourrait qu'irriter davantage la muqueuse. Le cathétérisme devra être répété chaque fois que la vessie sera distendue de nouveau et l'on ne laissera pas de sonde à demeure. L'introduction de l'instrument sera faite avec toutes les précautions possibles, avec la plus grande douceur ; il sera retiré avant que la vessie ne soit complétement vidée, afin d'éviter le contact des parois avec le bec de la sonde. — En même temps on aura recours à un traitement antiphlogistique énergique , mais proportionné cependant aux forces du malade : sangsues au périnée ou à l'hypogastre; 5 ou 6 milligrammes d'aconitine dans les vingt-quatre heures. Bains généraux; quarts de lavement avec quinze ou vingt gouttes de laudanum; boissons adoucissantes telles que tisanes de graines de lin, de bourgeons de sapin, etc., ou légèrement balsamiques comme goudron, tisanes de pareira-brava, de buchu, etc.; éviter les diurétiques actifs.

Les balsamiques conviennent spécialement à la cystite du col consécutive à la blennorhagie.

S'il existe un corps étranger on attendra pour l'extraire, que les phénomènes inflammatoires soient calmés.

Enfin la convalescence sera l'objet de soins attentifs, pour prévenir le passage à l'état chronique.

§ II. — CATARRHE VÉSICAL, CYSTITE CHRONIQUE ET SUBAIGUE.

Définitions, nature. — Sous l'influence des idées de Desault, Chopart, Boyer, etc., on a longtemps considéré le catarrhe vésical comme une maladie spéciale. En présence, en outre, de l'insuccès des médications qui s'adressaient directement et exclusivement à lui, on l'a considérée comme une maladie à peu près incurable. L'histoire du catarrhe vésical montre de quel poids pèse sur le traitement et sur le pronostic d'un état morbide la notion de sa nature et de sa pathogénie. L'idée, qu'on s'en faisait, l'idée que s'en font encore quelques médecins, dicte un traitement qui est fatalement voué à l'impuissance. Le catarrhe vésical en effet n'est pas une maladie, c'est un état morbide *secondaire*, un *symptôme* si l'on veut, sous la dépendance d'un état pathologique primitif qui l'a créé et l'entretient. Viser exclusivement l'état irritatif de la vessie, c'est donc faire œuvre stérile. Ce qu'il faut, c'est d'abord supprimer la cause ; après seulement, l'effet sera lui-même combattu avec succès.

Le catarrhe vésical étant une affection secondaire, on n'est donc pas en droit de dire qu'il exige tel traitement et comporte tel pronostic : traitement et pronostic sont dictés surtout par l'état pathologique qui entretient, après l'avoir créée, l'irritation vésicale chronique ou subaiguë.

Fréquence. — La fréquence des altérations constituant un obstacle au libre écoulement de l'urine explique la fréquence du catarrhe vésical en général, et en particulier sa fréquence chez le vieillard. Si l'on considère la simplicité, la direction, la dilatabilité des voies d'excrétion de l'urine chez la femme, on comprendra qu'on observe moins fréquemment chez elle l'affection qui nous occupe.

Etiologie et pathogénie. — Presque toujours, quand un catarrhe vésical, existe il est sous la dépendance d'une altération de l'urèthre ou du col vésical ; et son mode pathogénique est alors le suivant : l'altération constitue un obstac le variable au libre écoulement de l'urine, la miction étant difficile, incomplète, le liquide stagne et se décompose dans la vessie, il irrite et enflamme les parois vésicales : le catarrhe est constitué, la persistance de la cause, après l'avoir créé, l'entretiendra et l'aggravera. — *Les rétrécissements* de l'urèthre, s'ils ne sont pas détruits finissent par entrainer la stagnation et la cystite. — Mais les *engorgements de la prostate* doivent être bien plus souvent incriminés, d'abord parce qu'ils s'observent beaucoup plus fréquemment, particulièrement chez les vieillards, ensuite parce qu'ils amènent une stagnation plus précoce et plus prononcée : dès que la glande s'engorge en effet elle soulève le col vésical au-dessus du fond d'une hauteur d'autant plus grande que l'hypertrophie est plus prononcée ; il en résulte, en arrière de la prostate, sous le col, une cavité qui ne se vide jamais entièrement. — Les *calculs* du col entraînent le même résultat (Mercier). — Nous avons observé dans ces derniers temps une cystite chronique qui était entretenue depuis longtemps par une *étroitesse du méat*, et qui a disparu promptement après l'incision du méat . — Chez la femme il est plus fréquent

qu'on ne le croit généralement, d'observer un état de contraction spasmodique, de contracture de l'urèthre, un état d'uré-
thrisme accompagné de catarrhe vésical. — Dans la *paralysie*
vésicale, le même résultat se produit, toujours par l'intermédiaire de la stagnation.

Dans les cas que nous venons de passer en revue, c'est l'urine
stagnante qui fait office d'irritant. D'autres fois la cause
offensive est un *calcul,* un *corps étranger,* un *fongus,* dont la
présence dans le réservoir urinaire provoque et entretient
l'inflammation.

Certains *médicaments* qui jouissent d'une action spéciale sur
les voies urinaires peuvent amener indirectement le catarrhe :
comme reliquat de l'inflammation aiguë, que ces subtances ont
provoquée.

Certaines diathèses, comme la *goutte,* le *rhumatisme,* l'*herpétisme,* la *scrofule,* peuvent présenter des localisations sur la
muqueuse vésicale. Les affections diathésiques de l'appareil
urinaire sont loin d'être rares en effet. Mais, qu'on ne l'oublie
pas, c'est généralement sur la région prostatique de l'urèthre
que s'effectuent ces déterminations morbides. Leur détermination sur la muqueuse vésicale constitue l'exception. En sorte
qu'étant donné un catarrhe vésical, il faut en chercher la cause
tout d'abord dans un obtacle au libre écoulement de l'urine ou
dans l'existence d'un corps étranger ou d'une tumeur. L'idée
d'une manifestation diathésique ne saurait se présenter qu'a-
près des investigations méticuleuses ; et encore ne devra-t-elle
être quelquefois acceptée que sous bénéfice d'inventaire, car
il n'est pas sans exemple que des lésions matérielles très-réelles
aient échappé aux recherches de chirurgiens expérimentés.

On sait enfin que les *états cachectiques* amènent le catarrhe
vésical et la *gravelle blanche.* Cette dernière à son tour entretient l'inflammation ; mais, originairement elle doit en être
considérée comme un effet et non comme une cause : c'est l'inverse de ce qui a lieu pour les *calculs uriques, uratiques* et
oxaliques.

Anatomie pathologique. — Les lésions sont plus ou moins étendues, et surtout plus ou moins profondes suivant que le catarrhe est plus ou moins intense et surtout plus ou moins ancien.

Dans le catarrhe récent, on voit sur la muqueuse des *taches* irrégulières de dimension et de confluence variables, rougeâtres ou noirâtres plus colorées au centre qu'à la circonférence. La couleur est d'autant plus foncée, leur étendue et leur nombre sont d'autant plus grands que le catarrhe est de date moins récente.

Plusieurs fois Civiale a rencontré sur la surface de la muqueuse, avec ces taches, des *vésicules* ou *phlyctènes*. « L'éruption vésicale, dit-il, a souvent une grande étendue : je l'ai vue se propager jusque dans la portion membraneuse de l'urèthre. En général, les vésicules m'ont paru d'un gris foncé, tandis que les espaces intermédiaires étaient d'un noir bleuâtre. »

Quand l'altération est plus avancée, il se produit des *ulcérations*. Celles-ci sont en nombre et en étendue variables. Elles n'intéressent souvent que la muqueuse ; mais elles ne laissent pas, bien des fois, que de gagner en profondeur, intéressant la couche musculeuse et produisant même parfois la perforation de la vessie. Mercier a signalé dans ces cas une particularité qui nous semble devoir être rappelée à cause des indications pratiques dont elle est la source : « La muqueuse est alors épaissie et très-souvent la musculaire contractée ; il en résulte que la première se fronce, ou plutôt se mamelonne et forme des bosselures noirâtres qu'on a prises pour des polypes, des fongus, etc. Il n'est pas rare que ces bosselures soient recouvertes à leur sommet d'une couche grisâtre que j'ai vu prendre pour de la gangrène, parce que souvent elle se détache sous forme de membrane et laisse après elle une surface ulcérée ; c'est tout simplement de la matière phosphatique que l'alcalinité du pus précipite et qui adhère ainsi à la surface tomenteuse de la membrane malade. — Dans presque tous les cas, et c'est une des preuves palpables que le catarrhe est lié à de la dysurie. la muqueuse s'enfonce à travers les faisceaux musculaires et forme des espèces de hernies que j'ai désignées sous les noms d'*alvéoles*, de *cellules* ou de *poches*, suivant leur capacité. Souvent cette membrane est encore saine partout, excepté dans le fond de ces cavités où elle présente des signes d'inflammation manifeste, et, dans des cas qui ne sont pas rares, des ulcérations qui se terminent tantôt par une infiltration urineuse et des abcès entre les couches de la tunique musculaire, ou bien en dehors d'elles, et tantôt par une perforation qui s'opère dans le péritoine ou dans les organes voisins. La découverte de cette lésion a une certaine valeur : 1° parce qu'elle fait sentir combien il importe de ne pas laisser durer la dysurie indéfiniment ; 2° parce qu'elle rend compte d'un certain nombre d'accidents graves, subits, qui, survenus dans le cours d'un traitement, en ont été considérés à tort comme le résultat ; 3° enfin parce qu'elle suggère au praticien quelques précautions particulières. » (Mercier.)

Souvent la muqueuse est *décolorée*, blafarde et comme macérée. La surface libre peut être recouverte d'une couche grisâtre *pseudo-membraneuse*, et ces fausses membranes, se détachant en certains points, peuvent, restant adhérentes par une de leurs extrémités, flotter par l'autre dans la cavité vésicale.

Les parois vésicales peuvent être ramollies, infiltrées qu'elles sont par une sanie purulente. Mais d'autres fois au contraire le travail phlegmasique aboutit à un épaississement et à une induration de ces mêmes parois. Cet épaississement, qui porte sur la membrane muqueuse, ne doit pas être confondu avec l'hypertrophie des faisceaux musculaires. La capacité de la vessie est alors diminuée. Les parois ayant perdu de leur souplesse, les alternatives de contraction et d'ampliation ne se font que fort incomplétement.

Souvent la surface de la muqueuse présente une riche *arborisation vasculaire*. Les veines, surtout au niveau du bas-fond et dans le voisinage du col, sont très-dilatées.

On peut enfin observer la *gangrène*, quoique cette lésion soit moins fréquente qu'on ne l'a cru, les altérations que nous signalons plus haut ayant été prises souvent pour des plaques gangréneuses.

Dans le catarrhe vésical il est rare que le réservoir urinaire soit seul malade : l'*urèthre* dans sa région prostatique présente aussi des altérations qui expliquent l'intolérance dans ces cas des instruments. Les *reins* finissent toujours par se prendre. Les *uretères* ont leur surface interne enflammée, ulcérée, et contiennent du pus. Les *calices* et les *bassinets* participent à l'inflammation, et sont le plus souvent dilatés.

Symptômes.— Quand le catarrhe succède à la cystite aiguë, le début est aisé à saisir : les accidents aigus s'amendent progressivement ; la fièvre cesse d'être continue pour ne plus présenter que des exacerbations intermittentes ; les besoins d'uriner sont moins pressants et moins fréquents; le malade se lève cependant plusieurs fois dans la nuit pour ne rendre qu'une petite quantité d'urine; les vives douleurs n'existent plus, mais la miction provoque encore une douleur de caractères assez variables. L'état chronique est constitué.

Mais si le catarrhe vésical ne survient pas comme terminaison de la cystite aiguë, le début est insidieux, difficile à saisir, et généralement le médecin n'est appelé qu'assez tard, en sorte qu'il se trouve en présence d'une affection déjà avancée. Quand on interroge le malade, on apprend que depuis longtemps déjà, depuis un temps qu'il lui est le plus souvent impossible de préciser, il éprouve de la difficulté à uriner : l'augmentation graduelle de cette difficulté et l'absence de douleur expliquent comment le malade ne peut saisir exactement le moment du début. Cette dysurie augmente de plus en plus, et la douleur est maintenant venue s'ajouter : c'était d'abord une sensation de gêne ou de pesanteur au périnée et à l'hypogastre, il s'agit maintenant d'une douleur parfaitement caractérisée, plus ou moins vive, parfois intense. Ce malade ne dort plus: non-seulement parce qu'il souffre, mais aussi parce qu'il est obligé de se lever souvent

la nuit pour rendre une quantité d'ailleurs insignifiante d'u-
rine. En même temps que le sommeil, l'appétit s'est perdu.
L'amaigrissement arrive, les forces s'affaiblissent, et l'état
général est dès lors sérieusement compromis.

Le médecin, procédant à l'examen local, constate quelqu'une
des lésions que nous avons signalées dans la pathogénie
comme produisant la cystite chronique. Cet examen lui fait
encore apprécier l'état des parois vésicales, et constater en
outre que la vessie ne se vide pas complétement par la miction : après que le malade à uriné, la sonde en effet donne
encore issue à une quantité variable d'urine.

Quant aux caractères que présente ce liquide, ils ont valu
à l'état morbide que nous étudions le nom de catarrhe vésical.
Ils sont très-importants et méritent une étude très-attentive. Ces
caractères varient beaucoup, mais les aspects divers présentés
par les urines catarrhales peuvent être ramenés à quatre.
Cette distinction proposée par Mercier nous semble très-pra-
tique et de nature à fournir des indications très–utiles pour
le traitement : la sécrétion peut être *muqueuse, puriforme,
purulente,* ou *glaireuse ;* dans ce dernier état elle est souvent
sanguinolente.

« Lorsque la sécrétion est *muqueuse,* l'urine sort quelquefois
presque limpide ; seulement, à mesure qu'elle se refroidit, on
la voit se troubler graduellement : un nuage apparaît dans
toute sa hauteur, et reste très-longtemps en suspension. Souvent au bout de 24 heures ou 48 heures, ce nuage est par-
semé d'une foule de petits points rouges qui ne sont autre
chose que de l'acide urique.

« A l'état *puriforme,* la sécrétion donne déjà une apparence
louche à l'urine ; celle-ci se trouble beaucoup plus vite, et le
nuage qui en résulte est formé de flocons assez épais, séparés
par des parties plus transparentes. Il se précipite en quelques
heures, et le dépôt conserve toujours cette même apparence
floconneuse. Alors encore l'urine laisse déposer de l'acide
urique sous forme de points rouges. Mais comme cette pré-

cipitation se fait moins vite que celle de la sécrétion, il en résulte une couche ou des stries rougeâtres à la surface de celle-ci.

« Quand la sécrétion est *purulente*, l'urine sort opaline, lactescente, et, si l'on place ce liquide entre l'œil et la lumière, on y voit flotter une foule de petites particules blanches, sans viscosité, indépendantes les unes des autres, et se dirigeant immédiatement d'une manière sensible vers le fond du verre. Elles donnent lieu à un dépôt blanc, homogène, compacte, et qui, si l'on incline le verre, obéit instantanément à la pesanteur. On voit que les diverses particules qui le forment n'ont aucune adhérence entre elles. Dans cet état, l'urine est habituellement peu colorée, quelque fois encore un peu acide, mais plus souvent neutre. Ceci différencie immédiatement ce dépôt de celui d'urate d'ammoniaque avec lequel il pourrait être confondu. L'urine qui a fourni ce dernier donne une réaction acide des plus prononcées, même au bout de plusieurs jours. En outre celui-ci, traité par la chaleur, se dissout immédiatement, ce que ne fait pas le dépôt purulent ; d'ailleurs le microscope constate des différences qui lèvent toute incertitude.

« Dans quelques cas on trouve ces trois genres de sécrétion réunis et formant trois couches parfaitement distinctes dans le même verre, ce qui annonce sans doute que les diverses parties qui les produisent sont enflammées à des degrés divers.

« Enfin, les dépôts *glaireux* sont le degré le plus avancé de la sécrétion purulente ; ils doivent leur apparence à ce que l'urine a subi, quelquefois même dans les organes, une décomposition ammoniacale qui a réagi sur le pus et lui a donné cette singulière viscosité. Parfois, le pus étant en petite quantité, et l'urine fortement alcaline, la précipitation n'a pas lieu, et la dissolution est telle que l'urine est presque limpide ; mais elle est visqueuse et file comme de l'huile. L'alcalinité produit assez fréquemment sur la muqueuse de la vessie et de l'urèthre la sensation qu'y déterminerait une liqueur corrosive. Ces dépôts sont souvent sanguinolents ou mêlés de stries sanguinolentes, et le microscope, indépendamment des caractères du pus, y démontre la présence de nombreux cristaux phosphatiques.

« Comment s'assurer que ces sécrétions viennent de la vessie, et non des organes voisins ?

« On les distingue facilement de celles de l'urèthre, en faisant uriner le malade dans deux verres. Celles-ci apparaissent avec le premier jet d'urine, de telle sorte qu'il se forme dans le premier verre un nuage ou un dépôt qu'on n'observe point ou qu'on observe peu dans le second. Il est à remarquer d'ailleurs que le catarrhe uréthral sort habituellement sous forme de filaments ou de flocons qui flottent dans l'urine, tandis que celui qui vient de la vessie a plus rarement cette apparence.

« Pour ce qui est des sécrétions de la muqueuse des uretères ou des reins, on est plus embarrassé. Quand, ce qui n'est pas rare, elles ne s'accompagnent d'aucun symptôme local, nous n'avons pour nous éclairer que la cause de la maladie, son point de départ, sa marche et, si ces indications nous manquent, le diagnostic reste très-obscur. M. Rayer dit que, dans la cystite chronique, le pus est plus souvent glaireux ; cependant il convient qu'il peut ne pas l'être, tandis qu'il a trouvé une matière glaireuse dans les bassinets. Il ajoute que le sédiment glaireux de la vessie, formé presque en entier de matière gélatiniforme amorphe et de lamelles d'épithélium, contient moins de globules de pus, et celui des bassinets moins de phosphate ammoniaco-magnésien (*Mal. des reins*, t. III, p. 94) ; mais on comprend combien tout cela est vague pour le praticien. Il m'est arrivé quelquefois de sortir d'embarras ainsi que je vais dire. J'introduis une sonde élastique dans la vessie et je lave bien cet organe à l'aide de plusieurs injections ; puis je laisse la sonde jusqu'à ce que j'aie recueilli une certaine quantité d'urine arrivant goutte à goutte et directement des uretères. Si cette urine se rapproche plus des caractères normaux que celle que le malade sécrète habituellement, et surtout si elle est acide. tandis que celle-ci est alcaline, j'en conclus que la vessie est le siège, au moins le siège principal de l'affection. Malheureusement il est rare qu'à cet état l'appareil urinaire ne soit pas entièrement envahi : — Le microscope fait quelquefois découvrir des spermatozoïdes dans ces dépôts urinaires. » (Mercier.)

Ces modifications dans la constitution de l'urine entraînent des variations dans sa *couleur*, dans son *odeur*, etc. Tout le monde sait que la coloration comme l'odeur de l'urine peuvent varier beaucoup sans sortir de l'état normal. Mais les états pathologiques, en même temps qu'ils troublent la transparence du liquide, entraînent dans la couleur et dans l'odeur des changements variables à l'infini. La coloration la plus ordinaire c'est la coloration blanchâtre, lactescente, avec des nuances très-variables en gris ou en jaune. Le sang excrété peut amener les teintes les plus diverses jusqu'à la couleur marc de café. Quant à l'odeur, toujours forte et désagréable, elle devient, dans le catarrhe vésical avancé, tout à fait spéciale, pénétrante et nauséabonde.

Diagnostic. — Le catarrhe vésical est une affection symptomatique, c'est une chose que le praticien ne doit jamais oublier. Constater d'abord l'existence de l'inflammation chronique de la vessie, et apprécier le degré de cette altération ; ensuite déterminer exactement la nature, le siège, le degré de la cause qui, après l'avoir provoqué, entretient cet état morbide : tel est le double devoir qui s'impose.

Le premier problème est généralement facile à résoudre : on n'aura qu'à apprécier soigneusement et les phénomènes fonctionnels et les altérations de l'urine que nous venons de passer en revue. — Une saine appréciation des troubles fonctionnels ne permettra pas de les rattacher à une *névralgie du col vésical*. — Un examen soigneux de l'urine achèvera d'asseoir à ce point de vue l'opinion du médecin. Nous signalerons ici cependant une cause d'erreur : chez les gens atteints de diathèse urique, on observe plus fréquemment qu'on ne croit des urines troubles, chargées, parfois presque bourbeuses ; et cet état du liquide excrémentitiel se lie à des troubles de la miction et à des phénomènes douloureux très-variables. Il ne faudrait pas s'en laisser imposer par ces accidents, et prendre pour un catarrhe vésical ces épisodes de la *diathèse urique*, essentiellement passagers et intermittents.

L'existence du catarrhe vésical une fois constatée, ses divers caractères soigneusement appréciés, reste à résoudre la question importante : quel en est la cause ? quels sont le siège, la nature, le degré, etc., de la lésion génératrice ? Nous n'avons pas à refaire ici la pathogénie de la cystite chronique ; qu'il nous suffise d'en rappeler les points principaux, ceux que le praticien doit s'attendre à rencontrer le plus fréquemment.

Le catarrhe vésical s'observe le plus souvent chez les gens ayant déjà atteint un certain âge : il s'agit presque toujours d'un *engorgement sénile de la prostate*, ou d'une *valvule du col vésical*. C'est plus particulièrement à l'âge moyen de la vie qu'il y aura lieu d'incriminer les *rétrécissements de l'urèthre*. Ceux-ci ne s'observent guère, en effet, dans le jeune âge ; d'autre part, les progrès continus de la coarctation contraignent généralement le malade à consulter le chirurgien avant qu'il ne s'écoule en somme un temps très-long. — Pour ce qui est des *calculs* vésicaux, il convient de distinguer soigneusement, au point de vue qui nous occupe, ceux qui sont *uriques, uratiques* ou *oxaliques* d'une part, et d'autre part ceux qui sont *phosphatiques*. Les premiers sont d'origine diathésique et s'observent à toutes les périodes de la vie ; c'est eux qui ont la plus large part dans la production des catarrhes vésicaux chez les enfants. Il n'en est plus de même des pierres phosphatiques : une fois formées, elles contribuent incontestablement par leur présence à entretenir la cystite chronique ; mais c'est justement cette phlegmasie chronique qui les a fait se développer. Par conséquent, lorsqu'il s'agira d'une concrétion urique, uratique ou oxalique, sa présence suffira à expliquer l'origine et la persistance du catarrhe. Au contraire, dans le cas de concrétion phosphatique, cette dernière sera considérée comme une conséquence du catarrhe, et il restera toujours à découvrir la cause génératrice de ce dernier.

Complications. — Les complications les plus communes du catarrhe vésical sont : la gravelle blanche, les cellules vésicales, le fongus vésical, la pyélo-néphrite, la fièvre, l'état général cachectique.

Marche. — La marche du catarrhe vésical est en général continue. Il se produit particulièrement dans les débuts des exacerbations provoquées par un écart de régime, un refroidissement, un état morbide passager du tube digestif, un traitement irrationnel, etc. On observe aussi, en revanche, des amendements, peu durables d'ailleurs, et qui sont dus à des causes variables et parfois difficiles à saisir : adoption par le malade d'un régime plus sévère que d'habitude, retour de la belle saison, état général meilleur à de certains moments. Nous ne parlons pas, bien entendu, de la marche différente qu'un traitement bien entendu vient imprimer à la maladie.

Durée. — La durée du catarrhe vésical abandonné à lui-même est variable, subordonnée qu'elle est à la lésion génératrice ; mais cette durée est toujours longue.

Terminaisons. — Le catarrhe vésical une fois établi, il ne faut pas, sur la foi d'idées surannées, en espérer la guérison spontanée. Abandonnée à elle-même l'affection progresse d'une façon continue et se termine fatalement par la mort. — Il n'en est plus de même, bien entendu, s'il s'agit d'un catarrhe soumis à un traitement méthodique bien compris : quand on peut en supprimer la cause, le catarrhe ne tarde pas généralement à disparaître sous l'influence des moyens divers que l'on peut diriger contre lui. D'autres fois la lésion qui l'entretient ne disparaît pas ; mais le malade peut encore au moins, grâce à des soins bien entendus, vivre avec son ennemi.

Pronostic. — Il est subordonné bien entendu à l'ancienneté et au degré des altérations vésicales. Mais à lésion égale du réservoir urinaire, le pronostic est dicté par la nature et les caractères divers de la maladie qui entretient, après l'avoir provoquée, la cystite chronique. L'âge et surtout l'état général du sujet doivent être pris en très-sérieuse considération, il est à peine besoin de le dire. Nous ne pourrions, sans nous condamner à des redites, traiter ici du pronostic de ces diverses lésions, et nous renvoyons à l'étude qui en est faite au sujet des rétrécissements de l'urèthre, des engorgements de la prostate, des valvules du col, des calculs vésicaux, des fongus de la vessie, etc.

Traitement. — Après ce que nous avons dit de la nature et de la pathogénie du catarrhe vésical, il semble que le premier devoir du chirurgien doive être de supprimer la cause : cela est vrai théoriquement, et même dans certains cas en effet c'est l'indication causale qui doit être tout d'abord remplie. Il s'en faut cependant de beaucoup qu'il en soit toujours ainsi ; au contraire, en pratique, le premier soin du chirurgien doit être d'amender préalablement l'état phlegmasique de la muqueuse vésicale, dans la crainte de l'augmenter par des manœuvres dirigées d'emblée contre la lésion génératrice.

C'est par l'intermédiaire de la stagnation d'urine que s'est installée et que se maintient la cystite chronique. L'indication la plus pressante et la plus utile à remplir, c'est de parer à la stagnation en vidant méthodiquement la vessie par le cathétérisme. Les difficultés qu'on rencontre souvent, la douleur qu'on produit parfois, quelques précautions qu'on y mette, ne doivent pas être des motifs pour le médecin de se soustraire à ce devoir. Dans certains cas le malade urine difficilement, fréquemment, peu a la fois ; d'autres fois il y a incontinence d'urine, c'est-à-dire que le malade urine involontairement par regorgement : dans un cas, comme dans l'autre, toujours il reste une quantité variable d'urine stagnante dans la vessie, qui ne se vide jamais complétement. Avant tout il faut parer à cet état en vidant la vessie à l'aide de la sonde : chaque cathétérisme sera suivi d'une injection faite avec une petite

quantité d'eau tiède, ou mieux d'une solution étendue d'acide
phénique également tiède.

Ces cathétérismes seront faits avec une sonde en gomme
élastique de calibre moyen, approprié d'ailleurs au calibre de
l'urèthre. Quant à la forme et à la courbure, nous croyons
qu'il faut rejeter les sondes droites, qu'elles soient coniques ou
à bout olivaire : la sonde que nous préférons, quant à nous,
c'est la sonde *cylindrique à courbure semblable à celle de l'u-
rèthre*. C'est celle dont l'introduction nous a parue le plus facile et le moins douloureuse. Dans quelques cas particuliers,
on se trouve bien de recourir à la sonde coudée, à courbure
brusque, dite *sonde à béquille*.

*
* *

Le simple soin de prévenir ainsi la stagnation suffira le plus
souvent pour amender le catarrhe, et l'on pourra s'attacher
alors à remplir l'indication causale.

Les *rétrécissements* de l'urèthre seront détruits par telle ou
telle méthode, suivant le cas particulier. S'il s'agit d'un *calcul*,
on en débarrassera le malade, et le choix de l'opération sera
également dicté par les circonstances actuelles. Les *valvules*
exigent un traitement qui sera étudié dans un autre chapitre.
Quant aux *engorgements de la prostate*, on sait combien cette
lésion est rebelle aux médications dirigées contre elle. C'est
dans ces cas spécialement que le chirurgien doit apprendre au
malade à se sonder lui-même en lui faisant comprendre quelle
importance il y a pour sa santé, et même pour sa vie à vider
méthodiquement le réservoir urinaire pour prévenir le séjour
de l'urine et les conséquences que ce séjour entraînerait.

*
* *

Pour ce qui est des moyens dirigés contre le catarrhe vésical lui-même, de la médication symptomatique, il faudrait un
volume si l'on voulait énumérer tous les remèdes proposés

36

tour à tour. Nous nous bornerons, bien entendu, à l'étude de
ceux qui peuvent être utilement employés dans divers cas.

1° *Antiphlogistiques.*

Ils ne sauraient convenir que pour les poussées aiguës qui
peuvent se produire ; quant à l'inflammation chronique elle-
même, inutile de dire qu'elle n'en saurait aucunement béné-
ficier. On pourra recourir alors, suivant le cas, à des applications de sangsues à l'hypogastre ou au périnée, bains de siège,
applications émollientes, lavements.

2° *Révulsifs.*

Il va sans dire qu'on bannira les vésicatoires à cause des
cantharides qui pourraient provoquer précisément une cystite
aiguë : quoique ces craintes ne soient pas partagées par quelques chirurgiens, nous croyons prudent de s'abstenir. — Civiale
employait la pommade stibiée, qu'il appliquait sur les lombes
et l'hypogastre ; mais elle a le grave inconvénient de provoquer
des éruptions fort désagréables, et d'amener parfois des vomissements et de la diarrhée. — On a employé aussi les setons et
les moxas. — Il faudra toujours, même en dehors de la diathèse rhumatismale, conseiller de vives frictions sèches générales faites avec le gant de crin matin et soir ; on devra recommander aussi de porter de la flanelle. L'intégrité des
fonctions cutanées doit être en effet toujours soigneusement
maintenue. C'est dans le même but qu'on prescrira des frictions aromatiques, des bains de vapeur, etc.

3° *Narcotiques.*

Ils servent plus particulièrement à calmer les douleurs et
l'état spasmodique. On prescrit souvent en pareil cas l'*opium*,

et c'est un tort, car ce médicament amène vite de la perte d'appétit et de la constipation, inconvénients particulièrement graves dans l'espèce. Il vaut mieux employer la *codéine*, et l'administrer par la voie rectale. — La *jusquiame* et la *belladone* ont été aussi beaucoup employées, et elles sont bien préférables à l'opium : elles n'ont pas en effet l'inconvénient d'amener la constipation, nous avons en outre maintes fois constaté leur action élective sur le col vésical, dont elles calment l'état spasmodique. Seulement au lieu des extraits de jusquiame et de belladone, qui sont trop infidèles, nous employons les alcaloïdes de ces deux plantes : l'*hyosciamine* ou l'*atropine*. Dans le but de maintenir les voies urinaires sous l'influence du médicament nous prescrivons de 6 à 9 granules d'hyosciamine par jour : 2 granules le matin en se levant, 2 l'après-midi, 2 le soir en se couchant, et, en outre 2 ou 3 de plus dans la nuit si le malade est réveillé par les besoins d'uriner. — L'action de l'*atropine* est encore plus sûre : nous prescrivons des granules de *sulfate d'atropine* à 1/2 milligramme ; il suffit ordinairement d'en prendre un le matin et un le soir ; au besoin un troisième pourrait être pris dans la journée et un quatrième dans la nuit. En même temps que l'atropine on fera bien de faire prendre du cubèbe ou de l'essence de santal. — On peut aussi employer très-utilement la *ciguë*: nous prescrivons ordinairement la *cicutine* en granules de 1/2 milligrammes.

4° *Balsamiques, alcalins, diurétiques, etc.*

L'action des balsamiques sur le catarrhe vésical a été beaucoup exagérée ; mais ces substances sont utiles à la condition d'être employées en temps opportun, c'est-à-dire à la période de déclin, et à la condition que les doses en soient convenables, et les effets surveillés, particulièrement les effets sur le tube digestif.

* *

Térébenthine. — Il n'est pas de médicament qui ait été plus employé que celui-ci : il n'est peut-être pas un malade atteint d'affection chronique des voies urinaires qui n'ait pris de la térébenthine, et le plus grand nombre a commencé par-là, avant tout autre traitement. Les vertus de cette substance ont été beaucoup exagérées. Sans être bien grande ni bien fidèle, son action peut être utilisée cependant ; on la prescrit sous forme d'*essence*, en *perles* : à la dose quotidienne de 5 ou 6 perles.

* *

L'eau de *goudron* se boit aux repas avec le vin.

* *

Le *copahu*, dont les doses ordinaires sont de 4 à 8 grammes dans la blennorrhagie, ne devra être prescrit, dans le catarrhe vésical, qu'aux doses de 3 ou 4 grammes, pour éviter l'action irritante sur le tube digestif, et les troubles gastro-intestinaux qui en sont la conséquence. On l'administre en capsules gélatineuses : chaque capsule contenant environ 30 centigrammes de substance active, il en sera pris de 6 à 12 par jour. — On peut aussi l'administrer en lavements.

* *

Le *cubèbe* doit être préféré au copahu comme moins susceptible de troubler les fonctions digestives. Le meilleur mode d'administration est le suivant :

Cubèbe en poudre.................................... 20 à 40 gr.
Sirop de goudron.................................... q. s.

A prendre par bols dans la journée.

Il vaut mieux en général prendre le médicament à plus faibles doses, mais plus fréquemment répétées.

On peut substituer à la poudre de cubèbe son *extrait alcoolique éthéré* (E. Delpech). Ce dernier renferme : l'huile volatile extraite par l'éther, la résine obtenue par l'alcool, et la cubébine. — Les capsules de E. Delpech pèsent 1 gr. 20, et renferment 75 centigr. de l'extrait de cubèbe, équivalant à 7 gr. 50 de poudre. On en prend de 3 à 6 par jour immédiatement avant les repas, ce qui représente de 23 à 45 gr. de poudre de cubèbe. — Cet extrait est fort bien toléré.

On peut associer le cubèbe au copahu :

Cubèbe en poudre.................................... 15 gr.
Copahu... 5 gr.
Sirop de goudron.................................... q. s.

A prendre dans la journée par bols enveloppés dans un pain azyme. — Cette préparation rend de grands services dans les poussées aiguës ou subaiguës qui se produisent souvent au cours des cystites chroniques.

L'*essence de santal* peut être administrée en capsules contenant chacune environ 40 centigr d'essence (de 6 à 12 capsules par jour), ou bien en potion ; seule ou associée à d'autres médicaments. Quand il se produira des phénomènes d'irritation vers le col de la vessie, on fera bien d'y ajouter de l'*essence de menthe*.

Essence de santal..................................... 4 à 8 gr.
Essence de menthe..................................... 15 gouttes.
Sirop de tolu... 100 gr.

A prendre dans la journée par cuillerées à bouche.

36.

Le *matico* est un balsamique doux qui trouve principalement ses indications dans les cystites chroniques, surtout dans les moments de poussées subaiguës. On l'administre à l'intérieur de diverses façons. — Poudre : de 4 à 8 gr. dans un pain azyme, ou en bols, en pilules, ou encore suspendue dans de l'eau sucrée. — Infusion : 10 à 40 gr. de feuilles pour un litre d'eau. — Les capsules de Grimault sont à enveloppe de gluten, et contiennent 1 gr. de copahu et 5 centigr. d'extrait de matico. — Mais le meilleur mode d'administration de ce médicament à l'intérieur serait, d'après Dorvault, l'extrait hydro-alcoolique, quatre fois plus actif que la poudre. On le prescrit à la dose de 1 à 2 gr. en pilules. — Le sirop de matico de Dorvault est au dixième : chaque cuillerée à bouche représente 2 gr., et chaque cuillerée à café 50 centig.

Les préparations de *buchu* ou *bucco* tirés des feuilles de divers Diosma ou Barosma, du Cap, trouvent leur indication dans la cystite chronique et dans les exacerbations subaiguës qu'elle présente. On l'administre sous forme de tisane et sous forme d'extrait hydro-alcoolique éthéré en sirop. Tisane (feuilles de buchu, 20 gr. — eau, 1000 gr.) 3 tasses par jour. — Sirop à l'extrait de buchu : de 3 à 6 cuillerées à soupe dans de l'eau ou dans une tisane appropriée.

Les *stigmates de maïs* qui sont un remède depuis longtemps populaire dans le midi, ont été dans ces derniers temps préconisés dans les affections des voies urinaires. Ce médicament est très-bon dans le catarrhe vésical, et il offre le grand avantage d'être toléré, même malgré une longue administration, et de ne pas provoquer de troubles gastriques. Il nous a semblé cependant qu'il amenait des effets défavorables quand les reins étaient malades, ce qui tient à l'excitation très-notable qu'il produit sur ces glandes. Car on ne saurait nier ces propriétés diurétiques formelles : celles-ci d'ailleurs, ainsi que l'a montré récemment Landrieux, « s'observent dans les maladies de l'excrétion urinaire, mais aussi dans les perturbations apportées à la circulation sanguine : maladies du cœur et des vaisseaux, etc. » — On l'administre sous forme de tisane (barbes de maïs, 8 gr. — eau 1 litre); ou sous forme d'extrait, dans un sirop (3 cuillerées à soupe par jour, de sirop).

Les *bourgeons de sapin* s'administrent soit en tisane soit en sirop. Ils ont l'inconvénient de fatiguer le tube digestif.

Le *baume de tolu* se prescrit sous forme de sirop, dont on édulcore une tisane appropriée. Il est peu actif.

L'*eucalyptus* se prend sous forme d'essence, en capsules. Son action n'est pas bien nette, et il présente le grave inconvénient de donner des renvois extrêmement désagréables et de troubler les fonctions digestives.

L'*uva-ursi* est un très-bon médicament dans le catarrhe vésical ; on en fait une tisane ou bien un sirop (de 3 à 6 cuillerées à soupe du sirop, par jour).

Nous en dirons autant de la *pareira-bava*, qui s'administre également en sirop ou en infusion.

Citons encore l'*ulmaria* ou *reine des prés*, le *chiendent*, la *salicaire*, le *polygala*, l'*épigea repens*, l'*aconit*, la racine de *kawa*, le *winter-green*, la *pariétaire*, les sommités de *genêt*, le chevelu du *chou*, le *frêne*, l'*alkékenge*, etc.

L'huile de gabian produisant de bons effets sur la muqueuse bronchique dans les cas d'inflammation chronique et subaiguë, nous avons été amené à la prescrire dans le catarrhe vésical; nous en avons constaté trois fois les bons effets. Nous l'avons administrée sous forme de capsules : il se produit d'abord des renvois, mais cet inconvénient cesse bientôt et les malades s'y habituent fort bien ; quant aux fonctions digestives ; elles n'ont pas été troublées le moins du monde.

L'acide benzoïque et les *benzoates*, sans avoir une action bien grande, ne laissent pas que de produire de bons effets. A l'acide benzoïque qui est très-difficilement soluble, on préférera le benzoate de soude, ou mieux encore le benzoate de chaux en potion.

On a proposé d'administrer à l'intérieur l'*acide salicylique* et les *salicylates* ; mais ces médicaments ne paraissent pas avoir répondu aux espérances fondées sur eux. L'acide salicylique étant à peu près insoluble, c'est le salicylate de soude qu'on a administré ; nous avons prescrit souvent le salicylate de chaux. Il ne faudra pas donner ces médicaments quand on suspectera l'état des reins : car l'acide salicylique n'étant pas éliminé, produirait des accidents d'intoxication.

Nous pourrions étendre encore la liste des remèdes qui peuvent être employés dans le catarrhe vésical ; nous préférons nous borner à l'étude de ceux qui peuvent être réellement utiles à un moment donné. Il faudrait d'ailleurs passer en revue tous les balsamiques, les diurétiques et les alcalins.

Nous ferons observer avant de finir qu'il ne faut pas, un catarrhe vésical étant donné, prescrire forcément, et prescrire au hasard un de ces médicaments. Il faut, dans chaque cas particulier, se laisser guider par les indications tirées de l'état de la vessie, des reins, du tube digestif, des forces générales, etc. Et pour les diurétiques, notamment, on ne devra pas oublier qu'ils ne font parfois qu'aggraver le ténesme vésical, augmenter la fréquence et la douleur des mictions ; et même ils peuvent, s'il existe une inflammation des reins, lui donner un coup de fouet.

5° *Eaux minérales.*

Un grand nombre de sources ont été vantées contre le catarrhe vésical. A mesure que l'action des eaux minérales est mieux connue, leurs indications respectives sont posées avec plus de précision, et l'on voit de plus en plus diminuer cette prétention qu'avait chacune de constituer une panacée. A mesure que les faits sont plus sérieusement observés et plus sévèrement interprétés, on voit se préciser davantage la spécialisation thérapeutique de chaque fontaine.

C'est ainsi, notamment, que l'action si fréquemment favorable des eaux alcalines fortes (Vichy, Vals, etc.) dans la diathèse urique avait été étendue aux affections des voies urinaires. Or il est peu de médecins qui ne sachent aujourd'hui quels désastreux effets ces eaux produisent le plus souvent dans les lésions de cet appareil. Aussi l'existence d'un catarrhe vésical, d'une pyélo-néphrite, d'une affection de la prostate, etc. doit-elle être considérée comme constituant précisément une contre-indication des eaux bicarbonatées sodiques.

Les groupes d'eaux minérales pouvant être utilisés dans le catarrhe vésical se réduisent à trois : 1° Eaux très-faiblement excitantes, comme Evian ; 2° eaux sulfatées calciques, telles que Capvern, Contrexeville ; 3° eaux sulfureuses. Les eaux de Capvern et de Contrexeville, sans présenter d'ailleurs des propriétés identiques, répondent à la généralité des cas. Les eaux d'Evian sont employées dans certains cas spéciaux qui comportent la plus faible excitation possible. On a recours enfin aux eaux sulfureuses dans certains cas de catarrhes invétérés qui exigent une vive excitation. C'est au chirurgien qu'il convient de saisir l'indication en se fondant sur des considérations tirées de l'ancienneté et du degré du catarrhe, de l'irritabilité des voies urinaires, de la lésion génératrice, des lésions concomitantes, de l'état des reins, de l'état du tube digestif, de l'état des forces générales, etc.

6° *Injections vésicales.*

Les instruments, le manuel opératoire, la température du liquide, sa nature, sa quantité, la répétition des injections constituent autant de conditions très-importantes, dont l'influence est décisive sur le résultat.

Pour pratiquer une injection intra-vésicale on se sert d'une sonde en gomme élastique ayant un diamètre proportionné à celui de l'urèthre, et d'une seringue à anneaux dont le jeu soit aussi parfait que possible. La sonde introduite dans la vessie avec toutes les précautions nécessaires, et la seringue chargée, après avoir débarrassé la vessie de l'urine qu'elle peut contenir, on adapte la canule de cette dernière au pavillon de la sonde, et l'on a soin de pousser l'injection *avec lenteur* pour éviter de provoquer une révolte de l'organe, et aussi pour que la main du chirurgien perçoive toute sensation de résistance qui pourrait se produire et trahir une contraction des parois vésicales. — Le liquide injecté doit être à la *température* du corps : trop froid il provoquerait des spasmes et des accidents inflammatoires, trop chaud il amènerait des accidents plus graves encore. — La *quantité* n'est pas non plus indifférente : car il ne s'agit pas de *rincer* la vessie comme une bouteille, il ne s'agit pas davantage de lui faire faire une manière de *gymnastique*, comme cela a été d'ailleurs proposé. La quantité, comme le dit fort justement Thompson, ne doit pas excéder 50 ou 60 gr. Une injection ayant ce volume modéré, présentant la température tiède que nous avons dite, et poussée avec les précautions que nous avons recommandées, sera sans inconvénients et surtout sans dangers, et d'autre, part elle permettra d'atteindre parfaitement le but qu'on se propose : modifier directement la surface de la muqueuse. La vessie vide en effet revient sur elle-même et il n'est pas besoin d'une grande quantité de liquide pour la distendre un peu et baigner toute sa surface.

Au lieu de la seringue à anneaux, Thompson se sert d'une poire en caoutchouc : si l'on s'astreint à n'injecter qu'une petite quantité de liquide, il n'y a pas en effet grand inconvénient ; mais il vaut mieux encore se servir de la seringue, pour la raison que nous avons donnée plus haut.

Pour ce qui est des injections d'eau froide, nous croyons avec Mercier qu'elles sont souvent de nature à provoquer des spasmes vésicaux, de la douleur, une exacerbation du catarrhe et des accidents de pyélo-néphrite.

Nous ne croyons pas non plus sans danger les irrigations vésicales avec la sonde à double courant, et nous n'y voyons en tous cas nul avantage. La pratique la plus sage est la suivante : on injecte dans la vessie 50 ou 60 gr. de liquide tiède, on le laisse séjourner dans le réservoir 2 ou 3 minutes, puis on le laisse s'écouler. On peut au besoin renouveler l'injection de la même manière et sur-le-champ. Dans certains cas même, quand il y a de l'irritabilité vésicale, il vaut mieux renvoyer à une nouvelle séance. En prenant les précautions que nous venons d'indiquer, ou peut faire ordinairement une ou deux séances par jour.; souvent une tous les deux ou trois jours. Dans quelques cas, surtout s'il s'agit d'une substance antiseptique en solution étendue, on fera bien de laisser dans la vessie un peu de l'injection. Thompson insiste avec beaucoup de raison sur la température de l'injection qui, dit-il, doit être comprise entre 32° et 37° ; et il insiste aussi sur la quantité : « Il faut bien faire attention, règle sans exception de ne jamais introduire plus de 50 à 60 gr. de liquide dans la vessie à la fois. De cette manière on réduira à leur minimun les chances qu'on a de produire l'irritation, et l'on conservera tous les bons effets du lavage. »

Pratiquées d'une façon éclairée les injections vésicales rendent de grands services dans la cystite chronique, « particulièrement, dit Thompson, quand il y a dans l'urine un dépôt phosphatique ou une forte proportion de mucus, ou bien quand elle est ammoniacale ou fétide ». — Cette méthode de traitement est contre-indiquée quand il y a de l'hématurie, ou même seulement, dit Brodie « quand le mucus que laisse déposer l'urine est fortement teint de sang »..

Pour ce qui est de la *composition* du liquide injecté, elle est très-variable. Nous allons signaler les formules que la pratique paraît avoir démontré les plus utiles.

*
* *

Azotate d'argent......................... 25 à 50 centigr.
Eau distillée .... 125 gr.

Pour trois injections, à 3 ou 4 jours d'intervalle (Mercier).

* * *

Acetate de plomb .... 60 milligr.
Eau chaude .... 120 gr.

En injecter lentement une petite quantité qu'on laisse séjourner environ une demi-minute, et s'écouler ensuite. On
peut répéter la chose tous les jours. Chaque fois ne pas excéder
20 milligr. d'acétate pour 30 gr. d'eau (Thompson).

* * *

Biborate de Soude .... 2 gr.
Glycérine .... 7 gr. 50
Eau chaude .... 120 gr.

Lorsque le patient semble très-éprouvé de la fréquence de
ses mictions, et qu'il apparaît un peu de sang dans l'urine
avec un fort dépôt muco-purulent. (Thompson.)

* * *

Quinine .... 5 à 10 centigr.
Eau distillée .... 30 gr.

Mêmes indications que l'injection précédente (Thompson.)

* * *

Acide nitrique .... 5 à 10 centigr.
Eau .... 30 gr.
(Thompson.)

* * *

Acide phénique crist. .... 50 cent. à 1 gr.
Alcool .... q.s. pour dis.

Ajoutez :

Eau distillée .... 1 litre.
(Reliquet.)

L'acide phénique en injections intra-vésicales rend les plus grands services dans les catarrhes vésicaux. Bien des chirurgiens l'ont employé avec succès, et nous n'avons eu, quant à nous, qu'à nous louer de l'emploi de cet agent que nous préférons aux autres, à part quelques cas spéciaux.

*
* *

Acide salicylique.. 50 centigr.
Eau distillée.. 1 litre.

Il faut prendre garde que l'acide salicylique soit bien dissous, sans quoi l'injection est douloureuse.

*
* *

Les salicylates de soude et de chaux sont préférables comme plus solubles. Le salicylate de chaux nous a paru supérieur à celui de soude, comme détersif et analgésique.

*
* *

Salicylate de chaux...................................... 1 gr.
Eau... 1 litre.

Le salicylate de soude s'emploie dans les mêmes proportions.

*
* *

Acide thymique... 20 à 50 centigr.
Alcool... q. s. pour diss.
Eau.. 1 litre.

*
* *

Hyposulfite de soude et d'argent....................... 1gr.,2.50et3gr.
Eau distillée.. 300 gr.

Indiquée, d'après Mallez, toutes les fois qu'on devra rechercher le moyen de modifier la muqueuse vésicale lentement, mais à des intervalles rapprochés. Ce chirurgien substitue ce

sel au nitrate d'argent parce que son action est moins énergique et susceptible d'être plus facilement graduée.

*
* *

Teinture d'iode..	3 gr.
Iodure de potassium..................................	1 gr.
Eau distillée...	300 gr.

(MALLEZ.)

*
* *

Teinture d'iode..	
Iodure de potassium..................................	aa 1 gr.
Extrait de belladone..................................	
Eau distillée...	300 gr.

(MALLEZ.)

*
* *

Carbonate de lithine.................................	de 2 à 4 gr.
Eau..	300 gr.

(URE.)

*
* *

Permanganate de potasse.............................	de 1 à 3 gr.
Eau distillée...	300 gr.

(VAN DEN CORPUT.)

*
* *

Alcoolature d'Eucalyptus.............................	20 gr.
Eau distillée d'Eucalyptus............................	1000 g.

(E. DELPECH.)

*
* *

Eau de goudron......................................	q. s.

*
* *

Copahu...	150 g. à 200 gr.
Eau d'orge	300 g.

(SOUCHIER DE ROMANS.)

Cubèbe.. 25 gr.

Faites infuser dans :

Eau.. . . 300 gr.

Filtrez.

Eau... 300 gr.
Sulfate de zinc..................................... 1 gr. 50.
Extrait d'opium...................................... gr.

Dans la première période du catarrhe vésical qui accompagn:
la stagnation d'urine commençante (Mallez).

Hyposulfite de soude.............................. 1
Eau... 100

Cystite purulente (Mallez).

Chloroplatinate de sodium......................... 2 gr.
Décoction de têtes de pavot....................... 250 gr.

On a fait encore des injections avec l'*acide chlorhydrique*,
l'*acide borique*, etc.

Le *traitement général* ne devra jamais être oublié. Son importance est ici très-grande. Les toniques et les eupeptiques
trouveront leur indication dans presque tous les cas. Parmi
les toniques, nous citerons particulièrement le *quinquina*, le
fer, le *manganèse*, l'*arsenic* à petites doses. Pour ce qui est du
fer, on fera bien de choisir le *protochlorure de fer* qui n'a pas
comme les autres préparations martiales, l'inconvénient de

constiper. Mercier a recommandé l'huile de foie de morue chez les scrofuleux, à titre de médicament antidiathésique. Les troubles gastriques et la constipation que provoquent fréquemment les toniques ordinaires nous ont amené à leur substituer *l'huile de foie de morue* abstraction faite de toute idée de diathèse scrofuleuse, et nous n'avons eu qu'à nous en louer. — La liste des eupeptiques est longue et notre intention n'est pas de la passer ici en revue ; le choix sera dicté par le cas particulier. Nous devons faire cependant ici une remarque : la *strychnine* est un excellent médicament à la fois tonique et eupeptique, ayant en outre l'avantage de ne pas constiper. Il faudra cependant en surveiller l'effet au point de vue de son action sur le muscle vésical, la strychnine pouvant provoquer des contractions intempestives.

On maintiendra l'intégrité des fonctions intestinales : autant que possible par des moyens simples tels que graines de lin (une ou deux cuillerées à soupe); graines de moutarde blanche (même quantité) ; huile de ricin (de 10 à 20 gr.) ; lavements émollients ou lavements à l'huile de ricin; plus rarement purgatifs salins légers tels que citrate de magnésie, sulfate de magnésie, sulfate de soude, sulfovinate de soude, eau d'Hunyadi-Janos, de Pullna, etc ; éviter les purgatifs drastiques tels qu'aloès, gomme-gutte, coloquinte, à cause de la congestion qu'ils provoquent dans le petit-bassin.

Alimentation non débilitante, mais aussi peu excitante que possible. Éviter les diurétiques actifs. Exercice modéré, régulier, usage de la flanelle, frictions sèches générales, éviter le froid et particulièrement le froid humide. Et à ce propos nous ferons observer qu'on ne tient pas assez de compte de l'action si nette qu'exercent les climats sur les affections des voies urinaires. Nous ne contestons pas, certes l'action des climats chauds sur les affections des voies respiratoires ; mais nous ne craignons pas d'avancer que les maladies des voies urinaires bénéficieraient de l'émigration dans un pays chaud plus que n'importe quelle maladie.

*
* *

En résumé, é!ant donné un catarrhe vésical, le chirurgien doit tenir la conduite suivante : 1° vider méthodiquement la vessie pour amender d'abord la phlegmasie vésicale ; concurremment on pourra aider à ce résultat par l'emploi des médicaments internes et des injections ; — 2° aussitôt qu'on le pourra, supprimer la cause du catarrhe quand cette cause est une lésion curable ; — 3° combattre le catarrhe lui-même par des moyens s'adressant directement à la phlegmasie vésicale (médicaments internes et injections) ; on se propose alors de guérir radicalement la cystite chronique si la cause en a été enlevée, et, si elle n'est point curable, on s'efforce de faire rétrocéder ou tout au moins maintenir stationnaire la phlegmasie vésicale.

CHAPITRE XI

Abcès, ulcérations, gangrène de la vessie.

§ I. — ABCÈS DE LA VESSIE.

Fréquence. — On observe rarement les abcès des parois vésicales.

Étiologie et pathogénie. — La présence d'un corps étranger dans la vessie peut entraîner la formation d'un abcès (Morgagni, etc.). — D'autres fois c'est une sonde laissée à demeure qui a provoqué le même accident (Lallemand, etc.). — Les rétrécissements, les calculs, la cystite jouent un rôle important ; et presque toujours la cause est une rétention d'urine

déterminée par un obstacle au col de la vessie ou dans l'u-
rèthre (Eustachi, Chopart, etc.). — « Toute phlegmasie, dit
Civiale, toute irritation prolongée du col et du corps de la
vessie, quelles qu'en soient les causes, peut entraîner les
mêmes accidents, bien qu'on ne découvre aucune communication appréciable entre le point où siège l'irritation et le
point où siège l'abcès ». — Une contusion paraît avoir entraîné
un abcès de la vessie (Hellwig). — Enfin dans certains cas cette
affection est survenue sans cause appréciable.

Anatomie pathologique. — On peut observer deux formes
différentes : 1° Le pus s'infiltre entre les diverses couches de
la vessie (Ruysch) ; c'est le cas le plus rare. — 2° Le pus est
collecté en un ou plusieurs foyers. C'est le cas le plus ordinaire. Ces foyers occupent généralement le sommet ou la
région antérieure de la vessie. Si autrefois on a cru fréquents
les abcès de la paroi inférieure c'est qu'on a pris pour des
suppurations de la vessie des collections de la prostate et du
pourtour du col vésical. Et quand les parois vésicales elles-
mêmes sont intéressées, elles ne le sont que consécutivement
à la phlegmasie provoquée par la collection purulente voisine
(Civiale). — Ces abcès peuvent siéger sous la tunique muqueuse
et alors ils finissent par s'ouvrir dans la vessie. Quand ils sont
situés entre la couche musculaire et la couche externe, ils se
fraient une voie dans le tissu cellulaire du bassin, dans le
vagin.

Symptômes, diagnostic. — Les abcès des parois vésicales
peuvent amener de la douleur, des troubles fonctionnels variables ; du pus peut s'écouler avec l'urine ; on peut percevoir
une tumeur par le toucher rectal, par la palpation abdominale,
ou au niveau des aines. Mais il s'en faut que l'existence de ces
divers symptômes soit constante ; et, quand ils existent, ils
présentent des caractères si peu spéciaux qu'il est bien rare de
pouvoir leur attribuer une valeur précise. — La douleur et les
troubles fonctionnels en effet n'offrent ici rien de particulier.
Le pus qui s'écoule avec l'urine peut venir des reins ou des

uretères, ou bien encore, et le cas devient alors extrêmement difficile, il peut avoir pour point de départ une cellule vésicale à surface suppurante. L'ouverture de la collection purulente dans le rectum, dans le vagin ou au dehors n'en indique pas, quoi qu'on en ait dit, l'origine. Quant à la tumeur, quand elle existe, elle peut être confondue, suivant le cas, avec une tumeur ayant pour siége le tissu cellulaire voisin. la prostate, les vésicules séminales, les aines, avec des abcès stercoraux, etc. — Les divers procédés d'examen : cathétérisme, toucher rectal, palpation abdominale, etc. ne donnent presque toujours que des notions confuses. Aussi est-il rare qu'on puisse établir un diagnostic précis.

Terminaisons. — Le plus communément l'abcès se fraie une issue par l'un des points suivants : cavité abdominale, hypogastre, aine, ombilic, vagin, utérus, rectum, colon, tissu cellulaire pelvien.

Pronostic. — C'est un accident très-grave : d'abord en ce qu'il est lié à une altération profonde d'un organe extrêmement important ; ensuite en raison des terminaisons qu'il peut présenter, notamment l'infiltration du pus dans le tissu cellulaire du bassin ou dans le péritoine.

Traitement. — Quand on a établi le diagnostic, si la collection purulente est accessible, ou doit l'ouvrir avec le bistouri. Dans le cas contraire, force sera de s'en tenir aux palliatifs.

§ II. — ULCÉRATIONS DE LA VESSIE.

Étiologie et pathogénie. — Les ulcérations de la vessie peuvent se produire spontanément ; — elles peuvent être consécutives à la cystite chronique ; — elles peuvent être déterminées par un calcul, un corps étranger, une sonde à demeure, etc.

Symptômes. — La miction est difficile ; il existe à la région abdominale une douleur provoquée par la pression ou par les contractions expulsives de la vessie. L'urine est trouble, fétide, et contient du pus. Le cathétérisme est douloureux. Il survient de la diarrhée, une fièvre lente, et les malades succombent au marasme, à moins qu'une perforation n'accélère la fin.

Diagnostic. — Il est généralement très-difficile. L'ensemble des symptômes toutefois, l'existence du pus dans les urines constitueront de fortes présomptions.

Pronostic. — Il est très-grave.

Traitement. — S'il s'agit d'un calcul ou d'un corps étranger, il faut l'extraire ; — si l'ulcération est consécutive à un catarrhe vésical, on visera ce dernier.

§ III. — GANGRÈNE DE LA VESSIE.

Fréquence. — C'est une affection rare.

Étiologie et pathogénie. — Elle peut être consécutive à la gangrène des régions voisines : intestin, utérus, vagin. Elle peut être provoquée par le séjour dans la vessie d'un calcul ou d'un corps étranger. Chez la femme, le sphacèle peut se produire pendant un accouchement laborieux : quand la tête du fœtus est pressée contre le col, et que celui-ci ne se dilate pas, le tissu utérin, dans sa portion cervicale, est comprimé entre la tête fœtale et la face postérieure du pubis. Il en résulte une mortification partielle et, consécutivement, une fistule vésico-utérine persistante. La mortification porte sur la cloison vésico-vaginale si, après avoir franchi le col utérin, la tête du fœtus se trouve arrêtée et presse sur la cloison. — La gangrène enfin peut se développer à la suite d'une cystite aiguë ou d'une rétention d'urine.

Anatomie pathologique. — La gangrène est ordinairement limitée. On observe sur la face interne de la vessie des plaques circonscrites, livides, noirâtres ; et sur les points où l'eschare s'est détachée il s'est produit une perforation faisant communiquer le réservoir urinaire avec l'une des régions voisines. Il ne faudrait pas prendre pour des plaques gangréneuses une lésion qu'on observe dans le catarrhe vésical, et sur la nature de laquelle insiste Mercier : au sommet de bosselures, une couche grisâtre qui se détache souvent sous forme de membrane et laisse après elle une surface ulcérée ; « c'est tout simplement de la matière phosphatique que l'alcalinité du pus sécrété précipite et qui adhère ainsi à la surface tomenteuse de la membrane malade. »

Symptômes, Diagnostic. — Il n'existe pas de signes *locaux* propres à la gangrène Quand cette lésion est étendue elle se trahit par des symptômes généraux tels que : hoquet, lipothymies, altération de la face, pouls petit, sueur froide. Et la mort ne tarde pas à survenir. — S'il se produit une *perforation*, elle provoque les phénomènes que nous avons étudiés à propos des ruptures de la vessie.

Pronostic. — Il est toujours extrêmement grave, particulièrement quand il se produit une infiltration d'urine dans l'abdomen.

Traitement. — Si l'urine s'infiltre dans le tissu cellulaire du bassin, ou pénètre soit dans le vagin soit dans le rectum, la conduite du chirugien est celle que nous avons indiquée pour l'*infiltration d'urine* et les *fistules*. Si le liquide s'épanche dans le péritoine il n'y a rien à faire.

CHAPITRE XII

Affections Organiques de la vessie.

§ I. — TUBERCULES DE LA VESSIE.

Anatomie pathologique. — Cette affection peut se présenter comme un élément d'une tuberculisation généralisée ou d'une tuberculisation de l'appareil génito-urinaire avec lésions analogues de la prostate et de l'épididyme ; il peut y avoir seulement tuberculisation de la vessie et de la prostate ; dans des cas très-rares enfin l'altération peut être bornée au réservoir urinaire.

Les tubercules peuvent présenter la forme miliaire, ce qui est le cas habituel, ou la forme caséeuse. — On constate en même temps des lésions de la muqueuse vésicale telles que vascularisation plus grande, inflammation, épaississement, ulcérations.

Symptômes, Diagnostic. — Quand avec la tuberculisation de la vessie il existe des tubercules dans d'autres organes, et particulièrement à l'épididyme, il n'est pas difficile de rattacher à leur véritable cause les troubles dont la vessie est le siège. Mais il n'en est plus de même si le réservoir urinaire est seul atteint. Les troubles variables de la miction tels que miction fréquente, douloureuse, difficile, ainsi que les écoulements uréthraux se rattachant plus particulièrement à l'altération de la prostate, il ne reste plus guère comme symptômes que *l'état catarrhal des urines* et *l'hématurie*. Aussi la maladie a-t-elle été méconnue souvent même par les chirurgiens les plus distingués, et prise tantôt pour un catarrhe vésical tantôt pour un calcul.

Pronostic. — Toujours sérieux, il s'aggrave suivant l'extension de la tuberculose : prostate, épididyme, poumon.

Le **traitement** ne saurait être que palliatif. En même temps que l'état local on devra viser l'état général.

§ II. — CANCER DE LA VESSIE.

Étiologie et pathogénie. — Le cancer est dit *secondaire* quand il se développe dans la vessie consécutivement à un cancer d'un organe voisin tel que prostate, intestin, utérus. Il est *primitif* dans le cas contraire.

Anatomie pathologique. — Toutes les variétés de cancer peuvent être observées ; la plus commune est l'encéphaloïde, le squirrhe se rencontre moins souvent.—L'encéphaloïde forme dans la vessie des champignons mamelonnés, mous, friables, bruns, saignant facilement. Le squirrhe se présente sous l'aspect de plaques dures encastrées dans l'épaisseur des parois vésicales. — Ces tumeurs peuvent envahir plus ou moins la vessie ; quand elles sont restées limitées, on les rencontre de préférence au niveau du bas-fond aux alentours des uretères qui peuvent être obstrués et dilatés par l'urine accumulée. La tumeur peut se propager à ces conduits et jusqu'aux reins.

Symptômes, diagnostic. — Dans les débuts la maladie ne saurait être soupçonnée : les symptômes qu'elle présente étant très-vagues, et ne présentant rien de particulier. La nature, le développement, le siège du cancer modifient les accidents. Il peut survenir des hémorrhagies très-variables dans leur degré et leur mode d'apparition. Quand la tumeur forme un champignon elle peut être portée sur le col vésical : on observe alors des besoins fréquents d'uriner, et, pendant la miction le jet peut être modifié ou interrompu brusquement ; il peut même y avoir rétention complète. Le malade accuse parfois à l'hypogastre, au pubis, au testicule et au cordon une douleur de caractères très-divers tantôt sourde, tantôt, surtout quand la maladie est avancée, vives et lancinantes. Les urines sont modifiées dans leur couleur et dans leur transparence, et elles dégagent une odeur nauséabonde. Il arrive quelquefois qu'il s'échappe par l'urèthre une matière que les malades désignent sous le nom de chair pourrie.

L'exploration directe permet de constater l'existence d'une tumeur dans la vessie, mais elle ne permet pas d'en déterminer la nature.

Les phénomènes généraux apparaissent au bout d'un temps variable suivant les cas, et se prononcent à mesure que la maladie fait des progrès. Un moment vient enfin où l'affaiblissement augmente avec rapidité par suite des hémorrhagies, de la douleur, des troubles de la miction, et aussi de la cachexie cancéreuse.

Le cancer peut envahir les régions voisines, et notamment le péritoine : il va sans dire qu'en pareil cas la terminaison est promptement mortelle.

Le diagnostic, est extrèmement difficile pour ne pas dire impossible dans les débuts. Le cancer vésical est alors fréquemment confondu avec un calcul, une hypertrophie de la prostate, un cancer dela prostate, un fongus, un polype.

Pronostic. — Il est d'une extrême gravité : la maladie se termine toujours fatalement par la mort.

Traitement. — Il ne saurait avoir qu'un caractère palliatif. — On calmera la douleur et le ténesme en administrant, soit par voie gastrique, soit en lavement, soit en suppositoires, l'extrait thébaïque, la codéine, l'hyosciamine, l'atropine. — Quand il y aura rétention d'urine, on aura recours au cathétérisme, mais on le pratiquera avec les plus grandes précautions, afin de ne pas provoquer d'hémorrhagie.

L'hématurie sera combattue par l'administration à l'intérieur du perchlorure de fer, et au besoin par des injections avec de l'eau froide. On pourra recourir encore aux injections anti-hémostatiques, calmantes, astringentes, anti-putrides, suivant l'indication.: ....

***

Acide phénique........................... 0,50 à 1 gr.
Eau....................................... 1000 gr.

***

Permanganate de potasse.................. 10
Eau distillée............................ 1000
(Van den Corput)

***

Alcoolature d'Eucalyptus................. 20 gr.
Eau distillée d'Eucalyptus............... 1000 gr.
(E. Delpech)

***

Nitrate d'argent......................... 0,05
Eau distillée............................ 120 gr.
(Thompson).

***

Sulfate d'alumine........................ 3 à 6 gr.
Eau...................................... 1000 gr.
(Basham.)

***

Alun..................................... 10 gr.
Eau...................................... 1000 gr.

***

Feuilles de Stramonium................... 15 gr.
Eau bouillante........................... 1000
Ajoutez :
Alun..................................... 15

.·.

Eau hémostatique de Pagliari, de Brocchieri, de Tisserand, ou de Léchelle 200 gr. pour 1000.

.·.

Salicylate de chaux............................... 1 gr.
Eau distillée..................................... 1000 gr.

§ III. — FONGUS ET POLYPES DE LA VESSIE.

Définition, nature. — On a souvent confondu, sous la dénomination commune de *fongus, fongosités, polypes*, des productions morbides, très-différentes. Il convient surtout d'en distinguer avec soin les tubercules, le cancer de la vessie et les tumeurs prostatiques. Quant à la distinction entre les *fongus* et les *polypes*, elle n'a pas sa raison d'être, puisqu'on a donné ces deux noms simplement à deux aspects différents d'une même production morbide. En conséquence, avec Civiale nous appellerons *fongus* ou *polypes* : « Les tumeurs qui naissent de la face interne de la vessie, et dont la nature varie trop pour qu'on puisse rien établir de général à cet égard. »

Étiologie et pathogénie. — Cette affection est rare chez l'enfant ; ou la rencontre ordinairement à l'âge adulte, et surtout dans la vieillesse. On la rencontre moins fréquemment chez la femme que chez l'homme. — Ces productions paraissent consécutives presque toujours à des inflammations chroniques prolongées de la vessie. —.La présence d'un calcul en provoque souvent le développement.

Anatomie Pathologique. — Les fongus peuvent se montrer sur tous les points de la surface interne du réservoir ; mais ils siègent le plus fréquemment sur la paroi inférieure dans le

voisinage du col. — Tantôt ils sont implantés sur la muqueuse ;
tantôt leur point de départ est au-dessous de cette membrane,
entre elle et la couche musculaire : ils soulèvent alors la muqueuse et s'en revètent en quelque sorte. — Le plus souvent
ils sont pédiculés, et leur pédicule est plus ou moins long.
Quand le fongus est ancien, les digitations nombreuses qu'ont
poussé ses racines lui donnent une large implantation, et c'est
le cas le plus fréquent. — Leur consistance est variable, mais
elle est presque toujours molle au début, et le fongus se
présente alors comme un polype mou, cellulo-vasculaire,
offrant des appendices peu résistants. — Le volume est subordonné à l'ancienneté, à la forme, au siège de la tumeur, à
l'état des parois vésicales. Les fongosités du col affectent plus
particulièrement la forme polypeuse, tandis que les autres
prennent un plus grand développement et se présentent sous
l'aspect d'une masse compacte. — Il est fréquent de trouver
en même temps une pierre dans la vessie ; et la concrétion
alors est tantôt la cause et tantôt au contraire le résultat du
fongus.

Symptômes. — Si l'on considère que le fongus se développe
à la faveur des phlegmasies prolongées de l'appareil urinaire,
ou n'aura pas de peine à comprendre que les symptômes qui
l'accompagnent ne peuvent avoir une signification bien précise au point de vue de son diagnostic. La douleur spontanée
ou provoquée par la miction, la difficulté d'uriner, l'hématurie,
les urines catarrhales, etc , sont le fait plutôt de la cystite
chronique ; et en tout cas il est impossible de faire exactement
la part du fongus et de la phlegmasie chronique des parois
vésicales.

Il y a quelques phénomènes cependant, sur lesquels
d'ailleurs on ne peut pas baser le diagnostic du fongus, car on
les rencontre dans d'autres affections, mais qui sont provoqués
par la présence de cette production morbide. — Ainsi, quand
la tumeur est pédiculée et occupe le voisinage du col, le liquide l'applique contre l'orifice : il en résulte un écoulement

de l'urine difficile, intermittent ou impossible ; en outre dans ce cas les efforts de la vessie provoquent de la douleur. — Les mêmes phénomènes, très-variables, ont parfois une autre origine : poussé par l'urine, un appendice s'est insinué dans le col qu'il excite par sa présence. L'hématurie, qui s'observe fréquemment, a pour point de départ le tissu très-vasculaire de la tumeur : il s'agit tantôt d'une érosion effectuée par une pierre ou par la sonde, et tantôt d'une hémorrhagie spontanée. — La sensibilité du fongus est très-obtuse.

Diagnostic. — Il ne peut être fait qu'à l'aide de l'exploration directe, les symptômes précédents n'ayant pu que faire soupçonner la nature du mal. Pour cela on se sert du lithotriteur ou de la sonde coudée de Mercier. Les renseignements obtenus ne sont guère très-exacts ni bien complets, car la tumeur est molle, et ne donne pas, il s'en faut, une sensation nette comme le fait un calcul saisi ou heurté. Le volume est plus difficile encore à apprécier, car les mors s'enfoncent dans le fongus et leur écartement ne mesure pas exactement le diamètre de la tumeur. Une cause d'erreur enfin existe souvent : hérissée de placages calcaires la production morbide peut être prise pour une pierre. Nous reviendrons au reste sur ce sujet en étudiant le diagnostic des tumeurs prostatiques.

Pronostic. — Il est toujours grave. Les fongus en effet, considérés en eux-mêmes, troublent profondément la miction et sont le point de départ d'hématuries qui affaiblissent le malade quand elles ne compromettent pas la vie. Une considération suffirait d'ailleurs à assombrir le pronostic, c'est que le fongus est toujours lié à un très-mauvais état de l'appareil urinaire.

Traitement. — 1° *Traitement palliatif.* — C'est le traitement auquel on doit se borner dans le plus grand nombre de cas. — On aura recours aux balsamiques et d'une manière générale aux médicaments internes employés contre le catarrhe vésical, mais en ayant soin d'éviter ceux qui pourraient troubler les fonctions gastriques ou intestinales. On rendra les urines moins irritantes en administrant des diurétiques légers, ou des eaux minérales telles que celles de Capvern, Contrexeville, Evian. Dans le cas où les urines présenteraient une acidité très-prononcée, on pourrait prescrire celles de Vichy ou de Vals : mais on n'en prolongera pas l'usage, à cause de l'irritation qu'elles pourraient provoquer dans le rein. — Les malades seront sondés souvent.—On pratiquera, quand il y aura lieu, des injections intra-vésicales, mais en évitant celles qui sont irritantes.— La douleur et l'excitation du col de la vessie seront combattues par l'Atropine, l'Hyosciamine, la Codéine. —On maintiendra soigneusement la régularité des garde-robes. — L'état des forces et des fonctions digestives seront l'objet d'une sollicitude particulière.—On défendra absolument toute espèce de fatigue et d'excès. — Il va sans dire que les hématuries seront énergiquement et sur le champ combattues : particulièrement par l'usage interne du perchlorure de fer.

2e *Traitement curatif.* — *La ligature* et la *cautérisation* sont aujourd'hui complétement délaissées, ces deux procédés étant aussi dangereux qu'incertains et difficiles. — *L'écrasement* consiste à saisir le fongus entre les branches du litholabe ou du lithoclaste et à l'écraser par pression. — *L'arrachement* s'effectue à l'aide du trilabe : on saisit solidement le fongus ; cela fait on porte directement en arrière le trilabe qui entraîne et arrache la production morbide. On peut, au lieu du trilabe, se servir de l'extracteur proposé par Guillon, et avec lequel on arrache le fongus en lui faisant, après l'avoir saisi, subir des mouvements de rotation. — Inutile de dire que ces opérations se pratiquent dans la vessie préalablement distendue par une injection.

Théoriquement ces procédés opératoires sont fort aisés à concevoir ; mais il s'en faut qu'en pratique il soit facile d'extirper des tumeurs dont le diagnostic seul présente déjà de grandes difficultés. Et si nous ajoutons que ces tentatives sont loin d'être sans danger, on comprendra qu'il vaut mieux, dans la presqu'universalité des cas, s'en tenir au traitement palliatif. Dans certaines circonstances cependant on serait autorisé à intervenir chirurgicalement : c'est lorsque la tumeur présente l'aspect d'un polype, et qu'implantée près du col, elle gêne considérablement la miction.

§ IV. — HÉMORRHOÏDES VÉSICALES, VARICES DE LA VESSIE.

Toutes les fois qu'une hématurie se produit, on doit rechercher si elle n'est pas liée à l'existence d'une tumeur prostatique, d'un fongus ou d'un cancer de la vessie, d'un calcul, etc. On trouvera dans la plupart des cas une lésion de ce genre dans les voies urinaires. Il est cependant des circonstances dans lesquelles il existe bien réellement des hémorrhoïdes vésicales, particulièrement du col. Cela n'a rien d'ailleurs qui soit de nature à étonner si l'on considère la richesse des plexus veineux qui sont autour de la prostate et les altérations de leurs parois si fréquentes surtout chez les gens âgés. — L'hématurie se produit surtout, alors, après la suppression d'un flux hémorrhoïdal, ou, chez la femme, du flux menstruel ; et en pareil cas, l'hémorrhagie presque toujours est périodique Nous l'avons vue survenir, chez un homme d'une cinquantaine d'années, brusquement, pour la première fois, après un grand chagrin ; dans la suite elle revint périodiquement. La quantité de sang est notable ; ce liquide est d'abord rendu à peu près pur ; plus tard il est noir, et c'est alors du sang qui a séjourné dans la vessie, avec l'urine. Cette hématurie d'ailleurs ne présente pas de caractères qui permettent d'affirmer d'emblée l'existence d'hémorrhoïdes vésicales : c'est par voie d'exclusion qu'on arrive à ce diagnostic ; quand un examen complet du malade permet d'exclure les causes ordinaires d'hémorrhagie.

§ V. — HYPERTROPHIE ET SCLÉROSE DE LA VESSIE, CELLULES DE LA VESSIE.

Nous ne ferons que jeter ici un rapide coup d'œil sur les altérations du réservoir urinaire caractérisées par un épaississement de ses parois, nous réservant de les étudier dans le chapitre consacré à l'asystolie vésicale.

Étiologie et Pathogénie. — Un obstacle au libre écoulement de l'urine, comme un rétrécissement de l'urèthre, un calcul vésical, et surtout un engorgement de la prostate en sont communément l'origine. La vessie lutte pour vaincre l'obstacle, et ses efforts répétés aboutissent à une hypertrophie des faisceaux musculaires. Pendant un certain temps la compensation s'établit plus ou moins bien. Mais si l'obstacle n'est pas supprimé il se produit non-seulement dans la tunique musculaire, mais encore dans la muqueuse et dans la trame conjonctive un travail d'inflammation chronique qui aboutit à l'épaississement et à l'induration des parois vésicales. Que la vessie ait subi une augmentation de capacité, ce qui est le cas le plus ordinaire, ou une diminution au contraire ce qui est assez rare, les parois ont maintenant perdu de leur souplesse, l'organe se présente en quelque sorte comme une coque rigide ou tout au moins peu élastique et peu contractile, et les mouvements alternatifs d'ampliation et de retrait ne se font plus que très-imparfaitement : d'où résulte la stagna ion permanente d'une quantité variable de liquide. L'*asystolie vésicale* est constituée.

Anatomie pathologique. — Au début, les *faisceaux musculaires* seuls sont hypertrophiés, et cette hypertrophie varie suivant qu'elle a été entraînée par un engorgement prostatique ou par un rétrécissement de l'urèthre. « Chez les rétrécis, la vessie est en général peu augmentée de volume, globuleuse.

les parois sont épaisses, hypertrophiées, la face interne lisse, le plus souvent sans trace de colonnes ; chez les prostatiques au contraire il y a augmentation de capacité dans les deux tiers des cas, et colonnes très-marquées dans la même proportion. » (Guyon). La *muqueuse* est le siège d'une inflammation chronique en rapport avec l'ancienneté et le degré de la maladie ; elle est épaissie elle-même. La *trame conjonctive* à son tour devient épaisse et dure, et la vessie considérée dans son ensemble devient le siège d'une *inflammation interstitielle*, d'une *sclérose* véritable. Dans certains cas, particulièrement dans ceux où les faisceaux musculaires hypertrophiés forment des *colonnes* saillantes à l'intérieur, la muqueuse vésicale repoussée excentriquement s'insinue, sur divers points, entre les faisceaux musculaires, et forme des diverticules, des *cellules* de grandeur variable. Ces cellules, de grandeur variable, contiennent ordinairement de l'urine altérée, et leurs parois sont enflammées chroniquement.

Presque toujours la vessie hypertrophiée a subi une ampliation notable (*hypertrophie excentrique*) ; rarement elle présente une capacité moindre qu'à l'état normal (*hypertrophie concentrique*). Exceptionnellement enfin on rencontre une *dilatation* de la vessie avec parois amincies et ramollies au lieu d'être épaissies et indurées.

Symptômes, diagnostic. — Outre les signes propres à l'affection génératrice (engorgement prostatique, calcul vésical, rétrécissement de l'urèthre) on constate des signes propres à l'état du réservoir urinaire, variables d'ailleurs suivant le degré de la maladie. Si la vessie se contracte faiblement pour expulser son contenu, elle se laisse en revanche difficilement distendre : en sorte qu'il suffit que la vessie reçoive une petite quantité de liquide pour que le besoin de la miction se fasse sentir ; de là les besoins fréquents d'uriner et la petite quantité d'urine rendue chaque fois.

Si l'on introduit une sonde dans la vessie, il s'écoule toujours une certaine quantité de liquide, même si l'on a fait préalablement pisser le malade ; cette urine stagnante présente les caractères de l'urine catarrhale. Le bec de la sonde transmet des sensations spéciales qui font reconnaître les colonnes vésicales, les cellules, l'induration des parois. Il faudra bien se garder de confondre la sensation de racornissement avec celle qui est fournie par le choc d'un calcul. Mais il peut se présenter des cas très-difficiles ; quand il existe par exemple des placages calcaires.

Cette exploration sera faite avec la sonde à petite courbure ; mais on aura soin de prendre un instrument dont le talon soit émoussé, afin que l'introduction en soit plus facile et moins douloureuse.

Pronostic. — Il varie avec la nature de la lésion causale, avec le degré des altérations de la vessie, l'état général du malade ; mais il est toujours sérieux.

Traitement. — La première indication à remplir, c'est de faire disparaître la cause toutes les fois qu'on le peut. On parera ensuite à la stagnation d'urine, et au catarrhe vésical par le cathétérisme méthodique et les injections.

CHAPITRE XIII.

Névralgie, spasmes de la vessie.

Les états névralgiques et spasmodiques de la vessie sont presque toujours symptomatiques d'une lésion de l'appareil génito-urinaire. Ces états morbides cependant peuvent se montrer sous l'influence du froid, des diathèses rhumatismale et goutteuse, de la fluxion menstruelle et de la fluxion hémorrhoïdale. Voir, pour leur étude, le chapitre que nous consacrons plus loin aux états de névralgie, de spasme, de contracture du col vésical.

CHAPITRE XIV.

Paralysie de la vessie.

Définition, nature. — Cette dénomination est un des nombreux exemples de l'influence des mots sur les idées. Cette expression a longtemps servi, et sert encore souvent à désigner les états pathologiques les plus disparates, dans lesquels le réservoir urinaire ne peut se débarrasser de son contenu. Or dans la presque universalité de ces cas il existe dans les voies urinaires quelque lésion ayant entraîné des modifications morbides dans la structure de la vessie et ayant altéré ainsi plus ou moins profondément la puissance expulsive de cet organe : il s'agit donc tout simplement de faits d'asystolie vésicale. Ces confusions sont regrettables, car les conséquences pratiques en sont très-graves. On doit donc, s'en tenant aux règles précises du langage nosologique, réserver le terme de *paralysie* de la vessie pour les cas où il y a réellement *abolition de la motricité*, par suite d'une lésion du cerveau, de la moelle épinière ou d'un tronc nerveux. Il s'agit dans ces cas d'affections de l'axe céphalo-rachidien, et l'akinésie du muscle vésical n'est qu'un élément d'une paralysie plus ou moins étendue. Quant à la *paralysie* limitée à la vessie, elle est excessivement rare.

Symptômes, diagnostic. — La vessie se laisse d'abord distendre par l'urine, et le malade ne pisse pas. Si le cathétérisme n'est pas pratiqué, le malade urine par regorgement. — Dans toute hémiplégie ou paraplégie, le médecin doit donc porter son attention sur les voies urinaires. — Dans les cas où il semblerait y avoir une paralysie limitée à la vessie, on ne devra l'admettre qu'après être bien sûr qu'il n'existe pas une maladie des voies urinaires.

Pronostic. — Il est subordonné à *la gravité de la cause*.

Traitement. — La première chose à faire c'est de vider la vessie. On procédera ensuite tous les jours au cathétérisme méthodique pour prévenir la stagnation de l'urine dans la vessie, et surtout la distension du réservoir. — On pourra obtenir de bons résultats de la strychnine, et surtout de l'ergot de seigle (1 gr. dans les 24 heures en deux ou trois fois). — L'électricité a donné des succès à Michon, et Onimus recommande vivement les courants continus.

CHAPITRE XV.

Inertie, atonie, paresse de la vessie. Stagnation d'urine.

Sous l'influence d'idées exagérées de Civiale, on a long-temps entendu par *inertie, atonie* de la vessie une affection de cet organe, essentielle, protopathique, caractérisée par l'abolition plus ou moins complète, ou la diminution de la *contractilité* du muscle vésical ; le mot de *stagnation* servait à désigner la *rétention incomplète chronique* qui en était la conséquence obligée.

L'observation a démontré que, dans ces cas, on arrive à peu près toujours à constater l'existence d'une altération des voies urinaires, et notamment un obstacle au libre écoulement de l'urine. Sans prétendre nier absolument l'*atonie essentielle* de la vessie, il faut bien aujourd'hui reconnaître qu'elle est très-rare ; exceptionnelle aussi l'*atrophie* des parois, puisque c'est, au contraire, une *hypertrophie* que l'on constate à peu près constamment dans ces cas. C'est à Mercier que revient le mérite d'avoir, le premier, saisi et défendu la véritable conception de l'inertie vésicale, théorie féconde que les progrès de la science viennent chaque jour confirmer et compléter.

Mais, en vertu d'une sorte de vitesse acquise dont elles sont animées, les idées continuent d'avoir cours longtemps encore après qu'elles ont été démontrées fausses ; en outre fréquemment le nom qu'elles portent perpétue la confusion. Dès 1836, Mercier rattachait ces dysuries à une hypertrophie de la prostate ; encore aujourd'hui, cependant on peut avoir l'*atonie* ou l'*inertie* de la vessie considérée souvent comme une affection essentielle, et combattue exclusivement par des moyens s'adressant exclusivement à la perte de la contractilité vésicale. Ce qui montre une fois de plus qu'à des idées nouvelles il faut des mots nouveaux. Au mot d'*atonie* s'attachait invinciblement l'idée d'affection essentielle ; le mot d'*inertie*, proposé par Mercier, passa pour synonyme. C'est pourquoi, désireux d'éviter toute confusion, nous désignons par le terme d'*asystolie vésicale* cette altération de la contractilité vésicale créée par un obstacle au libre écoulement de l'urine, et qui s'accompagne à peu près constamment d'une altération variable des parois du réservoir. L'expression d'*asystolie* ne peut créer de malentendu, puisqu'appliquée au cœur, elle implique une triple idée : obstacle au libre cours du liquide sanguin, affaiblissement de la puissance expulsive, altérations du réservoir contractile.

Nous consacrons plus loin un chapitre spécial à l'étude de ce syndrome.

Quant à l'expression d'*inertie* ou d'*atonie*, elle doit être réservée spécialement pour les cas, rares d'ailleurs, où les choses se sont passées de la manière suivante : Un individu, dont les voies urinaires sont saines, a résisté un jour au besoin d'uriner assez longtemps pour que la vessie surdistendue ait perdu son ressort et n'ait pu réagir ; quand il a voulu uriner, la miction a été impossible. La vessie vidée par le cathétérisme, la *contractilité* du muscle vésical met plus ou moins de temps à se réveiller ; il y a pendant cette période un état de véritable *atonie* ou *inertie* de la vessie.

CHAPITRE XVI.

Rétention d'urine.

Définition, nature, variétés. — Quand la vessie ne peut se débarrasser de l'urine qu'elle contient, on dit qu'il y a *rétention d'urine*.

La rétention est *complète*, quand le malade ne peut émettre une goutte d'urine (strangurie).

Elle est *incomplète*, quand les efforts d'expulsion amènent quelques gouttes (dysurie, ischurie) ;

Le malade urine *par regorgement (fausse incontinence)*, lorsqu'il se produit un écoulement involontaire de liquide, de quantité variable, intermittent ou continu ; mais la vessie restant engorgée.

Il y a *stagnation* quand, après que le malade a pissé, il reste dans la vessie une certaine quantité de liquide. Dans ces cas Civiale admettait une affection essentielle de la vessie consistant dans un affaiblissement ou une perte de sa contractilité : parésie, atonie, inertie, paresse.

L'atonie essentielle de la vessie est rare : rare aussi la paralysie véritable de cet organe : la plupart des faits qui leur sont rapportés, ne sont que des faits *d'asystolie vésicale*, et il existe toujours alors des altérations de l'appareil urinaire. La distinction établie si soigneusement par Civiale entre la stagnation et la rétention proprement dite, n'a donc plus aujourd'hui la même importance.

A ces phénomènes morbides il convient enfin d'ajouter le suivant : le malade n'urine point, parce que la vessie est vide ; elle ne reçoit plus d'urine, ce liquide se trouvant arrêté dans les bassinets ou les uretères, (*anurie, suppression des urines*).

La rétention *dans la vessie* nous occupera seule dans ce

chapitre ; nous reviendrons sur la stagnation en étudiant l'asystolie vésicale : nous retiendrons seulement, pour les examiner ici, la *rétention complète*, la *rétention incomplète* et la *miction par regorgement*, qui sont, bien incontestablement ceux-là, des faits de même ordre, trois modes d'apparition d'un même *accident*.

Étiologie et pathogénie. — Toute affection des voies urinaires est susceptible de compromettre à des degrés divers l'intégrité de la miction. Ce serait recommencer la pathologie urinaire que d'examiner ici à nouveau l'action à ce point de vue des diverses maladies que nous étudions dans cet ouvrage. Cette revue même ne serait pas complète, d'ailleurs, car il peut exister en dehors de cet appareil des conditions de nature à produire la rétention. Nous nous bornerons donc à signaler les principales causes.

1° *Causes cavitaires* : Corps étrangers des voies urinaires, calculs, tumeurs de la vessie disposées de manière à obstruer à un moment donné l'ouverture du col, etc. ;

2° *Causes pariétales* : Rétrécissements de l'urèthre, engorgements et tumeurs de la prostate, valvules du col, etc ;

3° *Causes de voisinage*, comprimant l'urèthre ou modifiant sa direction : liens circulaires appliqués autour de la verge, collections liquides dans le voisinage de l'urèthre, corps étrangers du rectum, etc. ; — et chez la femme : corps étrangers introduits dans le vagin, compression exercée par la matrice sur le col vésical, tumeurs de la matrice, etc.

Tels sont les principales causes ; mais on arrive à restreindre encore beaucoup cette liste si on s'en tient aux causes *communes* : presque toujours, en effet, dans la pratique, la rétention d'urine est sous la dépendance de l'un des trois états morbides suivants :

1° Engorgement sénile de la prostate ;

2° Rétrécissement de l'urèthre :

3° Prostatite aiguë.

Dans le dernier cas, de *prostatite*, les choses se passent de la façon suivante : chez un individu atteint de blennorrhagie. à la suite d'une excitation quelconque, il se déclare une inflammation de la prostate ; la glande brusquement tuméfiée devient inopinément un obstacle à la libre émission des urines et la rétention, très-souvent complète, se trouve installée d'emblée, sans prodromes.

Les rétentions liées aux *rétrécissements* de l'urèthre s'observent à l'âge moyen de la vie. Depuis un temps variable, l'écoulement de l'urine était plus ou moins incorrect, plus ou moins pénible ; mais en somme la vessie arrivait chaque fois à s'exonérer. Sous l'influence d'une excitation quelconque, tout à coup se produit une poussée inflammatoire compliquée d'état spasmodique, ou même seulement un état spasmodique : le malade ne peut plus uriner.

C'est vers le déclin de l'âge moyen, que se développent les *engorgements de la prostate* et, partant, les rétentions qu'ils entraînent. La vessie se contracte d'abord énergiquement et avec succès ; — les efforts qu'elle développe pour faire échec à cet obstacle permanent et graduellement croissant, aboutissent bientôt à une hypertrophie de sa tunique musculaire : la compensation se maintient encore ; — plus tard l'obstacle croît toujours, la vessie au contraire commence à rester au-dessous de sa tâche : elle subit des altérations de texture, se laisse distendre, perd enfin de plus en plus de sa puissance expulsive. Dès lors, qu'il survienne dans le voisinage du col un spasme ou une augmentation brusque de l'engorgement, que même simplement le malade reste sans uriner plus longtemps que de coutume : le liquide s'accumule, et la vessie distendue, vaincue enfin, ce jour-là cesse de réagir.

Anatomie pathologique. — Étant un *accident*, un *épisode symptomatique*, la rétention d'urine ne comporte pas une étude anatomo-pathologique : les altérations diverses qui ont préparé, amené ce faux-pas de la vessie, appartiennent en propre à divers états morbides des voies urinaires dont nous avons étudié les lésions respectives en leur lieu.

Signes, diagnostic. — Le début est brusque quand la rétention est liée à une paralysie. Il est rapide dans le cas de prostatite. Dans les rétrécissements de l'urèthre et dans les engorgements de la prostate, la marche est progressive : pendant un temps plus ou moins long il y a une dysurie variable ; l'hypertrophie compensatrice qui s'établit lutte contre l'obstacle, et le malade ne s'aperçoit d'abord de rien. Plus tard, la vessie faiblit, et le malade éprouve le besoin d'aider aux efforts du réservoir par les efforts des muscles abdominaux ; le jet est altéré dans sa longueur, sa grosseur, sa forme, sa direction, et l'émission de l'urine souvent est douloureuse en même temps que pénible. Un jour enfin la vessie se laisse distendre au point de ne pouvoir plus réagir, et la miction tout à coup devient impossible.

Le malade éprouve une sensation de lourdeur au périnée, de la douleur à l'hypogastre, et dans l'urèthre une sensation douloureuse variable mais affectant généralement la sensation de brûlure. Le ténesme devient de plus en plus vif, les besoins d'uriner de plus en plus pressants, et pour les satisfaire, le patient change à tout instant de position. En même temps il tient le tronc fléchi en avant, pour relâcher les muscles abdominaux. Son anxiété et son agitation deviennent extrême ; tous ses efforts restent stériles, ou n'aboutissent qu'à l'expulsion par l'anus de gaz et de matières fécales.

Si cet état persiste, il survient des nausées et des vomissements ; puis la fièvre s'allume, et le sujet exhale une odeur urineuse. Surviennent enfin les convulsions, le délire, le coma et la mort. — Dans quelques cas, la vessie cède sous l'effort de son contenu, se rompt, et le malade, après un soulagement trompeur et momentané, ne tarde pas à succomber à l'infiltration d'urine ou à la péritonite.

Il peut arriver que l'accumulation de l'urine dans la vessie, au lieu de provoquer les désordres que nous venons de passer en revue, amène le résultat suivant : la vessie surdistendue ne peut réagir ; mais son trop-plein s'écoule *par regorgement* le réservoir reste toujours plein, et c'est en quelque sorte sans sa participation que de l'urine s'échappe goutte à goutte, la vessie inerte ne pouvant pas plus maintenant la retenir qu'elle ne peut l'expulser.

L'organe distendu forme au-dessus du pubis une tumeur moins large en haut qu'en bas, et s'élevant plus ou moins, parfois jusqu'à l'ombilic. Cette tumeur, qui ne s'accompagne d'aucune modification de la peau à son niveau, est ordinairement assez souple ; elle fournit un son mat à la percussion ; en pressant sur elle, ou provoque le besoin d'uriner ; l'index d'une main étant introduit dans le rectum, si l'on applique à plat sur la paroi abdominale l'autre main, celle-ci perçoit une sensation de flot déplacé, chaque fois que le doigt porté dans l'intestin frappe la vessie.

Le **diagnostic** de la rétention d'urine est généralement facile. Des erreurs cependant peuvent être commises : la plus commune consiste à méconnaître la *rétention* dans le cas de miction par *regorgement ;* souvent alors elle passe inaperçue, ou bien elle est prise pour une *incontinence.* — Elle a été prise pour une ascite, pour une grossesse, pour un kyste de l'ovaire, etc. Le moindre doute en pareil cas peut-être immédiatement levé par le cathétérisme.

Mais il ne suffit pas de reconnaître la rétention d'urine ; il est de la dernière importance d'en déterminer la cause, pour en prévenir le retour. — Dans le cas d'*apoplexie*, le problème est aisé à résoudre ; il s'agit bien évidemment d'une paralysie vésicale. — Dans la *prostatite aiguë*, l'accident est survenu brusquement, sans troubles dysuriques antécédents, ou du moins sans affection chronique de l'appareil ; de plus, en interrogeant le malade on apprend qu'il était porteur d'une chaude-pisse, et que c'est à la suite d'une fatigue, d'un excès, d'une imprudence quelconque, qu'il n'a pu tout à coup uriner. — Les *rétrécissements* s'observent plus particulièrement à l'âge moyen de la vie ; avant que ne s'établit la rétention complète, il y avait depuis assez longtemps des troubles variables de la miction. L'exploration méthodique de l'urèthre permettra d'apprécier la nature, l'étendue, le siège, les indications opératoires de la coarctation. — *L'engorgement prostatique* s'observe surtout de cinquante-cinq à soixante-cinq ans. Il y avait avant l'accident dernier des difficultés pour uriner ; souvent les urines sont catarrhales ; la vessie est hypertrophiée ; quand le malade peut de nouveau pisser librement, on constate qu'il ne vide jamais complétement sa vessie : la sonde, après chaque miction, laissant écouler une certaine quantité d'urine. L'examen local enfin permet d'apprécier exactement l'altération sénile. — Nous arrêterons là cette revue du diagnostic de la cause : nous en tenant aux causes communes.

Pronostic. — Grave dans tous les cas, il est d'ailleurs subordonné à la cause qui l'a produite, à l'état de l'appareil urinaire et à l'état général.

Traitement. — Appelé pour remédier à une rétention d'urine, le chirurgien doit d'abord combattre celle-ci. Cela fait, sa tâche est loin d'être remplie : il devra porter toute son attention sur la cause pour la supprimer, la diminuer, ou atténuer ses effets. Dans les cas de paralysie, on devra vider méthodiquement la vessie ; dans les autres cas, le traitement varie suivant la maladie génératrice : rétrécissement, engorgement sénile de la prostate, prostatite, spasmes, etc.

Nous ne nous occuperons donc ici que de la conduite à tenir au point de vue de *l'accident* lui-même.

L'indication pressante, c'est de vider la vessie : le premier devoir du chirurgien, c'est donc de procéder au *cathétérisme.*

Cathétérisme.

Nous avons étudié déjà (p. 211), les instruments et le manuel opératoire ; nous n'y reviendrons pas, mais la conduite à tenir pour le chirurgien dans les principales circonstances qui peuvent se présenter donne lieu à un certain nombre de considérations pratiques d'une extrême importance.

Le choix de l'instrument tout d'abord mérite un sérieux examen. Doit-on se servir d'un instrument métallique, ou d'une sonde en gomme élastique ? En général il vaut mieux préférer une sonde flexible.

Si l'on a affaire à une *prostatite*, on la choisira de courbure ordinaire et d'un diamètre correspondant environ au n° 13 de la filière Charrière : ce calibre est suffisant pour déplisser l'urèthre et empêcher le bec de s'engager dans un repli de muqueuse, et d'autre part il n'est pas assez considérable pour distendre douloureusement le canal. Si l'engorgement aigu de la prostate ne permettait pas le passage de cette courbure, on prendrait une sonde coudée ; et si celle-ci était métallique, on préférerait à la sonde de Mercier, dont l'introduction est douloureuse, une sonde coudée de même, seulement à coude émoussé.

Dans l'*engorgement sénile de la prostate*, on choisira encore une sonde en gomme, à grande courbure, ou coudée. Si l'on prend une sonde métallique, ce sera la sonde de Gély, ou mieux la sonde coudée à coude émoussé. S'il se présente des difficultés au niveau de la prostate, on redoublera de précautions et de lenteur, l'esprit occupé à percevoir les sensations que l'instrument fournit à la main ; car il s'agit de trouver la voie, et d'y engager la sonde. Il faudra donc éviter toute hâte et toute impatience, et se départir moins que jamais des principes qui doivent présider d'ailleurs à tout cathétérisme : douceur, lenteur, patience, sang-froid.

S'il s'agit d'un *rétrécissement*, le malade pourra le plus souvent indiquer la sonde qui passait avant l'accident. Dans le cas contraire, le chirurgien se servira d'un instrument de petit calibre et il se comportera pour franchir la coarctation comme nous l'avons vu en étudiant les rétrécissements de l'urèthre. Nous rappellerons ici cependant un expédient qui souvent réussit, et qui consiste à fatiguer l'élément spasmodique en maintenant appuyée contre le rétrécissement l'extrémité de la sonde, pendant un certain temps.

Il est des cas difficiles dans lesquels on ne peut introduire une sonde ; seulement on parvient à faire passer une petite bougie. On peut alors pratiquer le *cathétérisme sur conducteur*. Voici en quoi consiste cette manœuvre. La bougie étant dans la vessie, on fixe solidement sur son extrémité externe un fil très-fort d'une longueur de 40 centimètres environ. On fait passer ce fil dans l'axe d'une sonde ouverte à ses deux bouts. On relève la verge, on confie l'extrémité libre du fil à un aide qui doit tenir le fil dans la direction de l'urèthre, le tenir modérément tendu et immobile. De la main gauche le chirurgien tient la verge, et de la droite il fait glisser dans l'urèthre, sur le fil et sur la bougie successivement, la sonde qui arrive ainsi sûrement dans la vessie.

Au lieu du cathétérisme sur conducteur, on peut encore recourir au *cathétérisme à la suite* (Maisonneuve). Pour cela on se sert d'une bougie munie à son extrémité externe d'un ajutage métallique présentant un pas de vis. Sur ce dernier on peut fixer une sonde flexible ou métallique, droite ou courbe. S'il s'agit d'une sonde courbe, elle présentera la courbure de Gély. Voici comment on procède. La bougie introduite dans la vessie, on visse sur son extrémité externe le bec de la sonde, et on conduit cette dernière dans la vessie en poussant devant elle la bougie qui se replie dans le réservoir urinaire quand le bec a pénétré à son tour. Cette introduction doit être basée d'une part sur les règles qui président à la manœuvre propre de la sonde dont on se sert, et d'autre part sur les sensations fournies par la bougie qui fraie la voie au-devant d'elle. Cette manœuvre devra être faite avec plus de précaution si l'on se sert d'une sonde métallique. On devra plus particulièrement s'attacher à ne pas méconnaître dès qu'il se produirait, l'incident suivant : la bougie se plie au lieu d'avancer dans l'urèthre. Avec la sonde droite ou la sonde à grande courbure une main exercée pourra, dès qu'il viendra à se produire, saisir ce contre-temps et y parer. Il n'en serait plus de même, avec la sonde coudée dont le bec s'applique contre la paroi antéro-supérieure de l'urèthre ; en sorte que dans la portion fixe du canal, la bougie au lieu de se continuer avec la portion coudée de la sonde, s'incurve au niveau de leur union : la bougie ne transmet plus la sensation spéciale.

Dans le cas de saillie au bord postérieur du col de la vessie et de fausses routes sur la face uréthrale de cette projection, on pourrait recourir à l'expédient suivant, employé par Mercier : « On sait que les sondes en étain n'ont qu'un œil sur leur face concave à 12 ou 15 millimères de leur extrémité et que cette extrémité est pleine, sans cul-de-sac. Avec un canif je façonnai le bord terminal de l'œil de manière que le canal vint aboutir à cet orifice par un plan incliné aussi doux que possible.

« J'introduisis alors l'instrument ; son bec s'engagea dans la fausse route, comme dans les tentatives précédentes ; mais, après l'avoir retiré de quelques millimètres, j'introduisis dans son canal une petite sonde de gomme élastique très-flexible, et immédiatement je vis avec bonheur mes prévisions se réaliser. L'extrémité de celle-ci, arrivée à l'œil de la sonde métallique, glissa sur le plan incliné qu'elle lui présentait, sortit sur sa concavité, et, soit à cause de la direction en avant qu'elle était forcée de prendre, soit parce que la fausse route était occupée par le bec de l'instrument métallique, soit pour ces deux raisons à la fois, elle pénétra immédiatement dans la vessie, donna issue à l'urine, et, du moment que la distension eut cessé, l'introduction d'une autre sonde élastique plus volumineuse se fit sans difficulté par le procédé ordinaire. »

Faut-il vider la vessie complétement ? Ce n'est point, il s'en faut, une question oiseuse. Il y a des exemples de mort subite consécutivement à l'évacuation complète et effectuée d'un seul coup, d'une grande quantité d'urine. Si la vessie est très-distendue, il faudra donc, après avoir enlevé une certaine quantité de liquide, boucher le pavillon de la sonde, et attendre un certain temps pour laisser à l'économie le temps de s'habituer progressivement à ces nouvelles conditions ; on videra donc dans ce cas, la vessie en deux ou trois fois.

Quand le cathétérisme aura été facile, ou n'aura pas du moins présenté de grandes difficultés, on retirera la sonde, sauf à procéder de nouveau à l'opération s'il y a lieu. — Si le cathétérisme au contraire a été fait dans des conditions qui fassent prévoir des difficultés pour les prochaines séances, on laissera à demeure la sonde dont on s'est servi. Si l'instrument est métallique, il sera préférable de procéder autrement. « On pousse dans la sonde qui est en place un fil de laiton long de 60 centimètres et courbé un peu à son extrémité pour qu'elle puisse sortir facilement par l'un des œils ; cela fait, on le tient fixe pendant qu'on ramène sur lui la sonde, et, quand celle-ci est extraite, on fait glisser sur le fil métallique, et bien plus facilement que sur une sonde, une deuxième sonde qu'on a perforée à l'aide d'un poinçon à son extrémité ; enfin on retire le fil. Cette manœuvre peut se répéter autant qu'on la croit nécessaire. » (Mercier.)

On peut procéder d'une manière analogue quand on a fait le cathétérisme à la suite ou le cathétérisme sur conducteur. Sur la bougie conductrice, comme sur le fil de laiton, on peut conduire dans la vessie la sonde élastique ouverte à ses deux bouts ; quand on veut la remplacer par une autre, on conduit dans son axe une bougie assez longue sur laquelle on retire la sonde ; puis la bougie étant laissée dans la vessie, on conduit sur elle, comme dans le cathétérisme sur conducteur une autre sonde ouverte à ses deux bouts.

Traitement médical.

Il ne comprend guère que des moyens adjuvants. Car, nous le répétons, il faut parer au plus tôt à la rétention d'urine en pratiquant le cathétérisme, afin de prévenir la surdistension de la vessie dont les conséquences sont toujours graves et auxquelles il est difficile de remédier. Les moyens médicaux sont infidèles et longs dans leur action ; ils font perdre un temps précieux. Nous en signalerons cependant quelques-uns qui sont de nature à rendre des services dans certains cas. Ainsi les *émissions sanguines* locales (sangsues au périnée), dans le cas de prostatite. — Langenbeck a préconisé l'*ergotine* pour réveiller la contractilité de la vessie :

Ergotine de Bonjean 12 centigrammes en solution à administrer par voie d'injection sous-cutanée.

On peut prescrire ce même médicament en pilules ou en potion. On n'aura pas recours à ce moyen s'il y a hématurie vésicale, parce que celle-ci se trouverait augmentée. — Frappé de l'action de l'*atropine* sur le col vésical et de la sédation qu'elle produit dans les cas de ténesme et de dysurie nous l'avons employée dans le cathétérisme difficile et dans la rétention d'urine. Elle nous a paru, à plusieurs reprises, faciliter très-notablement le passage des instruments ainsi que la miction, et même dans un cas de rétention complète d'urine nous n'avons pas eu besoin de recourir à la sonde. Nous donnions un ou deux milligrammes de *sulfate d'atropine* en granules. — L'*hyosciamine* nous a paru avoir sur le col vésical la même action ; mais elle est moins active, et il faut en donner une dose trois fois plus forte. — Nous ne nous étendrons pas sur les autres moyens tels que bains, cataplasmes sur le périnée, frictions excitantes sur l'abdomen, électricité, etc.

Ponction de la vessie.

On peut la pratiquer à l'hypogastre (*Ponction hypogastrique, P. sus-pubienne*); au-dessous du pubis (*P. sous-pubienne*); au périnée (*P. périnéale*); ou enfin à travers la cloison recto-vésicale (*P. recto-vésicale*).

1° Ponction sus-pubienne ou hypogastrique.

Instruments. — On se sert pour pratiquer la ponction sus-pubienne, du *trocart courbe de Frère Côme.* Cet instrument est courbe, et présente une longueur de 12 à 15 centimètres. — Le mandrin est cylindrique ; une de ses extrémités se termine en pointe triangulaire ; à l'autre extrémité se trouve fixé le manche ; il présente sur sa convexité une gouttière longitudinale qui s'étend de la base de la pointe jusqu'à la virole du manche qui présente une échancrure à ce niveau. — La canule est creusée et incurvée de façon à ce que mandrin et canule s'emboîtent exactement ; sa longueur est telle que, le mandrin étant introduit dans la canule, toute la pointe triangulaire du premier émerge en dehors de la gaîne. Un peu en arrière de cette extrémité, sur la face convexe, se trouve un petit trou correspondant à la rainure du mandrin à laquelle elle constitue un orifice antérieur ; l'orifice postérieur se trouve près du manche. En sorte que, le trocart armé étant plongé dans les tissus, la pointe dans un milieu liquide, ce dernier se trouve mis en communication avec le dehors par la gouttière longitudinale du trocart, et l'écoulement du liquide par l'orifice externe indique, dans le cas qui nous occupe, qu'on est parvenu dans la vessie. A son extrémité externe la canule est munie d'un pavillon, d'une plaque percée de deux trous, situés un de chaque côté, et destinés à

39

recevoir les fils à l'aide desquels on fixera la canule après la ponction faite.

On peut aussi se servir d'un trocart droit.

Mais à ces gros instruments il faut préférer aujourd'hui le trocart capillaire adapté à un aspirateur, comme l'instrument de Dieulafoy.

Manuel opératoire. — Le malade est placé sur un lit dans la position que nous avons indiquée pour le cathétérisme. — Le chirurgien prend position à sa droite en face du bassin. — A 2 centimètres du pubis, sur la ligne médiane, il appuie l'extrémité de l'indicateur gauche. De la main droite il saisit le trocart par le manche avec le pouce et les trois derniers doigts, l'indicateur allongé sur la canule ; l'instrument est tenu, la pointe dirigée vers la paroi abdominale, la convexité vers la tête du patient, la concavité vers le pubis. — Au niveau du point pressé par l'ongle de l'indicateur gauche, d'un coup sec et brusque on plonge le trocart à travers la paroi abdominale. La sortie de quelques gouttes d'urine par l'orifice externe de la gouttière, près du manche, indique qu'on est dans la vessie. — Il n'y a plus qu'à retirer le mandrin de la main droite, tandis que de la gauche on maintient fixe la canule. —Dans les trous du pavillon on passe deux fils qui enroulés autour du tronc assujettissent l'appareil ; et on bouche l'orifice avec un fausset de liège.

Signalons quelques précautions à prendre : — Le rectum aura été préalablement vidé ; — au moment de pratiquer la ponction, on aura soin de plonger préalablement la pointe de l'instrument dans un peu d'huile ; — dès que la pointe a pénétré dans la vessie, l'opérateur avec le pouce et l'index de la main gauche, saisit la canule près de son pavillon et l'enfonce profondément tandis qu'avec la main droite il retire le mandrin. Ce double mouvement doit s'exécuter en même temps : « autrement si l'on ne retirait le mandrin qu'après avoir fait entrer la canule tout entière dans la vessie, on risquerait de blesser les parois de ce viscère ; en enlevant le mandrin trop tôt et avant que la canule soit enfoncée assez avant, celle-ci pourrait sortir de la vessie qui revient promptement sur elle-même, dès que les urines commencent à s'échapper. » (Voillemier.)

Si l'on se sert d'un trocart droit, l'instrument doit être dirigé en bas et en arrière.

Le trocart sera laissé en place trois ou quatre jours ; au bout de ce temps on substituera à la canule une sonde en gomme. Si cette substitution s'effectuait plutôt il pourrait arriver que la sonde, plus petite que la canule, laissât infiltrer de l'urine dans le tissu cellulaire péri-vésical. On n'a plus à craindre cet accident après trois ou quatre jours : au bout de ce temps le trajet s'étant organisé, oppose maintenant une barrière à l'infiltration.

Accidents. — La blessure du péritoine n'aura pas lieu si l'on ponctionne au point que nous avons indiqué ; — la fistule consécutive est rare ; l'infiltration d'urine sera bien moins à craindre si l'on attend, pour substituer la sonde à la canule, que le trajet soit organisé.

Ponction capillaire. — Toutes les fois qu'on le pourra il faudra préférer à la ponction par les gros trocarts la piqûre faite avec le trocart capillaire et l'aspirateur de Dieulafoy. La piqûre est inoffensive et peut être répétée au besoin.

2° *Ponction sous-pubienne.*

Elle a été imaginée en 1863 par Voillemier, qui en décrit ainsi le manuel opératoire : « Le malade est placé sur le dos, les membres inférieurs légèrement écartés. On lui place sous le bassin deux alèzes pliées en plusieurs doubles, de façon à ramener le pubis en avant. Cette précaution est nécessaire, surtout quand le malade a de l'embonpoint, parce que la saillie de l'abdomen gênerait singulièrement la main de l'opérateur. — Un aide, debout à la gauche du lit, saisit la verge avec la main gauche, et la tire en bas et en arrière, pour tendre le ligament suspenseur et le rendre plus saillant. Je me tiens également debout de l'autre côté du lit. Avec l'indicateur de la main droite, je cherche la corde dure que le ligament suspenseur forme sous la peau. Alors, saisissant avec la main gauche un trocart un peu plus courbe que celui de Frère Côme, je le pointe sur le ligament suspenseur, dans l'endroit marqué par l'indicateur droit, et je l'enfonce jusque dans la vessie en lui faisant décrire une courbe allongée, de manière à contourner le pubis. Pendant ce mouvement, qui doit être opéré doucement, je soutiens et dirige l'instrument avec le pouce et l'indicateur de la main droite appuyés sur les côtés de la canule : afin de prévenir toute échappée. — Ce temps de l'opération exige une certaine attention. Si l'on ne se rend pas bien compte du plan incliné que présente la face antérieure du pubis et de la position assez profonde de son bord inférieur, on s'expose à basculer trop tôt le trocart, dont la pointe irait buter contre les os. Il est d'autant plus facile de commettre cette faute qu'on est plus préoccupé de la crainte d'enfoncer trop profondément l'instrument et de léser le corps de la verge. Averti que je suis arrivé dans la vessie par un défaut de résistance et la sortie des urines, je retire le mandrin, et je fixe la canule au moyen de quatre cordons dont deux sont passés en arrière des cuisses et deux en avant. Je les croise en huit de chiffre et je les attache autour du corps. »

Cette opération trouve son indication dans les cas où la vessie racornie, ratatinée ne s'élève pas au-dessus des pubis et n'est pas accessible par l'hypogastre.

3° *Ponction périnéale.*

Elle ne doit pas être confondue avec la *boutonnière* qui consiste à pénétrer dans la vessie grâce à une incision pratiquée sur l'*urèthre* en arrière du bulbe. La *ponction périnéale,* consiste à ponctionner le *corps* même de la vessie à travers le périnée, ce qui est bien différent.

Le malade est couché dans la position prescrite pour la taille périnéale. Le chirurgien s'assied en face du périnée. Avec l'extrémité de l'index gauche il détermine le point où doit être pratiquée la ponction. C'est sur le milieu d'une ligne qui, partant du raphé, à 25 millimètres au-devant de l'anus, va tomber sur la partie moyenne d'une autre ligne allant de cet orifice à l'ischion. Sur ce point le chirurgien plonge le trocart tenu de la main droite et dirigé obliquement en avant et en haut. La sortie de l'urine indique qu'on est dans la vessie.

Cette opération est dangereuse, difficile à exécuter ; et ces inconvénients graves ne sont rachetés par aucun avantage sur les autres méthodes. Aussi la ponction périnéale est-elle abandonnée.

4° *Ponction recto-vésicale.*

Elle se pratique avec le trocart courbe de Frère Côme.

Le malade est placé comme pour l'opération de la taille. Le chirurgien introduit dans le rectum l'indicateur gauche, avec lequel il reconnait la saillie fluctuante que forme la vessie distendue. Il maintient le doigt contre la tumeur. Avec la main droite il prend le trocart, et, la pointe retirée dans la gaîne, il le glisse sur l'indicateur gauche jusqu'à ce que la pointe de la canule soit portée sur la tumeur fluctuante. Alors, cette extrémité maintenue en place, et la convexité de l'instrument tournée en arrière : avec la paume de la main droite appuyant sur le manche le chirurgien fait saillir la pointe et pousse en même temps l'instrument armé dans la vessie. La flamme retirée, l'urine s'évacue par la canule.

Cette opération n'expose pas à l'infiltration d'urine, comme la ponction sus-pubienne ; mais elle peut laisser une fistule recto-vésicale.

Le cathétérisme et la ponction de la vessie ne sont pas les seules opérations pratiquées pour parer à la rétention d'urine. Il y a encore la boutonnière, l'uréthrotomie externe et l'uréthrotomie interne. Nous ne reviendrons pas ici sur ces opérations, que nous avons étudiées ailleurs. (Voir pages 280, 389, 371).

* *

En résumé, dans les cas de rétention d'urine, c'est au *cathétérisme* qu'il faut s'adresser. Presque toujours on arrivera par ce moyen. Dans certains cas de rétrécissement très-étroit, la sonde arrive dans la vessie ; mais on est obligé d'employer un instrument de petit calibre, et l'urine ne peut s'écouler, surtout s'il existe des mucosités épaisses ou des caillots sanguins : on pratiquera alors l'*uréthrotomie interne* ou la *divulsion*, afin d'évacuer ensuite la vessie avec la sonde. Si le rétrécissement était absolument infranchissable, on aurait recours à l'*uréthrotomie externe* ou à la *ponction*. Cette dernière sera faite *à l'hypogastre* ; dans le cas où la vessie racornie ne serait pas accessible au-dessus des pubis, il faudrait recourir à la ponction *sous-pubienne*, ou mieux encore à la *boutonnière*.

CHAPITRE XVII.

Mictions involontaires : incontinence, regorgement, incontinence nocturne.

Les urines peuvent s'écouler en dehors de la volonté ; il existe à ce point de vue trois ordres de faits bien distincts.

1° Le liquide s'écoule au fur et à mesure sans s'accumuler préalablement dans le réservoir, qui est vide (*Incontinence* proprement dite, *incontinence vraie*) ;

2⁰ Le liquide s'accumule dans le réservoir, qui subit dès lors un état permanent de distension ; c'est le trop-plein qui déborde *(Regorgement, pseudo-incontinence par regorgement ;*

3° L'urine s'accumule dans la vessie, mais à de certains moments, et particulièrement la nuit pendant le sommeil, l'urine s'écoule par jets en dehors de la volonté *(Incontinence nocturne d'urine).*

§ I. — INCONTINENCE VRAIE.

A la suite de paralysies, de blessures du col, d'engorgements de la prostate, etc., il peut se faire qu'au lieu de s'emmagasiner dans le réservoir l'urine s'écoule au fur et à mesure. Mais une observation rigoureuse a restreint beaucoup le nombre de ces cas, et fait voir que presque toujours alors il s'agit d'une pseudo-incontinence : l'urine s'écoulant par regorgement d'une vessie distendue, pleine de liquide. De cette distinction, sur laquelle Thompson insiste avec raison, découlent des conséquences très-importantes pour la pratique.

Certains cas d'hypertrophie prostatique cependant peuvent amener l'*incontinence* vraie qui reconnaîtrait alors, d'après Mercier, le mécanisme suivant : « Le col de la vessie ne se ferme pas par un resserrement de tous les points de sa circonférence, mais par le rapprochement, la coaptation de ses deux moitiés latérales ; en un mot, il représente une fente dirigée d'avant en arrière. Par l'hypertrophie antéro-postérieure des lobes latéraux de la prostate, cette fente augmente de longueur ; mais tant que ses bords restent en coaptation parfaite, l'urine est retenue comme auparavant : de sorte qu'une hypertrophie même considérable de cette glande peut survenir, sans qu'il en résulte un changement notable dans l'excrétion de l'urine. Mais maintenant, supposons qu'un point quelconque de ces bords vienne à s'écarter, alors les urines s'y précipiteront, et si cet écartement est permanent et considérable, il y aura une incontinence complète. C'est précisément ce qui a lieu dans beaucoup de circonstances. — Supposons qu'un corps s'interpose entre les deux bords du col vésical, à leur extrémité postérieure et les tienne éloignés : alors, au lieu d'une fente, nous aurons une ouverture triangulaire dont la base sera tournée en arrière, le sommet dirigé en avant et par l'accès de laquelle l'urine s'échappe d'autant plus facilement, que l'écartement des bords latéraux sera plus grand et leur rapprochement moins possible. C'est précisément cet écartement que produit l'hypertrophie de la portion transversale ou lobe moyen de la prostate ; c'est là la cause ordinaire de l'incontinence d'urine qui afflige les vieillards, et c'est là ce qui nous a fait dire que l'hypertrophie générale et uniforme s'accompagnait plutôt d'incontinence que de rétention d'urine. »

Aux causes énumérées plus haut il convient de joindre certains cas de cancer, de fongus, de pierre.

Le **traitement** de cette affection est subordonné à la lésion dont elle dépend : c'est à guérir ou amender cette dernière qu'on devra s'attacher.

Malheureusement il s'agit presque toujours d'une lésion incurable, le malade devra se résigner à vivre avec son infirmité et porter un urinal.

§ II. — REGORGEMENT, PSEUDO-INCONTINENCE.

Dans presque tous les faits d'écoulement involontaire de l'urine, ainsi que nous l'avons dit plus haut, il y a non une incontinence vraie, mais au contraire une *rétention*.

Il ne s'agit plus d'une vessie vide n'emmagasinant pas l'urine qui, au lieu de s'accumuler préalablement, s'échappe au dehors au fur et à mesure de son arrivée par les uretères ; mais au contraire d'une vessie distendue. Dans ces cas, dit Thompson « la poche urinaire est pleine, et le seul moyen

que vous ayez de soulager votre malade, c'est de le sonder.
— Si j'attache une si grande importance à cette simple question de physiologie pathologique, c'est que j'ai vu des existences sacrifiées faute d'une saine interprétation des faits. J'ai procédé à l'examen *post mortem* de personnes qui avaient succombé aux suites d'une rétention méconnue pendant la vie, et méconnue pourquoi ? — parce que l'urine s'écoulait constamment, et, comme on le supposait, *si librement !* »

Voici quel est dans ces cas l'enchaînement des phénomènes : une affection organique, un calcul, une valvule du col, une tumeur ou un engorgement de la prostate, un obstacle permanent en un mot gêne le libre écoulement de l'urine. Les parois de la vessie luttent d'abord redoublant d'efforts, s'hypertrophient, font échec à l'obstacle pendant un certain laps de temps. Puis la compensation est rompue au détriment du réservoir qui se laisse distendre, perd de sa puissance contractile : *s'engorge*. Le liquide continuant toujours à affluer exerce sur les parois une pression excentrique de plus en plus forte : le col se laisse *forcer*, et livre passage au trop-plein qui *déborde* ainsi d'une manière plus ou moins continue, en dehors de la volonté du malade (*Miction par regorgement*). — Dans les cas de paralysie de la vessie les choses se passent le plus souvent d'une manière analogue. L'urine afflue dans le réservoir, le distend ; mais celui-ci qui a perdu la faculté de réagir, se laisse engorger : à partir de ce moment, le trop-plein s'écoule par regorgement.

Le **pronostic** est subordonné à la nature de l'obstacle.

Le **traitement** est variable aussi suivant les cas, et pour la même raison. C'est la cause qu'il faut découvrir et viser, pour la supprimer ou l'amender quand elle est accessible à la thérapeutique.

§ III. — INCONTINENCE NOCTURNE.

Cette affection s'observe plus spécialement dans le jeune âge. Il faut en distinguer tout d'abord les cas dans lesquels l'enfant pisse au lit par paresse, ou parce qu'il a peur dans les ténèbres. Dans ces cas, pour le guérir il suffit de le corriger de sa paresse ou de le rassurer contre ses terreurs.

Des faits intermédiaires aux précédents et aux faits vraiment pathologiques sont les suivants : Le sujet rêve qu'il urine ; le rêve qui a été suscité par le besoin d'uriner provoque la satisfaction de ce besoin, et il se produit une miction inconsciente. Ces cas déjà confinent aux suivants.

Il se produit plus ou moins fréquemment, pendant le sommeil de la nuit des mictions involontaires et inconscientes. Cette maladie s'observe presque exclusivement dans le jeune âge. Le plus souvent elle disparaît dans l'âge adulte ; mais il ne faudrait pas croire qu'il en soit toujours ainsi. Quand l'infirmité ne persiste pas, elle disparaît sans rien laisser après elle, et particulièrement à l'époque où s'établissent les règles chez les filles. Mais il ne faut pas oublier que dans quelques cas il existe une relation entre l'incontinence d'urine d'une part, et d'autre part l'épilepsie, et les pertes séminales (Trousseau) : on a vu l'incontinence remplacée par des phénomènes comitiaux, comme on a vu lui succéder les pertes séminales et l'impuissance consécutive.

La nature de cette maladie a donné lieu à des explications diverses. — On a cru longtemps qu'elle était entretenue par un état d'atonie générale, et particulièrement par l'état scrofuleux. Mondière a fait voir qu'il n'en était rien, et que la plupart des sujets affectés, au contraire, étaient vigoureux et avaient les chairs fermes. — Pour Civiale, Caudmont, etc., il s'agit d'une rétention avec distension et atonie de la vessie : les malades urinent par regorgement. Il suffirait en pareil cas de vider la vessie et de réveiller sa contractilité. — Pour Trousseau, c'est une névrose se traduisant par une irritabilité excessive de la vessie. « Il est nécessaire, ajoute-t-il, pour que la miction s'opère volontairement, que la résistance du sphincter soit assez forte pour contre-balancer l'action des muscles qui tendent à expulser l'urine hors de son réservoir naturel. Dès que cette résistance du sphincter ne sera plus assez puissante, les urines s'échapperont involontairement, il y aura incontinence. »

Si l'incontinence a lieu surtout pendant la nuit, cela n'a rien de surprenant, et Howship en donne l'explication suivante : La tunique musculaire de la vessie est un muscle involontaire ; l'urine est retenue dans le réservoir, au contraire par des muscles sur lesquels la volonté exerce une action incontestable. Or on sait que le sommeil relâche le système des muscles volontaires, et qu'il ne modifie que peu ou point les muscles involontaires.

Traitement. — Il est dicté naturellement par l'idée que le médecin se fait de la nature de la maladie. Et il faut bien reconnaître que des médications fort différentes ont donné tour à tour de fort bons résultats. Nous indiquerons donc les principales, le choix devant être suggéré par le cas particulier.

La *belladone* a été recommandée par Trousseau, et employée avec succès par un grand nombre de médecins. Voici quelles sont les règles du traitement : « Je fais prendre chaque soir, au moment de se coucher, 1 centigramme d'*extrait de belladone*, ou bien 1/2 milligramme de *sulfate neutre d'atropine*, qui est administré, soit sous forme de pilules, soit sous toute autre forme. Si les accidents deviennent plus rares sous l'influence de cette première dose de médicament, je la maintiens pendant un certain temps ; mais si, au bout de ce certain temps, huit à dix jours par exemple, l'amélioration ne fait pas de progrès, j'augmente la dose de belladone, et j'en fais prendre, toujours le soir et au même moment, 2 centigr.

Suivant la même règle, et guidé par les mêmes indications, j'accrois successivement ainsi les quantités du remède, que je porte à 3, 4, 5, 6, 10, 15, 20 centigrammes, et même au delà, selon que l'action thérapeutique est plus ou moins prononcée, suivant aussi la tolérance individuelle. — Lorsque l'amélioration a duré un assez long temps pour qu'il soit permis de croire à une guérison radicale : lorsque, pendant trois, quatre, cinq mois, il n'y a eu aucun accident, au lieu d'interrompre brusquement la médication, je la maintiens encore, mais en diminuant progressivement la dose du médicament, pendant deux, quatre, cinq, six, huit, dix mois, pendant plus d'un an même, selon les cas, selon les circonstances, lorsque j'ai eu à combattre une incontinence nocturne plus ancienne, et par conséquent plus invétérée. » (Trousseau).

La *noix vomique* et la *strychnine* ont donné de fort bons résultats, et sont indiquées spécialement quand il y a atonie de la vessie.

Extrait de noix vomique. . .   4 centigrammes.
Oxyde noir de fer . . . .   4 grammes.

F. 24 pilules = à prendre trois par jour (Mondière).

A la poudre de noix vomique Trousseau préférait avec raison la *strychnine* que l'on administrera sous forme de granules à 1 milligramme, ou sous forme de sirop de sulfate neutre.

La *brucine* est préférable encore à la strychnine dont elle possède les propriétés, mais sur laquelle elle présente dans l'espèce le double avantage suivant : 1° son action tétanisante sur les muscles en général se localise plus spécialement sur les muscles de l'appareil génito-urinaire ; 2° étant moins toxique, elle est plus maniable, et on peut la prescrire par pilules de 5 milligrammes. — On surveillera, bien entendu, l'action de ces médicaments, et surtout on n'oubliera pas leurs propriétés d'accumulation qui peut amener inopinément des phénomènes d'intoxication. Il sera bon par conséquent d'en suspendre l'usage de temps en temps.

C'est précisément cette nécessité de suspendre l'administration de la brucine qui nous a dans un cas récent, entraîné à prescrire l'*ergotine*. Les bons résultats que nous avions commencé à obtenir de la brucine se sont tout à coup accentués; nous nous en sommes donc tenu à l'ergotine, et nous avons obtenu de ce dernier médicament la guérison complète. Il faut en donner de 25 centigrammes à 1 gramme par jour : en trois ou quatre fois dans les vingt-quatre heures; sous forme pilulaire, ou dans une potion gommeuse.

Le *quinquina*, le *sous-carbonate de fer*, le *ratanhia*, ont donné quelques succès :

Quinquina rouge concassé......................	8 grammes.
Gentiane.................................	12 —
Camomille.................................	15 —
Sous-carbonate de fer.......................	45 —

Faites macérer à froid dans un litre de vin blanc; 50 grammes matin et soir (Guersant).

Teinture de *cantharides* : de dix à vingt gouttes matin et soir dans de l'eau sucrée.

Dans certains cas, il y a au col vésical une excitation qui se traduit par des érections, en même temps que l'incontinence d'urine ; on pourrait dans ces cas prescrire le *bromure de camphre* (de 1 à 5 ou 10 capsules de 20 centig.) ; — ou encore l'*hyosciamine* (de 2 à 5 milligrammes par jour, en granules de 1 milligr.). Ces deux derniers médicaments toutefois devront, comme la belladone ou l'atropine, être plus particulièrement pris le soir au moment de s'endormir.

Bien d'autres moyens encore ont été essayés, et la liste en serait longue. Nous citerons seulement : l'électricité, les bains froids (Dupuytren), les bains aromatiques (Lallemand), les excitants de la peau, l'excitation du col de la vessie par l'introduction simple d'une sonde ou par l'introduction d'une sonde chargée de teinture de cantharides, compresseur de la prostate (Trousseau), compression de l'urèthre, etc.

CHAPITRE XVIII.

Hématurie.

Synonymie. — Pissement de sang.

Définition. — On désigne sous le nom d'*hématurie* la sortie par l'urèthre, au moment de la miction, d'une quantité quelconque de sang pur ou mêlé d'urine.

Étiologie et pathogénie. — L'hémorrhagie peut avoir pour point de départ les reins, les uretères, la vessie, la prostate, ou l'urèthre ; elle peut reconnaître pour cause des maladies très-diverses de ces organes ; dans certains cas même, elle peut avoir sa cause en dehors de l'appareil urinaire.

Les hématuries qui se produisent en dehors des maladies urinaires peuvent survenir au début, dans le cours ou au déclin d'une maladie comme la variole, la rougeole, la scarlatine, l'érysipèle, la fièvre typhoïde, la fièvre intermittente, la fièvre bilieuse, l'ictère grave, le scorbut, l'hémophilie, l'intoxication saturnine, l'intoxication mercurielle, etc.

Le même accident peut se produire consécutivement à un effort, ou même à une fatigue : accouchement, lutte, action de porter un fardeau, marche forcée, etc. ; ou bien à la suite de secousses transmises par une voiture suspendue, ou subies pendant l'exercice de l'équitation.

L'action des chutes et surtout des contusions directes sur les lombes, le périnée ou l'hypogastre est plus nette encore.

Il existe enfin une hématurie spéciale à certains pays chauds : île de France, île Bourbon, Brésil, cap de Bonne-Espérance, Égypte, où elle est endémique.

Ordinairement il s'agit d'une lésion dans l'organe qui est le point de départ de l'hémorrhagie.

1° Hémorrhagie rénale. — Elle est causée par une inflammation aiguë ou par une altération chronique de l'organe ; par un calcul ; par un cancer ; par un strongle ; par une contusion ; par des diurétiques violents.

2° *Hémorrhagie uretérale.* — Elle est presque toujours liée à la présence d'un calcul tombé du rein.

3° *Hémorrhagie vésicale.* — Presque toujours il s'agit d'une pierre, d'une cystite ou d'une tumeur. Bien plus rarement il s'agit d'hémorrhoïdes vésicales.

4° *Hémorrhagie prostatique.* — Prostatite chronique, tubercules de la prostate.

5° *Hémorrhagie uréthrale.* — Elle est produite le plus souvent au cours d'un rétrécissement ; soit par suite d'une offense instrumentale, soit consécutivement à l'inflammation qui se produit en arrière de la stricture : le sang épanché trouve plus de facilité à passer dans la vessie qu'à franchir l'obstacle ; il est ensuite expulsé au moment de la miction. Mais le même phénomène peut se produire sans qu'il existe de coarctation : « Souvent en effet, dit Mercier, quand le sang s'épanche en certaine quantité dans l'urèthre, au delà de la portion membraneuse il passe dans la vessie, comme y passent les injections qu'on fait dans cette partie du canal. »

Diagnostic. — Le fait même de l'hématurie n'est pas difficile à établir, et l'on constate aisément l'émission avec l'urine d'une quantité de sang plus ou moins considérable ou plus ou moins minime. — Souvent le sang, intimement mélangé au liquide excrémentiel, lui imprime une teinte générale rosée, rouge, noirâtre, variée enfin suivant les proportions du mélange et selon le temps qu'il a séjourné dans le réservoir. — D'autres fois ces deux liquides ne sont pas confondus : tantôt alors c'est le premier jet qui est cruorique ; — tantôt au contraire le sang n'apparaît qu'à la fin de la miction.

Le difficile et l'important c'est de déterminer le point de départ et la cause de l'hémorrhagie. Des caractères propres de l'hématurie l'on peut tirer déjà d'utiles renseignements.

Quand le sang vient des *reins,* il imprime à l'urine une coloration uniforme plus ou moins foncée comparable le plus souvent à celle du chocolat, tenant au séjour du sang dans la vessie et à son mélange intime au liquide urinaire. Outre les éléments du sang, l'examen microscopique permet de reconnaître dans le liquide des tubes et des débris épithéliaux.

C'est rarement que l'hémorrhagie se produit au niveau des *uretères*, et elle se trouve alors liée au passage d'un calcul trahi déjà par la colique néphrétique.

On a dit, et pour bien des cas cela est vrai, que le sang n'était pas uni aussi intimement à l'urine quand il provenait de la *vessie* ou de la *prostate*. Dans l'hématurie vésicale le sang ne s'écoule guère qu'à la fin de la miction ; quand il provient au contraire de la région profonde de l'urèthre, c'est le premier jet qui est cruorique.

Mercier signale quelques différences utiles à connaître : « Habituellement, quand le sang a sa source dans l'urèthre, si on lave la vessie au moyen de plusieurs injections, il vient un moment où celles-ci reviennent claires jusqu'à la fin. Si alors ou en fait une dernière, si on retire la sonde dans la partie profonde de l'urèthre, qu'on l'y laisse quelques instants et qu'on la repousse ensuite dans la vessie, le premier jet est mêlé de sang, tandis que le reste de l'injection s'écoule jusqu'à la fin sans coloration. — Supposons au contraire que le sang vienne de la vessie ; d'abord le caractère précédent n'existera pas : et, de plus, les dernières parties de chaque injection reviendront presque constamment colorées. Mais ce dernier caractère ne distinguera véritablement cette hématurie de la précédente qu'à la condition que l'émission se fera par la sonde ; car, si on la laissait se faire naturellement par le canal, les derniers jets pourraient être également sanguinolents quand celui-ci est le siège de l'hémorrhagie ; quelquefois même le sang sort alors presque pur. — Ces phénomènes ne se présenteront pas quand ce liquide proviendra des organes plus éloignés. On a dit que, lorsqu'il s'épanche dans les uretères, il forme des caillots allongés, tubuleux qu'on a quelquefois pris pour des vers ; que, lorsque les reins en sont la source, il est plus intimement uni à l'urine que lorsqu'il vient de la vessie, et qu'il est presque toujours alors précédé d'une altération quelconque de la sécrétion normale. Relativement à ce dernier caractère, je ferai observer que souvent on n'est appelé que lorsque le sang s'écoule, et qu'il est difficile, sinon impossible de savoir quel était auparavant l'état chimique de l'urine ; car je suppose que c'est d'une altération de ce genre qu'on veut parler. Toutefois j'ai remarqué que l'hématurie offre des intermittences, on trouve souvent alors l'urine albumineuse et alcaline quand le sang vient des reins, tandis qu'elle est plus naturelle quand le sang vient des organes moins profonds. Je suppose que, dans les cas dont il s'agit, l'urine sanguinolente est secrétée telle, et qu'elle contient encore du sérum quelque temps après que la partie cruorique a complétement disparu. Quant aux autres caractères, ils me paraissent de peu de valeur : les caillots peuvent s'effiler dans l'urèthre ou la sonde, et le mélange plus ou moins intime du sang avec l'urine présente des nuances trop insensibles pour servir de base à notre diagnostic. »

Il ne faut donc pas négliger les données fournies par l'hématurie elle-même ; mais il ne faut pas en exagérer l'importance. Le chirurgien doit surtout s'attacher à déterminer la cause de l'hémorrhagie, et les altérations des voies urinaires seront reconnues par l'analyse des symptômes qui leur sont propres.

Le **pronostic** est subordonné à la cause.

Traitement. — Le seul moyen de guérir l'hématurie vésicale, c'est évidemment d'en supprimer la cause en guérissant ou amendant la maladie sous l'influence de laquelle se produit l'hémorrhagie.

Au point de vue de l'hématurie elle-même, quand elle est abondante, le chirurgien ne doit pas rester inactif. Le malade sera mis au lit, et gardera le décubitus dorsal. Vessies remplies de glace à l'hypogastre ; lavements froids, ou mieux encore un morceau de glace introduit dans le rectum ; fomentations

froides vinaigrées. — Boissons peu abondantes. — A l'intérieur astringents et hémostatiques :

**

Perchlorure de fer à 30°...............	5 gr.
Sirop de gentiane.........	300

Une cuillerée à soupe d'heure en heure.

**

Acide gallique...................,.....	1 gr.

En cinq pilules de 20 centigrammes. — Une pilule d'heure
en heure, ou de demi-heure en demi-heure.

**

Tannin	10 centigr.

Pour *une* pilule. — F. 10 pilules. — Une d'heure en heure
(Woillez).

**

Tannin	1 gr.
Hydrolat d'absinthe...................	100
Sirop de safran	aâ 20
Vin de Malaga	

Une cuillerée à bouche d'heure en heure (Gamba).

**

Sirop de Cachou.....................	100 gr.

Une cuillerée d'heure en heure.

**

Sirop de Ratanhia...................	100 gr.

Une cuillerée à soupe d'heure en heure.

* *

Alun... 10 centigr.
Sang-dragon pulv................................ }
Miel rosat....................................... } aà 5

Pour une pilule. De 10 à 20 par jour (pilules d'Ilevétius).

* *

Cachou .... 12 centigr.
Alun... 6
Opium brut................................... 2
Sirop de roses rouges........................ q.s.

Pour une pilule. — Une pilule toutes les deux heures.
(Capuron, Récamier.)

* *

Infusion de Matico : 60 à 90 grammes toutes les trois heures
(Thompson.)

* *

Teinture de Colombo...................... 10 gr.
Sirop d'écorces d'oranges amères......... 200

Une cuillerée à soupe d'heure en heure.

* *

On évitera l'*ergot de seigle* qui, en provoquant les contractions de la vessie, ne pourrait qu'augmenter l'hémorrhagie si elle avait son point de départ dans le réservoir urinaire.

* *

S'il y a du ténesme vésical, on prescrira largement les *opiacés* : soit en pilules, soit par la voie rectale. On pourra encore agir sur le col vésical par l'*atropine* et l'*hyosciamine*.

S'il existe de l'inertie vésicale et de la rétention d'urine on pratiquera le cathétérisme. Si les caillots s'opposent à la sortie du liquide on pratiquera une injection avec la sonde à double courant. — On pourrait encore, à l'exemple de Thompson, se servir de l'instrument imaginé par Clover pour évacuer les débris calculeux après la lithotritie.

Pour ce qui est des injections astringentes, il faut être très-réservé dans leur emploi.

CHAPITRE XIX.

Asystolie vésicale.

Cercle morbide des maladies des voies urinaires.

Définition. — Par *asystolie vésicale* nous entendons désigner cette période des maladies des voies urinaires où la vessie, atteinte dans sa texture et, partant, dans sa puissance contractile, cesse de pouvoir compenser un obstacle, et ne se débarrasse plus qu'imparfaitement de son contenu. — Il se développe, en pareille occurrence, tout un enchaînement de phénomènes auquel nous appliquerons la dénomination de *cercle morbide des maladies des voies urinaires.*

En divers endroits de ce volume (voir : Hypertrophie de la vessie ; Atonie, Inertie de la vessie ; Rétention d'urine ; Incontinence d'urine ; Catarrhe vésical ; Engorgement de la prostate ; Valvules du col ; Calculs ; Rétrécissements de l'urèthre), ces phénomènes ont arrêté notre attention ; c'est un tableau d'ensemble que nous nous proposons d'en donner ici.

Pathogénie. — Les obstacles qu'on voit le plus communément gêner le libre cours des urines, ce sont les rétrécissements de l'urèthre, les calculs vésicaux, les valvules du col et tout particulièrement les engorgements séniles de la prostate. — Les difficultés que rencontre le liquide pour franchir les voies d'excrétion provoquent de la part de la vessie un déploiement plus grand de force expulsive. — L'obstacle étant permanent, les efforts se répètent ; et ce surcroît de travail entraîne progressivement l'hypertrophie du muscle vésical. Cette modification anatomique ne fait d'abord que prêter à l'organe plus de force, et le mettre en état de faire face aux nécessités d'une situation nouvelle : la compensation s'établit, et la vessie hypertrophiée fait échec à l'obstacle. — Pas plus ici qu'en pathologie cardiaque, cependant, qu'on ne se hâte pas de considérer comme *salutaire, providentielle* cette hypertrophie : quelqu'heureux qu'en soient d'abord les résultats, elle n'en constitue pas moins une *lésion* qui va bientôt grossir le cortège pathologique, en s'aggravant et en suscitant de nouveaux désordres. Un travail d'inflammation chronique, en effet, se produit graduellement dans les parois vésicales : la muqueuse subit non-seulement des altérations superficielles, mais encore bientôt des altérations profondes ; la charpente conjonctive devient le siège d'une phlegmasie chronique interstitielle, d'une véritable sclérose ; la dégénérescence graisseuse apparaît et s'étend dans les faisceaux musculaires. A mesure qu'évolue ce processus anatomo-pathologique, on voit apparaître et s'accentuer l'*asthénie vésicale* : loin de fléchir, l'obstacle s'accroît, tandis que les parois du réservoir, au contraire, cessent de puiser dans leur hypertrophie la force qu'il leur faudrait pour continuer de lutter avantageusement. La compensation n'est plus maintenue : la vessie se laisse dilater ; elle réagit encore, mais de plus en plus faiblement, ne se débarrassant qu'imparfaitement de son contenu. Après chaque miction, il reste dans la poche une quantité variable de liquide : celui-ci s'altère et aggrave l'état de la muqueuse ; en outre, il est résorbé, en quantité minime sans doute, mais bien suffisante pour produire une intoxication chronique.

Il va suffire d'un *faux-pas* de la vessie pour qu'elle soit *forcée*, pour qu'elle se laisse *engorger*, et qu'au lieu de la rétention incomplète survienne inopinément une rétention complète, avec ou sans regorgement.

A mesure que le processus anatomo-pathologique évolue dans les parois vésicales, on voit l'organe épaissi, plus ou moins privé de souplesse, et généralement distendu. Les mouvements alternatifs d'ampliation et de retrait perdent de plus en plus de leur étendue, et les choses peuvent arriver au point que le réservoir se présente sous l'aspect d'une coque épaisse, dure et plus ou moins rigide. L'asystolie dès lors est irrévocablement installée.

Mais les désordres ne se bornent pas à la vessie : les reins notamment ont subi des altérations, en sorte qu'à la résorption de l'urine stagnant dans le *réservoir* vient s'ajouter la rétention dans le sang des produits excrémentitiels par insuffisance sécrétoire. — Cette insuffisance de la dépuration urinaire, dans quelques cas, spécialement au début, nous a paru se produire sans lésion du rein : consécutivement à la stagnation intra-vésicale, en vertu du consensus fonctionnel qui existe entre la vessie et les glandes rénales, il se produit un ralentissement plus ou moins considérable de la filtration, et par conséquent une rétention dans le sang des matériaux de l'urine. C'est dans ces cas surtout, et par suite sans doute de ce même ralentissement de la sécrétion, que s'observent dans l'urine de nombreux cristaux d'acide urique. Plus tard il s'agit d'une néphrite interstitielle consécutive.

A mesure que s'aggrave l'état des voies urinaires on voit s'accentuer les phénomènes généraux : troubles digestifs, troubles nerveux, troubles psychiques. Les forces déclinent, la nutrition languit de plus en plus, et la fièvre enfin vient couper court à la *cachexie urineuse.*

Anatomie et physiologie pathologiques. — Le point de départ du processus morbide, avons-nous dit, est un obstacle au libre écoulement de l'urine ; et cet obstacle est constitué communément par un *rétrécissement de l'urèthre,* un *calcul vésical,* une *valvule du col* ou plus particulièrement un *engorgement sénile de la prostate.* Un chapitre spécial étant consacré à chacune de ces diverses affections, nous n'y insisterons pas.

Les altérations de la *vessie* varient suivant le degré et l'ancienneté de la maladie, et aussi suivant la cause. — L'organe peut être revenu sur lui-même, et sa *capacité* diminue (Hypertrophie concentrique) ; mais ordinairement c'est le contraire qui à lieu, et le réservoir distendu présente une capacité plus grande qu'à l'état normal (Hypertrophie excentrique). — La *forme* normale a subi des modifications qui portent spécialement sur le *bas-fond* qui est agrandi, et sur le *col* qui est élevé et déformé : il forme, au-dessus du plancher vésical, un croissant très-prononcé. — On observe très-rarement un amincissement des *parois ;* presque toujours au contraire elles présentent un épaississement qui est dû à leur *hypertrophie.* — La *muqueuse* présente des altérations phlegmasiques chroniques sur lesquelles nous ne reviendrons pas, les ayant étudiées à propos de la cystite chronique. — La *tunique musculeuse* est à peu près constamment *hypertrophiée,* confirmant ainsi cette loi formulée par Louis : que « toutes les fois qu'un organe creux éprouve de la difficulté à se débarrasser des liquides qu'il contient, il s'hypertrophie ». Ce nouvel état du muscle vésical peut présenter deux aspects différents suivant la cause qui l'a amené, suivant qu'il s'agit d'un *rétrécissement de l'urèthre* ou d'un *engorgement sénile de la prostate.* « Chez les rétrécis, dit Guyon, la vessie est en général peu augmentée de volume, globuleuse, les parois sont épaisses, hypertrophiées ; la face interne lisse, le plus souvent sans trace de colonnes ; chez les prostatiques au contraire, il y a augmentation de capacité dans les deux tiers des cas et colonnes très-marquées dans la même proportion. » — « L'obstacle prostatique agit principalement sur la couche profonde circulaire et plexiforme de la vessie en donnant naissance à des colonnes le plus souvent horizontales, tandis que les obstacles uréthraux manifestent leur action surtout sur la couche externe longitudinale » (A. Jean). — Les deux obstacles mécaniques produisent donc des effets anatomiques différents ; dans sa thèse publiée sous les auspices de Guyon, A. Jean attribue cette sorte de divergence principalement à l'âge du sujet et au processus pathologique : « Les rétrécissements surviennent d'habitude entre vingt-cinq et cinquante ans ; c'est donc une maladie propre à l'âge où tous les tissus de l'organisme peuvent réagir d'une façon franche contre les obstacles qu'ils rencontrent. De même que l'exercice méthodique des membres supérieurs, ou des muscles du triceps sural aboutiront chez l'adulte à l'augmentation du volume du biceps et des muscles du mollet ; de même l'effort journalier de la vessie qui lutte contre le rétrécissement amènera une exagération générale dans la force de contractilité ; il se passera ce que nous voyons se produire pour le cœur dans le rétrécissement aortique ; la quantité de sang qui distend le ventricule gauche est constante, et l'orifice de sortie est rétréci ; la force d'expulsion doit donc s'accroître et la rapidité du courant augmenter : la résultante est l'hypertrophie générale du ventricule gauche. De son côté la vessie lutte tout entière ; la résultante est l'hypertrophie simple des fibres qui contribuent le plus à l'effacement de sa cavité, c'est-à-dire des fibres longitudinales. — Les lésions prostatiques au contraire surviennent à un âge avancé ; elles sont l'apanage de la vieillesse. A cet âge, nous le savons, tous les tissus, aussi bien le tissu musculaire lisse que le tissu strié, ont perdu une grande partie de leur force de réaction ; les battements du cœur sont moins forts, et cet organe est en dégénérescence graisseuse : les mouvements péristaltiques de l'intestin sont plus lents et très-souvent on voit survenir de la parésie intestinale ; les contractions des muscles de l'abdomen sont moins énergiques, les aponévroses se laissent distendre et la production de hernies est favorisée. De même la vessie, dont l'évacuation complète est rendue plus difficile par un obstacle organique, aura beaucoup plus de peine à réagir, et cette réaction ne sera plus générale, mais simplement locale ; ce sera le bas-fond seul qui se contractera ; là en effet l'urine qui y est constamment versée, et qui est plus ou moins altérée, agira comme un véritable stimulus, et déterminera une irritation qui aboutira à une réaction incomplète. » (A. Jean.) — L'observation macroscopique est confirmée par l'examen au microscope : ce dernier fait voir qu'il s'agit au début d'une hypertrophie du muscle vésical, laquelle est rendue peu à peu impuissante par les progrès de la *cystite interstitielle*, de la *sclérose vésicale*. — Cette sclérose envahit la tunique *séreuse* et le *tissu cellulaire* péri-vésical.

Les *uretères* sont le siège d'une hypertrophie et d'une sclérose analogue.

Les *reins* présentent des altérations différentes suivant l'époque : au début, tant que la compensation est à peu près maintenue, il se produit une *néphrite proliférative diffuse ;* puis survient la *néphrite suppurative*.

A mesure que s'aggrave l'état des voies urinaires, on voit apparaitre dans les *organes éloignés* (appareil digestif, appareil circulatoire, poumons, sang, etc.), des lésions variables suivant la marche et le degré de la cachexie.

Symptômes et diagnostic. — Les phénomènes cliniques reconnaissent une triple cause : altérations primitives de l'appareil urinaire (engorgement de la prostate, rétrécissement de l'urèthre, etc.) ; altérations consécutives de ce même appareil (altérations rénales) ; enfin intoxication urineuse chronique.

Ces symptômes, que nous avons étudiés en détail dans divers chapitres de cet ouvrage, présentent nécessairement une assez grande variété dans leurs caractères, leur époque d'apparition, etc.

La vessie, comme nous l'avons dit, ne se vide jamais de son contenu : il y a *stagnation* d'urine, ainsi qu'on peut s'en assurer en sondant le malade immédiatement après qu'il vient de pisser ; la sonde laisse toujours écouler en pareil cas une quantité variable d'urine.

La vessie se laissant distendre de plus en plus, et perdant de plus en plus de son ressort, il peut arriver à un moment donné qu'à la suite d'une accumulation plus grande de liquide la vessie vaincue ne puisse réagir, et qu'il se produise une *rétention complète*.

Au lieu d'une impossibilité complète d'uriner, il peut survenir une *incontinence :* la vessie est pleine, et le malade pisse *par regorgement (pseudo-incontinence)*.

Cet engorgement de la vessie a pour cause à la fois l'obstacle, et l'altération des parois du réservoir ; il se trouve encore souvent favorisé par un phénomène qui se produit fréquemment: par la *polyurie*. Cette exagération de la sécrétion urinaire, signalée par un assez grand nombre de chirurgiens, s'observe le jour et la nuit ; mais Guyon fait remarquer qu'elle est beaucoup plus abondante pendant la nuit (A. Jean). Elle paraît due à l'excitation qui a son siège dans le col vésical, et ne serait que la confirmation d'une loi d'après laquelle, toutes les fois qu'il existe de l'irritation à l'extrémité d'un canal excréteur, la glande d'où part ce canal participe à l'excitation et sécrète plus abondamment (Mercier).

Il y a presque toujours des *besoins fréquents d'uriner*. Ils se font sentir particulièrement la nuit, et tiennent surtout à l'état de la prostate. Ces mictions fréquentes peuvent aussi être liées à l'état des reins et à la stagnation elle-même de l'urine (Guyon).

Fréquemment ces besoins d'uriner s'accompagnent de sensations pénibles ou de *douleur*, et la miction peut aussi être douloureuse.

Il se produit toujours des *troubles de l'appareil digestif*, et il peut arriver, ainsi que le dit très-justement Guyon, que ces troubles masquent l'état des voies urinaires. « Ils sont fréquents, ils se rencontrent chez tous les malades qui vident mal leur vessie ; les symptômes ne sont pas toujours au grand complet ; ils ne se présentent pas avec la même gravité, mais on peut presque toujours en réunir un certain nombre. » (A. Jean.) Et qu'on ne croie pas cette assertion exagérée le moins du monde. Nous la voyons, quant à nous, se justifier tous les jours : il n'est pas une affection chronique des voies urinaires qui ne s'accompagne de troubles gastro-intestinaux, et plusieurs fois déjà c'est leur existence même, chez des hommes d'un certain âge, qui nous a fait examiner l'appareil urinaire et découvrir des altérations que le malade ne soupçonnait pas. Ces troubles sont assez variables : c'est un état saburral des premières voies, de l'inappétence, de la dyspepsie et particulièrement de la dyspepsie flatulente, de la constipation.

Le caractère devient bizarre, inquiet, agressif, et il survient des troubles psychiques de nature et de degré très-variables.

Nous avons observé plusieurs fois des *palpitations* qui nous ont paru tenir à l'état des voies urinaires.

Les accidents *respiratoires* sont liés à l'altération rénale.

Quant à la *fièvre* et à la *cachexie*, elles arrivent à une période avancée de la maladie, et tiennent tantôt à la résorption de l'urine stagnante dans la vessie (ammoniémie), tantôt à la lésion rénale.

Pronostic. — Il est très-variable, suivant les cas, subordonné qu'il est à la nature de l'affection génératrice, qui peut être susceptible ou non de guérison ou d'amendement, à l'état des parois vésicales, à l'état des reins, à l'état général, à l'ancienneté de l'état morbide. En tout cas le pronostic est toujours grave.

Traitement. — Étudier à fond le traitement de l'*asystolie vésicale*, en imminence ou confirmée, ce serait refaire la thérapeutique de l'appareil urinaire. Car le chirurgien doit s'adresser à la cause, à l'état des parois vésicales, à l'état des reins, à l'état gastro-intestinal, à l'état général, etc. C'est d'un état complexe qu'il s'agit ici, et les divers éléments qui le composent sont étudiés en leur lieu, au point de vue thérapeutique comme aux autres points de vue. Signalons seulement la conduite que dicte la *stagnation* : le chirurgien devra évacuer l'urine et apprendre au malade à se sonder lui-même. La vessie sera vidée régulièrement deux ou trois fois par jour, afin de prévenir le séjour de l'urine et les conséquences qui en résultent. Pour le premier cathétérisme, si le réservoir contenait beaucoup d'urine, on éviterait de l'évacuer brusquement, pour ne pas provoquer des accidents tels que : l'hémorrhagie, la cystite, ou même la syncope et la mort.

REIN

Anatomie.

Les **reins** sont des organes glanduleux pairs, *situés* dans la cavité abdominale, appliqués sur sa paroi postérieure, de chaque côté de la colonne vertébrale, au niveau de la dernière vertèbre dorsale et des deux premières lombaires. Une membrane cellulo-fibreuse les enveloppe et les fixe dans la position qu'ils occupent.

On a comparé leur *forme* à celle d'un haricot. Leur *volume* moyen, à peu près égal pour les deux glandes, est le suivant d'après Sappey : longueur, 12 centimètres ; largeur, 7 ; épaisseur, 3.

Leur *couleur* est d'un rouge tirant sur le jaune. Leur *consistance* est ferme. Leur *poids* normal est en moyenne de 112 grammes (Meckel) à 170 grammes (Sappey).

Structure. — Si l'on pratique des coupes convenables sur un rein, on voit qu'il est composé d'une couche centrale ou *médullaire* qui avoisine le hile, et d'une couche périphérique ou *corticale*. Ces différences d'aspect correspondent à des différences de structure, à la distribution des divers éléments essentiels de l'organe. La partie périphérique, d'un centimètre environ d'épaisseur, présente un aspect granuleux. Au contraire, la partie centrale ou médullaire est striée ; et elle est divisée (*pyramides de Malpighi*) en un certain nombre de pyramides (de sept à trente), dont la base est dirigée vers la périphérie et le sommet vers le hile. De la couche périphérique comme d'une voûte partent des prolongements de la substance granuleuse corticale (colonnes de Bertin) qui s'enfoncent entre les pyramides. Les sommets libres de ces dernières (*papilles*) présentent chacun une quinzaine d'orifices très-petits, par lesquels sourd l'urine. Ce sont les orifices de sortie, les embouchures des *tubes urinifères*, et ceux-ci forment la partie essentielle du rein.

On voit que ces *tubes* s'enfoncent dans la substance de la glande suivant une direction rectiligne et en fournissant des ramifications secondaires. Arrivé dans la substance médullaire, chacun de ces canaux (tubes de Bellini) ne tarde pas à s'infléchir en forme d'U (*tubes de Henle*), présentant comme cette lettre de l'alphabet une première branche grosse, puis une branche déliée. Puis le canalicule prend brusquement un plus grand diamètre, se contourne dans divers sens (*tubuli contorti, canalicules contournés*), et enfin se termine par un renflement creux sphéroïdal (*capsule de Bowman*), qui constitue l'origine du tube urinifère dont nous avons vu l'embouchure à la papille. Sur le pôle opposé au point où le tube s'insère sur la capsule, celle-ci présente un second orifice. Par cet orifice pénètre une artériole qui se divise aussitôt en un grand nombre de ramifications. Ces capillaires pelotonnés se réunissent en un petit tronc *efférent* qui sort de la capsule par le même orifice qui a livré passage au tronc *afférent*. L'un et l'autre sont des *artères* et contiennent du sang artériel. Seulement le sang de l'artère efférente vient d'abandonner les matériaux qui constituent l'urine, et celle-ci s'écoule par le tube aux nombreuses flexuosités qui, du peloton vasculaire (*glomérule de Malpighi*) contenu dans la capsule de Bowman, va jusqu'à la papille rénale.

La capsule de Bowman et le peloton vasculaire (glomérule de Malpighi) qu'elle renferme, ne sont pas en rapport direct : la capsule est tapissée intérieurement d'un endothélium pavimenteux transparent, très-mince, composé d'une seule couche de cellules polygonales (Frerichs) ; le glomérule vasculaire lui-même est recouvert d'une couche épithéliale(Isaac,Moleschott).

Les tubes urinifères sont aussi tapissés à leur intérieur d'un épithélium dont la nature varie suivant les points où on le considère Il est épais et granuleux dans les canalicules contournés et dans la grosse branche des tubes de Henle ; il est clair et transparent dans la petite branche de ce même tube ; il présente ces mêmes caractères dans les canaux d'union qui font communiquer les tubes de Henle avec les canaux droits ; il en est de même dans ces derniers ; l'épithélium enfin devient cylindrique à mesure qu'on s'approche de la papille.

L'artère rénale, parvenue au hile du rein, se divise en trois ou quatre branches qui passent au-devant du bassinet et en arrière des branches veineuses. Après avoir abandonné aux calices et au bassinet des branches collatérales, elles pénètrent en se subdivisant dans le tissu même du rein. Elles cheminent entre les pyramides qui forment la substance medullaire, et se divisent vers la base de ces dernières. Là elles se portent au-devant les unes des autres, sans s'anastomoser, formant des *demi-arcades* dont l'ensemble est appelé voûte artérielle du rein. De cette voûte partent les *artères radiées* qui se dirigent en droite ligne vers la périphérie du rein pour former les petites *branches glomérulaires,* et constituer chacune dans une *capsule de Bowman,* un *glomérule de Malpighi.*

Quant aux *veines,* elles suivent à peu près le même trajet que les artères. Dans la substance corticale les troncs veineux sont généralement constitués par la réunion de deux ou trois ramuscules (étoiles de Verheyen). Elles forment au niveau du hile trois ou quatre troncs ; et ceux-ci se résolvent en un seul : la *veine rénale* qui va se jeter dans la veine cave inférieure.

Les *vaisseaux lymphatiques,* dont l'origine dans le tissus même de l'organe est peu connue, vont se jeter dans les ganglions les plus rapprochés du hile du rein.

Les *nerfs* viennent du *plexus solaire,* dépendance du *grand sympathique.* Il existe un ganglion rénal à l'origine de l'artère (Valentin).

Calices, bassinet, uretère. — On appelle *uretères* l'un et l'autre conduits qui amènent dans la vessie l'urine filtré par l'un et l'autre reins. Chacune de ces glandes en possède un qui, partant du hile rénal, se termine au bas-fond de la vessie. Au hile sont des petits cylindres membraneux (*calices*) qui, par une de leurs extrémités, embrassent la base des papilles, tandis que par l'autre ils s'ouvrent dans un réservoir commun infundibuliforme (*bassinet*) ; à sa partie déclive celui-ci se rétrécit et se continue en un canal qui est l'*uretère*.

La longueur de l'uretère est de 25 à 30 centimètres. Son calibre est à peu près celui d'une plume à écrire; mais il peut être distendu par l'urine lorsque celle-ci est gênée dans son cours, comme cela a lieu dans divers états morbides.

L'uretère est composé de trois tuniques : l'externe est de nature *celluleuse;* la moyenne, qui est la plus épaisse, est *musculaire;* la couche interne, *muqueuse,* est tapissée d'un épithélium stratifié.

Les *artères* sont nombreuses mais grêles; elles proviennent de sources variées. Les *veines* sont nombreuses, mais peu volumineuses à l'état normal. Les *nerfs* suivent le trajet des artères.

Physiologie.

Nous n'avons pas à faire ici l'examen des théories sans nombre auxquelles a donné lieu tour à tour la physiologie du rein. Nous nous bornerons à déterminer l'état actuel de la question.

Un premier point se présente d'abord à préciser : la fonction rénale consiste-t-elle en une *sécrétion* véritable ? — ou n'est-elle qu'une simple *filtration ?* En d'autres termes : le travail physiologique de l'organe a-t-il pour résultat la *formation d'une substance nouvelle* n'existant pas préalablement dans le sang, et destinée à être ultérieurement utilisée dans l'économic ? — ou ne s'agit-il au contraire que d'une *élimination* de matériaux excrémentitiels ?

Ce premier problème peut être aujourd'hui considéré comme définitivement résolu. Le rein ne forme de toutes pièces aucune substance ; tous les matériaux de l'urine existent préalablement dans le sang : ce sont des substances excrémentitielles, et l'organe est chargé de les éliminer. Il s'agit donc ici non d'une sécrétion, mais d'une simple *filtration ;* et le rein n'est pas un appareil sécréteur, mais un simple *émonctoire.*

A quel niveau et de quelle manière s'effectue cette *élimination* ? La structure de l'organe peut faire prévoir *a priori* le siège de la filtration : dans la substance corticale en effet nous voyons les origines des tubes urinifères tapissées intérieurement de cellules troubles et granuleuses, enlacées de riches réseaux de capillaires artériels, pénétrées même (capsules de Bowman) d'artérioles pelotonnées (glomérules de Malpighi) ; — dans la portion médullaire au contraire se trouvent les portions terminales de ces mêmes tubes, tapissées de leur épithélium clair et entourées de vaisseaux nourriciers. Et la physiologie démontre en effet que les portions terminales des tubes sont exclusivement vectrices, les origines, situées dans la zone corticale, possédant seules les propriétés émonctoires. Le *glomérule,* le *canalicule contourné* et la *grosse branche* du *tube de Henle* possèdent un épithélium trouble et granuleux ; à eux seuls, pour préciser davantage, est dévolu le rôle de filtre. Quant à la part qui revient à chacun de ces segments, il subsiste encore à ce sujet des opinions divergentes.

Ainsi notamment, d'après Bowman, les glomérules ne laisseraient filtrer que l'eau, tandis que les canalicules au contraire seraient chargés de laisser passer les matières solides. Cette conception fut combattue, notamment par Isaacs qui fit voir que le glomérule laisse passer non-seulement l'eau, mais encore des matériaux solides. — Pour Ludwig, c'est au niveau du glomérule que s'effectue la filtration, et l'épithélium des canalicules aurait pour mission de résorber une partie de l'eau en excès. — D'autres enfin (Kolliker, Schwartz, Traube), se fondant surtout sur les faits pathologiques, admettent que le glomérule élimine les matériaux solubles, tandis que les cana-licules laissent transsuder l'eau nécessaire pour les dissoudre.

Cette filtration s'effectue, comme l'ont montré Poiseuille, Ludwig, à la faveur de la pression vasculaire : l'élimination du liquide urinaire augmentant à mesure que croît la tension vasculaire. Mais cette dernière ne suffit pas à tout expliquer : il faut, ainsi que l'a dit Claude Bernard faire intervenir des conditions physiologiques, car « les conditions mécaniques étant remplies, on peut néanmoins empêcher la sécrétion de s'effectuer. Il suffit pour cela de couper les nerfs du rein. » (V. en outre *Physiologie de l'appareil urinaire*, p. 469.)

CHAPITRE I.

Examen clinique de l'urine.

A. — EXAMEN GÉNÉRAL.

Réaction. — La réaction de l'urine *normale* est légèrement acide.

Divers états pathologiques peuvent modifier l'action de l'urine sur le papier de tournesol : soit en accentuant la réaction acide, soit au contraire en lui substituant la réaction alcaline. — Dans le premier cas il faut distinguer l'acidité primitive, que présente l'urine au moment de son émission, et l'acidité secondaire qui se développe ultérieurement et qui est liée à des fermentations qui se produisent dans le liquide. — L'alcalinité peut être également primitive ; mais elle est bien plus souvent secondaire, et, dans ce dernier cas elle aparaît, soit dans le vase où on l'a recueillie, soit dans la vessie.

Poids spécifique. — La densité *normale* de l'urine est de 1018 à 1020.

Des états pathologiques très-divers peuvent modifier ce chiffre, qui est en rapport avec la somme des matériaux solide de l'urine : par suite soit de l'augmentation ou de la diminution de ces substances, soit de la diminution ou de l'augmentation de l'eau.

Quantité. — A l'état *normal*, la quantité d'urine sécrétée dans les 24 heures est en moyenne de 1200 à 1500 grammes.

Cette quantité peut devenir plus grande sous l'influence de divers états pathologiques (diabète, néphrite conjonctive, hypertrophie prostatique, etc.). Dans d'autres cas au contraire les malades rendent une quantité d'urine moindre qu'à l'état normal. Il est important de déterminer si cette augmentation ou cette diminution de la quantité totale est due simplement à une augmentation ou à une diminution de l'eau, ou s'il y a en même temps élimination plus considérable ou plus restreinte des substances excrémentitielles elles-mêmes. — Inutile d'ajouter qu'il faut distinguer des états pathologiques les variations physiologiques accidentelles.

Odeur . — Au lieu de l'odeur *sui generis* qu'elle présente à l'état *normal*, l'urine peut affecter des odeurs variables dont il ne faut pas négliger la signification : odeur ammoniacale primitive ou secondaire, fétide ou gangréneuse, alcoolique, aigre, de bouillon de bœuf, etc. : sans parler des odeurs variables qu'elle peut dégager accidentellement après l'ingestion de substances diverses.

Coloration. — A la teinte jaune-ambré *normale* peuvent se substituer des teintes très-variables : pâle d'une urine très-diluée, foncée d'une urine concentrée, jaune-brun par la bile, rouge ou brune par le sang ; teinte plus ou moins foncée suivant la quantité plus ou moins grande qu'elle contient des deux substances azotées auxquelles elle doit sa coloration normale : l'uriane et l'urianine.

Transparence. — La transparence normale de l'urine peut se trouver altérée au moment même de l'émission, et ce liquide peut ne se troubler qu'au bout d'un temps variable dans le vase où on l'a recueilli. — Dans le premier cas cette opacité tient le plus souvent à la présence du sang, de l'albumine ou de la graisse ; c'est plus particulièrement dans le second cas qu'il s'agit de mucosités, de phosphates, d'urates, etc.

Cremor. — C'est une pellicule mince qui s'observe quelquefois à la surface de l'urine. Elle est constituée le plus souvent par de la graisse, quelquefois par du phosphate ammoniaco-magnésien.

Nuages. — Ils sont formés par du mucus. Celui-ci se dissout en partie quand on chauffe l'urine dans laquelle il est en suspension, ou bien quand on ajoute de l'acide nitrique dilué.

Sédiments. — Ils sont formés dans la plupart des cas par des urates ou par des phosphates (sédiments rouges et sédiments blancs de Civiale). Au reste c'est à l'analyse chimique et à l'examen microscopique qu'il faut avoir recours pour en déterminer exatement la nature.

B. — EXAMEN CHIMIQUE.

Les substances diverses que contient l'urine physiologique peuvent augmenter ou au contraire diminuer, et ces augmentations, comme ces dépréciations du chiffre normal constituent de précieux indices pour le praticien. — D'autres fois il s'agit de l'apparition dans l'urine de substances qu'elle ne renferme pas à l'état physiologique : constater leur présence et en déterminer le chiffre, tel est alors le double problème à résoudre.

A. — *Principes normaux.*

Urée.

De nombreux procédés ont été proposés pour le dosage de l'urée par Liebig, Davy, Leconte, Guichard, Gréhant, Yvon, Milon, Esbach, etc.

Le procédé d'Esbach est basé sur la décomposition de l'urée par l'hypobromite de soude. L'acide carbonique produit est absorbé par la soude, et l'azote est mis en liberté ; son dosage donnera la quantité correspondante d'urée décomposée.

Lorsque l'urine contient de l'albumine, il faut l'en séparer. Ce n'est qu'ultérieurement à cette opération qu'on peut procéder à la recherche uréométrique.

Voici la composition des liquides nécessaires à ce dosage :

1° Réactif bromé :

Eau de rivière filtrée...................	130 c.c.
Lessive de soude......................	50 c.c.
Brome en dernier..................	2 c.c. ou 6 gr.

2° Solution d'urée :

Eau distillée......................	50 c.c.
Urée............................	0,5

Voici, suivant l'auteur, quel est de ce procédé le manuel opératoire. On prend un tube long de 38 centimètres, gradué en dixièmes de centimètres cubes, et d'une capacité totale de 28 centimètres. A la 140e division, le trait est prolongé pour servir de repère. On tient ce tube ou uréomètre un peu incliné, on y introduit 6 centigrammes de la solution bromée ; puis on verse doucement de l'eau pure jusqu'au repère 140 , on note le chiffre, en tenant compte des fractions de divisions, par exemple 141, 3 ; puis on ajoute 1 centimètre cube d'urine. On écrit alors 151, 3. On ferme avec le pouce ; on agite fortement le tube, en le tenant à peu près horizontalement ; pendant une demi-minute. Avant d'agiter on le renverse plusieurs fois suivant la verticale, de manière à ce que la coloration jaune soit uniforme. On redresse enfin le tube, en enfonçant l'extrémité inférieure dans l'eau, et on déplace le pouce, immédiatement le niveau du liquide baisse. On ramène alors le tube de manière à faire coïncider les niveaux de liquides en dedans et en dehors.On bouche de nouveau le tube, et on redresse. Il ne reste plus qu'à lire à quelle division correspond maintenant le niveau du liquide. Si on lit, par exemple, 112, 5, en retranchant 112, 5 de 151, 3, on aura 38, 8 qui représentera la quantité d'azote libre fourni par 1 centimètre cube d'urine.

On analyse pareillement 1 centimètre cube de la solution d'urée qui fournira, par exemple pour aujourd'hui 36, 2 ; on fait alors ce raisonnement.Si un centilitre d'urée donne 36,2 divisées, 1 centimètre cube d'urine analysée donnera $\dfrac{38,8}{36,2}$ soit 1 centilitre 07 ou 10 gr., 70 par litre.

On pourrait agir autrement, en faisant une fois pour toutes l'analyse de la solution normale d'urée, ramener ce résultat à 0° et 760^{mm}, de sorte qu'il n'y aurait plus qu'à corriger de même le résultat, fourni par l'analyse de l'urée et à comparer ces résultats entre eux.

Ce résultat n'est pas, il est vrai à l'abri de tout reproche ; et, de l'aveu même de son auteur, il a l'inconvénient de donner non-seulement l'azote de l'urée, mais encore celui des matières extractives. Ainsi, pour obvier à cette cause d'erreur, est-il nécessaire de diminuer de 1/20 le chiffre obtenu. Ce chiffre pourra alors être considéré comme représentant le chiffre de l'azote entrant dans la constitution (Lecorché).

Acide urique.

Pour doser l'acide urique, il suffit d'ajouter de l'acide chlorhydrique à 200 ou 300 grammes d'urine ; on abandonne le mélange au repos pendant 12 à 24 heures, à une température aussi basse que possible ; il se dépose des cristaux que l'on recueille, et qu'on place sur un filtre desséché et taré ; on les lave avec de l'eau, puis on les dessèche, on n'a plus qu'à en déterminer le poids.

Chlorures.

Le dosage des chlorures de l'urine est basé sur la propriété que possède le nitrate d'argent de former en présence des chlorures un précipité blanc caillebotté de chlorure d'argent.

On prend une quantité déterminée d'urine : 100 centimètres cubes, par exemple. On l'additionne de quelques gouttes de chromate de potasse. La solution de nitrate d'argent (solution à 50 p. $^{\circ}/_{\circ}$) est dans une éprouvette graduée. — La solution de nitrate d'argent versée graduellement dans ce milieu ferait se précipiter successivement les chlorures, les chromates, et enfin les phosphates.

On verse goutte à goutte dans l'urine le contenu de l'éprouvette, et l'on continue tant que l'on provoque ainsi la formation d'un précipité blanchâtre qui est du chlorure d'argent. Dès qu'il commence à se former au contraire un dépôt rouge brique, on s'arrête ; car c'est dès lors un dépôt de chromate qui commence à se produire, et tous les chlorures sont précipités. Pour connaître la quantité de ces derniers, on n'a qu'à lire sur l'échelle graduée de la burette la quantité de la solution d'argent employée, sachant que chaque division représente la quantité de nitrate d'argent nécessaire pour précipiter une quantité connue de chlorure, soit par exemple 5 centigrammes. Autant de divisions versées, autant de fois 5 centigrammes de chlorures contenait l'urine en expérience.

Phosphates.

Prendre et verser dans une éprouvette graduée 50 c.c. de l'urine donnée ; saturer le liquide avec la solution de sulfate de magnésie ammoniacal dont voici la formule :

Sulfate de magnésie cristallisé......................	1 partie.
Sel ammoniacal pur............................	1 —
Eau distillée.................................	8 —
Solution ammoniacale......................	4 —

Tous les phosphates se précipitent. Attendre vingt-quatre heures, et noter ensuite, quand le précipité est bien tassé, la hauteur de ce précipité : 1c.c. de ce précipité correspond à peu près à 0 gr. 30 d'acide phosphorique par litre, ce qui représente, en moyenne, de 0 gr. 60 à 0 gr. 70 de sels phosphatés.

Il suffit ensuite de connaître la quantité d'urines émises en vingt-quatre heures par le malade, pour savoir approximativement la somme de phosphates ou d'acide phosphorique qu'il élimine dans un jour. (Joseph Tessier, de Lyon.)

Sulfates.

Pour les déceler, on verse dans l'urine préalablement acidulée par l'acide chlorhydrique, du chlorure de baryum : il se forme un précipité de sulfate de baryte. — Pour les doser, on a recours à la même réaction ; seulement on se sert d'une solution de chlorure de baryum titrée de manière à ce que 1c.c. de cette liqueur corresponde à 1 centigramme d'acide sulfurique. Pour activer la réaction, on chauffe un peu dans un matras l'urine en expérience, et on y laisse tomber goutte à goutte la solution titrée. Il se forme un précipité qui augmente le trouble du liquide, et qui se porte au fond du vase par le repos. On reprend cette opération jusqu'à ce que l'addition du chlorure de baryum ne provoque plus de précipité. On n'a qu'à lire sur la burette graduée le chiffre de centimètres cubes employés : autant de centimètres cubes de réactif employé, autant de centigrammes d'acide sulfurique contenait l'urine.

B. — *Principes anormaux.*

Albumine.

Recherche de l'albumine. — C'est à l'acide nitrique et à la chaleur qu'on a généralement recours pour déceler la présence de l'albumine dans l'urine. Les deux épreuves doivent toujours être faites comparativement, parce qu'elles se complètent l'une l'autre. On fera bien de filtrer préalablement l'urine, et cette précaution sera indispensable quand le liquide contiendra des matières organiques en suspension.

Dans l'épreuve par l'*acide nitrique*, on verse de l'urine dans un tube, et on y ajoute une quantité d'acide nitrique concentré égale au quart du liquide en expérience. Si ce dernier contient de l'albumine cette substance se coagule, en formant un précipité blanc variable suivant la quantité d'albumine : quand il y en a peu, il ne se produit qu'une sorte d'opalescence ; une quantité moyenne apparaît sous l'aspect de flocons nuageux ; si la quantité est considérable, tout le liquide semble se prendre en masse.

L'épreuve par la *chaleur* doit être précédée d'une opération préalable : il faut s'assurer de la réaction de l'urine par le papier de tournesol. Si le liquide est acide, on peut procéder immédiatement à la recherche de l'albumine ; mais s'il est neutre ou alcalin, il faut avant tout l'acidifier. On emploiera pour cela, non l'acide acétique qui expose à des erreurs, mais l'acide nitrique, dont on versera quelques gouttes avec précaution. Cela fait, on chauffe l'urine en tenant le tube au-dessus de la flamme d'une lampe à alcool. S'il y a de l'albumine, sa précipitation commencera à s'effectuer vers 70°. On continuera de chauffer jusqu'à ébullition pour faire précipiter toute l'albumine. S'il y en avait très-peu, au lieu de chauffer le liquide dans toute sa hauteur, on ne le chauffera qu'au niveau de sa surface libre (Goodfellow) : l'opalescénce qui se produira dans ce point tranchera avec l'aspect du reste du liquide, et sera mieux perçue.

Si l'on employait seulement l'un des deux procédés on s'exposerait à des erreurs. Ainsi dans l'examen par l'*acide nitrique*, il peut se former un précipité qui serait pris à tort pour de l'albumine : il arrive parfois surtout dans les urines très-concentrées, que l'addition d'acide nitrique met en liberté l'acide urique des urates ; moins soluble que ces derniers, l'acide urique forme un précipité. On n'a qu'à chauffer l'urine, et cet acide urique se redissout. — L'épreuve par la *chaleur* expose à deux sortes d'erreurs : 1° l'albumine ne se précipite pas. Ce fait se produit quand l'urine étant neutre ou alcaline, on n'a pas ajouté d'acide nitrique. 2° Il se forme un précipité qui n'est pas de l'albumine, mais qui est formé par des phosphates. Une addition d'acide nitrique fait redissoudre le précipité.

Il résulte de là que l'on ne doit pas employer exclusivement l'acide nitrique ou la chaleur, mais qu'il faut recourir chaque fois à l'un et à l'autre procédé.

Dosage de l'albumine. — Diverses méthodes ont été proposées pour évaluer la quantité d'albumine dans les urines. La seule qui donne des résultats exacts, c'est la méthode des *pesées ;* mais elle a l'inconvénient d'être longue et délicate.

Le précipité, obtenu par la chaleur et l'acide nitrique, est recueilli sur un filtre taré, lavé à l'eau, à l'alcool et à l'éther, séché à 120° et pesé, après refroidissement, à l'abri de l'humidité.

Le procédé de Bœdeker par une solution titrée de ferrocyanure de potassium, et le dosage par le polarimètre proposé par Becquerel, sont compliqués et peu précis. Citons encore les procédés de Vogel, Habler, Potain, Esbach, etc.

Glycose.

Recherches de la Glycose. — Pour découvrir la présence du sucre dans l'urine, on peut avoir recours à divers procédés. Nous ne signalerons que les plus usuels.

Procédé de Moore. — On ajoute à l'urine, dans le tube à expérience, une quantité égale de la solution de *potasse caustique*. A mesure qu'on chauffe le mélange il prend une teinte brune due à la formation d'acide mélassique, et d'autant plus foncée que l'urine contient plus de sucre. Quand le chiffre de glycose est faible, ce changement de teinte est peu appréciable. Aussi vaut-il mieux chauffer seulement la région supérieure du liquide: on ne détermine ainsi qu'à ce niveau la teinte caractéristique qui tranche dès lors avec la teinte normale de la région inférieure.

Procédé de Bouchardat. — A la solution de potasse il préfère la *chaux*. Il emploie la chaux vive éteinte: une forte cuillerée à café dans un matras à essayeur rempli aux deux tiers par environ 50 cc. d'urine. On porte à l'ébullition à l'aide d'une lampe à alcool, comme pour la réaction avec la solution de potasse. Bouchardat donne pour raison de sa préférence que plusieurs matières extractives de l'urine se colorent par la soude, ce qui n'arrive pas pour la potasse.

Au lieu de potasse ou de chaux vive, on peut encore employer la *soude* ou bien un mélange *de soude et de chaux*. Il en résulte également à la suite de l'ébullition une formation d'acide mélassique et une coloration brune.

Procédé de Bottger. — Il faut préalablement débarrasser l'urine de l'albumine qu'elle peut contenir. — Cela fait, on met dans un tube une quantité égale d'urine et d'une solution aqueuse de carbonate de soude (Carbonate de soude 1, eau 3.) On ajoute à ce mélange du *sous-nitrate de bismuth* bien pur. On chauffe à la flamme de la lampe à alcool. S'il y a du sucre, la couleur blanche du bismuth fait place à une coloration noirâtre d'autant plus prononcée qu'il y a plus de glycose.

Il faut, avons-nous dit, débarrasser d'abord l'urine de l'albumine qu'elle peut contenir, cette dernière substance pouvant, comme le sucre, produire une coloration noirâtre. Une autre cause d'erreur existe (Jaccoud): si l'individu, de qui provient l'urine, a été mis à l'usage du fer.

Procédé de Trommer. — On débarrasse préalablement l'urine de l'albumine qu'elle peut contenir. Pour la réaction on se sert d'une *solution de potasse* et d'une *solution de sulfate de cuivre*. Dans un tube on verse une quantité donnée d'urine. On y ajoute une quantité égale de la solution de potasse. On agite. Toujours à froid, on verse dans le mélange quelques gouttes de la solution de sulfate de cuivre. Il se forme aussitôt un magma bleu vert d'hydrate de cuivre, d'autant plus abondant qu'on a versé plus de cuivre. On agite le tube : le magma ne se dissout pas s'il n'y a pas de sucre ; mais si l'urine en contient, le précipité se dissout, et l'ensemble du mélange devient transparent. — A ce premier indice de la présence du sucre, on en ajoute alors un nouveau : en portant ce mélange au-dessus de la flamme de la lampe à alcool, on provoque la formation d'un précipité rougeâtre d'oxydule de cuivre.

Procédé de Barreswill. — C'est une modification de celui de Trommer. La solution cupro-potassique est préparée à l'avance, et, pour la rendre plus sensible, on y a ajouté de l'acide tartrique (bitartrate de potasse). La présence du sucre détermine ici aussi un précipité rougeâtre d'oxydule de cuivre.

Procédé de Fehling. — C'est encore une modification du procédé de Trommer. Comme la liqueur de Barreswill, la liqueur de Fehling est une solution cupro-potassique préparée à l'avance, et toutes deux contiennent une addition d'acide tartrique. Mais ici cet acide s'y trouve non plus à l'état de bitartrate, mais de tartrate neutre de potasse.

Le mode d'emploi et la réaction sont les mêmes : dans le tube on ajoute à l'urine soit la liqueur de Barreswill, soit la liqueur de Fehling. On chauffe sur la lampe à alcool, et il se forme, s'il y a du sucre, un précipité rougeâtre d'oxydule de cuivre.

D'autres procédés encore ont été proposés (procédés de *Krause*, de *Maumené*, de *Mulder*, de *Neubauer* et *Vogel*, de *Capezzuoli*, etc.). Mais nous n'y insisterons pas : ceux que nous avons décrits suffisent amplement aux besoins de la pratique.

Dosage de la glycose. — *Dosage avec la liqueur de Fehling.* — On commence par débarrasser l'urine de l'albumine qu'elle peut contenir. On se sert d'une liqueur de Fehling *titrée*, composée de telle sorte que 10 centimètres cubes de cette liqueur soient réduits par 5 centigrammes de glycose.

On place dans un matras une quantité donnée d'urine et on la fait chauffer. On charge de la liqueur titrée de Fehling une burette graduée. On verse goutte à goutte dans l'urine le réactif en agitant de temps en temps le mélange. Il se forme un précipité rougeâtre d'oxydule de cuivre. Il vient un moment où la liqueur de Fehling cessant de se décomposer teint en bleu le milieu dans lequel elle tombe. On arrête aussitôt l'expérience et l'on regarde sur l'échelle de la burette quelle quantité de réactif a été employée.

La capacité de réduction de la liqueur cupro-potassique étant telle que 10 centimètres cubes réduisent exactement 5 centigrammes de sucre, il est évident que la quantité d'urine en expérience contiendra autant de fois 5 centigrammes de sucre qu'on y aura versé de fois 10 centimètres cubes de la liqueur titrée. Comme on aura pris la précaution de déter-

41.

miner exactement la quantité de l'urine soumise à l'analyse,
il sera bien facile de savoir combien cela fait de sucre pour
un litre ; et enfin, sachant la quantité d'urine rendue par le
malade dans les 24 heures on en déduira de même la perte
quotidienne en sucre.

Ce procédé d'analyse quantitative suffit aux besoins de la
pratique. Nous n'en décrirons donc pas d'autre, et nous ne
ferons que signaler le procédé de dosage par la *polarisation*.

Pigment Biliaire.

Bien des procédés ont été proposés. Nous ne décrirons que
celui de *Neubauer* qui est simple et très-sensible. Le réactif
est un mélange à parties égales d'*acide nitrique* et d'*acide sulfurique*. On met l'urine dans un verre conique. On verse goutte
à goutte dans l'urine le réactif en le faisant couler le long des
parois du vase. Il tombe au fond, et on voit apparaître au
niveau de contact des deux liquides une zone colorée : d'abord
verte, cette couleur devient successivement bleue, violette,
rouge, jaune. Il s'en faut que le jeu des couleurs soit toujours
complet. Mais cela importe peu : la couleur *verte* étant seule
caractéristique.

Sels Biliaires.

Procédé de Pettenkofer. — On prend 4 ou 5 centimètres cubes
d'urine. On y verse goutte à goutte une quantité d'acide sulfurique égale environ aux $^2/_3$ du volume de l'urine. On ajoute
4 ou 5 gouttes de sirop de sucre préparé à l'avance. (Sucre 1
partie, eau 5 parties.) On chauffe modérément, et l'on voit se
produire la coloration *violette* caractéristique.

C. — *Examen microscopique.*

Le microscope permet de découvrir dans l'urine la présence des éléments figurés suivants : Concrétions diverses, Spermatozoïdes, Mucus, Épithélium, Gaînes épithéliales, Cylindres urinaires, Pus, Sang, Graisse, Parasites.—L'examen micro-chimique des Concrétions a été étudié ailleurs (voir page 498) ; quant aux Spermatozoïdes nous y reviendrons plus loin.

Mucus. — A l'état normal il ne se trouve pas en grande quantité dans l'urine. Il se dépose, et, soumis à l'action de l'acide acétique, il présente les stries caractéristiques de la mucosine. Il est mêlé presque toujours avec des cellules épithéliales, et parfois avec des spermatozoïdes, surtout quand il a séjourné dans des replis de la muqueuse uréthrale.

Épithélium. — On rencontre même à l'état normal, mais surtout à l'état pathologique, des cellules épithéliales plus ou moins normales, ou plus ou moins altérées.

Gaînes épithéliales. — Elles sont formées par des cellules polyédriques rangées de manière à constituer une gaine complète ou incomplète. Elles proviennent de la desquamation des tubuli du rein, et ne s'observent guère que dans les inflammations aiguës fébriles de cet organe.

Cylindres urinaires. — Ils se présentent sous trois formes distinctes : variétés hyaline, granuleuse et cireuse.

Les *cylindres hyalins,* de beaucoup les plus fréquents, «sont composés d'une matière homogène, transparente, colloïde, absolument amorphe : sur leurs surfaces se voient parfois des cellules épithéliales. Récemment formés, ils sont complétement translucides ; plus anciens on admet qu'ils deviennent réfringents et jaunâtres, et constituent alors la variété *cireuse* ; enfin, altérés dans leur structure et dégénérés, ils prennent l'aspect *granuleux,* » (Rendu). — Outre ces cylindres, propres aux urines albuminuriques, on peut encore observer des cylindres composés de mucus et décrits par Cornil sous le nom de cylindres *muqueux*. Quant aux cylindres dits *fibrineux*, qui se rapprochent beaucoup des cylindres muqueux, ils proviennent de la surface épithéliale des tubes urinifères.

Pus. — On reconnaît très-bien les globules du pus dans le champ du microscope. L'acide acétique fait apparaître les noyaux, et l'ammoniaque les fait disparaître. Un examen sérieux ne permettra pas de les confondre avec des *cellules épithéliales* gonflées, ou avec des *spermatozoïdes* altérés. Quant aux *urates* et aux *phosphates*, Beale indique un moyen très-simple de les distinguer du pus, sans même avoir besoin de recourir au microscope, quand le dépôt est notable. On met dans un verre à réactif une certaine quantité du dépôt, et on y verse ensuite une solution de potasse d'un volume égal à la moitié de celui du dépôt.

Quand le dépôt est formé par des *phosphates*, il ne se produit aucun changement.

S'il s'agit du *pus*, le mélange devient transparent et filant.

Si le mélange devient transparent, mais non filant, visqueux, c'est que le dépôt était formé d'*urate de soude*.

On a très-probablement affaire à du *pus* et à des *phosphates* si le mélange devient gélatiniforme sans devenir transparent.

Sang. — Quand il existe en quantité notable il communique à l'urine des aspects divers que nous avons étudiés à propos de l'hématurie. L'examen microscopique fait reconnaître à leurs caractères propres bien connus les globules sanguins.

Graisse. — Ordinairement elle existe sous forme de « granulations infiniment petites, animées d'un mouvement brownien, et caractérisées par leur solubilité dans l'éther. L'urine, de couleur laiteuse ou rendue opaque par un dépôt de graisse, redevient à peu près complétement transparente quand on vient à la traiter par l'éther ou le chloroforme » (Duval et Lereboullet). Les urines purulentes peuvent présenter ce même aspect laiteux et opaque ; mais les caractères précédents permettront toujours de trancher la question.

Kyestéine. — L'urine de divers sujets, et notamment l'urine des femmes enceintes, peut se recouvrir d'une pellicule comparée par Golding Bird à celle qui, par le refroidissement, apparaît à la surface d'un bouillon léger. On la considéra d'abord (Nauche) comme un principe spécial auquel fut appliqué le nom de *kyestéine*. L'examen microscopique montre que cette pellicule est formée d'une *masse granuleuse* parsemée d'innombrables prismes de *phosphate ammoniaco-magnésien*, et présentant une quantité variable de *globules graisseux* ; on y observe enfin, circonstance très-importante, des *infusoires* auxquels Béchamp attribue la formation de la pellicule.

Parasites. — Nous n'insisterons pas sur les parasites *végétaux* et *animaux* qui peuvent être rencontrés dans l'urine, car au point de vue clinique ils n'offrent qu'une importance secondaire.

CHAPITRE II

Vices de conformation.

Très-rare d'ailleurs, l'*absence* congénitale des deux reins ne s'observe que chez des monstres incapables de vivre, et se trouve liée à un arrêt de développement des centres nerveux. — Quant à l'*atrophie* congénitale d'un seul ou des deux reins, elle paraît liée à un faible développement de l'artère rénale. — L'*hypertrophie* congénitale est excessivement rare. — Il ne faut pas prendre pour une absence congénitale de l'un des reins la *fusion* des deux organes en un seul. Ordinairement en pareil cas ces glandes sont soudées par leur extrémité inférieure, au-devant de la colonne vertébrale, de manière à former un croissant à concavité supérieure, et ils ont chacun son conduit excréteur et ses vaisseaux propres. Diverses variétés d'ailleurs peuvent être observées ; mais nous n'y insisterons pas : ces anomalies intéressant plutôt le tératologiste que le praticien. — Nous en dirons autant de l'*ectopie* congénitale.

CHAPITRE III

Déplacement des reins.

Synonymie. — Reins mobiles, reins flottants.

Étiologie et pathogénie. — Il est rare que les deux reins soient simultanément déplacés, et c'est habituellement le rein du côté droit qui devient mobile. On observe cette anomalie avec une fréquence infiniment plus grande chez la femme que chez l'homme, et, comme le fait observer Fritz, c'est pendant la période d'activité des fonctions de reproduction, qu'elle s'effectue d'ordinaire.

On a signalé comme étant de nature à favoriser ou provoquer ces déplacements les conditions suivantes : disposition exceptionnelle du péritoine qui, formant au rein une sorte de mésentère, lui laisse une grande mobilité (Girard, Simpson), grossesses successives, congestion menstruelle (Lancereaux), déplacement de l'utérus ou de l'intestin (Rayer), hypertrophie du foie, de la rate, néoplasies du rein (Rollet), coups portés sur la région lombaire, efforts divers tels que quintes de toux, chutes, sauts, etc.

Anatomie pathologique. — Ordinairement le rein déplacé ne présente pas d'altération ; mais on ne laisse pas de constater parfois des lésions, le plus souvent de nature inflammatoire. — La glande tiraillant son pédicule lui a fait subir un allongement variable. Il s'établit souvent des adhérences entre le rein et d'autres organes, notamment l'intestin.

Symptômes. — Le premier symptôme qu'accusent les malades, c'est une *sensation* de pesanteur, de chute, plus ou moins pénible, depuis le simple *malaise* jusqu'à la véritable *douleur*. Ce phénomène est ordinairement continu ; mais il survient des *crises* qui peuvent en imposer pour des coliques hépatiques ou néphrétiques : douleur brusque, violente, d'une durée variable, s'accompagnant de nausées, de vomissements et de frissons. Cette espèce d'attaque survient particulièrement à l'occasion d'une fatigue quelconque, ou au moment d'une période menstruelle.

L'exploration physique fait constater une *tumeur* dont la forme et le siège sont caractéristiques. La position la plus favorable à l'examen est la suivante : le malade est étendu sur le dos, mais légèrement incliné latéralement, de manière que le côté affecté soit un peu plus élevé que l'autre ; pour relâcher les parois abdominales, on soulèvera les épaules avec un coussin, et l'on fléchira les cuisses, surtout la cuisse correspondant au côté douloureux. Placé de ce même côté, le chirurgien applique une main sur la région lombaire, tandis que de l'autre il explore l'hypochondre. On reconnaît ainsi une tumeur réniforme à concavité dirigée en haut et en dedans ; les mouvements alternatifs d'inspiration et d'expiration effectués lentement par le malade font constater la mobilité de cette tumeur. Elle siège presque toujours à droite, au-dessous de la dernière fausse côte, au niveau et en dehors de l'ombilic ; mais on peut la rencontrer aussi à gauche, et, d'après Richet, dans les divers points de la cavité abdominale. En même temps que l'on reconnaît la présence du rein flottant dans l'hypochondre, la main appliquée sur la région lombaire constate une *dépression* au niveau du point occupé normalement par l'organe.

Mais les caractères physiques de la tumeur ne sont pas

toujours aussi faciles à apprécier, et, souvent même, après les avoir constatés dans un premier examen, il arrive qu'on ne puisse plus les percevoir dans une exploration ultérieure.

Les troubles *fonctionnels* sont constitués surtout par des accidents nerveux réflexes ; *hystérie, hypochondrie,* auxquels viennent parfois se joindre des *troubles urinaires* liés à des altérations très-variables du rein, qui surviennent à titre de complication : congestion, néphrite, pyélite, gravelle, hydronéphrose.

Diagnostic. — Les sensations douloureuses, la dépression lombaire, la tumeur réniforme à l'abdomen, quand on les constate, permettent d'affirmer l'existence d'un rein flottant. Mais il arrive très-souvent que le déplacement de l'organe est méconnu, parce que l'idée ne s'en présente pas à l'esprit du chirurgien. C'est alors particulièrement que l'on s'arrête à l'idée d'hystérie, de névralgie crurale, de tumeur ayant pour siège les voies biliaires, l'ovaire ou les ganglions mésentériques, de lithiase urinaire ou biliaire, de péritonite localisée.

— Le diagnostic se fondera d'une part sur l'absence des symptômes propres à chacun de ces états morbides, et d'autre part sur la dépression lombaire, ainsi que sur l'existence et les caractères de la tumeur qui devront être recherchés à plusieurs reprises.

Marche. — C'est une affection très-longue, sur la guérison de laquelle on ne peut guère compter ; mais, s'il s'agit d'une femme, il y a lieu d'espérer le plus souvent que la ménopause amènera une accalmie.

Pronostic. — La persistance de cet état, les troubles circulatoires et consécutivement les inflammations qu'il peut entraîner dans le rein, en font un état fâcheux. Mais à proprement parler ce n'est pas une maladie grave, puisqu'elle peut s'amender ou même guérir spontanément, et qu'un traitement rationnel peut beaucoup.

Traitement. — Il est palliatif. On conseillera de porter un bandage contentif. On maintiendra soigneusement l'intégrité des fonctions intestinales. Les fonctions rénales aussi seront favorisées, et l'on veillera à ce que les urines soient suffisamment diluées pour être moins offensives ; mais on évitera les diurétiques trop actifs, qui pourraient aller à l'encontre de ce qu'on se propose en excitant la glande outre mesure. La douleur sera combattue par des médicaments appropriés ; mais on évitera l'opium à cause de son action congestive et constipante ; on lui préférera, soit l'*atropine*, soit l'*hyosciamine*, soit la *cicutine*, etc. Au besoin on prescrirait les bains, le repos au lit. En tout cas on recommandera d'éviter les efforts et les fatigues.

CHAPITRE IV

Néphrites.

Deux ordres d'éléments bien distincts constituent essentiellement la glande rénale : un *parenchyme* constitué par l'*épithélium* des canalicules, — et une *gangue conjonctivo-vasculaire*. L'altération peut se développer d'une façon prépondérante et probablement primitive sur le parenchyme, sur l'épithélium ; — elle peut au contraire affecter tout d'abord, et d'une façon presqu'exclusive, la charpente conjonctivo-vasculaire. De là deux espèces bien différentes, non-seulement au point de vue anatomo-pathologique, mais encore au point de vue de l'étiologie et de la phénoménalité clinique : 1° *Néphrite parenchymateuse*, ou *épithéliale* ; — 2° *Néphrite interstitielle, conjonctive, scléreuse*. A ces deux formes, que Lancereaux notamment a très-bien opposées l'une à l'autre sous les noms de néphrite épithéliale et de néphrite conjonctive, il convient de joindre une troisième forme : *néphrite mixte*. Car « la ligne de démarcation qui existe entre l'élément épithélial et l'élément conjonctif du rein n'est pas assez profonde pour que les altérations de l'un ne retentissent pas souvent sur l'autre, et le parenchyme glandulaire ne peut que schématiquement être ainsi dissocié. Le moment est donc peut-être venu d'étudier ces formes intermédiaires, ces néphrites mixtes, dans lesquelles l'épithélium est altéré, en même temps que le tissu conjonctif a subi des modifications non douteuses. »

§ I. — NÉPHRITES ÉPITHÉLIALES.

Définition. — Sous cette dénomination nous comprendrons, avec Lancereaux, les *néphrites catarrhales* des auteurs, et un certain nombre de celles qui ont été décrites sous le nom de *néphrite parenchymateuse* et de *néphrite albumineuse*. Nous entendrons par-là une affection « consistant essentiellement dans une modification primitive des épithéliums des tubuli des reins qui se tuméfient et s'infiltrent de granulations protéiques, en même temps que se produit un exsudat fibrino-albumineux à l'intérieur du canalicule. Elles constituent des lésions entièrement distinctes des néphrites interstitielles, et tou aussi différentes que les pneumonies lobulaires dont elles se rapprochent, peuvent l'être des pneumonies scléreuses avec lesquelles la néphrite interstitielle a la plus grande ressemblance. » (Lancereaux.)

Éthiologie et pathogénie. — A la tête des causes signalées comme ayant amené la néphrite épithéliale, se trouve le *froid*, mais particulièrement un refroidissement brusque ; le froid humide paraît aussi disposer au développement de la maladie. On a vu celle-ci survenir à la suite de *brûlures* étendues.

Le rôle de la *grossesse* paraît avoir été exagéré, et l'état puer. péral parait agir tout au plus à titre de cause prédisposante.

Les *poisons* stéatogènes (arsenic, phosphore) entraînent la dégénérescence graisseuse des cellules épithéliales ; mais certaines substances comme les *cantharides*, le *mercure*, le *plomb*, peuvent amener une véritable inflammation épithéliale, mais qui paraît être bénigne dans la plupart des cas.

L'action pathogénique de *l'alcool* est controversée.

La plupart des auteurs prêtent à l'*intoxication paludéenne* une grande influence.

Dans certaines maladies générales infectieuses telles que la *diphtérie*, la *fièvre typhoïde*, le *choléra*, on observe de l'albuminurie et une altération de l'épithélium rénal. Gubler a montré qu'il ne s'agissait pas là à proprement parler d'une néphrite albumineuse, mais bien d'un processus tout autre : il se produit, dans ces cas, une dénutrition très-active des tissus, et conséquemment, un chiffre considérable de produits albumineux se trouve jeté dans la circulation (hyperalbuminose) ; cette albumine est éliminée par les reins. L'albuminurie n'est donc pas alors l'effet de la lésion rénale, qui n'évolue pas d'ailleurs comme dans la véritable néphrite épithéliale. Ajoutons que la maladie ne passe guère à l'état aigu, et que généralement elle disparaît à la convalescence de la maladie infectieuse qui l'a provoquée.

La *scarlatine* provoque parfois des altérations que Lancereaux considère comme une néphrite épithéliale ; mais divers auteurs ont signalé l'existence concomitante de lésions qu'ils considèrent comme des proliférations conjonctives : ce qui semblerait plutôt devoir faire considérer cet état morbide comme une néphrite mixte ; d'autant que ses caractères cliniques eux-mêmes, et particulièrement l'acuité et la généralisation du processus inflammatoire la différencient un peu de la néphrite épithéliale pure, sans en faire cependant une néphrite conjonctive (Rendu). C'est à la période de desquamation qu'éclate la néphrite : tout à coup la fièvre se rallume, il survient de l'anasarque et les urines rares et sanguinolentes renferment de l'albumine, puis des cylindres granulo-graisseux.

La *variole* et particulièrement la variole hémorrhagique provoque un processus analogue.

Anatomie pathologique. — A eux seuls déjà le volume et la couleur sont caractéristiques et ont valu à cette forme de néphrite le nom de *gros rein blanc*, par opposition à la néphrite scléreuse que l'on désigne souvent par la dénomination de *petit rein contracté*. A la teinte brun foncé habituelle se substitue une *coloration* pâle, et le *volume* est toujours augmenté : souvent du double, parfois du triple. Au lieu de l'aspect plus ou moins mamelonné que présente ordinairement la surface de l'organe, on observe un état *lisse*. L'*infiltration* est tantôt diffuse, tantôt distribuée par îlots qui se présentent sous l'aspect de petits mamelons. La membrane d'enveloppe se détache aisément.

Sur une coupe, on voit le tissu rénal exsangue, et l'on remarque surtout ce fait important que l'augmentation de volume porte exclusivement sur la substance corticale, qui empiète plus ou moins sur la médullaire, ce qui permet déjà d'acquérir cette notion capitale : *la lésion porte sur les tissus qui constituent l'appareil sécréteur*.

A l'*examen microscopique* on constate que cette altération porte sur l'épithélium des canalicules contournés, et qu'elle est constituée au début par une tuméfaction et une infiltration granuleuse. Quand la résolution s'effectue, tout se borne à cette modification peu profonde, qui ne tarde pas d'ailleurs à disparaître ; c'est du moins ce que l'observation clinique autorise à croire. Si le processus continue au contraire, il se produit une transformation granulo-graisseuse de l'épithélium des canalicules contournés, ainsi qu'un exsudat. Le glomérule lui-même et la grosse branche des tubes de Henle présentent des lésions analogues.

Outre ce processus anatomo-pathologique qui caractérise essentiellement la néphrite épithéliale, on peut observer des altérations variables, mais en tout cas secondaires et peu profondes dans les tubes droits excréteurs et dans le tissu conjonctivo-vasculaire.

Dans la *rétine*, l'élément nerveux et l'élément conjonctivo-vasculaire sont altérés. « L'un est le siège d'une hyperplasie qui se termine par dégénérescence graisseuse, l'autre s'hypertrophie ou dégénère. » (Lancereaux.) — La choroïde peut participer à l'altération de la rétine.

Le *cœur* reste normal, contrairement à ce qui se voit dans la néphrite scléreuse.

En somme, au point de vue anatomique, ainsi que le détermine très-nettement Lancereaux, la néphrite épithéliale se distingue de la néphrite interstitielle par ce double caractère : la première a pour localisation spéciale la substance conjonctivo-vasculaire, la seconde a pour siège l'épithélium des canalicules urinifères ; l'une se traduit par un processus dégénératif, l'autre par un processus hyperplasique.

Symptômes. — Ordinairement le *début* est *brusque*, particulièrement quand la maladie survient à la suite d'un brusque refroidissement ou de la scarlatine : il se produit dans ces cas un frisson, la fièvre s'allume, les urines deviennent rares et chargées; souvent il y a des douleurs de tête, des douleurs lombaires, des vomissements : enfin arrive l'anasarque, sur le compte de laquelle on ne saurait se méprendre.—D'autres fois le début est *lent*, insidieux : les phénomènes les plus divers, alors, peuvent ouvrir la scène, et il importe de ne pas s'y tromper si l'on ne veut pas s'exposer à voir se dérouler, sans en soupçonner l'évolution, une maladie de Bright. Jaccoud insiste avec raison sur ces *phénomènes initiaux*, et signale les suivants : anasarque, douleurs lombaires, catarrhe laryngo-bronchique, désordres de la vue, diarrhée rebelle, vomissements, céphalalgie, amaigrissement rapide, épistaxis, insomnie, œdème de la glotte, œdème pulmonaire.

Qu'elle ait débuté brusquement ou lentement, la maladie confirmée se caractérise par trois groupes de phénomènes morbides : les modifications de l'urine, l'hydropisie, l'altération du sang.

Modifications de l'urine. — La *quantité* est généralement diminuée et la *densité* est normale ou, plus souvent, augmentée, particulièrement dans les cas aigus. C'est à l'état aigu encore, qu'on observe ces urines rouge foncé qui par le repos, se troublent et laissent deposer un *sédiment* abondant qui renferme des *globules de sang*, des *cylindres*, des *cellules épithéliales*. Dans les cas chroniques, la densité peut être diminuée et l'urine peut être décolorée.

On trouve toujours alors dans le liquide excrémentiel une quantité d'*albumine* variable, mais ordinairement considérable, surtout dans les cas aigus ; dans les cas chroniques, le chiffre oscille ordinairement entre 5 et 10 grammes par litre. — Le chiffre de l'*urée* est au-dessous de la normale. Il en est de même des *éléments salins*. Quant à l'*acide urique*, sa quantité a paru généralement normale, parfois moindre. — Ces urines de la néphrite épithéliale sont *mousseuses*.

Hydropisie. — Au début c'est un œdème borné aux paupières, aux bourses, aux grandes lèvres, à la face ; plus tard il envahit les membres inférieurs, le tronc, les séreuses, les viscères internes ; et de fugace qu'elle était l'hydropisie devient permanente.

Altérations du sang. — Ce liquide subit un appauvrissement général. Les substances protéiques du sérum sont diminuées, ainsi que les matériaux salins. Les produits de désassimilation ont paru augmentés dans certains cas. L'altération des globules est à la fois qualitative et quantitative.

L'état général s'altère vite : il se produit des troubles digestifs caractérisés par la perte de l'appétit, des nausées, des vomissements, de la constipation ou de la diarrhée. La peau se sèche, les sueurs se suppriment. L'appareil respiratoire se prend à son tour, et il survient de la dyspnée et de la toux. A cette période, il se produit aisément des inflammations parenchymateuses caractérisées par le défaut de réaction, par un état atonique et une marche insidieuse.

Complications. — Les principales sont l'œdème de la glotte, l'œdème interstitiel du poumon, l'hydrothorax, l'hydropisie ventriculaire du cerveau, des phlegmasies diverses à forme torpide, et notamment la pneumonie, la rétinite, l'urémie.

Marche, durée. — La maladie peut être aiguë ou chronique. Dans le premier cas elle débute avec un appareil fébrile, et met au plus quelques mois à évaluer ; dans le second cas, tantôt elle constitue une terminaison de l'état aigu, tantôt elle a débuté insidieusement, et son évolution, longue ordinairement, peut comprendre plusieurs années.

Terminaisons. — La forme aiguë peut se terminer par la mort, ou bien, soit par résolution, soit par passage à l'état chronique. — La forme chronique peut se prolonger plus ou moins, mais elle finit à peu près constamment par aboutir à une terminaison fatale : les malades succombent en pareil cas, soit à l'urémie, soit à une complication telle que pneumonie, etc.

Diagnostic. — L'existence des divers accidents que nous avons énumérés, et surtout de l'anasarque, commande l'examen des urines : les caractères de ce liquide, et notamment la présence de l'albumine, trahissent une altération du rein. Quant à la distinction de la néphrite épithéliale et de la néphrite interstitielle, on peut l'établir sur la considération des faits suivants : dans la première, l'anasarque est considérable et persiste, l'urine est diminuée de quantité, sa densité est augmentée, et l'on trouve en abondance des cylindres et des débris épithéliaux ; le chiffre de l'albumine est considérable ; le cœur enfin a son volume normal. Dans la néphrite interstitielle au contraire, l'infiltration œdémateuse est restreinte et fugace, les urines sont claires, peu denses, elles contiennent peu d'albumine et peu de débris épithéliaux ; le cœur est hypertrophié.

Pronostic. — La forme aiguë, notamment celle qui survient après la scarlatine, se termine souvent par résolution. — Il n'en est pas de même de la forme chronique : sans doute le pronostic alors est lié à la période et au degré de l'altération, mais il est rare que la maladie rétrocède.

Traitement. — Dans la forme aiguë, l'état général contre-indique à peu près constamment les émissions sanguines. — On stimulera les fonctions de la peau par des bains chauds, des bains de vapeur, des bains d'air sec, des frictions stimulantes. — Éviter l'usage d'un régime fortement azoté, éviter surtout les aliments qui seraient capables de laisser un notable résidu insoluble. — *Diète lactée*, dont l'importance ici est très-grande, à ce double titre de médication reconstituante et diurétique. Seulement il ne suffira pas que le régime lacté soit suivi momentanément : il importe, si l'on veut obtenir un résultat sérieux, que l'usage en soit poursuivi avec persévérance. L'usage du *petit-lait* sera également recommandé.

La *médication tonique* comprend les *ferrugineux*, le *quinquina*, etc. Parmi les préparations martiales on choisira celles qui sont de nature à troubler le moins possible les fonctions intestinales, et notamment le protochlorure de fer. Les eaux minérales ferrugineuses sont également indiquées. — Ajoutons la *noix vomique* ou l'un de ses alcaloïdes : la *strychnine*, dont l'action est favorable, non-seulement au point de vue des fonctions digestives, mais encore comme stimulant du système nerveux.

L'action des *diurétiques* est très-discutée : proscrits par les uns, ces agents sont vivement préconisés par d'autres. Il y a une part de vrai dans ces deux opinions : à la période aiguë il faut éviter les diurétiques; mais, dans le stade chronique, leur emploi sagement modéré rend de grands services.

Certaines *eaux minérales* agissent à la fois à titre de toniques, d'eupeptiques et de diurétiques. Nous citerons notamment les eaux de Capvern, Contrexeville, Évian. Inutile d'ajouter que c'est dans l'état chronique que leur usage est indiqué.

§ II. — Néphrites interstitielles diffuses, scléroses généralisées des reins.

Synonymie. — Néphrite proliférative diffuse, néphrite scléreuse diffuse, sclérose des reins.

Définition. — Dans la néphrite *épithéliale* ou *parenchymateuse*, c'est l'épithélium des canalicules qui est primitivement envahi. — Dans un autre groupe d'états phlegmasiques du rein, c'est, au contraire, la trame conjonctivo-vasculaire qui est primitivement altérée (*néphrites conjonctives*). Et, dans cette localisation, le processus peut évoluer de deux manières différentes : par suppuration (*néphrites suppuratives*), ou par formation d'un tissu embryonnaire avec tendance à l'organisation (*néphrites adhésives, proliférantes, scléreuses*). — Cette dernière, que nous allons étudier dans ce paragraphe, est caractérisée anatomiquement par la prolifération inflammatoire, par la sclérose du stroma conjonctif des reins.

Variétés. — Considérant que ces états pathologiques sont liés tantôt à un obstacle au libre écoulement de l'urine par lésion des voies urinaires, et qu'à cette diversité d'origine se rattachent des différences anatomiques et symptomatiques, nous les diviserons avec Lancereaux, en deux groupes distincts : 1° *néphrite diffuse primitive*, indépendante de toute altération des voies urinaires, et 2° *néphrite diffuse consécutive*, subordonnée à un obstacle empêchant le libre écoulement de l'urine.

1° *Néphrite interstitielle diffuse primitive.*

Étiologie et pathogénie. — C'est surtout *après trente ans* que s'observe la sclérose des reins. Les causes les mieux établies sont la *goutte*, le *saturnisme chronique*, et, quoiqu'à un moindre degré, le *rhumatisme*. L'alcoolisme, mis en cause surtout par les médecins anglais et allemands, produirait, non point une néphrite interstitielle, mais toujours la dégénérescence graisseuse. Cela est vrai pour les *excès alcooliques* répétés; mais l'alcool ingéré à petites doses pendant longtemps peut amener la sclérose du rein, quoique l'action de l'alcool soit évidemment moins vive sur la glande rénale que sur la glande hépatique. — Quant au *refroidissement*, il provoque plutôt la néphrite épithéliale.

Anatomie pathologique. — Dans la sclérose comme dans la néphrite épithéliale, les altérations se développent *au niveau de l'appareil sécréteur*. Mais là s'arrête l'analogie, et le processus anatomo-pathologique ne présente que des contrastes dans le *gros rein blanc* de la phlegmasie parenchymateuse et le *petit rein contracté et granuleux* de la prolifération interstitielle.

Ici, la coloration est rouge, le volume est diminué, l'organe est ratatiné, et par une coupe on constate une augmentation de sa consistance qui est devenue fibreuse, ainsi qu'une atrophie de la substance corticale. La membrane d'enveloppe est adhérente au tissu sous-jacent, et ne se laisse enlever que par lambeaux; la surface est irrégulière, et présente des saillies et des dépressions. — Quant au processus histologique, il a été très-bien résumé par Rendu : « La néphrite interstitielle, dit-il, au moins dans une des formes les plus fréquentes, est caractérisée anatomiquement par la sclérose du tissu conjonctif qui, atteignant tout d'abord la région corticale et le labyrinthe, amène l'atrophie graduelle des tubes contournés et des glomérules. Cette sclérose paraît elle-même être la conséquence d'une irritation chronique qui, partie de la sphère des vaisseaux artériels, envahit progressivement tout l'organe. On peut donc exactement comparer sous ce rapport la lésion du petit rein granuleux classique à celle que l'on observe dans la cirrhose du foie d'origine veineuse. Dans les deux cas, l'inflammation conjonctive est d'abord périvasculaire ; elle suit la distribution des vaisseaux nourriciers de la glande elle amène l'atrophie des régions périphériques du lobule. Si dans le foie, ce processus parait plus net, en raison de la circonscription toute particulière des lobules hépatiques, il n'en est pas moins vrai qu'au fond la sclérose rénale est très-similaire, et que la diffusion des lésions n'est qu'apparente. Lorsque l'on examine les lésions au début de leur évolution, c'est la région labyrinthique, celle où se ramifient les artérioles, qui est tout d'abord infiltrée de noyaux embryonnaires ; plus tard les tubes droits des rayons médullaires sont englobés à leur tour dans la néoplasie ; enfin, ce n'est qu'à la longue, et quand la phase atrophique est déjà avancée, que le tissu conjonctif intertubulaire subit une prolifération analogue dans la région des pyramides. » Étranglés, comprimés par la prolifération conjonctive, les canalicules eux-mêmes, ou plutôt leurs épithéliums subissent des altérations consécutives caractérisées par une dégénérescence granulo-graisseuse.

Les artères rénales sont altérées, et souvent profondément. Le système artériel présente lui-même des altérations de structure consistant dans une artérite chronique.

Le cœur s'*hypertrophie* pour faire équilibre à la tension vasculaire qui s'est élevée par suite de l'oblitération des canalicules rénaux étranglés par la sclérose, et aussi pour lutter contre la modification du diamètre et la diminution de l'élasticité subies par les artères.

Signes révélateurs. — La sclérose du rein est une affection essentiellement insidieuse, et il arrive souvent qu'elle évolue sans se trahir par aucun accident de nature à attirer l'attention du médecin ou même du malade, jusqu'à ce qu'un jour éclatent inopinément de formidables accidents. Ordinairement, toutefois, il existe des troubles, mais ceux-ci, très-variables et peu significatifs, sont de nature à égarer le médecin non prévenu. Il est cependant de la dernière importance de démasquer une albuminurie latente avant qu'elle ne se trahisse ouvertement par des accidents graves.

Aussi la recherche immédiate de l'albumine dans l'urine

est-elle commandée, aussitôt que le malade accuse l'un des phénomènes suivants :

Le plus souvent il s'agit d'une *polyurie* plus particulièrement *nocturne* : une personne d'un âge moyen s'aperçoit que, depuis un certain temps elle urine plus fréquemment, surtout le soir ; elle est obligée de se lever la nuit deux ou trois fois ; la miction n'est pas douloureuse ni difficile ; les urines sont abondantes et claires.

Très-souvent il s'agit d'un *essoufflement* que provoque depuis un temps variable la marche ou l'action de monter les escaliers ; la respiration est devenue difficile d'une façon générale, ou bien on fait appeler le médecin pour une *dyspnée* survenue rapidement, sans qu'on puisse mettre en cause un état phlegmasique du poumon ou des bronches.

Fréquemment ce sont des *palpitations*, qui font redouter une affection cardiaque : le médecin ne trouve alors aucune trace de lésion valvulaire, mais il constate une *hypertrophie du cœur* et ce redoublement spécial du premier bruit que Bouillaud a appelé le *bruit de galop*. — La *tension vasculaire* est augmentée.

L'*insomnie* est provoquée tantôt par la dyspnée et l'anxiété précordiale, tantôt par les besoins fréquents d'uriner.

Les *troubles dyspeptiques* et la *diarrhée* égarent plus souvent encore le diagnostic. Il en est de même des *vomissements* qui peuvent faire croire à un ulcère ou à un cancer de l'estomac.

D'autres fois ce sont des *vertiges*, des *migraines*, une attaque d'*épilepsie*, qui traduisent seul l'état des reins.

Quelquefois les malades accusent une sensation de *lourdeur* qui a son siège dans la région lombaire, et qui s'irradie vers les cuisses.

L'*affaiblissement de la vue* commande impérieusement l'examen de l'urine, et l'on découvrira ainsi une albuminurie chez un malade qui venait simplement demander un conseil sur le choix des lunettes.

Nous en dirons autant de ces *affaiblissements*, de ces *anémies* que l'on ne sait à quelle cause rattacher.

Chez toute personne arrivée à l'âge moyen de la vie, surtout chez les gens de tempérament goutteux, ces troubles doivent être tenus pour suspects et rendent indispensable la recherche de l'albumine.

Symptômes. — Les symptômes fondamentaux de la maladie confirmée sont les modifications de l'*urine* et les *troubles cardiaques*.

Urine. — La quantité quotidienne de l'urine est *augmentée* : elle oscille ordinairement entre deux et trois litres, mais elle peut être plus considérable et atteindre quatre, cinq, et même, rarement il est vrai, six litres. Ce liquide est *pâle, transparent,* et *ne mousse pas* comme dans la néphrite épithéliale. Les chiffre de l'*urée* est au-dessous de la normale, mais tombe moins bas que dans la néphrite épithéliale. Les *substances salines* sont aussi un peu au-dessous du chiffre physiologique. D'une manière générale le chiffre des matériaux solides s'abaisse d'autant plus que s'élève celui de l'*albumine*. La quantité de cette dernière reste toujours minime contrairement à ce qui se voit dans la néphrite parenchymateuse ; aussi peut-elle échapper à un examen superficiel. Ajoutons qu'elle peut manquer, et qu'on observe des *albuminuries intermittentes*.

Hypertrophie du cœur. — Elle est caractérisée anatomiquement par l'augmentation de volume du ventricule gauche, sans lésion d'orifice, et cliniquement par les symptômes suivants : la matité s'étend dans le sens du diamètre longitudinal ; le choc de la pointe est exagéré, il se fait sentir sur une surface assez étendue, et il a son maximum d'intensité au-dessous et en dehors du mamelon au niveau du 5e souvent du 6e et parfois du 7e espace intercostal. A l'auscultation on entend un rhythme spécial à trois temps (bruit de galop) très-bien décrit par Potain : « L'oreille, dit-il, distingue trois bruits, à savoir : les deux bruits normaux du cœur et un bruit surajouté. Les deux bruits normaux conservent, le plus souvent, leurs caractères habituels, sans modification aucune. Le premier, en particulier, se maintient dans ses rapports ordinaires avec le choc de la pointe et avec le pouls artériel.— Quant au bruit anormal, il se place immédiatement avant lui, le précédant d'un temps quelquefois assez court, toujours notablement plus long, cependant, que celui qui sépare les deux parties d'un bruit dédoublé, en général, et presque toujours notablement plus court que le petit silence. Ce bruit normal : c'est un choc, un soulèvement sensible, à peine un bruit. Quand on a l'oreille appliquée sur la poitrine, il en affecte la sensibilité tactile, plus peut-être que le sens auditif. Le point où on le perçoit le mieux est un peu au-dessus de la pointe du cœur, en tirant vers la droite ; mais on le peut quelquefois distinguer dans toute l'étendue de la région précordiale. »

Le second bruit est accentué : sous l'influence de la tension artérielle, les valvules sigmoïdes se referment plus fortement. Le pouls est brusque, plein, l'artère est rigide.

Diverses explications ont été proposées relativement à la production de l'hypertrophie cardiaque dans la sclérose rénale. La pathogénie en est très-probablement complexe, et il convient de faire intervenir, pour des parts variables, ces trois facteurs : augmentation de la tension artérielle par suite de l'obstacle créé par la sclérose, lésions des parois artérielles dont l'élasticité est compromise, altérations du liquide sanguin.

Les modifications de l'urine et l'hypertrophie cardiaque sont les symptômes fondamentaux de la néphrite scléreuse ; mais il se produit d'autres phénomènes, présentant d'ailleurs une fréquence et des degrés divers.

L'*hydropisie*, qu'il s'agisse d'œdèmes ou d'épanchements dans les séreuses, n'est pas ici un phénomène constant ; et quand il se produit, il est généralement peu prononcé et passager. La localisation même de l'œdème diffère de ce qu'on voit dans la néphrite épithéliale : au lieu d'affecter la face, l'infiltration se fait plutôt aux malléoles.

Les troubles digestifs consistent dans des phénomènes *dyspeptiques*, des *vomissements*, de la *diarrhée*. Nous aurons d'ailleurs à y revenir à propos de l'urémie. Nous reviendrons aussi sur les désordres *cérébro-spinaux*.

Quant aux *troubles oculaires*, ils constituent plutôt une complication.

Complications. — Les principales complications sont : les troubles *gastro-intestinaux* : dyspepsie, vomissements, diarrhée ; — l'*affaiblissement général* ; — les *vertiges*, les *migraines*, les *attaques épileptiformes*; — les *hémorrhagies parenchymateuses*, et notamment l'*apoplexie cérébrale*.

Deux autres complications peuvent survenir, mais elles n'appartiennent pas exclusivement à la sclérose du rein, et peuvent s'observer également dans la néphrite épithéliale ; ce sont l'*urémie* et les *troubles oculaires*. Ces derniers nous arrêteront seuls, un chapitre spécial étant consacré plus loin à l'Urémie.

Troubles oculaires. — Leur importance est d'autant plus grande qu'ils peuvent survenir dès le début du mal de Bright et constituer un signe révélateur. Pour quelques auteurs, pour Lecorché notamment, la rétinite serait liée exclusivement à la néphrite parenchymateuse, et, quand elle survient dans le cours de la néphrite interstitielle, elle serait provoquée par le développement d'une inflammation parenchymateuse venant s'ajouter à la sclérose. Pour d'autres au contraire elle serait plus particulièrement une complication de l'inflammation chronique scléreuse. En général cependant on la considère comme pouvant se présenter dans l'une et dans l'autre localisation du processus morbide : à l'état aigu d'ailleurs, ou surtout à l'état chronique. On a même tenté de déterminer les caractères qui différencient les altérations de la rétine dans la néphrite parenchymateuse et dans l'interstitielle. Ainsi, dans cette dernière, d'après Lancereaux, l'amaurose, plus ou moins complète, serait toujours liée, non pas à une altération primitive des éléments de la rétine, mais à une altération scléreuse de cette membrane et du nerf optique, finissant par amener l'atrophie de la papille optique. Dans la néphrite épithéliale, au contraire, l'élément nerveux et l'élément conjonctivo-vasculaire sont affectés ; mais c'est le premier qui serait le siège de l'altération primitive, aboutissant à la dégénérescence graisseuse ; tandis que l'hypertrophie et la dégénérescence du second seraient secondaires. On ne considère généralement pas cette distinction comme susceptible d'être encore faite dans la pratique. Ainsi Abadie, notamment, n'admet pas que, parmi les plaques qui tapissent le fond de l'œil, on puisse, à l'ophtalmoscope, distinguer celles qui sont dues à une sclérose des fibres nerveuses elles-mêmes.

D'une manière générale, ces altérations consistent dans une infiltration séreuse accompagnée de lésions inflammatoires et d'hémorrhagies en relations avec l'état morbide des artères.

Depuis les recherches de Landouzy et de Turck, l'histoire de la rétinite brightique s'est enrichie de nombreux travaux, parmi lesquels nous signalerons seulement ceux de Zenker, Virchow, Von Grœfe, Poncet, Lecorché, Abadie, etc.

Les troubles fonctionnels consistent généralement dans un abaissement progressif de la vue, une *amblyopie*, qui ne va pas jusqu'à la cécité complète ; des visions douloureuses d'objets brillants ; un nuage à travers lequel sont vus les corps ; des lacunes dans le champ visuel.

L'examen ophthalmoscopique montre des altérations diverses ; mais il en est qui sont caractéristiques, et qui d'après Abadie permettent à elles seules, quand elles existent avec certains caractères, d'affirmer l'existence d'une albuminurie : ce sont les *hémorrhagies rétiniennes* et les *taches blanches*. Sur un fond trouble, gris rougeâtre, dû à l'hypérémie veineuse, on distingue des taches hémorrhagiques ; du pourtour de la papille comme centre elles irradient suivant la direction des vaisseaux, sur lesquels elles jettent des stries rougeâtres. Quant aux taches blanches, elles se groupent aussi en finissant par s'y confondre, autour de la papille, à   laquelle elles forment un halo d'un blanc éclatant. Avant de se confondre ces taches forment au début des îlots plus ou moins disséminés, plus ou moins confluents.

Marche. — Lancereaux établit dans la néphrite proliférative diffuse primitive trois périodes : 1° période préalbuminurique : caractérisée par la tension artérielle exagérée et la polyurie : — 2° période albuminurique : dans laquelle s'ajoute l'albuminurie et se développe l'hypertrophie cardiaque : — 3° période urémique. — Il ne faut pas oublier cependant que la marche de la néphrite interstitielle est essentiellement insidieuse, et qu'indépendamment d'ailleurs de la période à laquelle elle peut être arrivée elle évolue sourdement souvent jusqu'à ce que survienne inopinément quelque accident comme les troubles de la vue ou les troubles divers liés à l'urémie.

Durée. — Essentiellement chronique la néphrite interstitielle est toujours une maladie de longue durée.

Terminaisons. — La néphrite d'origine goutteuse ou saturnine se termine exceptionnellement par résolution. Presque toujours les malades sont emportés par un accident tel qu'*apoplexie cérébrale* ou *pulmonaire, convulsions épileptiformes* suscitées par l'*urémie, pneumonie, péricardite,* etc.

Diagnostic. — Nous ne reviendrons pas sur le diagnostic de l'albuminurie : nous avons vu à propos des *signes révélateurs,* quels étaient les phénomènes qui devaient attirer sur les reins l'attention du praticien. — Quant à la distinction entre la néphrite parenchymateuse et l'interstitielle, on l'établira surtout sur les circonstances suivantes : œdème absent ou peu prononcé et fugace ; albuminurie peu considérable, ou intermittente ; existence d'une hypertrophie du cœur sans lésion valvulaire, bruit de galop entendu à l'auscultation : tels sont les signes qui militent en faveur de la sclérose.

On ne négligera pas enfin de déterminer la cause : goutte, intoxication par le plomb, etc.

Pronostic. — Il est toujours grave.

Traitement. — Il est surtout palliatif. On évitera les substances qui seraient de nature à exciter le rein trop vivement. On prescrira, quand ce sera possible, le séjour dans un *climat chaud* ; et surtout on recommandera d'éviter le froid humide.

Le *lait*, qui s'adresse plus spécialement peut-être à la néphrite épithéliale, n'en rendra pas moins ici de signalés services. — On maintiendra autant que possible l'équilibre des forces générales et l'intégrité des fonctions digestives : *arsenic, strychnine, protochlorure de fer, iodure de fer, iodures de potassium et de sodium, colombo, pepsine, pyrophosphate et citrate de fer*, etc. Et, d'une manière générale, les *toniques* et les *eupeptiques*. — On utilisera les *lavements purgatifs* (lavements au sulfate de soude, ou à l'huile de ricin); — on comprendra l'importance de ce moyen si l'on veut bien réfléchir à la fâcheuse influence qu'exerce sur la tension vasculaire, sur les fonctions digestives, etc., l'état de constipation, si fréquent dans la néphrite interstitielle. — L'intégrité des *fonctions cutanées* est aussi de la dernière importance : on la maintiendra grâce à l'usage des vêtements de flanelle, des frictions sèches, des bains de vapeur, etc. — Ajoutons encore l'*hydrothérapie* et les *eaux minérales* (Capvern, Contrexeville, etc.) : moyens dont l'action est complexe.

2° *Néphrite interstitielle diffuse consécutive à une lésion des voies urinaires.*

Définition. — Cette néphrite se caractérise : 1° par son origine, qui est un obstacle au libre écoulement des urines ; 2° par son processus anatomo-pathologique, qui est scléreux comme dans la néphrite diffuse primitive, mais qui, au lieu d'évoluer de la substance corticale à la substance médullaire,

évolue de la substance médullaire à la substance corticale;
3° par sa phénoménalité clinique.

Étiologie et pathogénie. — La pathogénie de cette néphrite
se résume dans l'enchaînement des phénomènes suivants :
obstacle au libre écoulement de l'urine, diminution de la dépense rénale, sclérose diffuse généralisée. Bien entendu, il ne
s'agit pas des cas de suppuration des voies urinaires qui entraînent une conséquence toute différente : la néphrite suppurative. — Dans la pratique, les obstacles qu'on rencontre le
plus communément, ce sont, chez l'homme, l'*engorgement de
la prostate* et les *rétrécissements* de l'urèthre.

Anatomie pathologique. — Le processus anatomo-pathologique a été décrit avec beaucoup de précision par Lancereaux :
« La néphrite, développée dans ces conditions, débute par les
pyramides (anses de Henle et tubes droits) et s'étend sous
forme de languettes qui s'enfoncent en ligne droite vers la
couche corticale. Elle consiste en une formation de petits
éléments ronds dits cellules embryonnaires, lesquels s'accu-
mulent entre les canaux des pyramides, puis entre les tubes
contournés, et se transforment peu à peu, ainsi que la paroi
du tube, en un tissu conjonctif définitif. A cette période, la
substance du rein subit un retrait, et l'organe tout entier,
partout altéré d'une façon semblable, s'indure et diminue de
volume. Dans cette seconde phase, les épithéliums, jusque-là
fort peu modifiés, subissent une altération granulo-graisseuse
ou colloïde, en rapport avec la compression à laquelle ils sont
soumis. Cette dégénérescence épithéliale peut aller jusqu'à la
destruction complète. Les glomérules, en dernier lieu, présentent une diminution de volume, étouffés qu'ils sont par le
tissu inflammatoire ; les vaisseaux se rétrécissent, en même
temps que leurs parois s'épaississent. » La généralisation du
processus morbide explique pourquoi l'on ne rencontre pas ici
les granulations qui s'observent dans la néphrite interstitielle
primitive.

Symptômes. — Quand un seul rein est affecté, l'autre

glande hypertrophiée le supplée, en sorte que l'altération ne se trahit guère par aucun phénomène appréciable. Dans le cas contraire, la quantité des urines est augmentée, et l'on trouve dans ce liquide des débris épithéliaux, et parfois, non constamment, une quantité d'albumine d'ailleurs peu considérable. — A mesure que la lésion progresse, les troubles éloignés apparaissent ou s'accentuent : troubles dyspeptiques, accidents urémiques plus ou moins prononcés : accidents très-variables, et accompagnés d'ailleurs des phénomènes propres à la lésion des voies urinaires.

Marche, durée, terminaison, pronostic. — Comme à la néphrite interstitielle primitive Lancereaux reconnait à celle-ci trois stades successifs : préalbuminurique, albuminurique confirmé, urémique. — La durée est subordonnée à la nature de l'obstacle, à l'état des voies urinaires, à l'état général. — Si la maladie des voies urinaires n'est pas traitée, la néphrite ne fait que progresser, l'urémie vient couper court à l'évolution du processus morbide. — Le pronostic varie avec la nature de la lésion, l'état des voies urinaires, l'état général, le degré de la lésion rénale.

Diagnostic. — Toutes les fois qu'il existe un obstacle au libre écoulement des urines, surtout quand cet obstacle existe depuis un certain temps, on doit s'inquiéter de l'état des reins, et ne pas perdre de vue l'éventualité possible d'une néphrite interstitielle consécutive. Les urines seront surveillées, on y recherchera l'albumine : particulièrement s'il survient des troubles digestifs ou des troubles nerveux, dont il importe de ne pas laisser échapper l'origine urémique.

Traitement. — L'état des voies urinaires doit avant tout préoccuper le médecin : l'obstacle au libre écoulement des urines sera enlevé ou pallié, suivant le cas ; les altérations consécutives de la vessie seront amendées ou guéries ; quant à l'altération rénale elle-même, elle comporte les mêmes indications que la néphrite interstitielle primitive. Nous n'y reviendrons pas : nous insisterons seulement sur l'utilité des eupeptiques et des toniques ; car il ne faut pas perdre de vue l'état des voies digestives, du système nerveux et des forces générales.

§ III. — NÉPHRITES ÉPITHÉLIO-CONJONCTIVES.

Définition. — Les altérations, avons-nous dit, peuvent porter primitivement et à peu près exclusivement soit sur l'épithélium (néphrites épithéliales), soit sur la trame conjonctivo-vasculaire (néphrites conjonctives, interstitielles, ou scléreuses). Mais il peut arriver que le processus morbide évolue concurremment sur les deux ordres de tissus : l'affection constitue alors une forme *mixte* de néphrite, une néphrite *épithélio-conjonctive*.

Étiologie et pathogénie. — Peu connue encore, la genèse de cette forme morbide paraît être plus particulièrement la même que celle de la néphrite épithéliale, et la *scarlatine* et le *froid* paraissent plus spécialement présider à son apparition.

Anatomie pathologique. — Cette forme mixte présente diverses variétés. D'après les quelques faits qu'il a recueillis, et les observations éparses dans les divers recueils périodiques, Rendu croit qu'on peut ramener toutes ces variétés à trois principales : « Dans la première, dit-il, le rein est volumineux, de couleur brun-foncé : sa capsule est tendue et se détache avec assez de facilité, bien que souvent quelques parcelles de parenchyme restent adhérentes à sa face interne. Sur une coupe, l'organe paraît vascularisé, la substance corticale paraît injectée, les glomérules de Malpighi font saillie sous forme de points rouges, tranchant sur la teinte légèrement jaunâtre des tubes glandulaires. La consistance du tissu est ferme, et il résiste sous le scalpel, un peu à la façon des tissus fibreux. Cette forme anatomique, malgré la fermeté et la vascularisation du parenchyme, correspond cependant plutôt à des lésions épithéliales... — Une seconde variété anatomique du rein mixte, très-différente de la précédente, comprend des cas où l'apparence extérieure de l'organe est celle du gros rein blanc, avec sa pâleur, sa consistance pâteuse, son état exsangue : et cependant l'examen histologique montre, à côté des lésions dégénératives plus ou moins prononcées des cellules épithéliales, des altérations interstitielles évidentes.... — Enfin c'est dans le groupe de ces néphrites mixtes, qu'il faut, croyons-nous, faire rentrer une forme anatomique très-discutée quant à sa nature et à son évolution, je veux parler de cet état du rein que Jonhson avait appelé le *petit rein gras granuleux*. L'aspect de l'organe, en pareil cas, tient à la fois du gros rein lisse et du petit rein granuleux : son volume est tantôt normal, tantôt un peu atrophié, mais rarement au point d'atteindre les dimensions si réduites du petit rein contracté. La capsule est moins adhérente au parenchyme glandulaire, et pourtant elle ne se décortique pas sans entraîner des fragments de la surface du rein. A la place des granulations serrées et des kystes multiples qui hérissent l'écorce du petit rein granuleux, on voit des éminences un peu plus grosses, beaucoup moins nombreuses et moins régulières, d'une couleur jaune-opaque infiniment plus tranchée, entourée d'îlots de congestion veineuse. Cet aspect se retrouve sur la coupe du parenchyme rénal, où des taches jaunâtres, de forme et de dimensions irrégulières, tranchent sur les parties adjacentes congestionnées. »

A ces différences macroscopiques correspondent des différences histologiques. Mais en somme, dans toutes ces variétés, le processus anatomo-pathologique est *mixte* : tenant à la fois du processus épithélial et du processus conjonctivo-vasculaire.

Symptômes et diagnostic. — La néphrite épithéliale pure se caractérise par la rareté des urines, l'abondance de l'albumine, la précocité de l'anasarque, et l'absence de complication cardiaque ; — dans la néphrite interstitielle au contraire, on constate la polyurie, l'hypertrophie cardiaque, la rareté et la faible extension de l'anasarque, le faible chiffre de l'albumine dans les urines. — La néphrite épithélio-conjonctive présente une physionomie clinique qui participe de l'une et de l'autre.

Dans la plupart des cas l'altération a pour point de départ la trame conjonctivo-vasculaire, l'épithélium se trouve ultérieurement intéressé : les symptômes sont, au début, ceux de la néphrite interstitielle, et, quand ceux de la néphrite épithéliale viennent s'y ajouter, les premiers n'en restent pas moins prépondérants.

Dans d'autres cas c'est l'inverse qui se produit : épithéliale au début, la phlegmasie rénale, ultérieurement, devient en outre conjonctivo-vasculaire. Aux phénomènes cliniques du processus épithélial, alors, viennent se joindre les manifestations du processus interstitiel.

Complications. — Elles ne sont autres que les complications signalées plus haut pour les néphrites épithéliale et interstitielle.

Marche, durée, terminaisons. — La prédominance de l'une ou de l'autre des localisations rapproche à ces divers points de vue la néphrite mixte soit de l'épithéliale soit de l'interstitielle.

Pronostic. — Il en est de même du pronostic.

Traitement. — Nous ne pourrions que répéter ici ce que nous avons déjà dit dans les deux paragraphes précédents.

§ IV. — NÉPHRITES SUPPURATIVES.

Synonymie. — Néphrite interstitielle suppurative aiguë.

Définition. — C'est une néphrite *interstitielle* en ce sens qu'elle a pour siège la trame conjonctivo-vasculaire. Elle se distingue des néphrites interstitielles étudiées dans les paragraphes précédents, par ce triple caractère : 1° elle est *aiguë* ontrairement aux précédentes dont la marche est chronique ; — 2° au lieu d'être liée à la formation d'un tissu embryonnaire avec tendance à l'organisation, elle se traduit par un processus suppuratif ; — 3° au lieu d'une lésion diffuse et généralisée, c'est une altération circonscrite : un ou plusieurs foyers purulents, que l'on constate à l'examen anatomique.

Étiologie et pathogénie. — Cette affection peut reconnaitre les causes suivantes : *traumatisme* de la région lombaire (chute, contusion) ; — le *froid* et l'*humidité* ; — une *affection rénale*, calculs, cancer, tubercules, kystes ; une *périnéphrite* ; — une *inflammation des voies urinaires* : de l'uretère, de la vessie, de l'urèthre ; consécutive soit à une maladie de ces organes, soit à une opération comme la taille, le lithotritie ; — abcès du *foie*, de la *rate* ; — affections d'organes éloignés tels que le *cœur*, les *gros vaisseaux*, les *centres nerveux* ; — *infection putride* ou *purulente* amenant des *abcès métastatiques* dans les. reins ; — *embolies*. — Suivant la cause qui l'a provoquée, la néphrite interstitielle suppurative aiguë est unilatérale ou double.

Anatomie et physiologie pathologiques. — Le processus comprend deux périodes : l'une d'hypérémie, l'autre de suppuration.

Dans la *période hypérémique*, le rein est augmenté de volume, il présente une coloration rouge-sombre, sa consistance est amoindrie. La capsule, épaissie, se laisse enlever sans entrainer des débris du parenchyme glandulaire, dont la surface apparait alors hypérémiée. A la coupe on voit une congestion portant sur tout le tissu du rein, mais particulièrement sur la couche corticale ; la couche médullaire participe à cette altération, et la charpente conjonctive qui sépare les pyramides est infiltrée ; la muqueuse des calices et des bassinets est également congestionnée. On constate sur divers points, particulièrement au niveau de la substance corticale, des points hémorrhagiques, et çà et là des cellules lymphoïdes.

A ce premier stade succède bientôt la *période suppurative*.

Les cellules lymphoïdes deviennent plus abondantes, et sur divers points apparaissent des collections de pus, des *abcès*. Leur nombre et leur volume varie : ils peuvent présenter la grosseur d'un œuf de poule, et même l'organe tout entier peut subir la fonte purulente.

L'abcès peut s'enkyster. D'autres fois au contraire le pus se fraie une voie hors de l'organe, et s'évacue dans le bassinet; dans une anse intestinale, dans le péritoine ; ou bien, par un trajet fistuleux, soit au dehors, soit dans le foie ou la rate, soit, à travers le diaphragme, dans le poumon et les bronches.

Symptômes. — La néphrite suppurative débute par un frisson suivi de fièvre, de chaleur à la peau, de nausées, de vomissements, de douleur lombaire, et d'altérations de l'urine.

Le *frisson* du début est unique ; il peut manquer.

La *fièvre* est continue ; mais elle présente des exacerbations qui peuvent la faire prendre pour une fièvre intermittente; la peau est sèche, et présente assez souvent des éruptions qui consistent le plus souvent en un urticaire ou un eczéma. Le pouls est fréquent, petit et dur.

On constate presque toujours un *état saburral* du tube digestif, et il se produit à peu près constamment des *nausées* et des *vomissements*.

Il y a des *douleurs lombaires* extrêmement vives tantôt unilatérales, tantôt occupant les deux côtés. Ces douleurs sont exaspérées par les mouvements et par la pression. Elles ont leur maximum au niveau du carré des lombes, mais elles peuvent occuper toute la région lombaire et aussi l'abdomen. Il n'est pas rare qu'au lieu d'être fixe la douleur présente des irradiations le long des uretères, vers la vessie, le cordon, le testicule qui est rétracté vers l'anneau. L'existence de la fièvre, dans ces cas, distingue la néphrite aiguë de la colique néphrétique.

La douleur ne s'accompagne *d'aucun signe local* tel que rougeur, chaleur, tuméfaction.

Les *modifications de l'urine* sont très-significatives. La sécrétion est diminuée : les malades ont de fréquents besoins d'uriner, la miction est même souvent douloureuse, et n'évacue que peu d'urine. Si l'on sonde le malade on constate que la vessie ne contenait que peu ou pas de liquide. — La couleur est très-foncée : en rapport avec la densité qui est le plus souvent augmentée ; fréquemment toutefois la pesanteur spécifique reste normale. — La réaction est ordinairement acide, quelquefois neutre ; elle est alcaline quand il existe une rétention ou une stagnation d'urine, et elle le devient à une période ultime. — Il n'y a pas d'albumine ; on rencontre seulement cette substance dans les cas où il y a de l'hématurie.

Marche, durée, terminaisons. — La maladie peut s'arrêter à la période hypérémique, et se terminer par *résolution*. — Le plus souvent à ce premier stade succède celui de *suppuration*. Ordinairement alors l'évolution est telle que nous l'avons vu plus haut, et le pus se fraie une voie sur les divers points que nous avons signalés. Dans certains cas au contraire, le foyer purulent s'enkyste, et le contenu subit la *transformation caséo-crétacée*. — Il peut arriver qu'avant la suppuration le malade soit tué par l'*ammoniémie*.

Au lieu de cette forme *aiguë*, la maladie peut présenter une allure **chronique**. On l'observe plus particulièrement à la suite des obstacles au libre écoulement de l'urine siégeant dans l'urèthre et au col vésical, et plus spécialement chez les vieillards. — Les débuts en sont insidieux : la fièvre manque; la douleur, qui est sourde, peut n'être pas spontanée et ne se manifester que si on la provoque par la pression. — Les urines sont purulentes, alcalines et albumineuses ; mais ces divers caractères traduisent plutôt l'état de la vessie que l'état des reins. — Fréquemment on constate sur l'un des côtés de la région lombaire, au-dessous des fausses côtes, une tumeur dont il est quelquefois possible de percevoir la fluctuation. — Ultérieurement la fièvre s'allume, il survient des troubles digestifs, du marasme, des accidents d'intoxication urineuse et la mort. — Le pus peut fuser dans diverses directions comme dans la néphrite suppurative aiguë.

Diagnostic. — Le *lumbago* se distingue des abcès du rein par ce double caractère : la douleur est bilatérale, contrairement à ce qui s'observe ordinairement pour les abcès du rein; il est apyrétique.

La *colique néphrétique* est apyrétique ; ses allures, en outre, diffèrent notablement de celles qu'affecte la néphrite suppurée.

La *périnéphrite* est plus difficile à distinguer : on pourra cependant la reconnaître dès que se produiront les phénomènes physiques locaux qui la caractérisent : empâtement, tension, rougeur, tumeur fluctuante.

Le diagnostic de la *pyélite* est beaucoup plus difficile et n'est guère basé généralement que sur des probabilités. La purulence des urines cependant, constitue un précieux indice : elle n'est pas, comme dans l'abcès du rein, brusque et passagère.

Pronostic. — Il est toujours très-grave.

Traitement. — Si le médecin est appelé avant que la suppuration se soit produite, le traitement consistera en émissions sanguines générales si le malade n'est pas affaibli, et, dans le cas contraire en émissions sanguines locales (sangsues, ventouses scarifiées) ; — antiphlogistiques divers ; — repos absolu, boissons délayantes, cataplasmes.

Quant aux symptômes concomitants (troubles digestifs, etc.), on dirigera contre eux une médication appropriée. — Si l'abcès fait saillie à l'extérieur, il sera ouvert aussitôt avec le bistouri. - Les accidents typhiques et les accidents de résorption urineuse doivent être combattus énergiquement, mais sans se faire trop d'illusions sur le résultat.

La forme chronique n'est pas plus favorable ; elle présente une indication spéciale : vider la vessie et lever l'obstacle au libre écoulement des urines.

§ V. — PYÉLITE, PYÉLO-NÉPHRITE.

Définition. — La *pyélite* est l'inflammation du bassinet ; elle s'accompagne le plus souvent d'une inflammation du parenchyme rénal lui-même, et prend alors le nom de *pyélo-néphrite*.

Étiologie et pathogénie. — Cette affection peut être amenée par : un calcul, une blennorrhagie, la stagnation de l'urine.

Anatomie pathologique. — La muqueuse est rouge-livide, mais souvent des dépôts phosphatiques lui donnent un aspect blanchâtre ; elle est épaissie, et présente parfois des ulcérations. On trouve dans la cavité du bassinet un liquide purulent rendu visqueux et gélatineux par l'ammoniaque qui se dégage de l'urine stagnante ; des phosphates précipités peuvent d'autres fois lui donner l'aspect d'une bouillie crétacée.

Le bassinet et les calices sont dilatés, et comme cette dilatation se fait en grande partie dans le sens du rein, il en résulte que le tissu rénal est progressivement refoulé, atrophié, et que l'organe dans son ensemble se trouve transformé en une sorte de coque plus ou moins mince et dure. La fonction de ce rein se trouve à peu près complétement supprimée parfois, et celui du côté opposé s'hypertrophie pour effectuer la compensation. — Dans quelques cas les parois du bassinet s'ulcèrent, se perforent, et le contenu liquide s'infiltre dans les tissus voisins. — Il peut survenir des abcès dans le parenchyme rénal.

Symptômes. — La pyélite peut être chronique d'emblée ; mais elle peut débuter par l'état aigu : quand elle est provoquée par un calcul, elle succède généralement à une colique néphrétique ; quand elle est consécutive à une blennorrhagie ou à une phlegmasie vésicale, ses manifestations cliniques viennent s'ajouter au cortège symptomatique existant déjà. Les accidents qui sont le propre de la pyélite sont : la *dou-*

leur, les *vomissements*, la *fièvre*, les *modifications de l'urine*. Les vomissements et la fièvre s'apaisent à mesure que s'amende l'état aigu : ces deux signes disparaissent au bout de quelques jours, et la maladie passe à l'état chronique caractérisé par la douleur et les modifications du liquide urinaire.

Quand la pyélite est chronique d'emblée, il peut arriver qu'elle évolue sourdement et passe inaperçue pendant un temps plus ou moins long. Mais presque toujours elle s'accompagne d'une douleur qui occupe la région rénale, ordinairement d'un seul côté ; cette douleur est exaspérée par la pression sur la région lombaire ; une pression profonde sur la région abdominale ne laisse pas aussi que d'être douloureuse quoique à un moindre degré. Outre cette douleur permanente il survient des crises, des coliques néphrétiques, et celles-ci sont dues tantôt au passage d'un calcul semblable à celui qui a provoqué l'inflammation, tantôt, en l'absence de tout calcul, à la phlegmasie elle-même.

Les *modifications de l'urine* sont très-importantes et souvent très-difficiles à interpréter, en raison de la part qu'il faut faire, dans bien des cas, à l'altération de la vessie. La quantité est le plus souvent normale ou diminuée, mais il peut y avoir, comme unique signe du début, de la polyurie (Oppolzer) ; dans ces cas l'augmentation de quantité est due, croyons-nous, à la néphrite interstielle concomitante. La densité est abaissée ; la réaction, acide ou neutre tout d'abord, devient plus tard alcaline, si elle ne l'était d'abord par le fait de la cystite chronique et de la stagnation. L'urine renferme fréquemment du sang, du mucus, et *toujours du pus*, en quantité variable. Ce dernier est dans l'urine à l'état permanent, contrairement à ce qui s'observe dans les abcès du rein. On rencontre en outre dans le liquide excrémentitiel des cellules épithéliales et des phosphates.

Il peut survenir une oblitération de l'uretère ; et, quoique très-rarement, dans quelques cas de pyélite double, l'obstruction peut s'effectuer des deux côtés ; il survient alors

43.

une *anurie* complète, et la mort si l'imperméabilité persiste.

Marche, durée, terminaisons. — La maladie peut très-bien se terminer par guérison, après une durée variable ; mais si la maladie persiste, si la phlegmasie s'éternise, elle entraîne d'autres désordres, et il survient un état cachectique aboutissant à une fin fatale.

Diagnostic. — La douleur pourrait faire croire à un *lumbago* ; mais son siège précis au niveau du rein, son unilatéralité, ses irradiations, les crises, les caractères de l'urine ne doivent pas laisser persister le doute.

Dans la *colique néphrétique* : après les crises douloureuses tout rentre dans l'ordre ; — au contraire dans la pyélite, il persiste toujours un degré variable de douleur et des altérations de l'urine. Les exacerbations de la pyélite d'ailleurs se distinguent des crises néphrétiques en ce qu'elles s'accompagnent de fièvre.

Pour la distinction de la pyélite et de la *cystite*, des *abcès du rein*, des *néphrites*, des *tumeurs rénales*, etc., nous renvoyons aux chapitres où nous étudions le diagnostic de ces diverses affections.

Pronostic. — Il est toujours sérieux, mais subordonné à la cause, à la forme, au degré, à l'ancienneté de la maladie. Ainsi la pyélite chronique est longue, et à peu près incurable. Les complications, l'état antérieur mauvais des voies urinaires viennent encore aggraver le pronostic.

Traitement. — Il faut d'abord s'adresser à la cause : On supprimera les obstacles au libre écoulement des urines (rétrécissement de l'urèthre, engorgement de la prostate, valvule du col, etc.) ; on amendera le catarrhe vésical ; on traitera la blennorrhagie ; on combattra la lithiase urinaire. Seulement, dans l'espèce, on évitera les eaux bicarbonatées sodiques fortes : très-bonnes contre la lithiase considérée en elle-même, elles auraient ici l'inconvénient d'exaspérer la pyélite et de favoriser la production des dépôts phosphatiques. On devra donc s'en tenir aux eaux sulfatées calciques (Capvern,

Contrexeville, etc.) qui présentent ici le double avantage de combattre la lithiase urinaire et d'amender en même temps la pyélite. Dans quelques cas même les voies urinaires ne supportent pas même l'excitation modérée de ces sources, et l'on est obligé de s'en tenir à des eaux le plus faiblement minéralisées possible. — On aura recours en même temps à la médication interne que nous avons passée en revue à propos du catarrhe vésical, et l'on choisira de préférence les balsamiques doux. — On maintiendra soigneusement l'intégrité des fonctions gastriques et intestinales ainsi que des fonctions de la peau et l'on soutiendra les forces générales.

§ VI. — PÉRINÉPHRITE.

Synonymie. — Abcès périnéphriques ou périnéphrétiques, phlegmon périnéphrique, abcès périrénaux.

Définition. — On désigne ainsi l'inflammation de l'atmosphère cellulo-adipeuse du rein.

Étiologie et pathogénie. — La périnéphrite peut être primitive ou secondaire.

Dans le premier cas, elle peut être consécutive à un traumatisme (Baudens, Legouest, Bell, Bergounhioux, Rayer, Bienfait, Gueneau de Mussy, etc.) ; elle peut se développer à la suite d'un effort (Tardieu), ou consécutivement au froid et à l'humidité (Gueneau de Mussy, Blaud) ; elle peut survenir à la suite de fièvres graves (S. Duplay, Rosenstein).

D'autres fois la périnéphrite est secondaire. Elle est alors provoquée souvent par une affection du rein ou du bassinet : soit que l'inflammation envahisse par propagation le tissu cellulaire périrénal, soit qu'à la suite d'une pyélite ou d'une néphrite suppurative, il se produise une ulcération, une fistule, et un épanchement de pus et d'urine dans l'atmosphère celluleuse. — Dans certains cas on a vu des kystes acéphálocystiques du rein produire le même résultat. — L'altération d'un organe voisin quelquefois a joué le même rôle : perforation du côlon ascendant ou descendant (Rayer), psoïtis, carie vertébrale, etc.

Anatomie pathologique. — L'inflammation du tissu cellulo-adipeux périrénal présente dans son évolution deux périodes : l'une d'*hypérémie* et l'autre de *suppuration*.

Dans la première période le processus pathologique ne présente rien qui soit spécial à l'atmosphère cellulo-adipeuse du rein : on la voit injectée, et les mailles de son tissu sont infiltrées de sérosité et d'abondantes cellules en voie de prolifération. Quand la résolution ne s'effectue pas, la suppuration ne tarde pas à s'établir.

La seconde période est caractérisée par la formation du pus. Ce dernier peut s'infiltrer dans les tissus ; mais presque toujours il est collecté en foyer. De la cavité qu'il occupe le pus se fraie une voie dans diverses directions : sous la peau au niveau de la région lombaire, de l'aine, de la cuisse ; dans l'articulation coxo-fémorale ; dans le tube digestif et particulièrement dans le côlon et le rectum ; etc. — Le contenu du foyer et des fistules est constitué par un pus jaunâtre ou rougeâtre, mêlé souvent de sang, et laissant dégager une odeur infecte. — Les parois de la cavité sont tomenteuses au début ; il se forme plus tard une membrane pyogénique. — Le rein reste généralement sain, à moins qu'il n'ait été précisément le point de départ de la périnéphrite.

Symptômes.—*Symptômes locaux.*—La *douleur* est le premier phénomène qui se produit : sourde et mal limitée d'abord, elle devient bientôt vive, lancinante, pongitive, et nettement localisée. Elle est exaspérée par les mouvements, par le toucher, et la pression est dans certains cas absolument intolérable. Elle a son siège dans le flanc, droit ou gauche, suivant le côté affecté. Pour quelques auteurs elle resterait bornée toujours au siège du mal. Il en est le plus souvent ainsi en effet ; mais, tout inconstantes et variables qu'elles soient, des irradiations

douloureuses ne s'en produisent pas moins dans plusieurs cas :
« la douleur s'étend aux parties voisines et même aux régions
éloignées : elle irradie quelquefois dans l'abdomen et surtout
vers la paroi antérieure de la fosse iliaque, vers les organes
génitaux, et jusqu'à la racine du membre inférieur correspondant. Ces irradiations trouvent leur raison d'être dans la
distribution des ramifications nerveuses émanant des troncs,
en ce point de la colonne vertébrale. » (Lancereaux).

Bientôt survient un *empâtement* de la région lombaire ;
l'échancrure costo-iliaque s'efface, et, à l'aide de la palpation
profonde, quand on n'en est pas empêché par l'acuité de la
douleur, on constate la présence d'une *tumeur* difficile à délimiter, mais manifestement indépendante du foie, car les
mouvements de la respiration la laissent immobile. Au même
niveau il existe de l'*œdème* et une vive chaleur à la peau. Plus
tard on perçoit la *fluctuation* : obscure d'abord, puis assez
nette ; elle ne devient superficielle qu'à une période très-
avancée de la maladie. — La propagation de l'inflammation
au tissu cellulaire du psoas *empêche l'extension du membre inférieur* et force le malade à garder la cuisse dans l'abduction
et légèrement fléchie.

Symptômes généraux. — La *fièvre* peut être le phénomène
initial ; mais le plus souvent elle ne s'installe qu'après l'apparition de la douleur. La fièvre est rémittente et présente un
paroxysme avec frisson dans la soirée. La *miction* reste ordinairement normale. — Les *urines* sont fébriles, mais, à part
cela, normales dans le cas de périnéphrite primitive. Quand
cette phlegmasie, au contraire, est consécutive à une lésion
rénale, l'urine pourra contenir encore de l'albumine, des graviers, du pus, etc. ; le malade en outre pourra fournir des
renseignements sur l'existence antérieure de coliques néphrétiques, d'albuminurie, de pyurie, etc. — Il se produit aussi
des troubles gastro-intestinaux : *nausées, vomissements, constipation, diarrhée.* La constipation s'observe au début ; ce n'est
généralement que vers la fin que survient la diarrhée. L'*amai-*

grissement est rapide. Parfois enfin il survient des accidents d'*intoxication putride*.

Marche, durée, terminaisons. — La marche peut être insidieuse dans la périnéphrite consécutive à une lésion rénale ; elle est franche et brusque dans la périnéphrite primitive. — La terminaison habituelle, c'est la suppuration, et le pus peut suivre selon les cas les voies diverses que nous avons signalées plus haut. — La durée est très-variable mais elle doit être en général considérée comme longue : de plusieurs mois ou même de plusieurs années.

Diagnostic. — Il est toujours délicat et difficile, et même dans certains cas il peut présenter des difficultés exceptionnelles. Il se basera surtout sur l'existence et les caractères de la *douleur*, de la *fièvre*, de l'*urine*, sur les *signes physiques locaux*. — C'est par l'analyse attentive de ces éléments que l'on distinguera la périnéphrite des affections suivantes pour lesquelles elle pourrait être prise : lumbago, fièvre typhoïde, variole, pyélite calculeuse, abcès par congestion, phlegmon érysipélateux des parois lombaires, hernie (J. L. Petit), psoïtis, abcès de la fosse iliaque, néphrite suppurative, hydronéphrose, kystes hydatiques, tumeurs de la rate ou du foie, etc.

Pronostic. — Toujours grave, le pronostic est subordonné à la cause : c'est ainsi qu'il est particulièrement fâcheux dans les périnéphrites consécutives à une altération des reins, et spécialement après la pyélo-néphrite calculeuse.

Traitement. — Au début, à la période hypérémique, on doit tenter d'obtenir la résolution : frictions avec l'onguent mercuriel, vésicatoires volants, ventouses scarifiées, sangsues.

Quand le foyer purulent s'est formé, il faut l'évacuer. On a proposé l'emploi exclusif des caustiques, l'application des caustiques préalablement à l'incision, le drainage. Mais ces divers moyens présentent de nombreux et graves inconvénients. En sorte qu'il faut s'en tenir à l'évacuation immédiate soit par la ponction capillaire avec l'aspirateur de Dieulafoy, soit par une large et profonde incision faite avec le bistouri.

On pratiquera ensuite avec les précautions nécessaires dans le foyer des injections détersives et antiseptiques.

CHAPITRE IV.

DÉGÉNÉRESCENCES, NÉOPLASIES, TUMEURS.

§ I. — DÉGÉNÉRESCENCE AMYLOÏDE.

Synonymie. — Dégénérescence albuminoïde, cireuse, lardacée ; leucomatose.

Étiologie et Pathogénie. — Contrairement à ce qui se voit pour les néphrites épithéliales et conjonctives, qui s'observent aux deux extrémités de l'existence, la dégénérescence amyloïde apparaît à *l'âge moyen* de la vie, et particulièrement entre vingt et trente ans, « et l'on ne peut s'empêcher de penser que c'est à cet âge que sévit avec le plus d'intensité la phthisie. Cette particularité suffirait à elle seule pour faire soupçonner les rapports de causalité qui existent entre ces deux maladies. » (Lecorché). En effet les principales causes de la dégénérescence amyloïde sont au nombre de trois : la *tuberculisation pulmonaire*, les *suppurations prolongées* et la *syphilis*.

Anatomie pathologique.—Le rein est gros, de couleur jaunâtre, dur ; la capsule se laisse enlever facilement, et n'entraîne pas après elle de tissu rénal. Sur une coupe, on voit que l'hypertrophie porte spécialement sur la substance corticale. La coupe est unie, et sa surface jaune-pâle présente des points brillants qui ne sont autre chose que les glomérules infiltrés de substance amyloïde. La coloration par l'eau iodée détermine des dessins formés par les glomérules et par les vaisseaux afférents et efférents. L'altération en effet porte sur le peloton vasculaire, sur l'artériole afférente et sur l'efférente, dont la tunique moyenne surtout se trouve intéressée. De là la lésion s'étend sur le réseau vasculaire. Ce n'est que consécutivement que les épithéliums sont altérés. — Dans certains cas on trouve une néphrite conjonctive, assez avancée, à la faveur de laquelle s'est développée la dégénérescence amyloïde.

Symptômes. — Il n'y a pas. généralement de douleurs lombaires. — La quantité de l'urine est augmentée : en moyenne deux ou trois litres par jour, et cette polyurie est très-précoce : pouvant constituer pendant un espace de temps plus ou moins long l'unique symptôme. Ces urines sont claires, limpides, et d'une faible densité : en moyenne 1010. Elle est faiblement acide et ne renferme ni sang ni sédiments. Le chiffre de l'urée, de l'acide urique et des autres substances en solution dans l'urine est abaissé. Il n'y a pas d'albumine ; à une période avancée cette substance finit par s'y montrer : traduisant alors des altérations phlegmasiques consécutives du tissu rénal. — Il y a diminution des globules rouges et augmentation des globules blancs. — Le foie, la rate, l'intestin, peuvent participer à la dégénérescence, et il survient alors des phénomènes en rapport avec l'extension de ce processus dégénératif. — L'œdème est borné aux membres inférieurs. — Il survient de la diarrhée, des vomissements et enfin une cachexie spéciale caractérisée par de la pâleur, de l'anémie et un dépôt de matière pigmentaire sur divers points de la peau, mais notamment aux paupières.

Marche, terminaisons. — La marche est progressive, et la terminaison, toujours fatale, est amenée tantôt par une phlegmasie surajoutée, tantôt par la diarrhée ou l'ascite.

Diagnostic. — On distinguera la dégénérescence amyloïde et les néphrites moins aux signes de la dégénérescence qui n'ont rien de bien spécial qu'à l'absence des signes qui caractérisent les néphrites. La coexistence toutefois de la même dégénérescence dans le foie et la rate éclairerait de suite le diagnostic.

Pronostic. — Il est très-grave.

Traitement. — Il visera les symptômes prédominants et l'état général. — Contre la maladie elle-même, on a préconisé tour à tour l'acide chlorhydrique, l'acide nitrique (Budd), la teinture d'iode (Murchison), les sels ammoniacaux.

§ II. — STÉATOSE.

Synonymie, définition. — Dégénérescence graisseuse.

Étiologie et pathogénie. — On l'observe chez les vieillards à titre d'altération sénile (Rosenstein) ; chez les enfants à la mamelle nourris avec des aliments féculents au lieu de lait (Parrot) ; à la suite d'une alimentation trop riche en graisse ; à la suite d'états cachectiques divers, tubercules, divers cancers, caries ; consécutivement à l'intoxication aiguë par l'arsenic et le phosphore (Lecorché) ; etc.

Anatomie pathologique. — L'organe est augmenté de volume ; il est de couleur jaunâtre ; sa capsule se laisse détacher facilement. Sur une coupe, on voit des stries jaunâtres. Histologiquement, tantôt il existe une simple infiltration graisseuse des cellules, et tantôt celles-ci meurent et engorgent les canalicules qui apparaissent distendus. — La dégénérescence graisseuse peut en même temps frapper d'autres organes.

Symptômes, diagnostic. — La symptomatologie est très-obscure, et le diagnostic à peu près impossible le plus souvent : car, tantôt l'altération ne provoque aucun accident, et tantôt elle se traduit par des phénomènes, assez vagues d'ailleurs, qui peuvent faire aussi bien penser à une néphrite chronique.

Marche, durée. — Il est impossible de préciser la marche et la durée d'une maladie dont le seul diagnostic est déjà très-difficile.

Pronostic. — Il est grave : la dégénérescence graisseuse entraînant la destruction des épithéliums, et par conséquent la mort.

Traitement. — Quand la stéatose pourra être reconnue on la combattra par la térébenthine, l'hydrothérapie, les inhalations d'oxygène, l'administration à l'intérieur du chlorate de potasse (à titre de source d'oxygène), les purgatifs, les toniques et les eupeptiques, les toniques du système nerveux (strychnine).

§ III. — TUBERCULOSE.

Anatomie pathologique. — Ici, comme dans le poumon, les tubercules peuvent se montrer sous forme de granulations ou sous forme caséeuse. Ils peuvent n'occuper que le parenchyme rénal, ou à la fois ce parenchyme et les conduits excréteurs. L'altération peut s'étendre à la vessie. Il peut y avoir en même temps phthisie pulmonaire. — On trouve suivant les cas, à l'autopsie, des granulations ou des masses caséeuses, et parfois l'une et l'autre forme. Souvent on rencontre des cavernes, qui se sont ouvertes dans les calices ou dans les bassinets ; ces derniers présentent aussi des altérations de nature inflammatoire et ulcéreuse. — Les deux reins sont ordinairement altérés ; mais la lésion est généralement plus prononcée dans l'un, le gauche le plus souvent.

Symptômes, diagnostic. — A la période de crudité il n'existe pas de symptôme qui puisse faire soupçonner l'altération. Mais quand s'effectue la fonte, quand les produits caséeux sont versés dans le bassinet et entraînés par l'urine, les caractères de cette dernière doivent attirer l'attention sur les glandes rénales : l'urine est trouble et l'on y trouve des grumeaux qui ne sont autre chose que la matière tuberculeuse. La pyélo-néphrite et la cystite consécutives se trahissent par des signes plus nets : hématurie, pyurie, albuminurie, mictions fréquentes, douloureuses. L'âge et l'état général du malade, les altérations concomitantes aideront à préciser le diagnostic.

Terminaisons. — La mort peut arriver par l'insuffisance de la dépuration rénale consécutive à la destruction du rein, ou bien par la suppuration prolongée, ou enfin par l'extension de la tuberculisation aux autres organes.

Pronostic. — Il est très-grave, la mort arrivant à peu près fatalement.

Traitement. — Traitement de la tuberculose en général, et en outre traitement de la pyélo-néphrite.

§ IV. — CANCER.

Étiologie et Pathogénie. — Le rein est un des organes les plus rarement affectés par le cancer. La maladie paraît plus fréquente chez l'homme que chez la femme. On l'observe plus particulièrement à l'âge moyen de la vie et chez le vieillard ; on la rencontre aussi chez l'enfant ; mais l'adolescence en est à peu près exempte. — Le cancer peut être primitif ou secondaire.

Anatomie pathologique. — Le cancer primitif ne porte, le plus souvent, que sur l'un des deux reins, particulièrement sur le gauche. — On observe toutes les variétés ; l'encéphaloïde est de beaucoup le plus fréquent, puis vient le squirrhe, le cancer alvéolaire est le plus rare ; on observe enfin des variétés complexes. — Le point de départ de la néoplasie est la substance corticale, et d'une manière plus précise, l'épithélium des canalicules contournés. — Tantôt le processus dégénératif est diffus (*cancer infiltré* de Rokitanski) ; tantôt il procède par *îlots dispersés*, entre lesquels le parenchyme glandulaire comprimé devient le siège d'une inflammation chronique. L'aspect et la texture de ces masses cancéreuses diffère suivant la variété à laquelle appartient la néoplasie. — L'organe est augmenté de volume, et bosselé dans les cas de noyaux isolés; il peut survenir un ramollissement et se former des cavernes remplies d'un déliquium de couleur et de consistance variables ; il peut enfin se développer des tractus fibreux cloisonnant la masse cancéreuse.

Symptômes, diagnostic. — Le cancer peut évoluer sourdement, et ne se traduire que par une cachexie qui ne permet pas la localisation, ou au contraire par des douleurs locales dont la véritable cause ne peut être déterminée.

Les signes sur lesquels on se fonde pour établir l'existence du cancer rénal sont : l'*hématurie*, la *douleur* lombaire, la *tumeur* rénale, la *cachexie*, et l'*absence de fièvre*.

Quand ce tableau clinique se présentera nettement, il n'y aura pas de doute à avoir sur l'existence d'un cancer du rein. Le plus souvent le tableau est incomplet, ou les traits en sont vagues, on ne pourra dans ces cas avoir que des présomptions plus ou moins fortes.

Marche, durée, terminaison. — La terminaison constante est la mort, qui arrive au bout de six mois, un an ou deux ans, par cachexie, péritonite ou insuffisance sécrétoire du rein.

Pronostic. — Ce que nous venons de dire sur la marche de la maladie nous dispense d'insister sur le pronostic.

Traitement. — Le rôle du praticien se borne à soutenir les forces du malade, à combattre les hématuries, parer à l'insuffisance sécrétoire des reins et maintenir l'intégrité des fonctions digestives.

§ V. — NÉOPLASIES CONJONCTIVO-VASCULAIRES.

Nous ne ferons que les citer : le *myxome* et le *lipome* sont très-rares ; on observe le plus souvent le *fibrome (fibrome embryonnaire* qui comprendrait d'après Lancereaux la plupart des prétendus cas de cancer encéphaloïde observés chez l'enfant et chez les adolescents ; *fibrome adulte* s'observant surtout chez les vieillards) ; le *lymphome* s'observe au cours de la leucémie ; l'*angiome* n'a pas d'importance clinique ; les *ostéomes* et les *chondromes* sont excessivement rares.

§ VI. — KYSTES.

Les kystes **isolés** peuvent être *séreux* ou *hématiques* ; le diagnostic en est très-difficile, et le traitement consiste surtout à soutenir les forces du malade. — Les kystes **conglomérés**, (dégénérescence kystique) peuvent être *congénitaux* ou apparaître chez l'adulte ; il n'est guère possible de diriger contre eux un traitement efficace.

§ VII. — ALTÉRATIONS VASCULAIRES.

Infarctus rénal, embolies, thromboses, anévrysmes. — Ce sont des altérations rares, d'un diagnostic difficile, et d'un traitement incertain.

§ VIII. — HYDRONÉPHROSE.

Définition. — On désigne ainsi la dilatation du bassinet et des calices par l'urine qui s'accumule consécutivement à une obstruction du canal vecteur.

Étiologie et pathogénie. — Tout obstacle au libre écoulement de l'urine peut entraîner l'hydronéphrose.

Causes cavitaires. — Quand l'obstacle siège dans la cavité du conduit, il s'agit presque toujours d'un calcul. On a signalé comme pouvant amener le même résultat, la présence d'entozoaires et de caillots sanguins.

Causes pariétales. — Quand les parois de l'uretère étaient épaissies, ou quand la lumière de ce canal était trop étroite, il s'agissait presque toujours de vices de conformations congénitaux limités aux voies urinaires ou s'accompagnant d'autres anomalies. L'uretère peut avoir subi une incurvation. L'obstacle peut siéger plus bas, et se trouver à la vessie ou à l'urèthre.

Causes de voisinage comprimant l'uretère ou modifiant sa direction. L'hydronéphrose dans ces cas est plus fréquente chez la femme que chez l'homme, car les conditions les plus aptes à effectuer la compression de l'uretère, ce sont précisément les tumeurs utérines et ovariques. Les tumeurs vésicales peuvent produire le même résultat.

Dans un certain nombre de cas enfin on n'a pu saisir le mécanisme de l'hydronéphrose.

Anatomie pathologique. — L'étendue de la dilatation varie suivant le siège et le degré de l'obstacle. Tantôt elle ne porte que sur le bassinet et les calices, tantôt elle comprend l'uretère. Quant au rein, ses altérations sont très-variables : D'abord les calices sont dilatés, et sur une coupe on voit les papilles aplaties ; plus tard, le rein se laisse distendre plus ou moins et se trouve transformé en une coque s'ouvrant largement dans le bassinet dilaté. Le tissu du rein refoulé, à peine reconnaissable, forme les parois de cette poche. — Dans l'hydronéphrose récente et incomplète, le contenu liquide est albumineux, mais renferme toujours de l'urée ; plus tard il présente une coloration variable suivant la quantité de sang épanché par la rupture des capillaires superficiels de la poche. — Ordinairement unilatérale cette affection siège le plus souvent à droite ; elle peut être bilatérale. — Elle peut être complète ou incomplète.

Symptômes. — Au début, aucun signe ne trahit l'existence de la maladie. Il survient souvent une *douleur* sourde, spontanée, que la pression peut exagérer, qui siège au niveau de la région lombaire, mais ne présente pas d'irradiations. — Le symptôme caractéristique est la *tumeur* : elle occupe le flanc, remontant en haut vers le foie, descendant en bas dans la fosse iliaque. Cette tumeur est généralement indolore, elle est fluctuante, et son étendue peut être délimitée par la percussion. Elle est susceptible d'une diminution de volume brusque et notable coïncidant avec une abondante diurèse. — Les caractères de l'urine ne sont généralement pas significatifs. — Il existe le plus souvent de la constipation et dans quelques cas au contraire de la diarrhée ; parfois il survient des nausées et des vomissements.

Diagnostic. — Au début il est très-difficile, et parfois impossible. Dans les cas où il y aurait dans le flanc une douleur sourde et une tumeur mal déterminée, on soupçonnera l'hydronéphrose si l'on constate l'existence de l'une des causes susceptibles d'entraîner l'obstruction de l'uretère. Les soupçons se confirmeraient si la tumeur devenait plus appréciable, et surtout si on la voyait offrir une diminution de volume coïncidant avec une diurèse abondante. — Quand la tumeur sera accessible aux moyens ordinaires d'exploration, on devra prendre garde de ne pas la rattacher à un kyste abdominal, à un kyste du rein, et surtout à un *kyste de l'ovaire*. Cette dernière erreur serait de la plus extrême gravité à cause de la désastreuse intervention chirurgicale qu'elle entraînerait.

Marche, durée, terminaisons, pronostic. — Quand l'obstacle est constitué par un calcul, celui-ci peut être entraîné à un moment donné, et il ne reste plus que les altérations (pyélite, néphrite) qu'a pu provoquer l'obstruction. — Les autres cas sont moins favorables ; la marche, la durée, la terminaison, et par conséquent le pronostic sont subordonnés d'une part à la nature de l'obstacle, et, d'autre part, aux altérations consécutives du bassinet et du rein. L'hydronéphrose double est beaucoup plus grave que l'unilatérale. — Les accidents qui peuvent survenir sont surtout les suivants : pyélite, néphrite, destruction progressive du rein, urémie, cachexie, ulcération, et perforation avec les conséquences qui en découlent.

Traitement. — Quand il s'agit d'une obstruction de l'uretère par un calcul, on fera bien de suivre le conseil de Lancereaux : « J'ai, dit-il, des raisons de croire que, dans les cas de ce genre, l'emploi des injections sous-cutanées de morphine peut être utile en diminuant le spasme des parois du canal urinaire. » *L'atropine* et *l'hyosciamine* pourront concourir au même but. On dirigera en même temps contre la *lithiase urinaire* une médication appropriée : hygiène, alimentation, médicaments, eaux minérales. — Les *manipulations* de la tumeur vantées par Roberts ne sont pas sans dangers ; le plus prudent sera, croyons-nous, de s'en abstenir. — La *ponction* de la tumeur, outre qu'elle est de nature à éclairer le diagnostic, pourra dans certains cas, être utilisée à titre de traitement palliatif. On la pratiquera avec le trocart capillaire adapté à l'aspirateur de Dieulafoy. Mais on n'y aura recours que s'il survient des accidents sérieux, ou si l'hydronéphrose est double.

CHAPITRE V

Entozoaires.

§ I. — ÉCHINOCOQUES, KYSTES HYDATIQUES.

Définition, pathogénie. — Par *échinocoque* on entend l'état embryonnaire ou l'état de larve du *tænia échinococcus*. Ce tænia vit dans l'intestin du chien. Les œufs expulsés arrivent par l'intermédiaire des aliments et des boissons, dans l'estomac de l'homme où l'embryon hexacanthe devient libre et va se fixer dans un point quelconque de l'organisme ; là il se transforme en *vésicule d'échinocoques* ou *hydatide*; cette vésicule s'enkyste, grossit peu à peu et se remplit d'un liquide séreux. Le *kyste hydatique* est constitué. Divers parenchymes, le rein notamment, peuvent devenir le siège d'un kyste hydatique. Celui-ci ne présente dans le rein, au point de vue de sa structure, rien de spécial, et sa description appartient à l'histoire des kystes hydatiques en général.

La cause déterminante de cette affection parasitaire est l'ingestion avec les aliments, d'un embryon de tænia du chien. Les causes prédisposantes sont toutes les circonstances qui peuvent favoriser cette ingestion : cohabitation de l'homme avec le chien, absorption de l'eau non filtrée, etc.

Anatomie pathologique. — Le volume, la forme, la consistance du kyste sont variables. Un seul rein est affecté ordinairement, et le plus souvent c'est le droit. — Le kyste peut provoquer par sa présence une inflammation, ou une ulcération, et la poche kystique peut se vider soit dans le bassinet et l'uretère, soit dans les tissus environnants : le contenu se porte alors, suivant le cas, soit dans les voies urinaires, soit à l'extérieur dans la région des lombes, ou bien dans l'intestin, les bronches.

Symptômes, diagnostic. — Le kyste hydatique du rein peut évoluer longtemps, et arriver à une période avancée sans se trahir par des symptômes qui soient de nature à en faire soupçonner l'existence. Il peut même pendant un espace de temps variable, n'amener aucun trouble. Les symptômes qui le caractérisent sont : des *phénomènes douloureux*, et une *tumeur*. Les malades éprouvent une sensation de pesanteur, de douleur sourde, dans les lombes; rarement il s'agit d'une douleur vive, et rarement aussi le malade accuse des irradiations. La tumeur peut être superficielle, et on peut percevoir à son niveau le frémissement hydatique; mais le fait est rare et il ne faut pas que son absence fasse rejeter l'idée des échinocoques. Plus souvent on parvient simplement à en déterminer approximativement le siège et le volume par la palpa on et la percussion. Une ponction capillaire permettra l'exa: en du liquide contenu et, partant, de distinguer le kyste h :a- tique d'une hydronéphrose. — Quand le kyste se vide ...s les voies urinaires il en résulte des troubles variés de la : :- tion, et l'examen du liquide éliminé par l'urèthre fait dé : :- vrir des hydatides plus ou moins petites ou plus ou m...s grosses, plus ou moins intactes ou altérées.

Pronostic. — Il est sérieux, surtout en considératior. :es lésions que le corps étranger peut amener dans les rein:. et de la rupture possible de la poche dans les tissus.

L'ouverture dans les voies urinaires est moins grave, : la guérison peut en être le résultat. Le kyste unilatéral enfi: :st infiniment moins grave que les kystes bilatéraux, puis : 'il reste un rein pour suppléer l'autre.

Traitement. — La ponction du kyste, quand il y aura .:u, sera faite avec l'aspirateur de Dieulafoy muni du trocar: :a- pillaire. — Si la poche s'est vidée dans les voies urinaire:. on favorisera l'expulsion des hydatides par des diurétique: et par l'administration de la morphine et de l'atropine s'i: y a arrêt dans l'uretère.

§ II. — DISTOME.

Synonymie. — Bilharzia hematobia (Cobbold), dist:me hématobe.

Pathogénie, symptômes. — Cet entozoaire habite les veines du système porte, la veine rénale et les veines des bassinets, de l'urèthre et de la vessie. Il ne paraît pas occasionner des désordres appréciables tant qu'il séjourne dans les gros troncs veineux ; mais quand il pénètre dans les petites veines il pro- voque des accidents variables : *diarrhées* de forme *dysenté- rique, états typhiques, pyélites, hématuries.* C'est à la présence fréquente de ce ver dans les veines des bassinets et des uretères chez les habitants de certaines contrées que Griesinger attribue la production des *hématuries* dites des pays chauds.

Traitement. — On a conseillé, pour tuer le distome, l'usage de la térébenthine, de l'huile de Dippel, du chloroforme, de la fougère mâle, etc. On s'attachera en outre à prévenir la lithiase urinaire qui se développerait à la faveur de l'irritation provoquée par la présence des œufs dans les voies urinaires.

§ III. — STRONGLE GÉANT.

Le *strongle géant* (strongylus gigas, eustrongylus gigas), s'observe assez fréquemment chez les animaux carnivores, mais rarement chez l'homme. Il habite le bassinet, où il est seul le plus souvent, mais où on peut rencontrer plusieurs individus. Il y provoque des désordres de la nature de ceux que provoque tout corps étranger : pyélite, douleurs rénales, hématurie, pyurie, hydronéphrose, ulcération du bassinet et épanchement dans les tissus environnants.

On s'attachera à amender la pyélite et à combattre les symptômes dominants. Quant au strongle lui-même, on tentera contre lui les mêmes moyens que ceux indiqués contre le distome.

CHAPITRE VI

Lésions traumatiques.

§ I. — PLAIES DES REINS.

Étiologie et pathogénie. — En raison de leur situation profonde et de leur petit volume les reins sont rarement blessés. Quand cet accident arrive, la lésion est produite par

un instrument piquant ou tranchant : et le rein est intéressé
soit en avant, soit en arrière. Dans ce dernier cas l'instrument
ne traverse pour arriver au rein qu'une couche musculaire
épaisse ; dans le premier cas, au contraire, le corps offensif
intéresse en même temps des organes importants comme le
péritoine, le foie, l'intestin, l'artère rénale.

Symptômes. — Le malade éprouve une douleur vive dont
le siège principal est le rein, et qui présente des irradiations
le long de l'uretère, vers le testicule qui est rétracté, et parfois jusque dans la cuisse. Les urines sont mélangées de sang.
Il peut s'écouler par la plaie extérieure avec le sang, une
quantité variable d'urine : c'est quand le bassinet est intéressé, particulièrement quand il se produit une obstruction
de l'uretère. — Il survient de l'anxiété, des évanouissements,
des vomissements : l'abdomen est tendu, le pouls petit, les
extrémités refroidies. — On peut observer en outre les signes
de l'inflammation du bassinet et du parenchyme rénal, l'urémie, l'infiltration urineuse, la péritonite.

Diagnostic. — L'hématurie avec douleur rénale n'est pas, il
s'en faut, une preuve que la plaie intéresse le rein. Si l'urine
sort par la plaie, on pourra généralement considérer ce signe
comme fournissant une certitude ; on n'oubliera pas cependant que les voies d'excrétion peuvent seules avoir subi une
solution de continuité, le parenchyme glandulaire lui-même
n'étant pas entamé.

Pronostic. — Une plaie du rein peut guérir, si l'organe, ainsi
que cela d'ailleurs arrive le plus souvent, a été atteint par derrière. Mais le pronostic de ces traumatismes n'en est pas
moins très-grave.

Traitement. — On aura recours aux antiphlogistiques dans
le but de prévenir l'inflammation consécutive ; on donnera
des purgatifs doux, des boissons délayantes. La plaie sera soigneusement lavée avec des substances antiseptiques en solution très-faible. On extraira les corps étrangers s'il en est
resté dans la plaie.

§ II. — CONTUSIONS ET PLAIES CONTUSES.

Elles sont produites par des coups violents portés sur la région du rein, par une chute sur la région lombaire.

Le malade accuse une douleur siégeant dans le rein, s'irradiant vers le testicule, et un engourdissement de la cuisse. Il existe une ecchymose au niveau de la région rénale. Le malade urine du sang. — Nausées, vomissements, lipothymies, syncopes, refroidissement des extrémités.

Il est très-difficile, le plus souvent, d'affirmer l'existence d'une contusion du rein : l'hématurie n'en est pas en effet un signe pathognomonique, et la douleur peut dépendre d'une contusion bornée à la masse musculaire.

Grave par elle-même, cette lésion est rendue plus sérieuse encore par les contusions concomitantes.

Le **traitement** consiste dans les antiphlogistiques, pour prévenir l'inflammation consécutive de l'organe ; repos absolu, cataplasmes laudanisés, bains tièdes, boissons émollientes.

§ III. — PLAIES PAR ARMES A FEU.

Elles sont assez rares, par suite de la situation du rein. Elles sont très-graves, car outre les dangers inhérents aux autres plaies du rein, elles exposent plus particulièrement à l'infiltration d'urine. — Le traitement ne diffère guère de celui des plaies proprement dites du rein ; seulement il faudra redouter particulièrement l'infiltration d'urine, et débrider s'il y a lieu Les corps étrangers seront enlevés.

CHAPITRE VII.

Goutte, Dyscrasie Urique, Arthritisme.

La Goutte est une *maladie constitutionnelle* ; mais l'influence qu'elle exerce sur la production, la marche, le pronostic et les indications thérapeutiques des états morbides de l'appareil urinaire nous font un devoir de jeter ici sur elle un rapide coup d'œil.

Ce serait une bien curieuse, mais bien stérile histoire à écrire, que celle des hypothèses qui ont tour à tour été proposées touchant la nature intime et la cause première de la goutte. Solidistes et humoristes, animistes et vitalistes, etc., ont tour à tour invoqué l'«indigestio viscerum» (Boerhaave, Van Swieten); le « trouble des premières puissances motrices» (Cullen); « un trouble de l'archée » (Van Helmont); « l'acrimonie du liquide synovial» (Paracelse); « l'humeur pituiteuse» (Fernel). Il n'est pas jusqu'à « l'élaboration vicieuse du liquide spermatique » qui n'ait été incrimée, (par Piestsch). Toutes ces idées, pas n'est besoin de le dire, sont fausses, quand elles ne sont pas grotesques, ou obscures au point de faire dire d'elles ce que Van Helmont disait lui-même, non sans mélancolie, de sa doctrine alambiquée : « qui me intelligit rarus est. »

C'est seulement dans ces derniers temps que la conception de la nature de la goutte est entrée dans une phase réellement scientifique. La découverte de l'acide urique en excès dans le sang des goutteux a éclairé d'un jour subit et nouveau cette maladie. Mais quelques médecins n'ont pas su éviter l'excès : prenant l'effet pour la cause, ils ont considéré comme la maladie elle-même ce qui n'en est qu'une manifestation. L'*uricé-*

mie (ou présence en excès de l'acide urique dans le sang), n'est pas plus la goutte, que la *glycosurie* n'est le diabète, que l'*albuminurie* n'est le mal de Bright. Uricémie, glycosurie, albuminurie, autant d'altérations, de symptômes si l'on préfère, liés sans doute le plus souvent à la goutte, au diabète, au mal de Bright, mais ces derniers n'en méritent pas moins seuls le nom de *maladies*.

Ces altérations d'ailleurs, consistant dans l'apparition d'un chiffre donné d'acide urique, de sucre, d'albumine dans les urines, ne laissent pas que de se montrer dans des états morbides très-différents de ceux cités plus haut. C'est ainsi que, pour envisager seulement l'uricémie, on la constate, sans parler des maladies fébriles, dans l'intoxication saturnine, dans le rhumatisme.

A l'état normal les matériaux protéiques sont brûlés dans l'intimité des tissus, et le produit ultime de cette combustion est l'*urée*. Il y a d'ordinaire une partie de ces matériaux qui est incomplétement brûlée ; le résidu de cette combustion incomplète, c'est l'*acide urique* (le centième environ du chiffre de l'urée ; c'est-à-dire qu'il se forme en moyenne pour 24 heures 30 centigrammes d'acide urique pour 30 grammes d'urée.

Entraîné dans le torrent circulatoire, cet acide urique est éliminé par les reins ; qu'il soit retenu dans les vaisseaux, son chiffre viendra s'ajouter à la petite quantité que le sang charriait pour l'éliminer ; il s'y trouvera en excès. Au lieu d'une diminution dans la dépense qu'on suppose une augmentation dans l'apport, le résultat sera le même : produit en plus grande quantité, l'acide urique sera encore en excès. Dans ce dernier cas, de production plus grande, celle-ci peut avoir lieu de deux manières. Ou bien les matériaux azotés étant introduits en trop grande quantité, il y a surcharge, d'où leur combustion imparfaite et, comme résidu, l'acide urique. Ou bien, la quantité du combustible restant la même, celui-ci est incomplétement brûlé parce que les oxydations organiques ne s'exécutent pas normalement.

Dans la goutte il s'agit d'une production plus grande d'acide urique, et cette production exagérée tient à ce que les oxydations organiques ne s'exécutent pas normalement. Quant aux matériaux azotés introduits en trop grande quantité, ils contribuent à enrayer davantage encore les combustions et à augmenter le chiffre de l'acide urique, mais il ne faut pas croire avec quelques médecins qu'ils puissent créer la goutte.

Ces mêmes phénomènes, en effet, peuvent fort bien se montrer en dehors de la diathèse goutteuse. Pas n'est besoin d'être goutteux pour avoir accidentellement, pendant un espace de temps plus ou moins long, un excès d'acide urique dans le sang. Il s'élimine de même par les reins, et se dépose sous forme de sable rouge au fond du vase où l'urine a été recueillie. C'est ainsi que des erreurs d'hygiène plus ou moins prolongées, un simple écart de régime, peuvent amener momentanément ce résultat.

On se rend très-nettement compte, en pareil cas, de l'accumulation dans le sang et de l'élimination par les reins, de cet acide urique accidentellement produit en excès. Mais en revanche on ignore absolument ce qui peut faire que tel individu combure moins d'une manière générale, persistante, habituelle, à l'état constitutionnel enfin les matières protéiques introduites dans son économie. Les mets épicés, vins généreux, etc., expliquent seulement l'aggravation momentanée de cet état. On ne peut que constater cette déviation fonctionnelle morbide, cette « dystrophie constitutionnelle ».

Trousseau l'a dit excellemment : « Admettons pour un instant que la présence de l'acide urique est la cause essentielle de la maladie : comment expliquer alors que, sur cent individus placés dans les mêmes conditions hygiéniques, vivant absolument de la même manière, se nourrissant des mêmes aliments, un seul aura la goutte ? Comment ce genre de vie, ce mode d'alimentation favorable à la production exagérée de l'acide urique et des urates et à leur accumulation dans certaines parties de l'organisme, n'auraient-ils pas amené cette diathèse urique chez quatre-vingt dix-neuf d'entr'eux, tandis qu'ils l'auront produite chez le centième ? Comment expliquer qu'à côté d'individus menant une vie oisive, adonnés aux plaisirs de la table, péchant contre toutes les lois de l'hygiène, et dont pas un ne sera goutteux on en verra d'autres le devenir, bien qu'ils aient constamment mené une existence des plus actives et qu'ils aient toujours gardé la plus grande sobriété ? Où chercher la raison de ces différences, si ce n'est, je le répète, dans leur idiosyncrasie, dans une prédisposition organique individuelle et toute particulière ? C'est cette prédisposition que nous appelons la *diathèse goutteuse* » .

Quant aux causes capables de favoriser le développement de la dyscrasie urique, les principales sont les suivantes : l'hérédité ; l'intoxication saturnine ; la vie sédentaire, le défaut d'exercice ; l'ingestion d'une trop grande quantité d'aliments et surtout d'aliments azotés ; l'abus du vin ; l'état dyspeptique ; les émotions morales.

Le nom de cette maladie évoque plus particulièrement l'idée d'un état morbide caractérisé par la douleur, le gonflement, la rougeur des petites articulations, surtout des articulations du pied, et plus particulièrement de l'articulation métartasophalangienne du gros orteil. C'est là sans doute la détermination la plus caractéristique de la Goutte, mais ce n'est pas la seule, il s'en faut. Outre ces manifestations articulaires, cette diathèse en présente d'autres excessivement multiples, très-variées de siège et de modalité, dont nous allons donner un rapide aperçu : simple énumération qui montre d'un coup-d'œil combien les mille déterminations de la goutte sont difficiles à surprendre.

Les dyspepsies, les hépatites, les laryngites, les migraines, et bien d'autres états morbides qu'on individualise trop souvent à tort, ne sont, dans bien des cas, autre chose que des modes de manifestation de telle ou de telle maladie générale ; plusieurs maladies pouvant avoir pour manifestation commune la même affection. De sorte qu'une laryngite, une hépatite, une

néphrite, étant reconnue, le diagnostic est loin d'être complet :
il s'agit encore de savoir si cette affection est déterminée par
la tuberculose, la scrofule, l'herpétis, la goutte, le rhumatisme,
la syphilis, l'alcoolisme, etc.

Une simple énumération montre quels organes peut frapper
la goutte, et de quelle manière : *estomac* : dyspepsie goutteuse ;
— *intestin* : entéralgie goutteuse, constipation, hémorrhoïdes ;
— *foie* : hépatite goutteuse ; calculs hépatiques, qui sont pour
les uns des manifestations, pour les autres des complications
de la goutte ; — *cœur* : dégénérescence graisseuse du muscle
cardiaque ; — *angine de poitrine* : quelquefois liée à la goutte ;
— *artères* : transformation calcaire ; — *varices*, dans quelques
cas ; — *larynx* : laryngite goutteuse (Isambert) ; concrétions
tophacées des cartilages du larynx ; — *bronchite* goutteuse ; —
asthme ; — *congestion cérébrale* ; — *apoplexie* suite d'altérations
goutteuses des vaisseaux cérébraux ; — *convulsions*, *délire*,
coma ; liés à des altérations goutteuses des reins ; — *folie*
goutteuse ; — *vertiges* ; — *migraine* presque toujours goutteuse ; — *épilepsie* : parfois elle peut être causée par la goutte
(Garrod) ; — *hypochondrie*, par l'intermédiaire de la dyspepsie ;
— *névralgies* diverses, très-fréquemment goutteuses ; — *crampes* ;
— *affections de la peau* ; — *néphrite* goutteuse ; — *gravelle uri-*
naire ; — *cystite* ; — *prostatite*, *uréthrite* ; — *ophthalmies* goutteuses ; — dépôts uratiques des *oreilles*.

Chacune de ces affections peut donc, dans certains cas, reconnaître la goutte pour origine ; mais une infinité d'autres
causes, en revanche, sont susceptibles de leur donner naissance. Aussi autant il est facile de reconnaître la goutte normale, régulière, vulgaire, autant les manifestations que nous
venons de passer en revue présentent-elles d'ordinaire les plus
grandes difficultés de diagnostic.

Il y a surtout une autre maladie constitutionnelle : le *rhu-*
matisme, dont il est bien difficile de distinguer la goutte, dans
ces localisations anormales. La *dyscrasie urique* en effet constitue le caractère fondamental de la goutte, mais ce n'est pas

un caractère qui lui soit exclusivement propre : quoiqu'à un moindre degré, cette dyscrasie accompagne aussi le rhumatisme, et les mêmes manifestions énumérées plus haut peuvent trahir dans divers cas, soit l'une soit l'autre des deux diathèses. En sorte que de nombreux points de contact semblent rapprocher la goutte et le rhumatisme. De nombreuses dissemblances, d'autre part semblent les séparer. Ainsi : Le rhumatisme est une maladie des pauvres, la goutte est la maladie des gens riches. — Dans l'étiologie du rhumatisme, c'est le froid qui tient la première place, tandis que dans l'étiologie de la goutte nous voyons figurer surtout les erreurs d'hygiène et de régime, le défaut d'exercice. — Sans nier l'hérédité du rhumatisme, il faut bien reconnaître qu'elle est plus inconstante que celle de la goutte. — Pour ce qui est des déterminations morbides, le rhumatisme et la goutte frappent plus particulièrement les mêmes organes, mais avec des prédilections différentes. Tandis en effet que le rhumatisme frappe si fréquemment l'organe central de la circulation, c'est, dans la goutte, l'*estomac* qui est le plus souvent atteint. En sorte que Ball a pu dire fort justement que la goutte est à l'estomac ce que le rhumatisme est au cœur. — C'est ainsi encore que, liés parfois au rhumatisme, l'*asthme*, la *migraine*, la *néphrite*, sont presque toujours engendrés par la goutte. — Et, même alors qu'elles atteignent un même organe, les deux maladies le frappent différemment d'habitude. C'est ainsi que, pour le *cœur*, la goutte amène la dégénérescence de la fibre musculaire, au lieu que, dans le rhumatisme, c'est l'altération de l'endocarde, de l'endocarde valvulaire notamment, que l'on observe. Comme le cœur, les *artères* présentent des altérations rhumatismales et des altérations goutteuses; mais « la métamorphose graisseuse est plus commune dans le rhumatisme, qui, d'ailleurs affecte de préférence les grosses artères, tandis que la transformation calcaire est plus ordinaire dans la goutte » (Lancereaux). — Les *affections cérébrales* sont bien plus rarement une manifestation du rhumatisme que de la goutte. — Les affections de *l'appareil urinaire* sont bien plus fréquemment de nature goutteuse que de nature rhumatismale. — On sait enfin que, contrairement au rhumatisme, c'est la production exagérée d'acide urique qui domine la physiologie pathologique de la goutte. Toutefois, cet excès d'acide urique n'est pas aussi spécifique qu'on a bien voulu le dire, car, moins constamment sans doute et à un moindre degré, il se rencontre aussi pourtant dans le rhumatisme.

Tandis que d'éminents cliniciens, insistant sur ces faits, proclament la séparation du rhumatisme et de la goutte, nous voyons d'autres observateurs non moins distingués, combattre cette doctrine. Frappés, non plus par les dissidences, mais par les analogies qui l'emportent pour eux, ces derniers ne distinguent pas la goutte du rhumatisme : ils en considèrent les manifestations indistinctement comme celles d'une seule et même maladie constitutionnelle qu'ils appellent l'*arthritis*, l'ensemble des manifestations elles-mêmes prenant le nom d'*arthritisme*. Le défenseur le plus autorisé et le plus militant de cette idée, Bazin, a défini l'arthritis : « une maladie constitutionnelle non contagieuse, caractérisée par des manifestations variées sur divers systèmes organiques, ou spécialement par des affections de la peau, des manifestations articulaires, et la tendance à la formation d'un produit morbide particulier, le tophus ».

En présence d'une telle division parmi les plus éminents cliniciens, on comprend la réserve de quelques-uns : « Des différences symptômatiques bien tranchées, dit Noël Gueneau de Mussy, séparent la goutte et le rhumatisme dans leurs formes typiques franchement accentuées ; mais ceux-là même qui s'appuient sur ces différences pour en faire deux maladies essentiellement distinctes, sont forcés d'avouer qu'il y a certains cas où cette distinction est difficile : on rencontre des nuances intermédiaires dont il n'est pas toujours aisé de déterminer la place dans le cadre nosologique ; et suivant qu'on considère leurs caractères objectifs ou le terrain constitutionnel sur lequel elles ont germé, on peut hésiter à les attribuer à l'une ou à l'autre de ces affections qui présentent à la fois des dissidences si profondes et des affinités si nombreuses ». Il faut donc reconnaître, avec le savant médecin de l'Hôtel-Dieu de Paris que, si la goutte et le rhumatisme ne sont pas deux formes d'une même diathèse, ce sont au moins deux maladies qui ont entr'elles de nombreuses affinités, et comme une sorte de parenté, ou peut-être « deux branches émanées d'un même tronc », selon l'expression frappante de Pidoux.

Nous n'insisterons pas ici sur l'anatomie pathologique, les symptômes, la thérapeutique de la goutte : ce serait franchir les limites du programme que nous nous sommes tracé pour cet ouvrage. Nous avons cru cependant ne pouvoir point nous dispenser des considérations qui précèdent sur la nature, la physiologie pathologique et la physionomie clinique générale de cette dystrophie constitutionnelle. Outre qu'elle éclaire la pathogénie de bien des affections de l'appareil urinaire, cette esquisse sera la préface obligée à l'histoire de la *lithiase urinaire*.

Signalons seulement les *indications thérapeutiques* tirées d'un élément morbide fondamental ici, la dyscrasie urique : on combattra cette dystrophie par le régime, l'exercice méthodique, les eaux minérales, particulièrement les eaux alcalines, à base de soude (Vals, Vichy), ou à base de chaux (Capvern, Contrexeville), etc.

CHAPITRE VIII.

Lithiase urinaire, Gravelle urinaire, Colique néphrétique.

Définition, variétés. — Par *lithiase urinaire* on entend la formation dans les voies urinaires de *concrétions* diverses : de siège, de composition, de mode de production, de forme et de volume variables.

Nous avons étudié ailleurs les concrétions de l'*urèthre* et de la *prostate*; nous nous sommes étendus sur les concrétions de la *vessie* (*pierre, calculs*) et sur l'intervention que commande leur développement. — Il nous reste à étudier la *lithiase rénale*.

L'**Anatomie pathologique** des dépôts lithiques de l'urine ayant été examinée ailleurs (page 497) nous n'y reviendrons pas. Qu'il nous suffise de rappeler ici quelques notions importantes. Le volume de ces concrétions est très-variable, susceptible de présenter tous les degrés intermédiaires entre la grosseur d'un grain de sable, et celle d'un œuf de pigeon ou même de poule (*sables, graviers, calculs*). La pathogénie, la phénoménalité clinique, le pronostic, le traitement sont subordonnés à la composition chimique de la gravelle, qui peut avoir pour base : l'acide urique, l'acide oxalique, les phosphates, la cystine, la xanthine (*gravelle urique, gravelle oxalique, gravelle phosphatique, gravelles de cystine, de xanthine*).

Étiologie et Pathogénie. — 1° *Gravelle urique*. Les rapports intimes de cette espèce de lithiase et de la *dyscrasie urique* sont aujourd'hui bien établis. Il y a dans ces cas combustion incomplète des matériaux protéiques, en sorte que le résidu des oxydations incomplètes, l'acide urique, est produit en plus grande quantité (voir le chapitre précédent) ; et cette élévation même de son chiffre facilite sa précipitation.

L'ingestion en excès d'aliments azotés peut amener le même résultat par un mécanisme analogue : il y a surcharge de matériaux à comburer, et, par suite, combustion incomplète aboutissant à une production plus grande d'acide urique. En solution plus concentrée dans l'urine, ce dernier se précipite plus aisément. Il est bon d'ajouter que généralement il s'agit ici d'une élimination accidentellement plus grande d'acide urique, et non de la véritable gravelle dont on peut dire exactement ce que nous disons de la goutte dans le chapitre précédent. Goutte et gravelle s'observent tous les jours chez des gens très-sobres, et tous les jours aussi nous en voyons exempts des gens auxquels sont familières toutes les erreurs d'hygiène.

Souvent la gravelle existe, et l'analyse de l'urine ne montre pas que le chiffre de l'acide urique soit augmenté. Dans ces cas Voit reconnaît aux concrétions la genèse suivante : ayant remarqué que l'acidité de l'urine dans ces circonstances est très-prononcée, il rapporte à l'apparition d'un phosphate acide, à la fois cette acidité et la production des concrétions. Ce phosphate acide tendant à devenir neutre, s'empare rapidement des bases des urates. Moins soluble que ces derniers, l'acide urique mis en liberté se précipite. D'autres acides pourraient aboutir au même résultat, et notamment certains acides introduits à la faveur de l'alimentation.

Il y a des cas où il semble que la lithiase relève d'un état local, fonctionnel ou matériel des glandes rénales. Ainsi, d'après Sherer, l'urine pourrait dans les premières voies subir des fermentations dont les produits seraient le point de départ des concrétions. Le ferment serait fourni par la muqueuse des voies urinaires; la fermentation serait favorisée par l'état constitutionnel de l'individu et le ralentissement du cours de l'urine, c'est aux dépens du pigment et des matières extractives de l'urine que se formerait l'acide, résultat de la fermentation, et cet acide serait de l'acide lactique. Celui-ci, en présence des urates s'unirait aux bases, et l'acide urique, mis en liberté, se précipiterait en formant les sables, graviers et calculs. La même théorie s'applique ainsi que nous le verrons plus loin à la formation de la gravelle phosphatique.

2° *Gravelle oxalique.* Sous l'influence de la goutte, on peut voir l'acide oxalique se former par suite de réactions ayant pour éléments diverses substances animales ou végétales introduites dans l'économie. — Bien entendu qu'il en est ici exactement de même que pour la gravelle urique ; en dehors de toute diathèse, on peut voir l'acide oxalique apparaître accidentellement dans les urines. Dans ces cas il a été introduit dans l'économie avec des aliments qui le contenaient tout fait déjà, des végétaux presque toujours. « Les acides organiques introduits dans le sang par l'alimentation, par l'usage de certains condiments, de certaines boissons, d'un grand nombre d'espèces de fruits, se réduisent dans ce liquide en carbonates alcalins, qui passent dans l'urine. Ainsi en est-il des acides malique, lactique, citrique, tartrique, peptique. Un autre acide organique, l'acide oxalique, fait exception à cette règle, sa réduction est imparfaite, ou tout au moins n'est que partielle dans certaines circonstances données. On le retrouve alors dans l'urine où il existe surtout à l'état d'oxalate de chaux. Telle serait l'origine des sels d'acide oxalique qui entrent dans la composition des concrétions urinaires » (L. Desnos). Les substances contenant de l'acide oxalique sont très-nombreuses ; citons seulement l'oseille, les tomates, les fruits encore verts, les haricots verts, les groseilles rouges, les petits pois, le cresson, la rhubarbe, etc. — La gravelle oxalique ne doit pas, bien entendu, se confondre avec l'*oxalurie* ou *diathèse oxalique* caractérisée par la présence dans l'urine et en quantité anormale d'oxalates en solution. Il s'en faut d'ailleurs que l'existence réelle de cette diathèse soit généralement admise.

3º *Gravelle phosphatique.* Une inflammation plus ou moins étendue de la muqueuse des voies urinaires donne naissance à du muco-pus. Celui-ci, agissant comme ferment sur l'urine, dédouble l'urée en eau et en carbonate d'ammoniaque. Cet ammoniaque produit un double effet : en même temps qu'il transforme le phosphate de magnésie, qui était soluble, en phosphate ammoniaco-magnésien, il change la réaction de l'urine : d'acide qu'elle était, celle-ci devient alcaline. Sous l'influence de ce nouvel état de l'urine, le phosphate de chaux précipite, ainsi que le phosphate ammoniaco-magnésien, qui est le plus important. La gravelle phosphatique est constituée.

C'est donc le catarrhe de la muqueuse urinaire, de la muqueuse vésicale surtout, qui lui donne naissance. Tout ce qui peut amener ce catarrhe peut indirectement amener, par conséquent, la gravelle phosphatique. Parmi ces causes, les plus fréquentes de beaucoup, ce sont les altérations de l'urèthre et surtout de la prostate, qui agissent en amenant la stagnation de l'urine dans le réservoir urinaire : ce qui explique la fréquence plus grande de cette affection chez l'homme, et notamment chez le vieillard, ainsi que sa localisation la plus ordinaire à la vessie.

Les écarts de régime, les états cachectiques, la déglobulisation du sang provoquent parfois le catarrhe et la gravelle.

Des calculs, ou simplement une gravelle préexistante, une gravelle urique le plus souvent, amènent le même résultat par irritation mécanique.

Là se bornerait pour quelques médecins l'étiologie de la cystite chronique. Or, on a évidemment exagéré l'influence des diathèses ; mais nous ne croyons pas cependant qu'on puisse la nier. Sans aller aussi loin, certes, que les médecins anciens qui croyaient à la « répercussion de la gale », il y a lieu d'admettre avec un grand nombre de médecins autorisés, des manifestations vésicales de la goutte, du rhumatisme, de l'herpétisme, de la scrofule. On devra, bien entendu, procéder par voie d'exclusion, et s'arrêter à l'idée d'une origine diathésique seulement après un examen complet et répété au besoin : quand on aura acquis la certitude qu'il n'existe aucune lésion locale à laquelle on puisse relier le catarrhe.

4° *Gravelle de cystine.* La *cystine* serait, pour Pelouze et Frémy, un dérivé de l'acide urique, tandis que Golding-Bird la considère comme un dérivé de l'albumine. Que l'on admette le mode de production des chimistes français ou du savant américain, il paraît très-probable que la gravelle de cystine présente d'étroites relations avec la dyscrasie urique, et vient ainsi se ranger à côté de la lithiase urique.

5° *Gravelle de xanthine.* Plus rare encore que la gravelle de cystine, celle de xanthine a été observée spécialement dans le jeune âge. Sa pathogénie est encore inconnue.

Formées dans les reins, les concrétions d'acide urique sont

entraînées par l'urine, et en descendant le long de l'urèthre, elles provoquent cette crise douloureuse désignée sous le nom de *colique néphrétique*. Il en est de même pour les calculs, très-rares d'ailleurs, de cystine et de xanthine. Les dépôts phosphatiques se produisent ordinairement dans la vessie ; mais, comme la muqueuse du réservoir urinaire, la muqueuse du bassinet peut s'enflammer, et son inflammation peut donner lieu à des dépôts phosphatiques. Entraînés, ces derniers peuvent eux aussi dans ce cas s'accompagner de coliques néphrétiques.

Symptômes. — Souvent les malades rendent des sables et des calculs sans que la progression de ces corps étrangers ait provoqué la moindre douleur. D'autres fois il existe une sensation de gêne, de lourdeur, ou de douleur sourde dans la région lombaire, dans l'abdomen au niveau de la vessie, et dans les cuisses et les genoux ; en sorte que l'on peut croire à l'existence de douleurs rhumatismales. — Ces phénomènes pénibles peuvent présenter à certains moments des exacerbations, et il peut alors survenir des nausées, des vomissements. — D'autres fois, ce sont des hématuries rénales qui seules trahissent la lithiase ; et ces hémorrhagies sont provoquées particulièrement par une fatigue, un écart de régime. — Parfois on n'observe ni douleurs assez fortes pour avoir attiré l'attention du malade, ni hématurie, ni émission de sables ; mais à de certains moments, sous l'influence de causes variables, les urines sont chargées. Inopinément un jour la maladie se démasque brusquement.

COLIQUE NÉPHRÉTIQUE.

Elle peut être précédée pendant plusieurs jours, plusieurs semaines ou même pendant plusieurs mois, par une sensation de gêne, de lourdeur, de fourmillement dans la région lombaire ; ou bien par de l'hématurie, ou par des altérations de l'urine, qui est trouble et laisse déposer par le refroidissement des sédiments rougeâtres s'il s'agit de gravelle urique ; elle est opalescente dans la gravelle blanche. Il arrive encore qu'il y ait avant une petite débâcle de sables. Le plus souvent enfin l'attaque est soudaine.

Il survient brusquement une douleur violente qui augmente rapidement d'intensité. Quand la crise est longue, cette douleur est irrégulièrement intermittente : présentant des alternatives de rémission relative et d'exacerbation. Cette douleur a son siège dans la région lombaire, soit à droite, soit à gauche, rarement des deux côtés à la fois (colique double) ; de là elle présente des irradiations qui sont caractéristiques quand elles sont nettes. Elle contourne le flanc, et descend le long du côté correspondant de l'hypogastre, suivant le trajet de l'uretère. Le cordon devient promptement douloureux, ainsi que le testicule, et parfois la cuisse elle-même ; le testicule se rétracte vers l'anneau. Chez la femme, les irradiations douloureuses se font également le long de l'uretère puis vers le pli de l'aine et dans la grande lèvre correspondante.

Il y a du ténesme vésical, et, le long de l'urèthre, une sensation de chatouillement désagréable ou même de brûlure. Les besoins d'uriner pressants et fréquents ne peuvent généralement pas être satisfaits, ou bien il n'est rendu que quelques gouttes d'une urine tantôt claire, tantôt le plus souvent trouble, chargée, ou même sanguinolente.

Il y a en même temps du ténesme anal, mais le patient se présente en vain maintes fois à la garde-robe.

Il survient aussi des nausées auxquelles succèdent bientôt des vomissements bilieux.

L'agitation et l'angoisse sont extrêmes : le malade prend les positions les plus bizarres, mais n'en peut garder aucune ; et le plus courageux ne peut retenir des gémissements ou des cris de douleur. Plusieurs femmes nous ont affirmé, en dehors de la crise, qu'elles estimaient ces douleurs plus atroces encore que celles de l'enfantement.

La face est profondément altérée : les traits sont tirés, le teint est pâle et jaunâtre, les yeux cernés, le visage exprime la torture, l'angoisse, parfois même l'effroi.

La peau se couvre d'une sueur froide, les extrémités sont refroidies, le pouls est petit, peu fréquent.

L'état nerveux augmentant, il se produit des tremblements, et il peut même survenir des convulsions et du délire.

Cette crise peut céder graduellement; d'autres fois, au moment où le calcul tombe dans la vessie, tout rentre brusquement dans l'ordre. — Le calcul est expulsé ensuite par l'urèthre au bout d'un temps variable.

La durée de la crise est le plus souvent de cinq ou six heures; mais elle peut durer moins de temps, comme elle peut en revanche se prolonger beaucoup plus : dix, douze, vingt-quatre heures et plus.

Terminaisons, complications. — La gravelle peut *guérir*; elle peut aboutir à la formation d'une *pierre dans la vessie*; elle peut entraîner les complications suivantes : *pyélite* et *pyélo-néphrite calculeuses, néphrite, périnéphrite, cystite, paraplégie, hypochondrie.*

Diagnostic. — Quand la colique néphrétique se présente avec l'ensemble des caractères que nous venons de décrire, il est bien difficile de la méconnaître. Quand elle siège à droite, toutefois, il faudra prendre garde de la confondre avec la *colique hépatique*. Les irradiations douloureuses, différentes dans les deux·cas, constituent le principal élément de diagnostic. Tandis que les irradiations de la colique néphrétique se font de haut en bas : vers le cordon, le testicule, la cuisse, — elles se font, au contraire, dans la colique hépatique, de bas en haut : vers le sein, l'épaule, le bras.

La colique néphrétique, surtout dans ses formes frustes, a été prise pour un lombago, une névralgie lombo-abdominale, un tour de rein, une névralgie crurale, etc.

Bien plus fréquemment qu'on ne saurait croire, la colique néphrétique présente une physionomie extrêmement atténuée, très-variable d'ailleurs, et s'éloignant beaucoup du type classique ; alors la gravelle urinaire larvée peut devenir très-difficile à découvrir et égarer singulièrement le diagnostic.

On ne saurait trop se mettre en garde contre des faits de cette espèce ; car une erreur de diagnostic en pareil cas entraîne l'abandon à elle-même d'une maladie qui aurait pu être curable tout d'abord, mais qui va s'aggraver et se mettre de plus en plus au-dessus des ressources de l'art.

Pronostic. — Toujours sérieuse, cette affection présente une gravité variable suivant la durée et l'intensité des crises, le volume et la forme des concrétions, suivant l'état des voies urinaires, suivant les complications qui peuvent survenir, suivant l'état général. — La nature de la lithiase constitue un élément très-important de pronostic. Ainsi la gravelle phosphatique est plus grave que la gravelle urique, car elle trahit un état mauvais des voies urinaires, et s'accompagne d'un état général plus ou moins profondément altéré.

Traitement. — Il comprend 1° le traitement de l'accès, de la crise de *colique néphrétique* et 2° le traitement de la *lithiase* elle-même.

1° TRAITEMENT DE LA COLIQUE NÉPHRÉTIQUE. — La première indication, c'est de calmer la *douleur*. Le moyen le plus sûr et le plus prompt consiste dans une *injection hyperdomique dé chlorhydrate de morphine*, répétée au besoin, et pratiquée au niveau de la région douloureuse. — Les moyens que nous allons indiquer en outre sont moins fidèles et moins prompts dans leurs effets. Dans les crises violentes, de fortes doses restent souvent sans résultat ; de plus il arrive très-fréquemment que les médicaments administrés par voie gastrique ou en lavement ne sont pas tolérés par l'estomac ou par l'intestin. On s'épuise ainsi en vains efforts, ou tout au moins perd-on un temps précieux.

Il peut se faire cependant que le médecin n'ait pas au moment même à sa disposition une seringue à injections hypodermique, ou bien que le malade refuse de se soumettre à la piqûre ; il peut arriver enfin que le praticien juge qu'il y a, dans le cas particulier, contre-indication à l'emploi de ce moyen thérapeutique. On pourra recourir alors à divers calmants dont nous indiquerons les principaux :

Applications sur la région douloureuse de linges chauds, de cataplasmes, embrocations ou frictions avec des substances narcotiques telles que laudanum, extrait thébaïque, extrait de belladone, extrait de jusquiane, chloroforme ; grands bains chauds prolongés ; révulsifs locaux ; ventouses scarifiées ; sangsues ; inhalations de chloroforme, d'éther ; sirop d'éther ; sirop de chloroforme ; perles d'éther ; perles de térébenthine ; perles d'éther et de térébenthine administrées concurremment ; atropine ; hyosciamine (ces deux derniers médicaments ayant une double action : ils calment la douleur et rompent le spasme de l'uretère contracturé sur le calcul engagé dans son trajet) ; bromure de potassium, de sodium, de camphre.

Quarts de lavements additionnés d'une cuillerée à café d'éther, de quinze ou vingt gouttes de laudanum, de 2 grammes de bromure, de 2 ou 4 grammes de chloral, etc.

*
* *

Sirop de fleurs d'oranger................	100	grammes.
— simple...........................	100	—
Chloroforme.........................	2	—
Alcool	5	—

*
* *

Perles d'éther, et perles de térébenthine : deux ou trois de chaque de quart d'heure en quart d'heure.

*
* *

Chloral.............................	2	grammes.
Potion gommeuse.....................	200	—

Par cuillerées de quart d'heure en quart d'heure.

*
* *

Térébenthine	2 grammes.
Savon médicinal	12 —
Réglisse	12 —

F. des pilules de 10 centigrammes : de 10 à 15 pilules (RICHTER).

*
* *

Granules de *sulfate d'atropine* à $^1/_2$ milligramme : un granule de quart d'heure en quart d'heure ou de demi-heure en demi-heure.

*
* *

Granules d'*hyosciamine* à 1 milligramme : un granule de demi-heure en demi-heure ou de quart d'heure en quart d'heure.

*
* *

| Bromure de potassium ou de sodium | 4 grammes. |
| Sirop d'écorces d'oranges amères | 50 — |

En deux fois, à un quart d'heure ou demi-heure d'intervalle.

*
* *

Bromure de potassium ou de *sodium*, 4 grammes. En deux fois, dans un quart de lavement.

*
* *

Bromure de camphre en capsules de 20 centigrammes.

*
* *

Extrait thébaïque en pilules de 25 milligrammes. Une pilule de demi-heure en demi-heure (CHOMEL).

Etc.

On devra enfin combattre les symptômes dominants tels que *vomissements*, etc., et parer ensuite aux *complications* s'il en survenait.

2° TRAITEMENT DE LA LITHIASE. — A. *Lithiase urique*. Si la gravelle était due uniquement à l'ingestion d'une trop grande quantité d'aliments protéiques, il suffirait d'en restreindre le chiffre pour prévenir la formation des concrétions. Mais généralement il n'en est pas ainsi et si l'on veut bien ne pas perdre de vue l'idée capitale de *diathèse* qui domine la pathogénie de la gravelle et de la goutte, on s'expliquera aisément l'insuccès fréquent du régime. « Il faut reconnaître, dit excellemment L. Desnos, qu'il est des graveleux sur lesquels le régime reste sans résultats favorables, et il doit être, d'un autre côté, appliqué avec ménagement et discernement. Il est des individus qui supportent mal la privation de viandes, de boissons alcooliques. Il serait anti-médical d'altérer profondément la santé d'un graveleux sur le prétexte de l'empêcher de rendre quelques sables ou quelques graviers de plus. » C'est au médecin qu'il appartient d'apprécier, suivant le cas particulier, l'hygiène convenable. Tout ce que nous pouvons faire ici, c'est de formuler les préceptes généraux, qui ne sont autre chose que l'application de ce triple principe : éliminer les sables et graviers déjà formés ; restreindre les matériaux dont la combustion incomplète aboutit à la formation de l'acide urique ; favoriser la combustion complète de ceux qui doivent être forcément ingérés : — *Exercice* méthodique, approprié à l'âge et au rang des malades ; — *régime alimentaire* réglé : régularité des heures, modération dans la quantité des aliments en général, et surtout des aliments azotés ; boire une quantité suffisante de boisson aqueuse ; éviter les viandes noires, faisandées, les mets de haut goût, les crustacés, les aliments excitants, les condiments (à moins d'indications particulières), les vins généreux, les liqueurs, etc.

En même temps on aura recours à la *médication dépurative* : à la fois en activant les *fonctions de la peau* par les frictions

sèches, le massage, les bains de vapeur, les douches, l'hydrothérapie sous diverses formes, et en activant la dépuration
urinaire par les *diurétiques* (diurétiques végétaux, diurétiques
minéraux, eaux minérales).

Il nous reste à examiner l'action des *eaux minérales*, qui en
somme constituent encore aujourd'hui pour la gravelle urinaire le traitement le plus efficace. La première idée qui devait
se présenter à l'esprit du médecin, c'était évidemment de
chercher à dissoudre les concrétions urinaires. On n'y a pas
manqué, et la thérapeutique est encombrée de prétendus
lithontriptiques dont les propriétés sont désormais reléguées au
domaine des fables. Pas plus que ces médicaments aucune eau
minérale ne possède cette vertu. Les prétendus *fondants* des
pierres biliaires ou urinaires sont malheureusement une véritable chimère, et, si l'on veut être fixé sur leur valeur, on n'a
qu'à lire ce qu'en disent ceux-là même qui leur avaient d'a-
bord prêté l'appui de leur autorité (Mialhe, etc.). « La dissolution des calculs biliaires et vésicaux par l'administration
des médicaments spéciaux de nature alcaline, les *lithontriptiques*, est une *illusion thérapeutique* que nous avons partagée
pendant longtemps ; une étude approfondie des phénomènes
physiques, chimiques et physiologiques qui ont eu lieu dans
l'économie animale, pendant l'administration de l'eau de Vichy, nous a conduit à modifier nos convictions à ce sujet. »

On reconnaît aujourd'hui aux eaux *alcalines* le mode d'action suivant : par l'influence notamment qu'elles exercent sur
l'appareil digestif, elles impriment à la nutrition générale une
direction nouvelle moins favorable à la production de l'acide
urique, et, partant, à la formation des sables et des graviers
urinaires. Les eaux employées habituellement sont les eaux
bicarbonatées-sodiques (Vichy, Vals, etc.) et les eaux bicarbonatées calciques et sulfatées calciques (Capvern, Contrexeville, Évian, Vittel, etc.). Les eaux bicarbonatées sodiques
présentent certains inconvénients : elles détruisent les globules rouges du sang ; elles peuvent exaspérer ou provoquer

une irritation des voies urinaires, surtout des premières voies ; elles peuvent favoriser le développement de la lithiase phosphatique. Aussi on s'accorde de plus en plus aujourd'hui à considérer les eaux bicarbonatés sodiques comme trouvant plus spécialement leurs indications dans la goutte et dans la lithiase biliaire, et on s'abstient de plus en plus de les prescrire dans les déterminations mobides de l'appareil urinaire. Dans la gravelle urique, surtout si l'on redoute l'apparition ou l'exaspération d'une irritation des reins ou des canaux excréteurs, on donne la préférence aux eaux de Capvern, Contrexeville, Vittel, etc. Ces eaux entraînent les sables et les graviers déjà formés, elles amendent l'irritation des voies urinaires, elles régularisent les fonctions digestives, modifient l'état général et sont toutes reconstituantes, à des degrés divers. Chacune en effet présente une physionomie spéciale ; mais ce porallèle nous mènerait trop loin.

B. *Lithiase oxalique.* Elle donne lieu aux mêmes considérations que la lithiase urique, avec laquelle, d'ailleurs, elle coïncide le plus souvent. Vogel croit qu'on pourrait arriver à dissoudre l'oxalate de chaux en administrant au malade de l'acide phosphorique et du phosphate acide de soude.

C. *Lithiase phosphatique.* C'est, avons-nous dit, le catarrhe vésical qui engendre la gravelle phosphatique, le muco-pus produisant une décomposition de l'urine qui provoque la précipitation de certains de ses éléments. Éliminer les concrétions existantes, en empêcher la reproduction, telle est la double indication qui surgit. Mais le catarrhe vésical lui-même est une affection secondaire : sous la dépendance ordinairement d'un engorgement de la prostate, et souvent d'un rétrécissement ou d'un calcul vésical. On devra donc s'attacher à faire disparaître ou diminuer l'obstacle au libre écoulement des urines ; on modifiera la muqueuse vésicale par un traitement approprié (voir Catarrhe Vésical) ; on parera à la stagnation de l'urine par le cathétérisme méthodique. — Quant aux eaux minérales (Capvern, Contrexeville, Évian, Vittel, etc.), elles s'adressent à la fois à la gravelle, à l'état de la muqueuse urinaire et à l'état général.

D. *Gravelles de cystine et de xanthine*. Elles sont très-rares, et les bases de leur traitement méthodique ne sont pas fixées. Leurs relations toutefois avec la dyscrasie urique leur rendent applicables les considérations que nous avons développées plus haut.

CHAPITRE IX

Diabète sucré, glycosurie.

Définition. — Le diabète est une maladie constitutionnelle, se caractérisant par l'apparition et la persistance du sucre dans les urines, l'exagération de la soif et de la sécrétion urinaire, l'exagération de la faim et un dépérissement progressif.

Le sucre des diabétiques n'est pas du sucre de canne, mais du sucre de raisin (*glycose*); d'où le nom de *glycosurie* qu'on donne à l'état sucré des urines. Quant à l'état sucré du sang, il est désigné par le terme de *glyco-hémie* ou *glycémie*.

Nature, pathogénie. — Tous les accidents qui surviennent sont, directement ou indirectement, sous la dépendance de la *glycémie* ou présence en excès du sucre dans le sang.

Tous les jours, avec les aliments, nous introduisons dans l'économie du sucre qui est brûlé dans le sang pour contribuer à l'entretien de la chaleur animale. En d'autres termes, le sucre introduit dans le sang, aussitôt en présence de l'oxygène appelé par le poumon, se transforme, d'après Liebig, en acide carbonique et en eau qui sont éliminés par le poumon, la peau, les reins ; cette réaction chimique s'accompagne nécessairement d'une élévation de température, laquelle contribue à l'entretien de la chaleur animale.

Il n'est pas nécessaire pour que le sucre soit introduit dans l'économie, qu'il y arrive à l'état de *sucre* : tous les aliments *féculents* en effet sont transformés successivement en dextrine, puis en glycose. Manger des aliments féculents, c'est donc absorber de la glycose.

Qu'il soit un jour, sous forme de sucre ou sous forme de féculents, absorbé trop de sucre pour que l'oxygène introduit par la respiration suffise à le brûler tout, il en restera une partie, non brûlée, en excès dans le sang (*glycémie*) et les reins le filtreront : on le trouvera dans l'urine, il y aura *glycosurie*.

Mais ces glycosuries cessent avec la cause qui les a produites. Qu'on restreigne le chiffre du sucre ou des féculents ingérés : tout le sucre absorbé sera brûlé intégralement, on n'en trouvera plus dans l'urine. Ces glycosuries passagères n'ont rien à voir avec le diabète, lequel est caractérisé par l'apparition et la *persistance* du sucre dans le sang, ainsi que par les accidents qu'entraîne le séjour prolongé de cette substance dans l'économie.

Ce sucre, quel est donc son mode de production chez le diabétique ? Aurait-il chez celui-ci pour origine les tissus même de l'économie qui le produiraient ? Et y aurait-il ici en excès dans le sang, non plus la glycose venue du dehors et constituant une *glycémie exotique* (G. Sée) ; mais au contraire une *glycémie indigène* (id.) constituée par la présence en excès dans le sang de la glycose fabriquée par l'économie ? C'est justement là ce qui résulte des travaux des physiologistes modernes; et ici, comme pour la goutte, nous voyons l'idée de *diathèse* dominer la pathogénie de la glycosurie diabétique. Nous ne pouvons exposer ici tous les détails de cette question aussi difficile que complexe, ni discuter toutes les théories qui ont tour à tour été proposées. Qu'il nous suffise d'énoncer le plus brièvement possible ce qui nous semble se dégager de ces discussions, auxquelles — sans parler des anatomistes et des cliniciens, — ont attaché leurs noms des physiologistes tels que Magendie, Lehmann, Poggiale, Sanson, Chauveau, Colin, W. Pavy, Moritz Schiff, Bouchardat, Ch. Rouget, et, en tête de tous, le prince de la physiologie moderne, Claude Bernard.

Le foie peut être considéré comme un organe complexe, composé par l'union étroite, inextricable, par la fusion intime de deux glandes. L'une fabrique la bile, l'autre fabrique de la *glycose*, à l'aide d'une substance particulière qu'elle contient et qu'on appelle, à cause de cela, *substance glycogène*. — En présence d'un *ferment* qu'apporte le sang, la substance glycogène se décompose en donnant naissance à de la glycose que le torrent circulatoire entraîne et disperse dans toute l'économie. Ce sucre, produit à l'état normal en très-petite quantité, sert d'appoint au sucre venu du dehors : il est, avec ce dernier, brûlé pour contribuer à l'entretien de la chaleur animale, et brûlé complétement.

Que la production du sucre produit par le foie s'exagère : l'oxygène introduit par le poumon ne suffira plus à le brûler, il en restera une certaine quantité en excès dans le sang. Or dès que le sucre dissous dans le sang dépasse une quantité donnée, les reins commencent à le filter, et il passe dans l'urine : la glycémie entraîne la glycosurie. Le sang charriant par toute l'économie le sucre qu'il contient, ce dernier produit partout des désordres variables suivant l'organe affecté.

Le foie ne serait pas d'ailleurs le seul organe qui produirait du sucre : presque tous les tissus de l'économie jouiraient de cette propriété. Hâtons-nous d'ajouter que le foie n'en est pas moins de beaucoup le foyer de production le plus considérable.

En résumé donc : ce qui constitue le *diabète*, ce n'est pas l'accumulation dans le sang du sucre venu du dehors, mais bien l'accumulation du sucre fabriqué dans l'économie par nos tissus.

Si nous recherchons maintenant quelle est, chez le diabétique, non plus l'origine du sucre, mais la cause de sa production exagérée et persistante, nous nous heurtons à des difficultés bien plus grandes encore.

En piquant dans une région déterminée de l'encéphale (plancher du 4ᵉ ventricule) un point particulier, voisin des racines d'origine des nerfs qui se rendent au foie, on provoque chez les animaux cette production exagérée du sucre. Mais une objection est ici faite aux physiologistes par les cliniciens : on n'arrive pas ainsi, disent ces derniers, à créer le diabète complet et véritable. En sorte que, par cette expérience, tout en prouvant que le système nerveux joue un rôle important dans l'affaire, Claude Bernard n'aurait pas réussi à préciser la cause première, la nature du diabète.

Nous avons dit plus haut que c'était en présence d'un *ferment* apporté par le sang, que la matière glycogène donnait naissance à la glycose. Un physiologiste, en effet (Winogradoff), ayant rendu des grenouilles diabétiques, a montré que la glycémie cessait en les mettant dans un lieu froid, tandis qu'elle se reproduisait en élevant de nouveau la température. Or on sait que les fermentations, favorisées par la chaleur, sont arrêtées par le froid.

De tout cela il ressort qu'il est difficile de préciser absolument, sinon le mécanisme, qui est aujourd'hui connu, du moins la cause de la fabrication du sucre de l'économie, et par conséquent la nature intime du diabète. Mais il ressort autant des travaux des physiologistes que des observations cliniques des médecins, une chose capitale : c'est que *le diabète n'est pas constitué par une évolution défectueuse du sucre venu du dehors ; mais bien par une déviation de la nutrition générale, du fonctionnement intime de nos tissus : par un vice enfin de la constitution.*

Signes révélateurs. — Aussitôt produit et jeté dans le torrent circulatoire, le sucre, filtré par les reins, passe dans l'urine. Le premier symptôme de la maladie, c'est donc la pré-

sence du sucre dans ce produit de sécrétion. Mais encore faut-il
être amené à l'y chercher par quelque signe éveillant les soupçons du médecin ou du malade. Or, si l'on attend qu'il se
produise des accidents tardifs, si l'on attend que le cortège
symptomatique du diabète soit au grand complet, que la vérité
enfin crève les yeux de tous, on court le risque d'arriver trop
tard. C'est particulièrement au début que l'intervention est
fructueuse : à cette période où le diabète, maladie éminemment insidieuse, s'installe sans éclat, sourdement dans l'économie; à cette période que Bence-Jones avait en vue quand il
disait que « seule une ligne légère de démarcation sépare à
peine cette maladie de l'état de santé » (this disease is only a
little way distant from health).

Il existe alors quelques signes qui n'inspirent pas d'ordinaire la moindre inquiétude au malade, muets même pour le
médecin peu attentif; mais qui, malgré leur insignifiance apparente, sont une révélation pour le clinicien qui connaît leur
valeur.

Il y a, d'après G. Sée, neuf signes révélateurs du diabète.
Tantôt c'est l'un, tantôt c'est l'autre de ces signes qui constitue la *première* manifestation de la maladie; mais ce serait
toujours l'un d'eux :

L'augmentation de la soif (*polydypsie*).

Par conséquent l'augmentation de la sécrétion urinaire (*polyurie*) : la quantité des urines rendues se trouvant toujours en
rapport avec celle du liquide ingéré.

L'augmentation de la faim (*polyphagie*) est toujours postérieure à celle de la soif, qui doit déjà avoir éveillé l'attention : c'est un symptôme, il est vrai, mais un symptôme
moins précoce; ce n'est donc pas à proprement parler un signe
révélateur.

Les *furoncles* et les *anthrax* (ces derniers ne sont en somme
que des furoncles agglomérés et constituant une gangrène localisée de la peau).

L'impuissance virile, quand elle survient prématurément,

est amenée par le diabète ou par l'abus des plaisirs vénériens. Un caractère permet de les distinguer : l'impuissance est complète chez le diabétique, tandis que le débauché présente une demi-érection. Les altérations de la région prostatique de l'urèthre peuvent entraîner aussi l'impuissance.

L'altération des gencives et des dents, dont nous préciserons plus loin les caractères.

La diabétique *engraisse* au début; ce n'est que plus tard qu'il *maigrit.* Un embonpoint insolite devra donc provoquer des soupçons.

La *cataracte* qui survient d'ordinaire à une période avancée de la maladie peut aussi se voir comme signe du début.

Prurit des organes génitaux externes chez la femme. Il est provoqué par l'irritation que produit localement le sucre de l'urine. Chez l'homme, nous trouvons un signe correspondant : une inflammation et un suintement du gland (*balanite*).

Il y a en outre d'autres signes, qui ne constituent peut-être que des manifestations secondaires déjà, mais qui n'en commandent que plus impérieusement en tout cas l'examen immédiat des urines :

Intertrigo de la commissure des lèvres, aphtes fréquents, langue rouge et douloureuse, sécheresse de la bouche provoquant de fréquents mouvements particuliers de la langue et des lèvres, comme des mouvements de succion.

Névralgies diverses.

Troubles dyspeptiques.

Dépérissement, etc.

Tel de ces phénomènes peut bien, dans certains cas, exister sans qu'il y ait diabète; mais le plus souvent, en revanche, un léger indice qui pourrait paraître insignifiant trahit pour le médecin perspicace l'évolution sourde d'un diabète insidieux.

Qu'il soit la première manifestation de la maladie, ou que les autres symptômes aient échappé à l'attention, on conçoit donc que l'un quelconque de ces accidents commande impérieusement la recherche immédiate du sucre dans l'urine.

Pour ce qui est de cet examen, nous l'avons décrit plus haut (p. 727).

Marche. — S'il n'est pas institué de traitement et si la maladie est livrée à son évolution naturelle : quel que soit celui des signes énumérés plus haut qui s'est produit le premier, les autres apparaissent bientôt ; puis chacun s'aggrave, pendant que de nouveaux accidents viennent grossir le cortège symptomatique.

Le sucre de l'urine augmente : son chiffre, très-variable d'ailleurs, qui était par jour de 50, 60 et même souvent 100 grammes, s'élève encore, au point de rendre poisseux le linge mouillé par l'urine et d'atteindre la dose énorme de 750 grammes par jour.

La quantité des urines s'exagère : il en est rendu trois, quatre, cinq, dix litres et plus dans les vingt-quatre heures ; et cela par suite de conditions physiques et chimiques nouvelles qu'il serait trop long d'examiner ici. Qu'il nous suffise de dire que, créées par la présence en excès du sucre dans le sang, elles ont pour résultat d'exagérer la filtration du liquide sanguin par les reins, d'augmenter la quantité des urines. La perte d'urée et de sels est plus considérable qu'à l'état normal.

La soif devient de plus en plus vive : l'économie éprouvant, en vertu d'une loi naturelle, le besoin de parer à cette déperdition énorme de liquide.

Les malades mangent de plus en plus, la faim atteignant chez quelques-uns les proportions d'une insatiable voracité. Chez beaucoup, au contraire, il se produit des troubles dyspeptiques, accompagnés presque toujours d'une constipation opiniâtre.

Le sucre que contient la salive entraîne un ramollissement des gencives, véritable état scorbutique de la bouche, ou bien une carie à marche rapide qui dévaste tout le système den-

taire ; et quelquefois ces deux accidents ensemble. L'haleine
devient de plus en plus fétide.

Le sucre que renferme soit la sueur, soit l'exhalation imper-
ceptible, la perspiration qui se produit continuellement à la
surface de toute la peau, produit de son côté d'autres désordres : sécheresse anormale de la peau, chute des ongles,
furoncles, anthrax.

L'écoulement et le prurit ayant pour siège les organes génitaux externes chez la femme, et chez l'homme, la prostate,
l'urèthre, le gland, apparaissent ou s'exagèrent

Nous ne citerons plus que quatre accidents, les plus graves
d'ailleurs peut-être : la pneumonie chronique, la cataracte. la
gangrène et la phthisie.

Inutile de dire que le diabétique ne présente jamais tous
ces accidents à la fois, mais toujours un groupe plus ou moins
complexe.

On a parlé de *diabétiques gras* et de *diabétiques maigres*. Il
n'y a pas deux espèces de diabète : l'un entraînant l'obésité,
l'autre l'amaigrissement. Tous les diabétiques sans distinction
engraissent d'abord, puis maigrissent de plus en plus, à mesure que la maladie mine de plus en plus la constitution. Dans
certaines formes cependant, qu'on pourrait appeler *galopantes*,
le dépérissement apparaît de fort bonne heure.

Enfin, double détail curieux : la température du diabétique
est toujours au-dessous de la normale ; quand la fin approche,
ce sucre disparaît de l'urine. Succombant aux accidents qu'a
entraînés le diabète, le malade meurt en quelque sorte guéri
du diabète lui-même.

Encore une fois, d'ailleurs, ce n'est pas le diabète qui tue ;
ce sont les accidents qu'il entraîne. Le marasme lui-même,
le dépérissement de plus en plus profond qui gagne peu à peu,
est rarement la cause de la mort. De beaucoup plus fréquemment la gangrène, plus souvent encore la phthisie, survenant
comme complication, coupent court à l'évolution du diabète
en enlevant le diabétique.

Dunrée. — Les chiffres les plus contradictoires ont été mis en avvant ; ce qui s'explique par une double considération : 1º la durée, comme le pronostic de la glycosurie, varient suivant : sa nature ; 2º avant le jour où le médecin a recherché le sucre : dans l'urine, la glycosurie existait, et il est impossible de savoir depuis combien de temps.

L'éévolution du diabète comprend ordinairement plusieurs annéees, et cette évolution est influencée par l'âge et l'état antérieur de santé du malade, ainsi que par le traitement.

Prconostic. — Toujours grave, il est subordonné à l'ancienneté de la maladie, aux allures qu'elle revêt, au tempérament du maalade, à la nature même du diabète (la *glycosurie goutteuse* offrant une gravité moindre).

Traaitement. — Ce qui constitue la maladie, c'est l'exagération pathologique d'une fonction normale de l'économie, la produuction du sucre. Ce qu'il faut, c'est modifier le fonctionnement de l'économie. Mais ici comme pour tant d'autres questicions thérapeutiques, il s'en faut que l'indication causale puissee être aisément remplie : et le médecin doit surtout parer aux inndications secondaires. Avant tout, notamment, il y a urgencace à frapper d'interdiction les aliments sucrés et féculents, , car le sucre du dehors viendrait, sans cela, s'ajouter au sucre du dedans, et peut-être en activer la production. Il est nuisibble évidemment d'augmenter encore cette accumulation. Les naombreux phénomènes morbides, en outre, qui accompagnent la glycosurie diabétique créent des devoirs multiples au méédecin. 1º le régime ; 2º les eaux minérales, les bains de mer ebt l'hydrothérapie ; 3º les agents médicamentaux : tels sont lcles trois ordres de moyens auxquels on peut recourir contre e le diabète.

1º RRÉGIME. Proscrire tout ce qui peut favoriser la glycémie, telle esest l'indication la plus urgente. A ce titre on supprimera tous leies aliments féculents et sucrés. La liste qu'en a dressée Bouchhardat comprend les suivants :

Aliments prohibés : Sucres, pain de toutes les céréales, pâ—

tisseries, riz, maïs et autres graines féculentes ; les pommes de terre, les fécules de pommes de terre, d'arrow-root, de sagou, de tapioca et autres fécules alimentaires ou parties de végétaux qui en contiennent, les pâtes farineuses de toute sorte, telles que semoule, macaroni, vermicelle, etc. ; les haricots, pois, lentilles, fèves, les marrons et les châtaignes ; les radis, les raves, les carottes, les navets et autres racines féculentes ou sucrées. Tous les fruits, et particulièrement les fruits sucrés, tels que les prunes et les pruneaux, les abricots, les raisins frais ou secs, les figues, les ananas, les poires, les pommes, les melons, etc. Les confitures et autres aliments et boissons sucrés ; le miel, le lait, la bière, le cidre, les vins nouveaux ou sucrés, les eaux gazeuses, les limonades et autres boissons acides, surtout lorsqu'elles sont sucrées.

La farine de froment et toutes celles de céréales ou de légumineuses, toutes les fécules, ne doivent pas intervenir dans les sauces, de même que la chapelure ; elles doivent être remplacées par la farine de gluten pur, la poudre de gluten purifiée, ou, plus simplement, par des jaunes d'œuf, du beurre ou de la crème. Le sucre, le caramel, les carottes, les oignons, les navets, doivent être également proscrits. Tous les légumes doivent être blanchis à grande eau, bien égouttés et divisés même, avant cette opération, si cela est possible.

Aliments permis. Le pain ordinaire sera remplacé par du *pain de gluten.* Et si l'usage continu de ce dernier ne peut être supporté, on pourra de temps en temps revenir au pain ordinaire, à la condition de n'en manger que la croûte. On pourra encore faire usage du pain préparé avec la farine de son parfaitement épurée et des œufs.

Les *potages* seront faits sans pain ni farine : pâte au gluten, gluten granulé pur, semoule ou vermicelle de gluten ; pour potages gras à la viande ou au beurre, ou à l'huile d'olives, ou potages maigres aux choux, au poireaux, aux œufs pochés, etc.

Comme *hors-d'œuvre* : huîtres, escargots, coquillages, crevettes, écrevisses, homards ; olives, artichaux à la poivrade, beurre, sardines, jambon, saucisson.

Toutes les *viandes* : bœuf, mouton, veau, porc, volailles, gibiers.

Tous les *poissons*.

Les *œufs* frais sur le plat, à la coque, etc., en omelettes.

On pourra user des *légumes* suivants : artichaux, choux-fleurs, choux, choux de Bruxelles, choucroute, laitue, haricots verts, asperges, épinards, salsifis, cardons, concombres, champignons, truffes.

Les *salades* vertes devront être prises avec beaucoup d'huile et au contraire très-peu de vinaigre. Ce dernier sera avantageusement remplacé par du vin.

Les *pâtisseries* devront être préparées avec de la farine de gluten au lieu de farine ordinaire, des œufs très-frais, de bon beurre, et point de sucre.

Le *dessert* se composera de fromage à la crème sans sucre, de fromages divers, et de certains fruits secs tels que noisettes, noix, amandes.

Quant aux *boissons*, elles comprendront du vin vieux de bonne qualité : du vin de Bordeaux plus particulièrement ; en moyenne 1 litre par jour. Après le repas un verre de cognac vieux ou de vieux rhum de bonne qualité. Rejeter les vins sucrés et les liqueurs.

Quand ce régime suivi dans toute sa rigueur pendant un certain temps amènera de l'inappétence ou des difficultés des digestions, il sera bon que le médecin se relâche un peu de sa sévérité pendant un espace de temps variable suivant le cas. Ce sont là en effet des prescriptions que peu de malades peuvent suivre strictement pendant longtemps.

Ces règles *hygiéniques* seront complétées par l'*exercice* méthodique, et particulièrement un travail actif au grand air.

Les *fonctions de la peau* seront activés par l'exercice, les *frictions sèches*, les *bains de vapeur*, l'*hydrothérapie*.

2° EAUX MINÉRALES, BAINS DE MER, HYDROTHÉRAPIE. — La

médication thermale occupe une place justement considérable dans le traitement du diabète. Les stations de Karlsbad, Vichy et Capvern sont à peu près les seules qui soient fréquentées par les diabétiques.

Les *bains de mer* paraissent agir comme favorisant la reconstitution de l'état général. Ils ne doivent être prescrits, ainsi que le dit très-bien Bouchardat, qu'aux diabétiques capables de réagir.

L'*hydrothérapie* méthodique est un agent précieux qu'on ne devra pas non plus négliger.

3° AGENTS MÉDICAMENTEUX. — Les indications symptomatiques très-diverses qui peuvent surgir ne sauraient être ici complétement passées en revue. Nous signalerons seulement les médicaments qui ont été proposés comme influant sur l'évolution même du diabète.

Le *carbonate d'ammoniaque* a été conseillé par Bouchardat à titre de sudorifique, en considération de l'importance qu'il y a à favoriser les fonctions de la peau.

```
Carbonate d'ammoniaque.............. 10 grammes.
Thériaque......................... 10   —
```

F. s. a... 20 bols. — Un chaque soir en se couchant. Ou chaque matin la potion suivante par cuillerées :

```
Carbonate d'ammoniaque............... 2 grammes.
Rhum............................... 10   —
Eau................................ 100  —
```

Son action diaphorétique et en outre son action sur la glande hépatique et sur les glandes de l'intestin nous ont amené à prescrire le *jaborandi*, ou plutôt son alcaloïde : la *pilocarpine*. Quelques milligrammes par jour administrés en granules nous ont, dans trois cas, donné des résultats satisfaisants.

On devra éviter de recourir aux *purgatifs*, et surtout aux drastiques, pour combattre la constipation : il vaudra mieux s'en tenir aux lavements froids, aux graines de moutarde blanche, graines de lin, huile de ricin.

L'*opium* diminue la soif et la polyurie. On le prescrit à doses élevées, soit sous forme d'*extrait thébaïque*, soit sous forme de *morphine*. Le plus ordinairement on procède de la façon suivante : on commence par de petites doses qu'on élève progressivement jusqu'à 50 centigrammes ou 1 gramme d'extrait thébaïque ou bien 5 centigrammes ou 15 centigrammes de morphine. La dose quotidienne doit être fractionnée et prise en plusieurs fois dans la journée. Malgré ces précautions malheureusement la dyspepsie et la constipation se déclarent ou s'accentuent sous l'influence de ce médicament.

L'action des *alcalins* dans le diabète a donné lieu à une foule de théories que nous ne pouvons examiner ici. Ce qui reste acquis, c'est leur action très-bonne dans bien des cas. Seulement il est bon, de ne pas perdre de vue l'action débilitante qu'ils présentent à dose forte et prolongée, et qui serait particulièrement funeste dans l'espèce. Les alcalins prescrits habituellement sont : le bicarbonate de soude, la lithine, l'eau de chaux, le carbonate d'ammoniaque, le bitartrate de potasse, etc.

On prescrit avec avantage l'*arsenic*, l'*iode*, la *noix vomique* (ou ses alcaloïdes : la *strychnine*, la *brucine*), l'*huile de foie de morue*, l'*eau oxygénée*, les *inhalations d'oxygène*, etc.

CHAPITRE X

Intoxication urineuse.

Il peut arriver que la dépuration rénale se fasse mal et que les matériaux excrémentiels de l'économie, au lieu d'être éliminés, soient retenus dans le sang (*insuffisance sécrétoire, urémie*). Il peut se faire au contraire que la filtration s'effectue complétement, mais qu'au niveau des organes excréteurs : notamment de la vessie et de l'urèthre, l'urine toute formée soit resorbée et passe en nature dans le sang (*résorption*).

Il survient dans ces deux circonstances des phénomènes morbides qui diffèrent dans les deux cas par le point de départ. la cause, le mode de production et la physionomie clinique.

§ I. — INSUFFISANCE DE L'UROPOÏÈSE : URÉMIE.

Étiologie et pathogénie. — De nombreuses théories ont été proposées pour rendre compte des *accidents urémiques*. Dans les unes il s'agirait simplement de lésions de l'encéphale consécutives au mal de Bright : c'est ainsi qu'on a invoqué tour à tour l'*hydrocéphalie* (Coindet et Odier), l'*arachnitis* (Osborne), l'*œdème et l'anémie du cerveau* (Traube). Dans les autres on met en cause les matériaux de l'urine retenus dans le sang. Quant à la substance qu'il convient plus particulièrement d'incriminer, les avis sont partagés ; et peut-être convient-il de ne pas attribuer pour tous les cas la production des accidents à l'un ou à l'autre des éléments de l'urine. Il n'est guère probable que l'on puisse rapporter les phénomènes urémiques à l'accumulation dans le sang de l'*acide oxalique*, ainsi que le voulait Bence-Jones. Il est plus naturel de s'arrêter à l'idée d'un empoisonnement par les *matières extractives* : créatine, créatinine (Schottin), ou bien par l'*urée*. Pour cette dernière substance, quoiqu'elle ne soit pas aussi innocente qu'on a bien voulu le dire, il ne semble pas qu'elle soit directement toxique par elle-même, ainsi que l'avait dit Wilson : elle se décompose, et de cette décomposition résulte du *carbonate d'ammoniaque*, qui produit l'intoxication. Cette décomposition de l'urée se ferait dans le sang d'après Frerichs, et dans l'intestin d'après Treitz et Jacksch.

Toutes les *causes* qui entravent la dépuration rénale sont

susceptibles, à un moment donné, d'entraîner l'urémie : néphrite parenchymateuse, néphrite interstitielle, dégénérescence
amyloïde, etc.

Symptômes. — Les phénomènes morbides peuvent se localiser sur les centres nerveux, sur le tube digestif, ou sur les
nerfs respiratoires. De là trois *formes* cliniques d'urémie
(G. Sée) : cérébrale, gastro intestinale, dyspnéique, — Elle
peut être *aiguë* ou *chronique*. — Elle peut *débuter d'emblée*,
d'une manière parfois foudroyante ; le plus souvent elle est
précédée de PRODROMES, sur la valeur desquels il importe que
le médecin soit fixé s'il ne veut pas s'exposer à voir survenir
inopinément, sans les avoir prévus, des accidents graves. Ces
prodromes sont variables. La *céphalalgie*, l'*amblyopie*, les *vomissements* les constituent d'ordinaire. A ces phénomènes pré-
monitoires se joignent souvent ou se substituent : des *bourdon-
nements d'oreilles* et de la *surdité ;* des *éblouissements*, des *vertiges* (Sée) ; de l'*agitation* nocturne et une *insommie* persistante ;
une altération de la *mémoire* ; des *mouvements convulsifs* loca-
lisés et affectant plus volontiers les membres inférieurs ;
d'autres fois au contraire une *somnolence* et une *apathie* in-
vincibles ; des *épistaxis ;* — outre les vomissements, signalés
plus haut, on constate parfois des troubles divers de l'*appareil
gastro-intestinal*, tels que nausées, dégoût des aliments, phénomènes dyspeptiques divers ; — perturbations variable de la
respiration.

En même temps le chiffre des matériaux solubles de l'urine
diminue et la *densité* par conséquent de ce liquide excrémentitiel s'abaisse.

L'*attaque* elle-même affecte l'une des trois formes : *cérébrale,
gastro-intestinale* ou *dyspnéique*. La physionomie peut en être
plus ou moins pure ; mais elle est au contraire plus souvent
mêlée, complexe : participant à la fois des diverses formes et
des diverses variétés que nous allons d'écrire.

URÉMIE CÉRÉBRALE. — Elle présente trois variétés : *convulsive
comateuse, délirante*.

46.

L'urémie *convulsive* peut simuler complétement l'attaque d'épilepsie (*forme éclamptique, urémie épileptiforme*). Ordinairement toutefois elle s'en distingue par les caractères suivants : le cri initial, la flexion du pouce surpris en pronation par les autres doigts, la prédominance des spasmes dans un côté du corps, la perte de connaissance font ici plus ou moins souvent défaut. — Tout en présentant le caractère clonique, les convulsions peuvent s'éloigner encore davantage de l'attaque d'épilepsie, et se rapprocher de celle d'hystérie : elles peuvent être très-irrégulières (*forme ataxique*), et notamment se trouver limitées à certains groupes de muscles. — Ces convulsions peuvent être toniques et localisées de manière à simuler l'opisthotonos (*forme tétanique*) (Jaccoud).

La forme *comateuse* et la forme *délirante* sont rarement primitives et pures. Quand il y a du coma sans convulsions, il y a un état de résolution musculaire qu'il ne faudrait pas prendre pour une paralysie. Le délire est ordinairement un délire tranquille et loquace.

Urémie gastro-intestinale. — Elle est caractérisée par des troubles dyspeptiques variés accompagnés souvent de nausées, de vomissements, d'altération de l'état général pouvant en imposer pour un cancer de l'estomac. Il y a souvent concurremment des troubles intestinaux et notamment des phénomènes dysentériques.

Urémie dyspnéique. — Elle est excessivement grave : à peu près infailliblement mortelle. Elle est caractérisée par une dyspnée subite, une oppression précordiale et une profonde angoisse respiratoire. Elle a pu faire croire parfois à une laryngite striduleuse. A l'auscultation on ne trouve rien qui soit de nature à expliquer un trouble fonctionnel aussi pornoncé. La respiration peut présenter ce rhythme particulire connu sous le nom de « phénomène de Cheyne-Stokes ». Le murmure vésiculaire est très-faible : « Il semble que dans ces cas, dit Lecorché, les troubles respiratoires soient dus à une paralysie diaphragmatique. » L'air expiré renferme du carbonate d'ammoniaque, d'après Frerichs et Charcot.

Marche, durée, terminaisons. — L'urémie peut débuter d'emblée, d'une façon foudroyante, ou, le plus souvent après s'être annoncée par des prodromes variables. Elle peut être rapide et tuer en deux ou trois jours ; elle peut être lente et se terminer seulement au bout de plusieurs semaines : par la mort ou par le retour à l'état antérieur de santé relative.

Pronostic. — Par eux-mêmes les accidents sont extrêmement graves. Le pronostic en outre est subordonné à la nature et à l'étendue de la lésion rénale.

Traitement. — Il doit avoir pour but, soit de prévenir les accidents, soit de les combattre quand ils ont éclaté.

Le *traitement préventif* a été très-bien formulé par Lecorché : le médecin se propose : 1° d'éviter les causes qui semblent présider à l'apparition de l'urémie, et qui paraissent agir en favorisant le développement de l'hypérémie active ou passive, cause déterminante de cet état morbide ; 2° de faciliter la sortie du poison (urée ou matières extractives), cause prédisposante du mal ; et 3° si faire se peut, de le détruire sur place dans l'intimité des tissus. — Le malade évitera donc les refroidissements ; il aura recours aux toniques et aux eupeptiques ; on activera les fonctions de la peau et on excitera dans une sage mesure celles du rein.

Quant au *traitement de l'urémie confirmée*, il comprendra des moyens variables suivant les cas, et dont voici les principaux : saignées générales, diurétiques, purgatifs, toniques, stimulants de la peau, au besoin inhalations de chloroforme.

§ II. — INTOXICATION URINEUSE PAR RÉSORPTION.

Étiologie et pathogénie. — Il ne s'agit plus ici d'une insuffisance sécrétoire : le rein est sain, la filtration s'effectue ; mais l'urine sécrétée se trouve résorbée au niveau de la vessie ou de l'urèthre. On trouve une lésion des voies urinaires inférieures, et, comme porte d'entrée, il existe sur un point une solution de continuité à l'épithélium. Sans plaie véritable, il suffit que la mince couche épithéliale qui, au niveau de la muqueuse urinaire s'oppose à l'absorption, ait subi sur un point quelconque une desquamation, pour qu'au niveau de ce point la résorption s'effectue : L'urine en nature passe dans le sang, et aussitôt apparaissent les phénomènes de l'*ammoniémie.*

Ce sont encore des phénomènes *ammoniémiques* qu'on observe dans la *néphrite interstitielle consécutive* à une affection des voies urinaires : phénomènes qui diffèrent essentiellement des accidents urémiques consécutifs à la *néphrite primitive* et décrits plus haut.

Symptômes et diagnostic. — La forme peut être *rapide* ou *lente* ; elle est rapide plus particulièrement quand les accidents surviennent après une plaie de la muqueuse. L'accès peut être *bénin* : après un cathétérisme ou une séance de broiement il survient un frisson et un embarras gastrique mais tout rentre dans l'ordre au bout de vingt-quatre ou quarante-huit heures. — Il peut être de *moyenne intensité* : le frisson se reproduit et l'embarras gastrique ne cède pas. — L'accès peut présenter, et présenter d'emblée une *gravité très-grande.* · Le frisson, des plus violents, est tel que le lit remue, dit Reliquet ; la face est grippée, le nez et les lèvres contractés ; les yeux cernés se creusent, l'œil devient presque brillant et comme sec ; la face devient violette ; les membres tremblent avec force, et les mouvements des doigts sont tremblotants. La langue est sèche, et très-vite recouverte d'enduits fuligineux ; la parole est saccadée, le malade semble sous l'influence d'une très-grande terreur. Le pouls est petit, presque filiforme. Cet état dure plusieurs heures, trois ou quatre. Souvent, pendant ce frisson, il y a des vomissements bilieux et une diarrhée dont les matières sont infectes ; quelquefois les selles sont involontaires ; d'autres fois il n'y a ni vomissement ni diarrhée ; mais pendant le frisson commence un abattement profond avec délire, et l'état comateux arrive à être de plus en plus complet, au moment où le frisson cesse. La période de chaleur est un repos pour le malade; les vomissements cessent, il y a une sensation de chaleur à la peau qui lui est agréable. Mais, quand le coma existe, il est rare de voir se manifester ce bien-être, le délire persiste, et l'affaissement général augmente. Enfin, quand la mort n'est pas survenue, la sueur provoque un soulagement réel. — Comment cette scène terrible se termine-t-elle ? par un temps de repos apparent, auquel succède un nouvel accès qui met encore la vie du malade en danger, ou qui, moins violent que le premier, indique une diminution dans les phénomènes d'intoxication, ou bien il apparaît brusquement un phlegmon plus ou moins étendu, soit dans le tissu cellulaire, soit dans un parenchyme organique : phlegmon où la suppuration est rapide, on pourrait même dire immédiate. »

Dans la *sclérose rénale consécutive* à une maladie des voies urinaires il s'agit d'une lésion ayant pour siège; non plus comme dans la *sclérose primitive*, le parenchyme sécréteur, mais bien la région des canalicules vecteurs du rein. Les phénomènes d'intoxication diffèrent de ceux qui surviennent dans l'urémie par sclérose primitive. Le parallèle de ces deux ordres de phénomènes morbides met en relief leurs différences au point de vue clinique. « Les urémiques, dit G. Sée, sont sujets aux vomissements, à la diarrhée et aux troubles respiratoires : leur langue et leur bouche est habituellement humide et nette, la peau est souple, sans odeur spéciale. Point de fièvre, nulle perturbation dans les actes de la circulation. Mais, chez eux, la vue s'altère, les forces s'affaiblissent, des phénomènes comateux ou convulsifs se manifestent, l'intelligence s'obscurcit et s'éteint. — Rien de semblable chez les ammoniémiques. Ici, peu ou point de vomissements, de la constipation au lieu de diarrhée, la langue est aride, couverte souvent d'un enduit fuligineux ; les muqueuses de la bouche, du larynx, du nez et des yeux se dessèchent et prennent un aspect parcheminé ; la peau devient terne et grisâtre ; elle répand, ainsi que l'haleine, une odeur urineuse ou ammoniacale prononcée. La respiration est intacte, mais la circulation se trouble, des frissons surviennent, la fièvre dite urineuse s'allume, les tissus et les organes s'atrophient, l'amaigrissement se prononce de plus en plus, et les malades prennent un tel aspect cachectique, qu'ils paraissent atteints de quelque lésion organique. Enfin, chez ces sujets, à l'inverse de ce que l'on remarque chez les urémiques, l'intelligence reste saine et conserve souvent toute sa lucidité jusqu'au dernier moment. »

Pronostic. — Il varie suivant la nature et l'intensité des accidents, mais aussi suivant l'état des voies urinaires. C'est ainsi que les phénomènes d'ammoniémie sont très-graves en ce qu'ils indiquent un état avancé des reins consécutif lui-même à une altération de la vessie.

Traitement. — Une triple indication se présente : 1° supprimer ou diminuer l'obstacle au libre écoulement des urines; 2° modifier la muqueuse vésicale et la composition des urines, particulièrement à l'aide d'injections intrà-vésicales désinfectantes ; 3° combattre les accidents dus à l'intoxication. Cette dernière indication implique, pour être remplie, une action complexe : exciter, dans une prudente mesure, la sécrétion urinaire, exciter les fonctions de la peau, aider à la dépuration du sang par des purgatifs salins légers mais répétés au besoin ; toniques, eupeptiques, etc.

PROSTATE

Anatomie.

La **prostate** est un corps glanduleux qui embrasse le col de la vessie et l'origine de l'urèthre.

Elle est *située* au-devant du col vésical et du rectum, en arrière de la symphyse pubienne.

Sa *forme* peut être comparée à celle d'un cône dont le sommet serait en avant et en bas, dont la surface aurait été aplatie de haut en bas et d'avant en arrière, et dont la base, coupée obliquement aux dépens de la face supérieure, regarderait en haut.

Son *volume* s'accroît avec l'âge : rudimentaire chez l'enfant elle prend son accroissement de l'âge de la puberté à l'âge de vingt-cinq ans ; de vingt-cinq à quarante-cinq elle reste stationnaire ; vers cinquante ans débute l'hypertrophie sénile générale ou partielle, dont le degré est très-variable.

Les *rapports* de la prostate présentent au point de vue pratique un grand intérêt :

Par sa *face postéro-inférieure* ou *rectale*, elle répond au rectum dont est séparée par un tissu cellulaire lâche. En sorte qu'on peut, avec le doigt introduit dans le rectum, explorer cette face et se rendre compte des modifications qu'elle peut avoir subi dans son étendue, sa configuration, sa consistance, etc. Ordinairement le doigt rencontre le sommet de la glande à une distance de 3 centimères ; au delà se trouve la face postérieure elle-même, lisse, de consistance fibreuse, parcourue d'avant en arrière par un sillon peu prononcé qui sépare les deux lobes latéraux. Quand les deux lobes sont hypertrophiés, la pulpe de l'index porté dans l'intestin fait constater cette altération ; il en est de même de l'hypertrophie bornée à l'un des lobes latéraux ; l'hypertrophie du lobe moyen est constituée par l'apparition d'une saillie vers l'extrémité postérieure de la dépression médiane. On peut sentir de la même manière soit des bosselures, soit des foyers purulents.

La *face antéro-supérieure* ou *pubienne* plus courte que la précédente répond à la face postérieure de la symphyse pubienne et à la face antérieure de la vessie, et, plus immédiatement aux ligaments pubio-prostatiques qui l'immobilisent, aux fibres musculaires de la vessie qui s'attachent à ces ligaments, et au plexus veineux de Santorini.

Les *faces latérales* sont cotoyées par les plexus veineux très-riches (*plexus veineux périprostatiques*), dont la lésion pendant la taille peut amener des hémorrhagies et des phlébites. Ces faces en outre sont en rapport avec les muscles releveurs de l'anus, par l'intermédiaire de l'aponévrose pubio-prostatique.

La *base* qui est taillée obliquement aux dépens de la face antéro-supérieure ou pubienne, regarde en haut. Elle répond en avant, au col vésical qu'elle embrasse, et, en arrière, à la face inférieure du réservoir urinaire, ainsi qu'au canal déférent et au col des vésicules séminales.

Le *sommet* se continue avec la portion membraneuse de l'urèthre ; il est situé au dessus de l'aponévrose périnéale moyenne et répond à l'angle que fait la portion terminale du rectum avec la portion moyenne.

La prostate présente en outre des *rapports intrinsèques* avec les organes qui la traversent : canal de l'urèthre, canaux éjaculateurs, conduits excréteurs de la glande elle-même : — Le *canal de l'urèthre* traverse la glande non tout-à-fait suivant son axe, mais obliquement, et plus près de la face antéro-supérieure que de la postéro-inférieure ; — les *canaux éjaculateurs* cheminent côte-à-côte dans l'épaisseur de la partie postérieure de la prostate, et viennent s'ouvrir dans la portion prostatique de l'urèthre, sur la face inférieure, de chaque côté de l'extrémité antérieure du vérumontanum ; — les *conduits excréteurs des glandules prostatiques* s'ouvrent sur toute la surface de la portion prostatique de l'urèthre. — La prostate est donc traversée suivant sa longueur par un canal (*canal prostatique*) constitué par le col vésical et l'origine de l'urèthre. Ses faces supérieure et latérales présentent des petits pertuis, orifices des canaux excréteurs des glandules prostatiques ; sa face inférieure, outre des pertuis analogues, offre encore les particularités suivantes : deux gouttières latérales antéro-postérieures, entre lesquelles se trouve une saillie médiane, dirigée d'arrière en avant, longue de 12 à 13 millimètres, renflée et arrondie en arrière, effilée en avant c'est la *crête uréthrale* ou *vérumontanum*. Son sommet est occupé par un orifice, une fente antéro-postérieure, conduisant dans l'*utricule prostatique*, diverticulum de la muqueuse uréthrale qui s'enfonce entre les deux canaux éjaculateurs. Sur cette même crête uréthrale, en avant de l'orifice de l'utricule prostatique, et de chaque côté, on voit un orifice plus petit, ce sont les deux orifices des deux conduits éjaculateurs. (Voir en outre **Col vésical**, page 466).

Structure. — La prostate est un organe glandulaire, constitué par l'agglomération de nombreuses *glandes en grappes* dont les canaux excréteurs s'ouvrent dans le canal prostatique. Le produit de ces glandes est visqueux, filant et analogue à celui des glandes de Cowper et des vésicules séminales. — Ces glandes sont séparées par un *tissu musculaire* qui forme le stroma de l'organe, constituant la moitié ou les deux tiers de son volume total. « Les deux ordres de fibre se trouvent ici en présence , mais elles ne sont pas mélangées. Les fibres musculaires striées occupent les faces antérieure et latérales de la prostate. — Sur sa face postérieure, on remarque une couche de fibres musculaires lisses , transversalement dirigées. — Dans son épaisseur, il existe une multitude de faisceaux composés de fibres semblables, remplissant les intervalles des glandules qu'ils séparent ou plutôt qu'ils relient entr'elles pour en faire un seul corps glanduleux. Les uns marchent parallélement aux glandes ; les autres les coupent sous une incidence oblique ou perpendiculaire : ils s'entre-croisent en un mot dans toutes les directions, d'où sans doute la fermeté du tissu prostatique et la difficulté qu'on éprouve à le dilacérer. » (Sappey.)

On y trouve en outre du *tissu conjonctif* et des *fibres élastiques*, des *vaisseaux* et des *nerfs*.

Les *artères* proviennent de l'hémorrhoïdale moyenne et des vésicales. — Les *veines* se rendent dans les plexus veineux péri-prostatiques. — Les *vaisseaux lymphatiques* aboutissent aux ganglions pelviens. — Les *nerfs* émanent du plexus hypogastrique.

CHAPITRE I

Vices de conformation.

En considération de leur rareté d'une part, et de leur faible intérêt pratique d'autre part, nous ne ferons que signaler les anomalies congénitales de la prostate.

1° L'*absence* et le *développement incomplet* de la glande s'observe particulièrement comme élément d'un arrêt de développement plus ou moins étendu de l'appareil génito-urinaire, et accompagne notamment l'exstrophie de la vessie.

2° La *prostate double* est encore un arrêt de développement, et celui-ci est constitué par le défaut de soudure des deux moitiés symétriques de l'organe.

3° Excessivement rare l'*ectopie* ou l'*inversion* de la prostate peut être partielle ou complète : l'urèthre est situé au-dessous de la glande (Velpeau, Luschka, Verneuil).

CHAPITRE II

Calculs de la prostate.

Définition. — Il convient tout d'abord de distinguer nettement les *concrétions urinaires* arrêtées dans la région prostatique de l'urèthre, et les *véritables concrétions de la prostate*.

Les premières comprennent trois ordres de faits bien distincts au point de vue pratique : fragments engagés, après la lithotritie, dans la portion profonde ou prostatique de l'urèthre ; calculs encastrés dans le tissu de la glande prostatique après l'opération de la taille ; — graviers ou calculs venus de la vessie qui se sont engagés dans la région profonde de l'urèthre, se sont arrêtés dans l'un des sillons qui bordent latéralement la crète uréthrale, ont érodé la muqueuse, s'y sont creusé une loge, et ont pu y subir un accroissement variable (V. *calculs de l'urèthre*, p. 270).

Les *calculs de la prostate proprement dits*, c'est-à-dire des concrétions développées dans les conduits de cet organe, doivent seuls nous occuper ici.

Anatomie pathologique. — Ch. Robin distingue deux variétés dans les véritables calculs de la prostate.

La première espèce existe à peu près constamment chez les sujets qui ont dépassé cinquante ans. Ce sont de petites concrétions brunes ou jaunâtres offrant un diamètre de 0, 1 à 1 millimètre de diamètre. Leur forme est irrégulièrement ovoïde, ou plutôt pyramidale ou prismatique, polyédrique par pression réciproque. — Elles sont formées d'un noyau central entouré de couches concentriques. De leur examen microscopique et de leur analyse chimique Ch. Robin conclut que ces concrétions sont de nature azotée. — Très-variable, leur nombre est ordinairement très grand.

La seconde variété, plus rare, présente une composition différente : ils sont formés de substances diverses, et notamment de phosphate, de carbonate, d'oxalate de chaux, de phosphate ammoniaco-magnésien, etc. Au lieu de la teinte jaune plus ou moins foncée qu'offrent les précédentes, ces dernières concrétions affectent une coloration gris-brunâtre ou blanchâtre. Elles sont d'aspect calcaire, et plus ou moins friables. Toujours très-variable leur nombre n'est pourtant pas aussi grand. Elles en diffèrent encore par leur volume, susceptible de devenir considérable.

Nous devons signaler enfin les *phlébolithes* ou concrétions occupant la cavité des veines périprostatiques : elles se composent de carbonates et de phosphates de chaux et de magnésie.

Symptômes et diagnostic. — Les concrétions prostatiques donnent lieu à une sensation de pesanteur au périnée, et parfois à une douleur sourde. Il y a des épreintes, des envies fréquentes d'uriner. Quand les calculs présentent un certain volume, ils gênent plus ou moins la miction. Il y a également une gêne dans l'émission du sperme, et Blandin les a vu entretenir dans le pénis un état de demi-érection. La sonde introduite dans l'urèthre transmet une sensation de frottement; une bougie molle laissée en place un temps suffisant peut rapporter une empreinte. L'index porté dans le rectum peut sentir une ou plusieurs bosselures ; il peut aussi, quand il y a plusieurs concrétions percevoir une espèce de crépitation. S'il y a des fistules on peut, à l'aide d'un stylet porté dans le trajet, sentir le corps étranger. — Ces calculs peuvent, par voie d'ulcération et de suppuration, se porter vers le périnée, le rectum ou la vessie.

Pronostic. — Quand ces concrétions subissent un accroissement de volume notable, elles constituent une affection grave.

Traitement. — S'il existe une fistule, on extrait le corps étranger par cette voie accidentelle. Dans le cas contraire, on a recours suivant le cas particulier, à l'un des moyens suivants : extration par l'urèthre, broiement sur place, boutonnière périnéale, incision de la prostate par le rectum.

CHAPITRE III

Lésions traumatiques de la prostate.

§ I. — CONTUSIONS DE LA PROSTATE.

Elles peuvent être produites par un coup porté sur le périnéo, elles peuvent s'effeciner dans une chute sur la même région, et particulièrement dans une chute le sujet tombant à califourchon sur un objet rigide comme un banc, un pieu, une vergue, etc. Elles peuvent être consécutives à l'introduction d'un instrument trop gros tenu d'une main malhabile, ou à l'extraction d'un calcul volumineux pendant l'opération de la taille.

Très-rare d'ailleurs, cet accident sera combattu par les antiphlogistiques locaux : sangsues, ventouses, cataplasmes émollients, bains ; — et par les agents susceptibles de prévenir ou de calmer l'excitation du col vésical : atropine, hyosciamine, bromure de camphre, etc, par voie gastrique, — et lavements avec bromures de potassium, de sodium, ou d'ammonium, lavements à l'extrait de belladone, etc.

§ II. — PLAIES DE LA PROSTATE.

Les incisions régulières faites par le chirurgien dans un but thérapeutique ne nous arrêteront pas. — Les plaies accidentelles peuvent s'effectuer par le périnée, par le rectum, par l'urèthre ou par l'hypogastre.

Les plaies effectuées par le périnée sont à peu près toujours consécutives à une chute d'un lieu élevé sur un corps dur. C'est là le mécanisme ordinaire : les plaies qui atteignent la glande à travers le rectum ou l'hypogastre sont exceptionnelles. Les plaies qui sont faites par l'urèthre sont produites pendant un cathétérisme maladroit et brutal, quelquefois pendant des manœuvres dont le but est l'extraction d'un calcul ou d'un fragment siégeant dans la région profonde de l'urèthre, parfois enfin par le fragment calculeux lui-même.

La douleur est vive, l'hémorrhagie variable. L'urine et le sperme s'écoulent par la plaie périnéale au moment de la miction et de l'éjaculation. Mais, s'observant aussi après la blessure de la portion membraneuse de l'urèthre, ce phénomène n'est pas un signe pathognomonique de la blessure de la prostate. Pour affirmer que la prostate est lésée, il faut que le doigt porté dans la plaie puisse renseigner positivement à ce sujet le chirurgien.

Outre l'*hémorrhagie*, on peut voir survenir, comme complication, la *phlébite* des plexus veineux péri-prostatiques. Consécutivement enfin il peut s'effectuer une *oblitération des canaux éjaculateurs*.

Si la plaie est régulière, tout peut rentrer assez promptement dans l'ordre ; mais s'il s'agit d'une plaie contuse, le cas est plus grave : il peut survenir une suppuration prolongée, et il peut rester une fistule.

Le traitement sera constitué par des pansements avec une solution antiseptique, des soins de propreté méticuleux ; et l'on combattra comme plus haut, le ténesme du col vésical et la douleur.

§ III. — PERFORATIONS DE LA PROSTATE, FAUSSES ROUTES.

La perforation de la prostate par des instruments maladroitement ou brutalement dirigés, n'est pas malheureusement une lésion rare. Nous n'y reviendrons pas, l'ayant déjà étudiée ailleurs (V. p. 298).

CHAPITRE IV.

Prostatite aiguë.

Définition. — C'est l'inflammation aiguë de la prostate.

Étiologie et pathogénie. — Elle reconnait le plus communément pour cause une inflammation de la région antérieure de l'urèthre, la blennorrhagie presque toujours. Les autres agents susceptibles de la provoquer paraissent agir plus spécialement sinon exclusivement à la faveur d'une inflammation occupant déjà l'urèthre ou la vessie. Quant à l'intensité de cette phlegmasie, son degré même ne paraît pas avoir d'influence sur la production de la prostatite.

Les excitations vénériennes vives et prolongées, les excès de coït, la masturbation peuvent déterminer la maladie.—Il en est de même du froid humide, auquel on s'expose notamment en s'asseyant sur l'herbe mouillée. — Les injections concentrées à la période aiguë de la chaudepisse, et même simplement les balsamiques à cette même période, les topiques astringents appliqués dans le but d'agir sur un flux hémorrhoïdaire peuvent enflammer la région prostatique et la glande elle-même. — Cette phlegmasie peut avoir une origine traumatique : fragments calculeux engagés dans la portion profonde de l'urèthre, cathétérisme pratiqué par une main maladroite ou brutale. — Les boissons alcooliques, un régime excitant peuvent congestionner et enflammer la prostate, au cours d'une blennorrhagie. — Quant à l'équitation, rien ne démontre son influence en dehors d'une phlegmasie uréthrale préalable.

Anatomie pathologique. — Le volume est augmenté, et la glande est deux, trois ou quatre fois plus grosse qu'à l'état normal. L'organe ne perd guère de sa consistance, mais sa coloration est plus foncée : ainsi qu'on peut le constater par une coupe. La surface de section est rougeâtre et par la pression on fait sourdre un mélange de sang et de liquide purulent d'autant plus abondant que l'altération est plus avancée. — Quand celle-ci est plus prononcée, la consistance de l'organe est moindre, et la prostate coupée par tranches ressemble, ainsi que le fait observer Phillips, à l'hépatisation grise du poumon. Le pus infiltré augmente, et sur divers points on peut déjà le voir collecté en foyers de nombre et de volume variables. — Si enfin la prostatite se termine par suppuration, il se forme sur divers points divers foyers purulents qui grandissent, se réunissent par la destruction des cloisons qui les séparaient, et s'ouvrent dans l'urèthre, le rectum ou le périnée (V. *Abcès de la prostate*).

Symptômes. — Le malade éprouve au périnée une sensation de pesanteur, d'inquiétude, puis de tension et de douleur véritable. Cette gêne ou cette douleur s'accroît si le malade marche vite ou bien s'il s'assied, ou s'il croise les jambes. Quand il s'assied il évite le contact du périnée avec le siège sur lequel il se pose : il s'incline sur un côté de manière à faire porter le poids du corps sur l'un des deux ischions, ou bien c'est le coccyx et le sacrum qui appuient sur la chaise dont le périnée dépasse ainsi le bord. La région est douloureuse au toucher.

Il y a du ténesme anal et de la constipation, mais les efforts du patient à la garde-robe exaspèrent la douleur.

Il y a des besoins d'uriner plus ou moins vifs et plus ou moins fréquents, et l'urine qui sort avec peine en un jet mince provoque une sensation de brûlure. La difficulté d'uriner peut augmenter graduellement jusqu'à l'impossibilité complète. D'autres fois la rétention d'urine est complète d'emblée. Elle s'accompagne d'une douleur et d'une agitation extrêmes. Le passage de la sonde est difficile et dangereux.

Le toucher rectal doit être pratiqué avec beaucoup de ménagement et de douceur, car il est extrêmement douloureux. Le doigt éprouve une résistance notable de la part du sphincter contracté spasmodiquement. Quand il est franchi, on sent la paroi antérieure du rectum chaude, et, à travers cette paroi, la prostate saillante, dure et douloureuse. Si la prostatite avait déjà abouti à la suppuration, et qu'il se fût développé des abcès, on percevrait la fluctuation.

En même temps la fièvre est vive, et il existe un état saburral des premières voies. — Les urines présentent simplement les caractères des urines fébriles, à moins qu'il n'y ait en même temps une inflammation de la muqueuse vésicale. — Quant à l'écoulement, il est presque toujours diminué ou supprimé dès le début.

Terminaison. — La prostatite aiguë peut se terminer par *résolution*, par le passage à l'état *chronique*, ou par *suppuration*. (V. *Abcès de la prostate*).

Diagnostic. — L'existence antérieure d'un écoulement, les circonstances dans lesquelles ont apparu les accidents, la physionomie de ceux-ci, ne laissent guère de doute sur l'existence d'une prostatite.

Pronostic. — Il est subordonné à l'état général du malade, à l'état de l'appareil urinaire et à la marche de la prostatite. Si l'état général est bon et l'appareil urinaire sain, s'il ne se forme pas d'abcès, le pronostic n'est pas grave. Mais il devra toujours être réservé, au point de vue d'une éventualité tou-

47.

jours possible après tout, la formation d'un abcès et les fistules consécutives à la migration du pus. L'affection devient alors extrêmement sérieuse.

Traitement. — Il faut agir promptement et énergiquement, car il s'agit de prévenir la suppuration. On aura recours avant tout aux antiphlogistiques : saignées générales si les accidents sont violents et si le malade est vigoureux, — ordinairement saignées locales : de 10 à 15 sangsues au périnée. En même temps on prescrira à l'intérieur l'antimoine, l'aconitine, la digitaline. Repos au lit, diète, boissons émollientes.

On pourra recourir aux cataplasmes émollients, ainsi qu'à une révulsion vive provoquée à la peau par les bains chauds de courte durée (10 minutes). On pourra aider à cette action par l'administration à l'intérieur du jaborandi ou de son alcaloïde, la pilocarpine.

On maintiendra soigneusement la liberté du ventre par des purgatifs légers ou des lavements, quand ces derniers pourront être supportés.

La douleur sera combattue par des cataplasmes narcotiques, par des lavements laudanisés ou sur des suppositoires à l'extrait de belladone.

On pourra encore administrer l'atropine ou l'hyosciamine par la voie gastrique.

Si la rétention existe, on évacuera l'urine avec une sonde molle de moyen calibre (n° 14, 15 ou 16 de la filière Charrière), et le cathétérisme sera pratiqué avec la plus grande douceur et les plus grandes précautions.

Si la résolution s'effectue, le malade devra éviter toutes les causes d'excitation susceptibles de réveiller l'inflammation. — Si la prostatite au contraire aboutit à la suppuration, la conduite sera celle que commandent les *abcès de la prostate* (Voir plus loin).

CHAPITRE V

Prostatite subaiguë et chronique.

Définition. — On désigne ainsi l'inflammation chronique de la prostate.

Étiologie et pathogénie. — Ordinairement la prostatite chronique succède à la forme aiguë. D'autres fois, sans l'intermédiaire des phénomènes violents qui caractérisent la prostatite aiguë franche, on la voit s'installer au déclin de la blennorrhagie ; elle est subaiguë ou chronique d'emblée. L'état général joue un grand rôle dans la production et la persistance de cet état morbide. Nous citerons notamment : le rhumatisme, la goutte, l'herpétisme, la scrofule. — On l'observe spécialement entre vingt-cinq et cinquante ans.

Anatomie pathologique. — Le volume de l'organe peut être augmenté, mais cette tuméfaction n'est pas constante ; la muqueuse est pâlie, fongueuse, épaissie. Quand on presse sur la glande, on voit sourdre par les canaux excréteurs un liquide filant, visqueux, souvent jaunâtre, et parfois purulent. A la coupe on voit le tissu rougeâtre, mou, infiltré, et parfois il existe de tout petits foyers purulents.

Symptômes. — Comme la muqueuse du gland, la muqueuse prostatique est un point de départ de réflexes génitaux ; elle est aussi un point de départ de réflexes urinaires. Rien d'étonnant si l'on observe dans la prostatite chronique des désordres urinaires et des désordres génitaux, et, consécutivement, un retentissement plus ou moins profond sur le système nerveux et sur la nutrition générale.

Les malades éprouvent des envies fréquentes d'uriner plus ou moins vives. Le jet est ordinairement lent à s'engager ;

mais, une fois commencée, la miction n'est pas interrompue, ni même difficile. Assez souvent toutefois le jet est grêle. Dans la forme subaiguë il existe une sensation de lourdeur au périnée, et de corps étranger dans le rectum ; mais dans la forme chronique vraie, les sensations anormales existent plutôt dans le canal, et celles-ci sont variables à l'infini : sensation de brûlure, de chaleur, de chatouillement, de pincement, de sécheresse, de corps étranger dans le fond du canal, etc. — soit pendant que l'urine s'écoule, soit en dehors de la miction. Ces phénomènes anormaux sont exagérés par le froid humide, par la fatigue, par les boissons et les aliments excitants ; les excès de coït les aggravent également, mais la continence absolue semble les accentuer plus encore.

Les troubles génitaux sont variables. Ordinairement ce sont des excitations fréquentes, plus ou moins vives et passagères des organes génitaux, et, la nuit il se produit des pollutions. Mais ces excitations, dont les malades disent qu'elles « ne sont pas de bon aloi », sont factices et fugaces : au moment du rapprochement sexuel, l'érection fait défaut ou reste incomplète ou bien elle se dérobe, ou encore l'éjaculation survenant prématurément, rend le coït impossible.

Souvent il s'écoule par l'urèthre un liquide muco-purulent ; cet écoulement est rarement continu : ordinairement il se produit quand le malade va à la garde-robe, le bol fécal exprimant la prostate ; d'autres fois il s'écoule avec l'urine au moment de la miction. Et les malades croient le plus souvent que c'est du sperme. Ce liquide présente une physionomie variable ; il est tantôt blanchâtre, filant, visqueux, tantôt jaunâtre. Quand il est rendu avec l'urine, et qu'on a recueilli celle-ci dans un verre, le liquide prostatique, après un temps de repos, occupe le fond du verre.

La prostate est souvent plus grosse qu'à l'état normal : mais cette augmentation de volume est loin d'être constante.

Il existe à peu près constamment de la constipation, et souvent des hémorrhoïdes.

Les malades atteints de prostatite chronique sont affectés de dyspepsie, leurs forces générales languissent, ils sont très-sensibles aux variations de température, ils sont hypochondriaques, et leur facies est spécial.

Diagnostic. — L'âge du malade permettra le plus souvent d'éloigner l'idée d'un *engorgement sénile* ou *hypertrophie* de la prostate, ce dernier état morbide ne s'observant jamais avant cinquante ou cinquante-cinq ans, et la prostatite chronique au contraire se montrant habituellement entre vingt-cinq et cinquante ans.

Nous reviendrons plus loin d'ailleurs sur ce diagnostic à propos des divers états pathologiques qui pourraient créer la confusion : *engorgement sénile, tubercules, cancer.*

Quant à la *cystite* et aux *calculs* de la vessie, l'erreur ne saurait subsister après un examen attentif.

L'existence d'une prostatite une fois reconnue, il faut encore déterminer, pour le modifier, l'état général qui en favorise la persistance.

Pronostic. — Sans être à proprement parler une maladie grave, la prostatite chronique n'en est pas moins sérieuse à cause du retentissement qu'elle a sur l'état de santé générale, sans parler des troubles urinaires et génésiques, et des phénomènes douloureux qu'elle provoque.

Traitement. — Quand la prostatite est subaiguë, ou qu'il se produit au cours d'une prostatite chronique des poussées subaiguës, l'application d'antiphlogistiques locaux, répétée de temps en temps est souvent utile. — On peut aussi recourir à la révulsion pratiquée sur le périnée, sur le bas-ventre ou sur la face interne des cuisses (vésicatoires, pommade stibiée).

Conseillé par un grand nombre de médecins, l'iodure de potassium rend en effet de grands services, particulièrement quand il y a une augmentation de volume de la glande.

La douleur, le ténesme, les excitations génésiques, seront combattus par les suppositoires au beurre de cacao additionnés d'extrait de belladone (0,02 à 0,05), de camphre (1 à 3 gr.), ou bien par l'administration à l'intérieur des bromure de potassium, de sodium ou de camphre.

L'application locale d'une solution caustique donne d'excellents résultats. On peut employer, soit le nitrate acide de mercure à la dose de 2 gouttes pour 30 grammes d'eau (Phillips), soit le nitrate d'argent à la dose de 25 centigrammes pour 30 grammes d'eau. Pour porter sur la prostate cette solution on procède de la façon suivante : La vessie étant pleine d'urine, ou préalablement distendue par une injection, on prend une sonde ouverte à ses deux bouts. On l'introduit dans l'urèthre, et on la porte jusque dans la vessie ; à ce moment le contenu du réservoir passe dans la sonde et commence à s'échapper. On retire la sonde doucement jusqu'à ce que le liquide cesse de s'écouler : l'extrémité interne ouverte de l'instrument vient, en reculant, de franchir le col. Pour porter cette extrémité vers le centre de la région prostatique on n'a plus qu'à la retirer encore un peu. Le cathéter maintenu dans cette position, on adapte à son pavillon le bout de la seringue chargée, et on pousse l'injection doucement, graduellement, sans secousse. A la moindre résistance ou s'arrête. On n'a plus qu'à retirer la seringue, laisser revenir l'injection par la sonde, et retirer cette dernière. — Cette injection pourra être renouvelée trois ou quatre fois ; après chaque fois quelques jours de repos. — Après chaque séance, le malade gardera le repos et prendra des boissons émollientes.

En même temps qu'on s'adresse à l'état local, il faut ne pas perdre de vue l'état général et les troubles divers suscités par la maladie. C'est ainsi qu'on aura recours aux eupeptiques, aux toniques, aux analeptiques. — On aura recours aux eaux minérales : Capvern, Contrexeville, Evian, Vittel, etc. — On favorisera les fonctions de la peau. L'état moral enfin sera aussi un objet de sollicitude.

CHAPITRE VI.

Tubercules de la prostate.

Anatomie pathologique. — Dans la dénomination commune de tubercule nous comprendrons la granulation miliaire grise et la matière caséeuse de nature tuberculeuse. Quant aux *abcès*, aux *fistules*, aux *cavernes*, à *l'atrophie* de la prostate, ce sont des modes de terminaison : nous ne nous y appesantirons pas ici, nous réservant de les étudier plus loin d'une façon spéciale. Comme nous l'avons fait plus haut pour la prostatite aiguë simple, nous poursuivrons le processus morbide jusqu'au moment où il aboutit à la suppuration.

Le volume de la prostate tuberculeuse est-il augmenté ? ou reste-t-il normal ? D'après Béraud, il serait normal, et nous-même écrivions en 1874 que « la glande n'est généralement pas augmentée de volume » (*Étude sur les tubercules de la prostate*, p. 11). En 1876, dans sa thèse inaugurale, M. Reclus s'élève vivement contre cette opinion : « De pareilles affirmations, dit-il, sont faites pour étonner, et l'on se demande, après tout, comment elles peuvent se produire, car le toucher rectal et les examens cadavériques viennent tous les jours démontrer le contraire. » (*Du tubercule du testicule et de l'orchite tuberculeuse*, p. 43). Scrupuleux observateur de cette règle qui veut que le médecin se laisse guider par l'observation, au lieu de prétendre la diriger, nous avons simplement rapporté ce que nous avons observé. L'assertion de M. Reclus était donc faite pour nous étonner autant que la nôtre avait pu l'étonner lui-même. Comme c'est à celui qui apporte un fait nouveau qu'incombe la charge de faire la preuve, nous avons naturellement cherché celle-ci dans les

observations qui servent de base à l'opinion contradictoire de
M. Reclus. Or, dans les unes, il n'est fait aucune mention du
volume de la prostate ; dans les autres ce volume est augmenté..
mais il y a dans la glande un foyer purulent. « La prostate
que nous reproduirons dans nos planches, dit-il lui-même,
est certainement très tuméfiée ; encore ferons-nous remarquer
qu'elle fut beaucoup plus volumineuse : ses parois se sont
affaissées sur des cavernes vidées de leur pus » (p. 43).
L'*abcès* de la prostate, dans ces cas, est évidemment de nature
tuberculeuse ; mais, sans être dualiste, il faut bien reconnaitre qu'il constitue un mode de *terminaison* ; et l'on n'a
jamais décrit comme *signes diagnostiques* d'une *maladie*, les
signes de ses *terminaisons*. La prétendue preuve de M. Reclus
se réduit donc à une faute de langage nosologique : les abcès
tuberculeux, les cavernes et l'atrophie consécutives de la
prostate modifient le volume de la glande ; mais abstraction
faite de ces *terminaisons*, nous considérons, jusqu'à preuve du
contraire, la *maladie* elle-même comme ne modifiant généralement pas le volume de la glande.

La lésion n'occupe pas la totalité de la prostate, ou du moins
ce n'est qu'à une période assez avancée de la maladie qu'elle
l'envahit. D'après Vidal, c'est par la partie postéro-supérieure,
par la base, que débute ordinairement le mal ; il peut débuter
par la face uréthrale ; il peut affecter primitivement le lobe
droit ou le lobe gauche ; mais, presque toujours, on trouve les
deux lobes atteints, et, si l'on ne peut pas affirmer qu'ils l'ont
été simultanément, on constate du moins une lésion à peu
près aussi avancée dans l'un que dans l'autre.

Pour ce qui est de la nature même de cette lésion, elle est
constituée, soit par des granulations miliaires grises, soit par
de la matière caséeuse de nature tuberculeuse. Cette dernière
forme est de beaucoup la plus fréquente. Elle se présente sous
forme de masses caséeuses disséminées, soit isolées, soit réunies
entre elles par des traînées de même nature.

Le processus anatomo-pathologique aboutit ordinairement à

la suppuration : il se forme un *abcès*, et celui-ci se vide soit dans l'urèthre, soit dans le rectum, soit au périnée, laissant après lui dans la glande une *caverne* de grandeur variable, et parfois, à travers les tissus, un *trajet fistuleux*. Dans quelques cas enfin il en résulte une *atrophie* de l'organe.

La tuberculisation peut être bornée à la prostate ; mais d'ordinaire la dégénérescence occupe simultanément divers points de l'appareil génito-urinaire : vésicules séminales, testicule, vessie, reins. Souvent en outre les poumons sont pris aussi. Parfois enfin la tuberculisation de la prostate n'est qu'un élément d'une tuberculisation généralisée.

Symptômes. — La tuberculisation de la prostrate peut ne se trahir, à son début, par aucun signe appréciable ; d'autres fois elle se manifeste par des signes très-peu prononcés, ou qui peuvent égarer l'attention d'un autre côté : je veux parler de la constipation, du ténesme rectal.

On en pourrait dire autant de l'amaigrissement et de l'habitus que présentent les malades, ces signes attirant généralement les recherches vers d'autres appareils.

Les premiers signes accusés par le malade, qui peuvent attirer l'attention sur la prostate, sont généralement des signes de cystite du col : c'est de la douleur ou bien du ténesme vésical ; d'autres fois de la dysurie ou même de la rétention d'urine.

Ces signes, on le conçoit, n'ont pas par eux seuls une grande valeur au point de vue du diagnostic : ils ne précisent pas plus la nature de la maladie que son siège à la prostate ou bien à la vessie.

Que ces symptômes se soient ou non manifestés, apparaît presque toujours l'*hématurie*. Le sang peut s'écouler en dehors de la miction, et colorer le pus. Mais l'hémorrhagie même notable peut n'être constatée qu'au moment de la miction : le sang est alors plus ou moins mêlé à l'urine. — On a dit qu'il pouvait se trouver mêlé au liquide spermatique, qu'il colorait de nuances variables.

Il s'écoule par l'urèthre un liquide muco-purulent qui rappelle celui de la blennorrhagie. Ce symptôme, signalé pour la première fois par Ricord, expose à des erreurs très-graves.

L'*urine* ne présente pas de caractères particuliers, si ce n'est le sang qu'elle peut contenir, le pus qu'elle entraîne à son passage, et les dépôts provenant du catarrhe vésical qui peut exister à titre de complication.

Le *cathétérisme* peut ne donner aucun renseignement. Mais il se montre parfois un gonflement du col de la vessie, et la sonde est quelquefois arrêtée au niveau de la prostate. Quand il existe des cavernes, le cathétérisme peut devenir très–difficile.

Le *toucher rectal* fournit des renseignements variables suivant le cas : On perçoit le plus souvent à la base, tantôt au lobe droit, tantôt dans le gauche, presque toujours des deux côtés, quelquefois enfin au centre, un ou plusieurs noyaux durs. Le plus fréquemment, à côté de ces noyaux durs, on en trouve de ramollis. Nous n'avons jamais constaté l'augmentation de volume de la glande avant la période de suppuration. Quand cette dernière se produit, il y a des abcès de volume variable, et qui ne tardent pas à s'ouvrir dans l'urèthre, le rectum ou le périnée. (*V. Abcès de la prostate.*)

Comme la tuberculisation est rarement bornée à la prostate, on observe en même temps des signes de tuberculisation des autres parties de l'appareil génito-urinaire : épididyme, vessie, reins, et souvent aussi des signes de phthisie pulmonaire.

Marche. — D'une manière générale on peut dire qu'elle est plus rapide quand le poumon est pris, plus lente quand il reste indemne.

Diagnostic. — Les divers symptômes que nous venons d'étudier peuvent mettre sur la voie et trahir une tuberculisation de la prostate ; mais ils sont en revanche de nature à induire en erreur, et des praticiens très-expérimentés ont pu s'y tromper : prenant une tuberculisation prostatique à son début pour une *blennorrhée*, un *calcul vésical*. On pourrait encore confondre les tubercules avec des *calculs*, un *kyste*, un *cancer* de la glande.

Pronostic. — Il est toujours très-grave, mais il l'est d'autant plus que la tuberculisation est plus généralisée (testicule, poumons).

Traitement. — On combattra le catarrhe vésical consécutif, on calmera le ténesme vésical, on entretiendra la liberté du ventre. L'état général surtout sera l'objet d'une surveillance attentive : eupeptiques, toniques, analeptiques.

CHAPITRE VII

Abcès, Fistules, Cavernes de la Prostate.

Etiologie et Pathogénie. — Les suppurations de la prostate sont le plus souvent consécutives à la *prostatite aiguë ;* par ordre de fréquence nous trouvons ensuite les *tubercules ;* les *calculs prostatiques,* les *corps étrangers* du canal peuvent provoquer le même accident.

Anatomie pathologique. — La suppuration peut se faire sur un point, ou bien sur plusieurs, soit simultanément, soit successivement. Le contenu de ces *abcès* peut se frayer une voie sur divers points : soit dans l'urèthre, soit dans le rectum, soit, plus rarement vers le périnée. La poche vidée de son contenu purulent porte le nom de *caverne ;* par *fistule* on entend le trajet qui fait communiquer la caverne avec l'urèthre, le rectum ou la surface tégumentaire. Les cavernes peuvent présenter un nombre et des dimensions très-variables, depuis les plus petits foyers jusqu'à la fonte purulente complète de la glande. Si la muqueuse uréthrale forme valvule, il peut se faire que l'urine ne pénètre pas dans la caverne : mais le plus souvent cette dernière communique largement avec le canal, et constitue une sorte de poche supplémentaire contenant toujours de l'urine, et pouvant égarer les sondes. Quand elle communique avec le rectum, les matières fécales peuvent pénétrer dans la caverne ; et quand elle communique à la fois avec l'intestin et le canal de l'urèthre on a une fistule urèthro-rectale avec toutes ses conséquences. Le trajet fistuleux peut encore s'étendre de l'urèthre à l'extérieur au niveau du périnée.

Symptômes, diagnostic. — Quand la suppuration se forme, la fièvre s'allume, le ténesme et la douleur augmentent, le malade est inquiet, l'état saburral des premières voies s'accentue, ainsi que la constipation. Le toucher rectal est très-douloureux : mais il pourra toujours être pratiqué, à la condition que ce soit avec douceur. On constate alors que la glande a subi une augmentation de volume ; au lieu de la consistance habituelle, on trouve un ramollissement d'étendue variable, et le doigt perçoit une sensation d'élasticité ou une sensation de fluctuation véritable.

Le passage de la sonde, qui est très-douloureux et difficile, provoque parfois l'ouverture du foyer dans l'urèthre. D'ailleurs le pus ne tarde pas à s'évacuer spontanément, soit dans le rectum, soit plus fréquemment dans le canal, rarement au périnée.

On constate alors les signes de la fistule rectale, de la fistule recto-uréthrale ou de la fistule urèthro-périnéale. Si le foyer ne communique qu'avec l'urèthre, les signes sont variables et plus ou moins difficiles à percevoir. Quand la caverne est vaste, et communique largement, elle se remplit d'urine, et le bec de la sonde peut s'engager dans sa cavité. Mais si elle présente des dimensions restreintes et une ouverture étroite et anfractueuse elle se dérobe à l'exploration. Une sorte d'incontinence peut résulter de l'accumulation de l'urine dans la caverne, et de son expulsion ultérieure.

Pronostic. — Il est très-grave : d'abord parce que la suppuration trahit un état général mauvais, ensuite parce qu'elle

cntraine fréquemment après elle des accidents comme l'infiltration d'urine, sans parler des inconvénients qui accompagnent les cavernes et les fistules qu'elle laisse après elle.

Traitement. — Faut-il laisser l'abcès s'ouvrir spontanément, ou faut-il inciser aussitôt que la suppuration est établie ?
Il peut y avoir lieu d'intervenir, notamment quand l'abcès
fait saillie dans le rectum, ou au périnée. Mais ces cas sont
rares, et l'intervention exige une grande prudence et une
grande habileté. Le plus souvent d'ailleurs le pus se porte
vers l'urèthre, dans lequel l'abcès s'ouvre spontanément. Dans
quelques cas, c'est en voulant pratiquer le cathétérisme, qu'avec
le bec de l'instrument on donne issue à la matière purulente.

Quand il y a rétention d'urine, on vide la vessie avec
une sonde molle de moyen calibre et présentant une grande
courbure. (Voir en outre le traitement de la prostatite aiguë
simple).

CHAPITRE VIII

Abcès péri-prostatiques.

Définition. — Ce sont ces abcès qui siègent contre la prostate et peuvent en imposer pour un abcès occupant la glande
elle-même. Ils ont été étudiés surtout par Demarquay.

Etiologie et pathogénie. — Ils paraissent consécutifs plus
particulièrement au cathétérisme et à la blennorrhagie répétée.

Siège. — Ils peuvent occuper divers points de la périphérie
de la glande, mais on les rencontre plus fréquemment vers
la partie postéro supérieure de la face rectale.

Symptômes et diagnostic. — Il survient tout d'un coup des
envies fréquentes d'uriner, et des difficultés de les satisfaire ;
en même temps le malade éprouve dans le périnée et dans

l'anus une sensation de pesanteur douloureuse. La fièvre est plus ou moins vive. Le cathétérisme est douloureux, douloureux aussi le toucher rectal qui fait reconnaître sur la face rectale de la prostate, et assez haut, un foyer purulent. Le pus s'ouvre soit dans l'urèthre, soit dans le rectum : dans un cas de Demarquay, le pus avait fusé du côté de l'espace ischio-rectal, et dans la gaine de la verge.

Ces divers signes montrent la difficulté qu'il y a à distinguer l'abcès périprostatique de l'abcès intraglandulaire. Une fluctuation plus nette cependant et une tumeur moins circonscrite militent plutôt en faveur de l'abcès périprostatique.

Pronostic — Variable suivant le cas, il est cependant, d'une manière générale, moins grave que celui de la fonte purulente de la glande elle-même

Traitement. — A l'incision par le rectum, Demarquay préfère l'incision par le périnée.

CHAPITRE IV.

Ulcérations de la prostate.

Les ulcérations de la prostate peuvent présenter une étendue et une profondeur variables. Consécutives soit à un cathétérisme, soit à une inflammation, soit à des tubercules, soit à la présence de calculs, elles ne présentent rien de particulier dans leur nature, pas plus d'ailleurs que dans leurs symptômes ou leur traitement, car elles ne peuvent être reconnues avec certitude du vivant du malade.

CHAPITRE X

Atrophie de la prostate.

On doit réserver le nom d'*atrophie* pour ces états carac-térisés par la diminution, la disparition graduelle des éléments constitutifs de la glande. Il faut en distinguer ces faits dans lesquels la glande détruite par la suppuration se trouve réduite à une coque de dimensions plus ou moins restreintes. C'est par un abus de langage que l'on appelle *atrophie congénitale* l'arrêt de développement de la prostate, puisqu'il n'y a pas eu d'état normal antérieur.

La véritable *atrophie* s'observe consécutivement à la compression exercée par des tumeurs, des tumeurs fibreuses notamment. Des calculs peuvent amener le même résultat (Civiale). L'épuisement peut entraîner l'atrophie de la prostate, chez les phthisiques notamment (Thompson) ; il faut distinguer ces cas de ceux où la glande a été détruite par des abcès tuberculeux. Quant à l'atrophie sénile, admise par Thompson, elle est rejetée par Civiale, Phillips, etc.

Très-obscurs d'ailleurs, les symptômes de cette affection ne nous arrêteront pas, car elle ne comporte pas de traitement.

CHAPITRE XI

Hypertrophie de la prostate.

Synonymie. — Engorgement sénile de la prostate.
Définition. — On désigne ainsi une tuméfaction partielle

ou générale de la glande, indépendante d'une inflammation ou d'une tumeur, et se développant entre cinquante et soixante ans.

Étiologie et pathogénie. — La seule condition bien établie de l'hypertrophie de la prostate, c'est la sénilité : ainsi, on ne la rencontre jamais avant cinquante ans, et c'est ordinairement entre cinquante-cinq et soixante ans qu'elle se développe. — Les excès de coït, les écarts de régime, l'usage des boissons et des aliments excitants, les professions qui exigent la position assise prolongée, etc., peuvent bien provoquer des congestions du petit bassin et des inflammations soit de la région profonde de l'urèthre, soit de la glande elle-même ; mais ces diverses conditions ne sont pas de nature à entraîner l'hypertrophie. — Les rétrécissements de l'urèthre ne sauraient non plus être incriminés. — Quant à la pierre, il ne faut pas voir dans une coïncidence une relation de cause à effet.

Fréquence. — Il ne faudrait pas exagérer la fréquence de cette affection ; mais il ne faut pas oublier en revanche que certaines formes d'hypertrophie, ne gênant pas la miction, passent inaperçues. En somme c'est une affection très-commune, pour laquelle le médecin est très-souvent consulté.

Anatomie et physiologie pathologiques. — L'altération sénile peut entraîner une augmentation de volume très-variable, depuis la grosseur d'un marron jusqu'à celle d'un œuf de poule ou même de dinde. Cette tuméfaction peut être générale ou partielle.

Quand la tuméfaction est générale, la configuration de la glande peut n'être pas modifiée, et l'urèthre n'est pas déformé. Seulement l'orifice interne de ce canal se trouve soulevé ; la base de la prostate se trouvant plus grosse, le plancher vésical reste fixe, mais l'orifice du col cesse d'être au même niveau, il est porté au-dessus. Résultats : la vessie pour se vider complétement est obligée de faire effort, ses fibres musculaires s'hypertrophient, surtout au niveau du bas-fond ; du défaut de compensation de cette hypertrophie résultent la *stagnation* d'une quantité variable d'urine dans le réservoir, l'*inflammation chronique de la muqueuse vésicale*, la *néphrite interstitielle consécutive, l'intoxication urineuse chronique*. Cette forme d'hypertrophie cependant constitue en général au libre écoulement de l'urine un obstacle moins considérable que les formes suivantes ; aussi les conséquences sont-elles en général plus lentes à se produire et moins prononcées. — Outre l'augmentation du diamètre vertical, sensible surtout à la base, dont nous venons de parler, l'hypertrophie en masse entraîne l'augmentation des autres diamètres, et notamment une élongation de la prostate : d'où résulte un allongement de la portion prostatique de l'urèthre, dont le calibre, en même temps, est augmenté. Il peut alors arriver (Sœmmering) que le col de la vessie soit dilaté et qu'il se produise une incontinence d'urine.

Au lieu de porter sur l'ensemble de la glande, l'engorgement peut être borné à l'un des lobes latéraux, ou du moins y prédominer notablement. Le lobe hypertrophié fait alors saillie dans le canal, dont le diamètre se trouve diminué, et qui subit de ce fait une déviation se traduisant pendant le cathétérisme par une déviation du bec de la sonde fidèlement traduite par le mouvement du pavillon.

Si les deux lobes latéraux sont augmentés de volume simultanément et d'une manière uniforme, « ils font l'un et l'autre saillie dans la vessie et dans l'urèthre. Leur proéminence dans le canal peut être suffisante pour qu'ils se mettent en contact par la partie la plus saillante de leur connexité, de telle sorte que la partie correspondante de l'urèthre est bifide ; elle présente deux rigoles superposées de telle sorte que la section du canal en ce point, par un plan vertical perpendiculaire à l'axe de l'urèthre, présenterait à la coupe la forme d'un sablier. En d'autres termes, le contact des deux lobes latéraux divise souvent l'urèthre en deux canaux de forme irrégulièrement prismatique et triangulaire, situés l'un au-dessus, l'autre au-dessous du point de contact, et disposés de telle façon que ces deux conduits se touchent par une de leurs arêtes » (Dodeuil). Cette tuméfaction de l un des lobes ou de tous les deux peut être plus ou moins irrégulière, et la déformation du canal peut être très-variable.

Le lobe moyen en s'hypertrophiant peut acquérir des dimensions variables, jusqu'à la grosseur d'un œuf de poule. Les lobes latéraux l'empêchant de se porter vers le canal, c'est du côté de la vessie qu'il se développe.

Le lobe moyen de la prostate cependant peut s'insinuer entre les lobes latéraux, les maintenir écartés, et, empêchant ainsi l'occlusion du col vésical, installer l'incontinence d'urine (Mercier).

L'altération sénile peut se localiser à la surface de l'un des lobes, et former dans l'urèthre des saillies variables, largement implantées, ou pédiculées. Il en résulte des déviations très-diverses de l'urèthre. Elles peuvent empêcher l'occlusion du col et amener l'incontinence. D'autres fois elles font office de valvules.

Quant au *processus histologique* constituant l'engorgement, il peut présenter plusieurs formes : tantôt il s'agit d'un excès de développement du tissu glandulaire lui-même, le fait est très-rare ; tantôt il y a au contraire un excès de développement du stroma conjonctivo-musculaire, c'est la forme ordinaire ; on observe quelquefois une hypertrophie portant à la fois et en proportions à peu près égales sur la charpente conjonctivo-musculaire et sur le tissu glandulaire. On trouve presque toujours de la gravelle prostatique dans les acini et dans les canaux glandulaires. Les Vésicules Séminales ont toujours subi des altérations de nutrition plus ou moins profondes, et les Canaux Éjaculateurs sont détruits par la compression. (Voir en outre : *hypertrophie de la vessie* p. 668, *paralysie de la vessie* p. 671, *inertie, paresse de la vessie, stagnation d'urine* p. 672, *rétention d'urine* p. 674, *incontinence, pseudo-incontinence* p. 690, *catarrhe vésical* p. 624.)

asystolie vésicale p. 704, *néphrite interstitielle consécutive* p. 754, *intoxication urineuse* p. 819.)

Signes révélateurs. — L'exploration directe méthodique permet seule d'établir l'existence, le degré, les caractères divers de l'hypertrophie confirmée. Pour pratiquer cet examen il faut évidemment que le chirurgien y soit amené par la considération de divers phénomènes morbides accusés par le malade. De ces désordres, aucun ne constitue une manifestation directe et exclusive de l'état anatomique de la glande : on peut d'une manière générale formuler leur signification en disant qu'ils traduisent soit un obstacle au libre écoulement de l'urine, soit une ou plusieurs des conséquences qu'entraîne cette stagnation consécutive.

C'est graduellement que se développe l'hypertrophie de la prostate, la déformation qui la caractérise est variable, les altérations consécutives sont diverses : rien d'étonnant si les troubles morbides varient dans leur nature, leur intensité, leur précocité, leur nombre, etc. Ces symptômes peuvent accompagner d'autres maladies que l'engorgement prostatique ; celui-ci en revanche peut se trahir par des phénomènes éloignés, de nature à égarer le diagnostic en attirant les recherches sur d'autres appareils qui ne sont pas en cause ou dont l'altération est consécutive à l'obstacle prostatique. Il importe donc de ne pas se méprendre sur la signification de ces phénomènes qui ne sont pas, il s'en faut, l'indice constant d'une hypertrophie de la prostate, mais dont l'apparition commande en tout cas l'exploration méthodique, base positive sur laquelle s'établira le diagnostic.

Ce n'est qu'après cinquante ans et plus particulièrement *entre cinquante-cinq et soixante ans* que se développe l'engorgement sénile de la prostate. L'âge du malade constitue une importante présomption.

Les malades éprouvent de fréquents besoins d'uriner, et cette *fréquence des mictions* est particulièrement *nocturne*, contrairement à ce qui se voit pour les calculs et en général pour les maladies de la vessie qui provoquent le besoin d'uriner, plutôt pendant le jour et à la suite d'une fatigue, d'une marche, d'une course à cheval ou en voiture.

Souvent les malades se lèvent pour rendre seulement quelques gouttes d'urines; mais d'autres fois la quantité du liquide est réellement plus considérable qu'à l'état normal. Cette *polyurie*, *nocturne* aussi, traduit maintes fois une néphrite interstitielle consécutive, mais elle paraît liée souvent à l'altération même de la prostate (Mercier), et, dans certains cas à la présence dans la vessie de la quantité variable d'urine altérée qui s'y trouve retenue.

La miction est presque toujours douloureuse, et il importe de préciser le moment où se produit cette *douleur*. Quand il s'agit d'un calcul de la vessie, le malade souffre à la fin de la miction, parce que la vessie vide se contracte directement sur le calcul ; dans l'hypertrophie prostatique au contraire, la déplétion de la vessie calme la souffrance.

Plus ou moins aminci chez le rétréci, le *jet* du prostatique se caractérise surtout par sa *faiblesse*, et les efforts du patient sont impuissants à lui imprimer une plus grande force. Le chirurgien doit toujours faire uriner le malade en sa présence.

L'*hématurie* peut s'observer, tout comme dans les cas de calculs vésicaux, de fongus, de rétrécissements anciens et d'inflammations chroniques de l'urèthre. Je ne parle pas de la tuberculose, qui s'observe au contraire dans la jeunesse.

Les caractères de l'*urine* elle-même varient suivant l'état de la muqueuse vésicale ; elles sont le plus souvent catarrhales

Le malade ne vide jamais complétement sa vessie (*stagnation*): après chaque miction il reste toujours dans le réservoir urinaire une quantité variable d'urine. Si en effet on sonde le malade aussitôt après qu'il a fini de pisser, l'instrument évacue encore une notable quantité de liquide. Celui-ci est ordinairement plus ou moins chargé, car à chaque miction c'est la partie supérieure limpide qui s'écoule, tandis que les dépôts, tombant dans les régions inférieures, restent dans le bas-fond.

Il peut survenir une *rétention complète*. Tantôt celle-ci a été précédée pendant un temps variable de difficultés plus ou moins grandes; tantôt elle s'installe d'emblée, sans qu'il se soit produit avant des troubles dysuriques bien nets.

Au lieu de la rétention, c'est l'*incontinence* qui s'observe dans certains cas où l'altération est disposée de manière à empêcher l'occlusion de l'orifice vésical : l'urine alors s'écoule au fur et à mesure de son arrivée par les uretères, sans emmagasinement préalable dans le réservoir.

Mais il ne faut jamais oublier que cette condition est rare. Presque toujours les *mictions involontaires* dont se plaignent les malades ne sont *pas des incontinences vraies*. La nature et la signification de ces *pseudo-incontinences* sont toutes différentes : il s'agit au contraire d'une véritable rétention. L'urine s'est accumulée dans le réservoir, celui-ci s'est laissé distendre, il est *engorgé* ; le liquide, continuant toujours à affluer, exerce sur les parois une pression excentrique de plus en plus forte ; le col se laisse *forcer* et livre passage au *trop-plein*, qui *déborde* ainsi d'une manière plus ou moins continue, en dehors de la volonté du malade (*miction par regorgement*). On doit alors pratiquer le cathétérisme, et l'on évacue une quantité de liquide souvent considérable, au grand étonnement du malade qui se plaignait au contraire de trop bien *vider* sa vessie.

Les prostatiques sont toujours *constipés*, et cette constipation aggrave leur état à divers points de vue : irritation mécanique locale, congestion du bassin, troubles gastriques, et, dans certains cas, intoxication stercorale chronique venant s'ajouter à l'intoxication urineuse chronique.

Signalons enfin les troubles *dyspeptiques*, les désordres *nerveux* et *psychiques*, *la cachexie* spéciale, sans parler des complications diverses liées à l'état de la *vessie* et à la *néphrite interstitielle* consécutive.

Exploration méthodique, cathétérisme explorateur. — On doit y recourir quand le malade accuse des phénomènes pouvant faire soupçonner l'existence d'un engorgement prostatique.

On se servira de la sonde coudée de Mercier, ou mieux encore d'une sonde également à petite courbure, mais dont le coude soit émoussé, comme la sonde de Caudmont, de Thompson ou de Guyon.

Le malade sera placé sur un lit, dans la position indiquée pour le cathétérisme ordinaire. Les précautions et les ménagements indiqués ailleurs seront observés. L'instrument sera introduit suivant les règles qui président à la manœuvre des instruments à bec court et à courbure brusque. Nous ne nous y arrêterons pas une nouvelle fois. Nous rappellerons seulement qu'on doit apporter ici dans le maniement du cathéter un redoublement d'attention, et s'attacher plus que jamais à percevoir aussi nettement que possible les sensations transmises par la sonde, car ces sensations traduisent l'état du canal dont on se propose justement de déterminer la disposition exacte.

L'anatomie et la physiologie pathologique font prévoir les résultats que fournira suivant les cas l'exploration directe. Ces résultats varient suivant que l'engorgement porte : sur les deux lobes également, — sur l'un des deux lobes, — sur les deux lobes inégalement, — ou sur la paroi inférieure.

Quand il s'agit d'une hypertrophie générale sans déformation, on ne constate qu'un allongement de la portion prostatique de l'urèthre et une élévation plus grande de l'orifice vésical. Ce qui se reconnaît aux phénomènes suivants : d'abord le bec de la sonde hésite au niveau du bec de la prostate, puis l'instrument s'avance sans obstacle, mais on est obligé de lui faire parcourir un chemin plus long pour arriver dans la vessie, l'extrémité remonte en suivant un plan incliné tandis que le pavillon s'abaisse entre les cuisses du malade beaucoup plus qu'à l'état normal.

Quand l'un des lobes est hypertrophié, l'urèthre se dévie du côté opposé, et le bec de la sonde doit dévier lui-même pour suivre la lumière du canal ; ce mouvement est traduit fidèlement dans son sens et dans son degré par la plaque que porte le pavillon.

Si l'un et l'autre lobes sont hypertrophiés, il existe deux tuméfactions à des hauteurs différentes, et par suite deux déviations successives de l'urèthre. Dans ces cas, le bec contourne d'abord le premier promontoire en subissant une inclinaison dont le sens et le degré sont transmis au pavillon, comme dans le cas d'engorgement unilatéral ; — puis l'instrument reprend sa direction primitive ; — ensuite il s'incline de nouveau pour contourner la seconde saillie ; — il se redresse enfin définitivement pour entrer dans la vessie.

Quand il y a une saillie à la portion sus-montanale, l'extrémité de la sonde rencontre un obstacle, mais elle le franchit si on imprime au pavillon un mouvement d'abaissement qui se traduit par un mouvement ascentionnel du bec qui arrive ainsi dans la vessie. Quand on retire l'instrument, l'extrémité vésicale sort par un mouvement de descente.

Pour reconnaître les saillies prostatiques développées du côté de la vessie, on introduit la sonde dans le réservoir. La maintenant horizontale, on la retire de manière à appliquer le bec contre le col ; on fait subir à l'instrument un mouvement de rotation sur son axe, un demi-tour de clef. S'il existe une tumeur faisant saillie derrière le col, elle arrête à un moment donné le mouvement de rotation ; mais celui-ci peut être continué en arrière de la tumeur, c'est-à-dire si l'on relève le bec en le portant en arrière.

Pour ce qui est de la valvule du col, nous lui consacrons plus loin un paragraphe spécial.

Toucher rectal.— On peut le pratiquer, le malade reposant sur ses coudes et sur ses genoux ; quelques chirurgiens préfèrent le décubitus dorsal, qui permet l'exploration bimanuelle : l'index d'une main porté dans le rectum, l'autre main s'applique au-dessus du pubis. Cette manœuvre doit s'effectuer avec précaution, à cause de la douleur qu'elle provoque parfois. Le doigt explore la face postérieure de la prostate dont il constate l'étendue, l'état uni ou bosselé, le degré de consistance, la sensibilité, etc. Les renseignements que fournit ce mode d'exploration sont assez restreints comme on voit, mais on ne doit pas cependant les négliger car ils ne laissent pas que d'être fort utiles.

Pronostic. — C'est une affection très-sérieuse à cause des désordres consécutifs très-grands qu'elle entraîne à sa suite.

Traitement. — Contre l'hypertrophie elle-même il n'y a rien à faire de sérieux, et le seul traitement rationnel consiste à amender, supprimer ou prévenir, suivant les cas, les désordres que crée l'obstacle au libre écoulement de l'urine.

S'il y a une rétention, on la fera cesser. En tout cas, il faudra parer à la stagnation par le cathétérisme : on apprendra le malade à se sonder lui-même, et il videra sa vessie au moins deux fois par jour, trois ou quatre fois si la muqueuse vésicale est notablement altérée, si les urines présentent un état catarrhal avancé. On pratiquera dans la vessie des injections antiseptiques et modificatrices de la muqueuse vésicale en suivant les règles données ailleurs, à propos du catarrhe vésical. Le malade devra se servir, non d'une sonde en métal, mais d'une sonde en gomme élastique à grande courbure qui sera maintenue soigneusement en bon état, et qui sera remplacée dès qu'elle présentera un commencement d'altération, aussitôt notamment qu'elle commencera à s'écailler.

L'état général du malade, les fonctions intestinales, les fonctions gastriques, les fonctions de la peau seront l'objet de soins attentifs.

Quant aux désordres multiples qui peuvent se présenter, il est à peine besoin de dire qu'ils exigent l'intervention du praticien. Mais nous ne pouvons y revenir ici, les ayant étudiés ailleurs dans divers chapitres auxquels nous avons déjà renvoyé tout à l'heure à propos de la physiologie pathologique.

CHAPITRE XII.

Valvules du col de la vessie.

Définition. — Cette affection a été très-bien étudiée par Mercier qui la définit : une saillie anormale du bord postérieur ou rectal de l'orifice de la vessie, saillie telle qu'elle vient recouvrir le bord antérieur, et s'oppose, comme le ferait une soupape, à la sortie de l'urine.

Étiologie et pathogénie, anatomie et physiologie pathologiques. — Il y a deux espèces de valvules, et chacune reconnaît un mode de production différent : — Dans certains cas il s'agit simplement d'une hypertrophie localisée à la portion sus-montanale de la prostate (*valvule prostatique* de Mercier), et la pathogénie n'est autre que celle des engorgements séniles de la glande. -- La seconde espèce (*valvules musculaires*) qui consiste dans l'exagération d'un état normal, se développe de la manière suivante : une inflammation de la région profonde de l'urèthre, un rétrécissement, un calcul vésical, provoquent et entretiennent un état de spasme, de contracture dans le col vésical. Ce trouble, simplement fonctionnel au début, finit par entraîner une altération de structure. Le col est formé par des fibres disposées en anses dont la partie moyenne est en arrière, et dont les extrémités sont en avant ; la contraction de ces anses porte en avant le bord postérieur du col qui forme ainsi soupape. Les modifications anatomiques qui se produisent ont pour conséquence de rendre permanente cette disposition. La valvule alors forme une lame constituée par la muqueuse adossée à elle-même ; entre les deux feuillets muqueux, se trouvent des fibres musculaires. L'épaisseur, la hauteur, l'inclinaison de ce repli sont variables.

Symptômes et diagnostic. — Les troubles de la ⸺ction sont très-variables, et peuvent aller jusqu'à la rétentio⸺ complète ; variables aussi les phénomènes douloureux. Et ⸺ela se comprend, car la disposition de la valvule présente de nombreuses variétés, sans compter qu'il se produit des dé⸺rdres du fait de la lésion primitive des voies urinaires.

L'exploration directe permet seule de déterminer la cause des phénomènes morbides. On se sert de la sonde cou⸺ée de Mercier, ou bien d'une sonde analogue, mais ayant le ⸺oude émoussé (sondes de Caudmont, de Thompson, de Guy⸺). On l'introduit suivant les règles qui président à sa man⸺uvre. Quand l'extrémité arrive dans le voisinage du col, e⸺e pénètre dans la vessie par un mouvement graduellement ascentionnel s'il s'agit d'une hypertrophie de la portion sus-montanale de la prostate ; quand on a à faire à une valvule musculaire, l'extrémité de l'instrument est arrêtée, on sent le bec presser par sa face postérieure sur la face antérieure du repli valvulaire. Il faut alors, au lieu de pousser la sonde suivant son axe, abaisser le pavillon entre les cuisses du malade, ce qui a pour conséquence d'imprimer au bec un mouvement d'élévation qui le porte dans la vessie. La main perçoit alors une secousse, un ressaut ou soubresaut caractéristique. La face antérieure de la valvule ainsi reconnue, il reste à en explorer la face postérieure : pour cela, la sonde étant maintenue dans la vessie, on la retire un peu de façon à appliquer la face antérieure du bec contre la lèvre antérieure du col ; on imprime alors à l'instrument un mouvement de rotation sur son axe, un tour de clef : nous avons vu ailleurs qu'une tumeur prostatique faisant saillie dans la vessie en arrière du col, s'opposait au tour complet, à moins d'élever le bec par l'abaissement du pavillon ; s'il s'agit d'une valvule musculaire, cette précaution est inutile, et le tour complet s'exécute sans obstacle. Au moment où le bec tourné en bas est derrière le repli valvulaire, on sent qu'on accroche ce dernier en tirant doucement sur l'instrument. En retirant la sonde : au moment où le bec descend au-devant de la valvule, la main perçoit un nouveau soubresaut. — Inutile d'ajouter que pour être non-seulement fructueuses, mais même inoffensives, ces explorations exigent de la part du chirurgien beaucoup d'habitude et une grande légèreté de main.

Le toucher rectal permet de constater le volume et l'état de sensibilité de la prostate.

Pronostic. — Il est grave, à cause des désordres qu'entraîne cette variété d'obstacle.

Traitement. — Le traitement palliatif consiste à parer à la rétention d'urine, et à modifier l'état morbide de la vessie. — Quant au traitement curatif : outre la *compression* qui a été abandonnée, et la *cautérisation* qui est généralement insuffisante, il comprend l'*incision* et l'*excision*.

Mercier pratique l'*incision* à l'aide d'un instrument qui présente la forme de sa sonde coudée, et qui porte une lame cachée : à l'aide d'un ressort on fait saillir la lame en diagonale dans la concavité de l'instrument. Celui-ci introduit dans la vessie préalablement distendue par une injection, et le bec plongeant derrière la valvule, le chirurgien fait saillir lalame qui coupe la valvule de son bord libre à son bord adhérent. — Le même chirurgien se sert encore d'un autre instrument qu'il a également imaginé dans le même but : celui-ci à la forme d'un lithotriteur dont le bec mâle susceptible de se cacher complétement dans le bec femelle serait une lame à plan antéro-postérieur, et dont les bords antérieur et postérieur seraient également tranchants. L'instrument introduit fermé dans la vessie, et le bec plongeant derrière la valvule : la branche femelle maintenue fixe, on tire la branche mâle ; dans le mouvement qui lui est imprimé d'arrière en avant, la lame coupe la valvule avec son bord antérieur ; on repousse la branche mâle, et dans ce second mouvement la lame coupe encore la valvule, avec son tranchant postérieur cette fois. — La douleur n'est pas très-forte, mais l'hémorrhagie peut être abondante. — On place une sonde dans la vessie pour empêcher la réunion des bords de la plaie.

On peut encore recourir à l'*excision* pratiquée avec l'instrument de Mercier.

On ne doit recourir à ces opérations que dans des cas bien déterminés ; le plus souvent il sera plus sage de s'en tenir à l'évacuation méthodique de la vessie par le cathétérisme pratiqué deux, trois ou quatre fois par jour suivant les cas.

CHAPITRE XIII

Cancer de la prostate.

Nous ne nous étendrons pas longuement sur cette affection, car elle est rare, difficile à diagnostiquer et au-dessus des ressources de l'art.

Le cancer de la prostate s'observe chez l'enfant et chez les hommes d'un certain âge. — Les diverses variétés ont été observées, mais on a rencontré plus fréquemment l'encéphaloïde.

Les symptômes qui l'accompagnent sont des troubles divers de la miction, la tuméfaction de la prostate, l'hématurie, les douleurs et la cachexie.

L'intervention du chirurgien se borne à combattre la rétention et à calmer les douleurs.

CHAPITRE XIV

Kystes de la prostate.

Ce sont des altérations sans intérêt clinique. Ces kystes peuvent être constitués par un glandule dilaté et contenant un liquide jaunâtre ou par un petit amas de concrétions enkystées. Quant aux kystes hydatiques, ceux qui ont été observés semblent plutôt s'être développés dans les environs de la prostate que dans la glande elle-même.

CHAPITRE XV

Spasmes, contracture, névralgie du col vésical.

Ce que nous avons dit du spasme et de la névralgie de l'urèthre (pages 400 et 405) nous permettra d'être bref sur les états nerveux du col vésical. Qu'ils occupent en effet la vessie, le col vésical ou l'urèthre, ces états nerveux prêtent à des considérations et présentent des indications analogues.

Nous nous occuperons seulement de la *contracture du col.* Étudié surtout par Caudmont dont les idées se trouvent développées dans les écrits de plusieurs de ses élèves (Ernest Pomié, Marin y Granadas, Basset, Delefosse), cet état est tantôt secondaire, c'est-à-dire lié à une lésion locale, comme un rétrécissement, etc, tantôt primitif et sous la dépendance d'un état général. Caudmont l'a défini « un état morbide caractérisé par des troubles dans l'émission de l'urine, souvent par de la douleur et dépendant de la contraction *involontaire et permanente* des muscles de Wilson et de Guthrie et des lèvres de l'orifice uréthro-vésical ». (Delefosse.) Pour Mercier, la lèvre postérieure du col serait seule le siège de la contracture.

Symptômes et diagnostic. — Les malades éprouvent en urinant une sensation douloureuse de chaleur. Plusieurs souffrent en outre dans divers points : à l'anus, aux aines, à la région lombaire.

Le jet de l'urine est variable : tantôt il est diminué dans

son calibre, comme chez le rétréci : tantôt il est diminué dans sa force, comme chez le prostatique.

Les envies d'uriner peuvent être très-pressantes.

L'exploration directe se fait avec la *bougie à boule*, comme pour les rétrécissements de l'urèthre (V. p. 340). La bougie arrive, sans accuser de phénomène notable, jusqu'à la portion membraneuse. Là elle est arrêtée, et sa présence provoque de la douleur ; elle passe cependant, et son trajet dans la région membraneuse est douloureux. Quand la boule parvient dans la région prostatique il se produit une accalmie qui dure jusqu'à ce qu'on atteigne le col vésical : à ce niveau, nouvel obstacle et nouvelle douleur. Puis la sonde arrive dans la vessie. Quand on retire l'instrument, on provoque encore de la douleur, mais la boule n'est pas inquiétée dans sa progression. Quand il existe un rétrécissement on le reconnaît à la sensation spéciale transmise par l'instrument au moment où la boule franchit l'obstacle en se dirigeant vers la vessie, puis quand elle revient vers le méat. De plus on n'a qu'à prendre ensuite une bougie plus grosse : la contracture la laisse passer, tandis qu'un rétrécissement ne se laisserait pas franchir.

Traitement. — S'il existe une *affection locale*, on devra avant tout s'attacher à traiter celle-ci. Dans le cas contraire, on s'adressera à la fois à l'*état général* et à la *contracture* elle-même.

De nombreux moyens ont été proposés contre la contracture. Ceux qui donnent les meilleurs résultats sont les suivants : Passage tous les deux ou trois jours de bougies en cire molle d'un diamètre graduellement croissant ; — instillations faites avec une solution caustique, et notamment avec le nitrate d'argent, le nitrate acide de mercure, le chlorure de zinc ; etc.

VÉSICULES SÉMINALES, SPERME

CONFLUENT GÉNITO-URINAIRE

Anatomie

Les vésicules séminales sont deux organes creux annexés
à l'appareil génital. Elles constituent un double réservoir
dans lequel la liqueur séminale, élaborée d'une manière continue par la glande testiculaire, s'accumule avant d'être à de
certains moments projetée au dehors. — En outre leur surface interne sécrète un liquide qui se mêle au sperme et le
rend plus fluide. — Chaque *vésicule séminale* est pourvue d'un
conduit excréteur s'ouvrant dans la région profonde de l'u-
rèthre, ce sont les *canaux éjaculateurs*.

Ces deux réservoirs ont la *forme* d'un cône mamelonné,
aplati, à grosse extrémité postérieure. — Leur *direction* est
oblique en avant, en bas et en dedans. — Leurs *dimensions*
sont en moyenne : longueur $0^m,05$, largeur $0^m,02$, épaisseur
$0^m,01$. — Ces deux organes sont *situés* entre la vessie et le
rectum, derrière la prostate, en dehors chacun du canal déférent correspondant. Ils affectent les *rapports* suivants :

Leur face antéro-supérieure est appliquée au bas-fond de
la vessie. Leur face postero-inférieure répond au rectum.

Le bord interne s'applique à l'ampoule terminale du canal
déférent. Le bord externe est en rapport avec les plexus veineux de la région.

L'extrémité postéro-supérieure ou base, arrondie, bosselée,

tournée en haut et en dehors répond à l'extrémité inférieure de l'uretère.

L'extrémité antérieure, sommet ou col des vésicules, est amincie, dirigée en bas et en dedans : elle présente deux orifices : l'un par lequel pénètre dans le réservoir séminal le liquide arrivant par le canal déférent, l'autre par lequel passe dans le canal éjaculateur le contenu du réservoir.

L'examen de leur *conformation intérieure* montre que chaque vésicule est constituée par l'enroulement sur lui-même d'un canal flexueux d'une longueur moyenne de 12 centimètres, et pourvu de nombreux prolongements ramifiés, de culs-de-sac, ou de cœcums.

Structure. — Une *enveloppe commune* dont la couche inférieure a reçu de Denonvilliers le nom d'*aponévrose prostato-péritonéale* forme par son dédoublement deux loges latérales dans chacune desquelles est reçue la vésicule séminale correspondante. — Les *parois* elles-mêmes sont formées de trois couches : une externe fibreuse ; une moyenne composée de fibres musculaires lisses distribuées en faisceaux longitudinaux et en faisceaux circulaires ; une muqueuse tapissée d'un épithélium polygonal, et à la surface de laquelle viendraient s'ouvrir des *glandes* tubuleuses. — Les *artères* émanent de la vésicale inférieure et de l'hémorrhoïdale moyenne, branches de l'hypogastrique. Les *veines* se rendent dans les plexus veineux du bas-bond de la vessie. Les *vaisseaux lymphatiques* se rendent aux ganglions pelviens. Les *nerfs* viennent du plexus hypogastrique.

Les canaux éjaculateurs naissent des vésicules séminales dont ils constituent le canal excréteur, et se portent à travers la prostate, vers la région profonde de l'urèthre, dans laquelle ils vont s'ouvrir. Leur direction est oblique d'arrière en avant et de haut en bas. Accolés l'un à l'autre à leur origine, ils se séparent bientôt pour cheminer parallèlement à travers la portion postérieure de la prostate, de chaque côté de l'utricule prostatique et pour s'ouvrir enfin à

droite et à gauche de l'extrémité antérieure du verumontanum. Leur longueur est d'environ 25 millimètres. Leur calibre, qui est d'abord de 4 millimètres, diminue à mesure
qu'on le considère plus près de l'embouchure. Leurs parois se
composent de trois tuniques : une externe, fibreuse ; une
moyenne, musculeuse ; une interne, muqueuse.

Confluent génito-urinaire. — Les conduits éjaculateurs
s'abouchent dans la portion prostatique de l'urèthre ou canal
prostatique en sorte que celui-ci constitue un véritable *confluent des voies urinaires et des voies génitales*, que nous appellerons, pour abréger le langage : **Confluent génito-urinaire.**

On ne saurait trop se pénétrer de l'importance de cette région : dans l'état normal en effet elle est le point de départ de
réflexes dont le rôle est considérable en physiologie urinaire
et en physiologie génitale : ses lésions d'autre part ont un
retentissement profond sur l'un et sur l'autre appareil.

Sperme. Spermatozoïdes. — On donne le nom de sperme
à la liqueur fécondante du mâle. Il est constitué par le produit de sécrétion de la glande testiculaire qui en représente
l'élément essentiel, et par des éléments accessoires qui sont
les produits de sécrétion du canal déférent, des vésicules séminales, des glandules prostatiques, des glandes de Cowper et
des glandes de Littré.

La coloration en est blanchâtre, la consistance visqueuse,
et l'odeur *sui generis*. Sa saveur est légèrement salée ; sa densité est supérieure à celle de l'eau : sa réaction est légèrement alcaline ; il est soluble dans l'eau et les acides.

Après ce que nous venons de dire de sa composition, on
comprend aisément qu'elle est très-complexe. Mais faisant abstraction des éléments divers qui ne constituent en somme
qu'un simple véhicule, nous étudierons seulement les éléments essentiels, les *spermatozoïdes*.

Les *spermatozoïdes* qui représentent le principe fécondant
de la liqueur séminale, sont des petits corps microscopiques

composés d'une partie renflée, ovoïde et un peu aplatie qu'on appelle la *tête* ou le *corps*, et d'une partie allongée se terminant par une extrémité effilée, qu'on appelle la *queue*. La tête a 5 millièmes de millimètre de long, 3 millièmes de millimètre de large, et 1 millième de millimètre d'épaissseur : la longueur totale du spermatozoïde est de 5 centièmes de millimètre.

Quand on examine au microscope une goutte de sperme, on voit en nombre très considérable, les spermatozoïdes se mouvoir vivement en tous sens. C'est leur tête toujours qui marche en avant, et ils progressent par des ondulations transversales de leur queue. Ils parcourent ainsi environ 5 millimètres par minute, soit par seconde une distance égale environ à leur longueur. Cette vitesse représente une force relativement considérable : en effet, on les voit déplacer en les heurtant des lamelles épithéliales et des cristaux dix fois plus gros qu'eux-mêmes. — Après la mort, ces mouvements peuvent persister trente-six ou quarante-huit heures. Dans les organes génitaux de la femme, ils peuvent persister plusieurs jours. La température de 38° ou 40° est celle qui leur est la plus favorable ; au-dessus de 50° les mouvements s'arrêtent ; le froid produit le même effet. Une réaction alcaline faible augmente la vitalité des spermatozoïdes ; mais ils sont tués par une solution alcaline concentrée, et surtout par une solution acide même faible. Ces derniers faits rendent compte de certains cas de stérilité : à l'état normal les sécrétions de l'utérus et du vagin sont à réaction alcaline, et exaltent par conséquent la vitalité des spermatozoïdes : un état inflammatoire de ces organes rend acides les sécrétions, et dans ce milieu nouveau les spermatozoïdes sont détruits en sorte que la fécondation ne peut s'effectuer. L'électricité, les narcotiques, suppriment aussi les mouvements de ces corpuscules.

C'est ordinairement vers l'âge de seize ans que les spermatozoïdes apparaissent dans le sperme. Ils paraissent persister jusqu'à un âge très avancé : mais il ne faudrait pas, croyons-nous, se hâter de conclure de leur présence dans le sperme des vieillards à la fécondité de ce liquide : ils peuvent parfaitement exister et être doués de mouvements, sans posséder cependant les vertus fécondantes qui caractérisent les spermatozoïdes de l'homme plus jeune.

Quant à leur nature, deux opinions ont été émises : quelques physiologistes ont considéré les spermatozoïdes comme des animaux microscopiques ; mais on s'accorde généralement aujourd'hui à rejeter cette interprétation, et les prétendus animalcules spermatiques sont à peu près unanimement regardés comme des éléments anatomiques analogues aux cellules à cils vibratiles.

Leur développement, en effet, montre bien d'ailleurs leur nature. Ils prennent naissance dans les cellules des *conduits séminifères*, dans le testicule. Semblables aux cellules épithéliales, celles-ci portent le nom de *cellules spermatiques* (*ovules mâles*, de Ch. Robin). Ces cellules sont sphéroïdales ; elles se composent d'une membrane d'enveloppe (*membrane vitelline*) et d'un contenu (*vitellus*) composé de granulations nombreuses réunies par une substance amorphe. Le vitellus ne tarde pas à se segmenter, et les deux globules résultant de cette division s'entourent chacun d'une membrane d'enveloppe. Il se produit ainsi plusieurs segmentations successives : en sorte que la membrane d'enveloppe de la cellule primitive (*cellule-mère*), contient maintenant six ou huit petites cellules secondaires (*cellules filles*) Chacune d'elle contient un spermatozoïde dont la partie renflée occupe le centre et le filament terminal la périphérie Puis les enveloppes des cellules filles disparaissent, et les spermatozoïdes libres dans la cellule mère se montrent réunis parallèlement, toutes les têtes du même côté, et les filaments incurvés dans le même sens. L'enveloppe de la cellule-mère disparaît à son tour, et les spermatozoïdes alors se dispersent dans le milieu qu'occupait la cellule.

Physiologie,

Elaboré d'une façon continue par la glande testiculaire, le sperme progresse dans l'épididyme et dans le canal déférent par vis-à-tergo, et aussi par les contractions péristaltiques de ces conduits. Il s'emmagasine à la fois dans ces derniers et dans les vésicules séminales, et, à l'état normal, il ne passe dans l'urèthre qu'au moment de l'éjaculation, qui porte dans l'organe femelle le liquide fécondant. Ce résultat est favorisé par un phénomène préalable : *l'érection* sur lequel nous ne reviendrons pas (voir p. 5).

Sous l'influence des excitations génitales, le sperme passe des vésicules séminales et des canaux déférents, par les canaux éjaculateurs, dans la région prostatique de l'urèthre, dans le confluent uro-génital. Cette progression se fait sous l'influence des contractions à la fois des vésicules séminales, des canaux déférents et aussi des muscles qui expriment en quelque sorte la glande testiculaire.

En même temps, dans toute l'étendue de l'urèthre dilaté par par l'érection sont versés les produits de sécrétion des glandes de Littré et des glandules prostatiques.

Le sperme arrivé dans la portion prostatique de l'urèthre ne peut refluer dans la vessie, l'érection du vérumontanum barrant le passage en arrière ; il ne peut non plus s'échapper en avant au fur et à mesure de son arrivée, le canal se trouvant oblitéré à l'entrée de la portion membraneuse par la contraction du muscle de Wilson (Küss). S'accumulant de plus en plus dans cet espace étroit, le liquide acquiert une tension de plus en plus élevée. A un moment donné une brusque détente se produit dans la contraction du muscle de Wilson et le sperme est brusquement projeté à travers la portion antérieure de l'urèthre. Il se produit ainsi plusieurs contractions et détentes successives, ce qui rend compte de l'allure saccadée de l'éjaculation. Il convient aussi de tenir compte des contractions du muscle bulbo-caverneux.

La force de projection du liquide s'explique par la tension qu'il acquiert et aussi par la disposition du canal qu'il parcourt : l'urèthre maintenu béant pendant l'érection remplissant un rôle analogue à celui du canon de l'arme qui imprime au projectile un accroissement de vitesse.

Ces divers phénomènes sont régis par des réflexes qui ont leur point de départ dans la région prostatique où ils sont provoqués par la présence du sperme. A ces réflexes, bien entendu, il faut joindre ceux qui sont suscités par les excitations dont sont le siège les organes génitaux externes, et tout particulièrement le gland.

CHAPITRE I

Lésions des vésicules séminales.

Les vésicules séminales peuvent présenter des états pathologiques divers. Mais presque toujours ceux-ci sont dûs à l'extension d'altérations occupant les organes voisins. Les maladies des vésicules elles-mêmes sont peu connues, et cela tient à une double cause : leurs symptômes sont osbcurs et ils sont masqués par ceux qui accompagnent la lésion des organes voisins.

L'inflammation des vésicules séminales, qu'on pourrait appeler Spermatocystite affecte la forme aiguë, subaiguë ou chronique. Elle est consécutive généralement à une prostatite ou à une uréthrite. — Ordinairement elle se traduit par un sentiment de pesanteur au périnée, une sensation de corps étranger dans le rectum, de la constipation et de la douleur pendant la défécation. Il existe de l'excitation génésique, et il se produit des pertes séminales involontaires la nuit après des érections fugaces. L'émission du sperme est douloureuse. Dans le coït, l'érection est incomplète et l'éjaculation prématurée. Le toucher rectal est douloureux. — Le traitement sera surtout antiphlogistique. En même temps, on combattra la constipation par des laxatifs ou des purgatifs légers, on amendera la douleur et l'excitation génésique à l'aide de calmants et d'antiaphrodisiaques administrés soit par la voie gastrique, soit en lavements, soit en suppositoires.

Les **tubercules** s'observent dans les vésicules en même temps que ceux de la prostate. Ils peuvent atteindre les vésicules avant la glande, mais ils échappent au diagnostic tant que cette dernière n'est pas envahie. Il se produit à leur niveau des bosselures.

Les **cancers** de la vessie et de la prostate peuvent intéresser les vésicules séminales.

Dans l'hypertrophie de la prostate, les **canaux éjaculateurs** comprimés deviennent le siège d'un travail phlegmasique chronique aboutissant à leur oblitération.

Les vésicules séminales peuvent renfermer des concrétions auxquelles on donne le nom de *sympexions*. Ces concrétions de nombre, de forme et de volume variable, isolées ou agglomérées, friables, homogènes, sont formées d'une matière azotée. Elles peuvent s'engager dans le conduit éjaculateur, et provoquer dans leur trajet une crise douloureuse, une **crise de colique spermatique**.

Les vésicules peuvent être le siège de spasmes morbides entraînant des pertes séminales ordinairement nocturnes. Ces spasmes peuvent être sous la dépendance d'états morbides divers tels que : inflammation des vésicules séminales, lésions de la glande prostatique et de la portion profonde de l'urèthre, maladies de l'anus et du rectum, etc.

CHAPITRE II

Lésions du confluent génito-urinaire.

Il est une région de l'urèthre où les voies urinaires et les voies génitales, se réunisssent. Cette région que nous avons appelée Confluent Génito-urinaire joue un grand rôle dans la physiologie et dans la pathologie à la fois de l'appareil urinaire et de l'appareil génital. Point de départ de réflexes urinaires et de réflexes génitaux, ses altérations provoquent des troubles urinaires ou génitaux fréquents et variables :

Polyurie, ténesme vésical, fréquence des mictions, mictions douloureuses ou difficiles, rétention d'urine, miction incomplète (stagnation), incontinence d'urine, etc,

Et du côté des organes génitaux : excitations génitales diverses depuis un degré plus ou moins léger jusqu'au priapisme confirmé ; impuissance dans ses diverses formes : frigidité, érection impossible, incomplète, fugace, éjaculation anticipée, pertes séminales de formes et de degrés divers, stérilité.

L'étude de ces altérations ayant été faite dans divers chapitres de cet ouvrage, nous ne la reprendrons pas ici : ce serait nous condamner forcément à des redites. Qu'il nous suffise de rappeler les lésions diverses dont le confluent génito-urinaire peut être le siége, et les principaux états morbides susceptibles d'entraîner ces lésions :

Troubles congestifs liés à des hémorrhoïdes, à la diathèse goutteuse, à l'herpétisme ; —inflammation, dans la prostatite aiguë, subaiguë ou chronique ; ou, au cours de la blennorrhagie, congestion ou inflammation sans prostatite proprement dite ; — calculs de la prostate ; calculs de la vessie ; — médicaments divers susceptibles d'exercer des actions diverses : cantharides, atropine, bromure de camphre, etc ; — altérations consécutives à des rétrécissements de l'urèthre ; — hypertrophie de la prostate qui provoque non-seulement des troubles urinaires (fréquence des mictions avec ou sans polyurie, difficulté d'uriner, etc.), mais encore des troubles génitaux (impuissance, stérilité) ; — oblitération des canaux éjaculateurs ; — ulcérations du verumontanum ; — traumatismes ; — arrêts de développement ; etc.

CHAPITRE III

Pertes séminales, Pollutions, Spermatorrhée.

Définition, formes cliniques.— On désigne sous le nom de *pertes séminales*, ces évacuations de sperme qui, en dehors du coït, se produisent sous l'influence d'excitations insuffisantes pour produire ce résultat chez l'homme sain.

Chez l'homme continent il se produit, à des intervalles plus ou moins éloignés et notamment à l'occasion d'excitations diverses, pendant le sommeil de la nuit, des rêves érotiques qui provoquent une érection suivie d'éjaculation. De pareils faits n'ont rien à démêler avec la pathologie. — Si ces épisodes viennent à se renouveler assez fréquemment, on ne peut pas encore prononcer le mot de maladie, mais le sujet est évidemment déjà sur la pente d'un état morbide. — Il s'agit enfin d'un état pathologique confirmé, si les évacuations de sperme s'effectuent fréquemment, à l'occasion du moindre contact, de la moindre excitation produite pendant le sommeil à l'insu du malade ; à plus forte raison si l'accident arrive sans rêve érotique et si la santé s'altère. Plus tard, si la maladie persiste, l'éjaculation se produit sans érection préalable. Les mêmes phénomènes se montrant le jour, pendant l'état de veille, traduisent un degré plus avancé, une gravité plus grande. Une période vient enfin, où, soit de jour soit de nuit, à l'occasion de l'excitation la plus fugitive la semence s'échappe. La santé générale est alors profondément altérée, et le malade présente des troubles très-variés dans les divers appareils et notamment des troubles psychiques et des troubles nerveux. — Dans d'autres cas, assez fréquents, le sperme sort au moment de la miction, ou bien à la garderobe au moment où le bol fécal presse sur les vésicules séminales.

On a distingué les pertes séminales en *pollutions nocturnes* et *pollutions diurnes*. D'autres médecins (Roubaud) ont appelé *pollution* la perte de semence qui s'accompagne de l'orgasme vénérien, réservant le nom de *spermatorrhée* aux pertes séminales qui ne sont sollicitées par aucun désir vénérien, qui ne sont pas précédées de l'érection de la verge, et qui ne provoquent aucune sensation voluptueuse.

Toutes ces divisions sont artificielles, ou plutôt, ces dénominations s'appliquent à des formes ou à des degrés d'un même état morbide.

Ce qui importe au praticien, c'est de déterminer le degré, et surtout les conditions pathogéniques de ce trouble fonctionnel, afin d'instituer un traitement rationnel.

Étiologie et Pathogénie. — Trouble fonctionnel, les pertes séminales peuvent reconnaître des causes extrêmement variables. Une chose simplifie cependant la pathogénie, c'est que, dans la plupart des cas, ces causes agissent par l'intermédiaire d'une lésion qu'elles ont amenée dans l'appareil génital, et, plus particulièrement dans les voies spermatiques au niveau du confluent génito-urinaire. Il se passe, pour les organes génitaux, ce que nous avons vu pour les organes urinaires : Une lésion de ces derniers, maintes fois, se trahit uniquement par des désordres éloignés : digestifs, nerveux, psychiques, etc. Parfois, mais rarement, c'est la lésion éloignée, la lésion nerveuse par exemple, qui entraîne le désordre urinaire. Ce n'est même pas, ordinairement, l'altération du réservoir qui est le point de départ des accidents. Dans la pratique, c'est l'exploration de l'urèthre et de la prostate qui démasque la maladie réelle.

Pas plus certe que l'hypertrophie prostatique ne constitue à elle seule la pathologie urinaire, l'inflammation chronique du confluent génito-urinaire ne constitue à elle seule la pathologie génitale. Mais leur rôle pathogénique est extrêmement grand, et nous ne craignons pas de dire que *l'inflammation chronique du confluent génito-urinaire est aux fonctions génitales ce que l'engorgement de la prostate est aux fonctions urinaires.* Si l'on veut bien ne pas perdre de vue l'influence qu'exercent sur le fonctionnement d'une glande les irritations qui portent sur l'extrémité de son conduit excréteur, on n'aura pas de peine à comprendre que l'altération de la région qui nous occupe trouble plus ou moins profondément, non-seulement l'élaboration et l'émission du sperme, mais encore tous les phénomènes dont l'appareil génital est le siège (érection, sensation voluptueuse, fécondation). Quant aux troubles éloignés (troubles dyspeptiques, nerveux, psychiques, de la nutrition générale, etc.), ils accompagnent nécessairement tout désordre prononcé d'une aussi importante fonction.

Encore une fois nous ne nions pas l'existence des causes éloignées, des causes centrales notamment. Nous croyons seulement que, dans la pratique il ne faut pas les accepter à la légère : car il est rare qu'il y ait lieu de les invoquer, presque toujours en effet le point de départ est local.

Nous n'examinerons pas ici toutes les causes qui ont été mises en avant à des titres divers. Nous signalerons seulement celles dont l'action paraît le mieux établie, et la fréquence le plus grande.

La blennorrhagie agit en installant et laissant après elle dans la région profonde de l'urèthre une inflammation chronique et parfois des ulcérations. — Il en est de même de la prostatite et des rétrécissements de l'urèthre. — La masturbation paraît agir en provoquant dans l'appareil génital des congestions répétées aboutissant à une véritable inflammation. Roubaud croit que dans certains cas le mécanisme peut être différent et que les excès ont pu porter leur action d'une manière plus exclusive sur le système nerveux génital, et l'ont frappé d'atonie par la fatigue et les pertes qu'ils lui ont imposées. — Les excès vénériens dont le mode d'action est le même, sont bien plus rarement en cause ; et cela se conçoit : pour bien des raisons, les excès vénériens ne sont pas aussi fréquents que les excès de masturbation. — Pour ce qui est de la continence exagérée, les résultats en sont également mauvais, chez l'homme du moins normalement constitué: car ce n'est pas impunément qu'on peut supprimer le fonctionnement d'un organe quelconque (voir page 189). — Les pertes séminales, comme les troubles divers de l'appareil génital, peuvent tenir à un vice de conformation de cet appareil. — Une lésion de voisinage peut les amener, par l'intermédiaire des congestions ou des réflexes nerveux qu'elles provoquent : balanite, herpès, eczéma, fissure anale, hémorrhoïdes, constipation, rectite, oxyures, etc. — Citons encore divers médicaments, et notamment les purgatifs drastiques. (Voir en outre le chapitre consacré à l'*impuissance*, page 169.)

Diagnostic. — Nous ne reviendrons pas sur les conditions diverses dans lesquelles peuvent se produire les pertes de semence, les ayant signalées plus haut.

La nature même de l'humeur évacuée doit être déterminée par le médecin qui ne doit pas s'en rapporter au malade. Il arrive en effet que certaines personnes se croient atteintes de spermatorrhée, lorsqu'il n'y a qu'une exagération de la sécrétion normale qui se fait dans l'urèthre. L'examen microscopique lèvera tous les doutes.

L'existence réelle de véritables pertes séminales établie, il reste à en déterminer la cause et le point de départ : lésion locale, lésion de voisinage, lésion éloignée. Le degré sera pris en sérieuse considération : les pertes sont-elles fréquentes ? ont-elles lieu pendant le sommeil, à l'occasion de rêves érotiques ? sont-elles précédées d'érection ? ont-elles lieu indistinctement à tout heure du jour et de la nuit, sans érection préalable et même sans excitation appréciable ? y a-t-il en même temps impuissance et stérilité ? — Enfin il s'agit d'apprécier les désordres éloignés, car les pertes séminales ont toujours sur le reste de l'économie un retentissement plus ou moins grave et profond : troubles gastro-intestinaux ; troubles de l'appareil circulatoire (palpitations, gène ou douleur précordiale); troubles de l'appareil vocal (voix voilée, enrouement); troubles de l'appareil respiratoire (essoufflement, toux nerveuse) ; troubles du système musculaire (lassitude, faiblesse dans les jambes, flaccidité des muscles) ; troubles du système nerveux (douleurs de tête, éblouissements, vertiges, cauchemars, névralgies, fourmillements, sensations diverses, nervosisme); troubles divers de la vue, de l'ouïe ; troubles psychiques (impatience, irritabilité, hypochondrie, manque d'initiative, horreur de la société, dégoût des femmes, impossibilité de l'attention, inaptitude au travail intellectuel, affaiblissement de la mémoire, suicide, aliénation mentale).

Pronostic. — Toujours sérieux, le pronostic est subordonné à la nature et au degré de la lésion, au degré des troubles génitaux et des troubles éloignés, à l'âge et l'état général du malade, conditions complexes, et susceptibles de varier beaucoup suivant le cas particulier.

Traitement. — Il est éminemment variable suivant le degré et la forme (sthénique ou asthénique) de la spermatorrhée, suivant le tempérament, suivant l'état diathésique, suivant surtout la cause du trouble fonctionnel que nous étudions.

Quand il s'agit d'une lésion locale, c'est avant tout cette dernière qu'il faut viser.

S'il s'agit d'une inflammation chronique du confluent génito-urinaire, on s'attachera tout d'abord à modifier cette dernière. Le traitement le plus efficace généralement en pareil cas, c'est la cautérisation de la muqueuse uréthrale dans la région profonde. On peut avoir recours à l'un des procédés que nous avons indiqués déjà ailleurs (page 384), et spécialement au procédé de Lallemand ; mais il vaut mieux recourir aux *instillations* de nitrate d'argent dont nous avons étudié l'application à propos de la Prostatite Chronique. — Si l'état anatomique de la muqueuse était lié à une diathèse telle que l'herpétisme, la goutte, le rhumatisme, la scrofule, on s'adresserait en même temps à l'état diathésique.

Dans les cas où la spermatorrhée dépendrait d'une autre affection telle que balanite, herpès, eczéma, fissure anale, rectite, oxyures, hémorrhoïdes, constipation, etc., c'est contre ces divers états morbides que seraient d'abord dirigés les efforts du chirurgien.

On fera comprendre au malade, s'il y a lieu, le rôle que jouent dans son état maladif soit l'onanisme, soit les excès vénériens, soit l'excès de continence. On devra le mettre en garde contre son amour de l'isolement, contre les excitations intempestives diverses de l'appareil génital auxquelles il s'expose.

Abstraction faite du point de départ, la physionomie que revêt ce trouble fonctionnel indique une médication différente suivant qu'il revêt un caractère *sthénique* ou *asthénique*. C'est à la sagacité et au tact du médecin qu'il appartient de déterminer l'indication. Nous allons indiquer les médicaments le plus communément employés.

Camphre de 25 à 50 centigrammes dans les vingt-quatre heures en pilules, ou bien spécialement le soir, de 1 à 2 grammes dans un quart de lavement qui sera gardé.

Bromure de camphre en capsules de 20 centigrammes, en nombre variable suivant l'action produite.

Bromure de potassium de 2 à 4 grammes dans un sirop approprié, en deux ou trois fois dans les vingt-quatre heures. — *Bromure de sodium,* ou *d'ammonium.* — On peut également prescrire l'administration de ces médicaments par la voie rectale.

Lupulin de 1 à 2 grammes soit en poudre, mêlé à du sucre, soit en pilules.

Digitaline de un à trois granules à 1 milligramme.

Atropine un, deux ou trois granules par jour (granules à un demi-milligramme).

Hyoscyamine de 1 à 3 milligrammes par jour, en granules.

Valérianate de zinc de 5 à 10 centigrammes.

Valérianate de quinine de 5 à 10 ou 20 centigrammes.

Ergot de seigle pulv. 2 grammes. — Conserve de roses q. s. — F. s. a. vingt pilules, une à cinq matin et soir (Roubaud).

Extrait alcoolique de *noix vomique*, 5 grammes. — F. s. a. cent pilules. — Une à huit par jour, graduellement (Duclos, de Tours).

Au lieu de la noix vomique on peut employer ses alcaloïdes : la *strychnine* ou la *brucine*.

En même temps on combattra les symptômes concomittants : troubles digestifs, nerveux, etc.; et l'on s'attachera à modifier l'état général par les eupeptiques, les toniques, les frictions sèches, l'hydrothérapie, les eaux minérales.

CHAPITRE IV

Stérilité.

Définition. — Avec Littré et Robin nous désignerons par ce mot l'incapacité d'un homme ou d'une femme à procréer, à féconder ou à être fécondée, quoiqu'ils présentent l'un et l'autre, en apparence, toutes les conditions nécessaires pour que le coït soit suivi de fécondation. — Ce chapitre constitue donc le complément de celui que nous avons consacré à *l'impuissance*.

Pour s'effectuer la fécondation exige le concours de deux êtres, l'homme et la femme : et, si la fécondation ne s'effectue pas, quoique le coït ait été normal et complet, cette absence de résultat peut être du fait de la femme ou du fait de l'homme. C'est au médecin qu'il appartient. dans chaque cas particulier de déterminer chez lequel des deux individus réside la cause de l'infécondité et quelle est la nature de cette cause qui empêche le résultat final, la procréation.

Les limites de cet ouvrage ne nous permettent pas d'étudier ici complètement cette vaste question qui comporterait la la revue presque complète de la pathologie génito-urinaire de l'homme, ainsi que de la gynécologie. Nous examinerons seulement les conditions qui se rencontrent le plus fréquemment dans la pratique, et nous jetterons un rapide coup-d'œil successivement sur la stérilité chez l'homme, et sur la stérilité chez la femme.

§ I. — STÉRILITÉ CHEZ L'HOMME.

Un sperme de composition normale, et le dépôt de cette semence dans les organes de la femme : telle est la double condition nécessaire pour que le rôle de l'homme dans la fécondation soit complet. Sans parler de l'impuissance, étudiée plus haut, diverses circonstances peuvent rendre illusoire le. concours de l'homme. Les plus communes nous occuperont seules.

La condition *sine qua non* des propriétés fécondantes du sperme, c'est la présence au sein de ce liquide, des *spermatozoïdes*. Sans spermatozoïdes, pas de sperme fécond. Mais leur présence ne suffit pas : il faut qu'ils possèdent la vitalité nécessaire ; en sorte qu'un sperme renfermant des animalcules peut très-bien être stérile.

L'absence d'un testicule dans les bourses n'entraîne pas la stérilité. et les *monorchides* peuvent engendrer. grâce au sperme normalement élaboré par l'autre testicule dont la migration s'est complétement effectuée.

Mais si le scrotum ne contient ni l'une ni l'autre glande (*cryptorchidie*), l'infécondité en est la conséquence.

L'*atrophie* du testicule entraine des conséquences variables suivant qu'elle porte sur une glande seulement ou sur les deux, suivant son degré, sa cause, etc.

Les dégénérescences *syphilitique, tuberculeuse, cancéreuse,* détruisant plus ou moins la glande, en abolissent la fonction.

L'*épididymite* laisse après elle une altération qui entraîne l'infécondité du testicule affecté : mais l'autre testicule le supplée, et le sujet n'est stérile que si les deux glandes sont affectées simultanément. A la suite du travail de résorption qui s'effectue, d'ailleurs, la fécondité peut revenir.

Les *affections des enveloppes* du testicule (hydrocèle, hématocèle), peuvent empêcher la fécondation de deux manières : tantôt la compression qui s'exerce crée simplement un obstacle au libre cours du sperme, tantôt cette compression amène l'atrophie des canalicules.

La *spermatorrhée* et l'*impuissance* n'impliquent pas nécessairement la stérilité : mais cette dernière finit par en être la conséquence si ces états morbides persistent et s'aggravent.

Les affections de la *prostate* et de l'*uréthre* peuvent constituer un obstacle à la fécondation en gênant la projection normale du sperme au moment de l'éjaculation ; elles peuvent entraîner l'infécondité par les altérations qu'elles provoquent dans les glandes séminales.

Le traitement, on le conçoit, est subordonné au cas particulier : il consiste surtout à modifier, quand la chose est possible l'altération des organes génito-urinaires. Dans certains cas, il convient d'agir en même temps sur l'état général.

§ II. — STÉRILITÉ CHEZ LA FEMME.

Quand c'est du fait de la femme que la fécondation ne peut s'effectuer, il peut y avoir *inaptitude au coït*, c'est-à-dire *impuissance*. Il s'agit alors d'anomalies de la vulve ou du vagin.

Il arrive ordinairement que le coït s'effectue normalement ; mais la femme n'est pas fécondée. Cette *inaptitude à la fécondation* peut tenir à des causes très-nombreuses dont l'examen comporterait une revue presque complète de la gynécologie. La *stérilité vraie* est extrêmement rare : presque toujours il s'agit d'une maladie des organes génitaux qui agit soit en opposant un obstacle mécanique à la progression des spermatozoïdes, soit en créant un milieu défavorable à leur vitalité. Cette dernière condition est réalisée par les *engorgements* de l'utérus, les *inflammations* et les *ulcérations du col*, les *inflammations du vagin*. Alcalins à l'état normal, les produits de sécrétion deviennent acides, et tuent les spermatozoïdes. Il faut modifier l'état morbide par un traitement à la fois local et général, variable suivant les cas ; et l'obstacle à la fécondation se trouve ainsi levé.

Avec les phlegmasies de l'appareil génital, les *déviations* de la matrice constituent les causes les plus communes. Nous ne saurions mieux faire que de rapporter ici l'opinion et les conseils du professeur Pajot : « Quand un médecin, habitué au toucher, fait pénétrer l'indicateur lentement et avec douceur dans le vagin d'une femme, jeune, bien conformée, d'une bonne santé, régulièrement réglée, sans maladie vaginale ou utérine, mariée depuis longtemps et néanmoins stérile, il n'est pas rare de constater, à la fois, une déviation utérine, quelle qu'en soit la variété, et l'existence de ce que j'ai appelé une *fausse route vaginale*.

« En effet si on laisse le vagin guider le doigt, on dépasse presque toujours l'orifice, pour aller directement tomber dans l'un des culs-de-sac antérieur, postérieur ou latéraux, et l'on constate, chez un certain nombre de sujets, la dépression plus prononcée du cul-de-sac antérieur dans l'antéversion, du postérieur dans la rétroversion, de l'un des deux latéraux opposé au côté où se rencontre le col.

« On peut même trouver le museau de tanche dans les latéro-versions : par exemple, fortement appliqué sur l'un des côtés du vagin, et l'orifice externe du col comme obturé par la paroi du canal.

« Il devient évident que la *fausse-route* est le pied-à-terre habituel du mari.

« Or, comme tous les hommes du monde avouent que, poussés par le désir d'avoir un enfant ils portent leurs vœux aussi loin que possible, avec la pensée de les réaliser plus sûrement, presque tous dépassent le but sans l'atteindre...

« Le diagnostic est donc en somme celui des déviations, avec la coexistence du développement de l'un des culs-de-sac.....

« Quels que soient le degré de déviation, la direction et la profondeur de la fausse-route, le hasard, et bien plus sûrement, des conseils judicieux aux époux, peuvent amener la fécondation et la disparition, par la grossesse, de la déviation utérine, quelle qu'elle soit...

« Que convient-il donc de conseiller aux femmes qui viennent réclamer les secours de l'art dans ces conditions de *déviation* et de fausses-routes ?

« Le conseil variera, bien entendu, suivant le genre de déviation.

« Dans les *antéversions*, outre les conditions ordinaires susceptibles d'assurer la fécondation, conditions aujourd'hui connues de tous les médecins, on recommandera à la femme de ne se rapprocher de son mari qu'après être restée cinq ou six heures sans uriner.

« Dans les *rétroversions*, on sollicitera la plénitude du rectum par l'usage continué pendant quelques jours d'une préparation opiacée, à moins que la femme, ce qui n'est pas rare, ne soit constipée, et alors il lui suffira d'opérer le rapprochement quand il n'y aura pas eu de selle depuis deux ou trois jours.

« Si je ne parlais point à des confrères, je me donnerais la peine d'expliquer comment les observations sur le vivant, d'accord avec les notions d'anatomie, de physiologie et les expériences sur le cadavre, démontrent l'influence de la plénitude ou de la vacuité de la vessie et du rectum sur la situation de l'utérus dans l'excavation et dans le vagin.

« S'il s'agit d'une *latérocersion*, c'est en faisant coucher la femme sur l'un des côtés, pour accomplir l'acte, qu'on arrive à des résultats parfois surprenants, si l'on a soin toutefois de faire comprendre au mari que les paysans font plus d'enfants que les diplomates, preuve évidente, contrairement au préjugé général, qu'on n'a pas besoin, pour cette besogne, quand on est jeune et vigoureux, d'une extrême pénétration.

« Ici se place une observation, sans doute inutile pour les vieux praticiens, mais non sans avantage pour les jeunes.

« *Jamais* les conseils à la femme ne doivent être donnés en présence du mari, et réciproquement.

« Les conditions de plénitude de vessie et de rectum, sur certains hommes étrangers à la médecine, auraient pour résultat de dépoétiser légèrement les élans conjugaux et d'opposer parfois d'humiliants empêchements à cette conjonction des centres, si indispensable dans l'espèce.

« D'autre part la jeune femme n'a pas besoin de connaître les recommandations faites à son mari. Chacun agira de son côté dans le sens de la réussite, et le plus souvent sans s'être communiqué mutuellement les procédés mis en usage.

« C'est au moins ce que la pratique m'a montré chez les époux encore jeunes.

« Par ces simples moyens, dans plus de la moitié des cas (15 sur 27), où il n'y avait d'autre obstacle à la fécondation qu'une *déviation compliquée de fausse route*, les femmes sont devenues enceintes dans un espace de temps qui a varié de *quinze jours à dix-huit mois*, après *deux, trois, quatre*, et jusqu'à *treize ans* de mariage stérile.

« Quant aux douze insuccès, il y a *huit* couples dont je n'ai plus entendu parler, et *quatre* qui continuent avec ferveur leurs tentatives laborieuses, soutenues par l'espoir de décrocher enfin la layette, une nuit ou l'autre. » (*Bulletin de Thérapeutique*, 30 novembre 1874).

CANAL DÉFÉRENT, CORDON SPERMATIQUE

Anatomie.

Le canal déférent constitue le conduit excréteur de la glande
testiculaire. Il s'étend de l'épididyme au col des vésicules
séminales. Il représente un canal long de 40 à 50 centimètres,
et qui offre l'aspect d'un cordon dur roulant sous le doigt, et
d'un diamètre semblable à celui d'une plume de corbeau.
Commençant au niveau de la queue de l'épididyme, il remonte
le long du bord postérieur du testicule, du côté interne de l'é-
pididyme, dont il est séparé par les vaisseaux spermatiques,
puis se porte directement vers l'orifice externe du canal inguinal. Il s'engage dans ce canal, et le parcourt avec le cordon
spermatique dont il constitue l'un des éléments. Arrivé à
l'orifice externe, il s'engage dans la région pelvienne en faisant un coude et en croisant l'artère épigastrique sur l'anse de
laquelle il passe. Cheminant au-dessous du péritoine, il gagne les côtés puis la face postérieure de la vessie, longe en se
renflant le bord interne de la vésicule séminale correspondante au col de laquelle il se termine en se rétrécissant notablement. Dans leur portion terminale, depuis la base jusqu'au
col des vésicules séminales, les deux canaux déférents limi-
tent un espace triangulaire au niveau duquel la base de la
vessie est dépourvue de péritoine.

Structure. — La grosseur du canal déférent est due surtout à
l'épaisseur de ses parois, ce qui explique sa dureté et sa résistance sous le doigt. Ces parois sont formées de trois tuniques :
une, externe, *fibreuse* ; une, moyenne, *musculeuse*, épaisse,

qui se compose de trois couches : une couche de fibres circulaires entre deux couches de fibres longitudinales : la *muqueuse* est tapissée d'un *épithélium cylindrique*, et présente, au niveau de la portion terminale, des glandes tubulaires semblables à celles des vésicules séminales.

Le cordon spermatique, ou *cordon des vaisseaux spermatiques, cordon testiculaire*, comprend : 1° la portion ascendante ou scrotale et la portion inguinale du canal déférent : 2° les artères spermatique, déférentielle et funiculaire : 3° les veines spermatiques et les veines funiculaires ; 4° des Vaisseaux lymphatiques : 5° des Nerfs (une branche nerveuse provenant du nerf génito-crural, et les plexus spermatique et déférentiel) : 6° des fibres musculaires lisses, restes du gubernaculum testis : 7° un tissu cellulaire lâche qui réunit ces diverses parties. Dans la portion ascendante ou scrotale, tous ces organes forment un faisceau arrondi; dans la portion inguinale ils sont moins intimement unis : à partir de l'orifice supérieur du canal inguinal, le cordon cesse d'exister, car ses éléments se dissocient : les vaisseaux se portent en haut vers la région lombaire, abandonnant le canal déférent qui poursuit seul maintenant son trajet dans le petit bassin.

La disposition réciproque des éléments du cordon est la suivante :

Le canal déférent se trouve placé entre deux groupes de veines, un qui est est en avant, l'autre en arrière : ce conduit se trouve accolé au-devant du groupe postérieur, séparé au contraire du groupe antérieur par une distance de quelques millimètres: il est réuni à l'un et à l'autre par un tissu cellulaire très-lâche. L'artère spermatique est comprise dans le groupe antérieur qui, est enlacé par des vaisseaux lympathiques : les artères déférentielle et funiculaire font partie du groupe postérieur. Les nerfs sont accolés aux artères. — Dans le canal inguinal le groupe antérieur devient supérieur et le groupe postérieur devient inférieur ; le canal déférent repose sur ce dernier.

CHAPITRE I

Lésions traumatiques du cordon.

§ I. — CONTUSIONS DU CORDON.

Quand elles sont légères elles ne présentent aucune gravité : quand le traumatisme a été violent, il détermine entre les éléments du cordon un épanchement de sang (voir plus loin *hématocèle funiculaire.*)

§ II. — PLAIES DU CORDON.

Elles sont dites complètes quand la section intéresse tous les éléments du cordon. Elles sont incomplètes si le canal déférent n'a pas été atteint. Dans le premier cas, les fonctions de la glande sont abolies ; dans le second le même résultat peut se produire, quoique le canal déférent ait échappé au traumatisme : ce résultat se lie alors à la section des vaisseaux et des nerfs qui nourrissent et innervent le testicule. — La blessure des vaisseaux peut entraîner une hémorrhagie sérieuse.

CHAPITRE II

Hématocèle funiculaire.

Définition. — Quand il se produit une infiltration ou un épanchement de sang dans le tissu cellulaire qui unit les éléments du cordon, on dit qu'il y a *hématocèle du cordon* ou *hématocèle funiculaire*.

Étiologie et pathogénie. — L'hématocèle funiculaire survient d'ordinaire à la suite d'une forte contusion sur la région des bourses ; parfois elle succède à un effort violent.

Anatomie pathologique. — Le sang peut être infiltré dans le tissus cellulaire du cordon : il peut être collecté en un foyer, et celui-ci peut s'enkyster : dans le premier cas on dit qu'il y a *hématocèle par infiltration* ou *hématocèle diffuse* : dans le second cas, il s'agit d'une *hématocèle par épanchement* ou *hématocèle enkystée*.

Symptômes. — Le malade éprouve des *douleurs vives* dans la région inguinale, et au même niveau se montre rapidement une *tumeur* qui se développe de bas en haut, et dont Malgaigne a comparé la forme à celle d'un gros boudin. Elle descend jusqu'au testicule, qu'on peut sentir à sa partie inférieure. La peau souvent ecchymosée est mobile sur la tumeur. Celle-ci est mollasse, elle est irréductible, elle n'augmente pas par les efforts : elle ne présente que rarement une fluctuation obscure d'ailleurs : elle s'étend plus ou moins en haut. On ne peut pas trouver le canal déférent.

Marche, terminaisons. — Il peut s'effectuer une *résorption du sang* épanché : il peut se former des *caillots* ; il peut se former un *kyste hématique* ; la tumeur enfin peut *s'enflammer et suppurer*.

Diagnostic. — L'hématocèle se distingue de l'*hydrocèle* par la rapidité de son apparition et par son défaut de transparence. L'hématocèle funiculaire se distingue de l'*hématocèle vaginale* par sa forme en boudin et la possibilité de trouver le testicule ; tandis que l'hématocèle vaginale présente une forme ovoïde et ne permet pas de découvrir la glande. — L'*épiplocèle* n'a pas le volume et la densité de l'hématocèle ; elle ne descend pas d'emblée au fond du scrotum, elle est réductible.

Pronostic. — Il peut être grave et l'hémorrhagie peut contraindre à pratiquer la ligature du vaisseau.

Traitement. — Repos au lit, antiphlogistiques, émollients, régime doux, liberté du ventre, ponr attendre et favoriser la résorption du sang. Si l'hémorrhagie continuait, on pourrait, suivant le conseil de Malgaigne, pratiquer la compression au niveau du canal inguinal, avec un bandage herniaire. Si l'inflammation aboutit à la suppuration, on incise.

CHAPITRE III

Affections inflammatoires

§ I. — DÉFÉRENTITE, FUNICULITE.

Définition. — On entend par Déférentite l'inflammation du Canal Déférent, et par Funiculite l'inflammation du Cordon considéré dans son ensemble.

Étiologie et pathogénie. — Cette affection survient à la suite des opérations pratiquées sur le cordon, et à la suite de violences extérieures : les lésions de la région profonde de l'urèthre, du confluent uro-génital, peuvent aussi l'amener.

Nous avons observé, l'année dernière, au cours d'une blennorrhagie, une funiculite sans épididymite.

Symptômes et diagnostic. — Le cordon présente un gonflement parfois considérable ; il est le siège de douleurs que la pression exaspère. Parfois les accidents rappellent les symptômes de l'étranglement.

Traitement. — On aura recours immédiatement aux émollients et aux antiphlogistiques, et spécialement à la saignée locale (sangsues). S'il survenait des symptômes d'étranglement, ou debriderait l'anneau externe du canal inguinal.

§ II. — ABCÈS DU CORDON.

Les abcès du cordon spermatique sont très-rares, et leur traitement est le même que celui des abcès développés dans les autres régions.

CHAPITRE IV

Hydrocèle du cordon.

Définition. — On désigne ainsi une infiltration ou un épanchement de sérosité effectué entre les éléments du cordon.

Il en existe quatre variétés : 1° *hydrocèle du cordon communiquant avec le péritoine ;* 2° *hydrocèle du cordon communiquant avec la tunique vaginale;* 3° *hydrocèle par infiltration, ou hydrocèle diffuse du cordon ;* 4° *hydrocèle enkystée du cordon.*

§ I. — HYDROCÈLE DU CORDON COMMUNIQUANT AVEC LE PÉRITOINE.

Elle est constituée par la pénétration de la sérosité dans le canal péritonéal, oblitéré du côté de la vaginale, mais resté perméable du côté de la grande séreuse. Cette affection est excessivement rare.

§ II. — HYDROCÈLE DU CORDON COMMUNIQUANT AVEC LA TUNIQUE VAGINALE.

Si, inversement au cas précédent, le canal péritonéal, oblitéré vers son extrémité péritonéale, est resté perméable à son extrémité inférieure, la partie inférieure persistante de ce canal séreux communique avec la cavité vaginale. S'il se produit un épanchement séreux, celui-ci distend à la fois cette double cavité ; il en résulte une tumeur qui est tantôt pyriforme à grosse extrémité inférieure, tantôt une tumeur allongée, étranglée à sa partie moyenne (*hydrocèle en bissac*). Cette variété est loin d'être rare.

§ III. — HYDROCÈLE PAR INFILTRATION, H. DIFFUSE DU CORDON.

Étiologie et Pathogénie. — La pathogénie en est fort obscure ; elle coïncide parfois avec une anasarque, une ascite, une hernie, une tumeur abdominale.

Anatomie Pathologique. — Constituée par une sérosité claire, limpide, jaunâtre, l'infiltration occupe les mailles du tissu cellulaire du cordon, en avant des vaisseaux spermatique et du canal déférent.

Symptômes et Diagnostic. — On trouve une tumeur allongée dans le sens du cordon, s'arrêtant au niveau du testicule qui est libre, et remontant plus ou moins haut. La tumeur est indolore, molle, pâteuse ; la pression peut en modifier la forme, en diminuer le volume, mais elle n'est pas à proprement parler réductible. On perçoit assez fréquemment à son extrémité inférieure une fluctuation qui tient à l'accumulation de la sérosité dans les points déclives.

Traitement. — Quand la tumeur n'est pas très-prononcée et n'amène pas une gêne considérable, le mieux est de s'abstenir de toute intervention. Quand la tumeur est considérable, gênante, on pourra agir ; mais aux sétons et aux larges incisions qui présentent des dangers, on préférera le procédé suivant, qui remplit le même but : « Une ou deux piqûres d'aiguille à la partie déclive de la tumeur suffisent pour permettre à la sérosité de s'échapper dans le tissu cellulaire du scrotum où le liquide est bientôt repris par l'absortion » (Curling).

§ III. — HYDROCÈLE ENKYSTÉE DU CORDON.

Définition. — Cette affection est constituée par le développement. dans le tissu cellulaire du cordon, d'un kyste à contenu liquide.

Étiologie et Pathogénie. — Elle paraît due le plus souvent à l'oblitération incomplète du prolongement péritonéal qui accompagne le testicule dans sa descente. Parfois elle coïncide avec une hernie et paraît due au frottement exercé par le bandage. Elle peut enfin succéder à une hydrocèle enkystée du cordon. consécutivement à la surdistension, par la sérosité, des mailles du tissu celluleux.

Anatomie pathologique. — Tantôt la poche est unique, tantôt il existe plusieurs poches superposées comme des grains d'un chapelet le long du cordon. Quand il n'existe qu'une poche, elle est ordinairement plus volumineuse ; elle est située en avant ou sur les côtés du cordon : les parois en sont minces au début ; plus tard elles s'épaississent. et des petits vaisseaux sanguins apparaissent sur leurs parois ; le contenu est un liquide de couleur et de transparence variable : clair ou trouble, jaunâtre, rougeâtre, ou lie de vin.

Symptômes et Diagnostic. — Sur le trajet du cordon spermatique il existe une tumeur ovoïde, circonscrite, distincte du testicule. mobile de haut en bas et de bas en haut, lisse, tendue, indolente. Quand elle n'est pas très-distendue, elle est fluctuante. Elle est transparente quand la poche n'est pas très épaisse et quand le liquide est clair.

Traitement. — Divers modes de traitement ont été proposés : ponction, incision. excision, séton. Quand la poche présente un développement notable, le procédé qui semble le meilleur, c'est encore la *ponction suivie de l'injection*, comme pour l'hydrocèle de la tunique vaginale.

CHAPITRE V.

Varicocèle.

Définition. — On désigne sous le nom de Varicocèle la dilatation variqueuse des veines spermatiques.

Etiologie et Pathogénie. — Cette maladie se montre ordinairement entre quinze et vingt-cinq ans. — Elle siége presqu'exclusivement à gauche. — Diverses conditions anatomiques ont été incriminées : état rudimentaire ou absence de valvules dans les veines spermatiques ; disposition de la veine spermatique gauche qui se jette à angle droit dans la veine rénale, condition défavorable au cours du sang que ne présentent pas les veines spermatiques du côté droit, puisque ces dernières au contraire s'abouchent dans la veine cave très-obliquement suivant le courant sanguin ; longueur des veines spermatiques plus grande à gauche qu'à droite ; volume plus grand du testicule gauche ; pression exercée sur les veines spermatiques par l'S iliaque du colon distendue par les matières accumulées ; hérédité.

Anatomie Pathologique. — Les veines spermatiques dilatées, allongées, plus flexueuses qu'à l'état normal, présentent les mêmes altérations que les varices.

Symptomes et diagnostic. — Le varicocèle donne lieu à un sentiment de pesanteur dans le testicule, se propageant le long du cordon. Souvent c'est une véritable douleur plus ou moins vive. Les exercices violents, la fatigue, la marche, exagèrent ces sensations pénibles ; le repos, au contraire, la position horizontale, le froid, les calment plus ou moins. Le scrotum est relâché, allongé ; scrotum et cordon présentent un volume plus considérable du côté malade que du côté opposé. Par la palpation, on sent une tumeur pâteuse qui semble formée par des circonvolutions et qui donne aux doigts une sensation qu'on a comparée à celle que fourniraient des vers de terre, un paquet de ficelle.

Le début est très-lent ; une fois confirmé, le varicocèle reste stationnaire ; puis, aux approches de la vieillesse. il décroît et tend à disparaître.

Traitement. — Le traitement *palliatif*, dont on devra se contenter presque toujours consiste à porter un suspensoir : les phénomènes douloureux se trouvent ainsi diminués et parfois supprimés tant que le testicule se trouve soutenu. — Quand les douleurs sont très-vives, les malades souvent réclament un traitement curatif. De nombreuses opérations ont été imaginées pour remplir cette indication. Nous signalerons seulement les principales ; 1° section des veines; 2° ligature ; 3° compression ; 4° excision ; 5° enroulement ; 6° cautérisation ; 7° injections de perchlorure de fer.

Le procédé qui nous semble le meilleur est le suivant, qu'employait Velpeau : on rassemble le paquet variqueux dans un pli de la peau ; on traverse le pli cutané à sa base, de part en part, avec une forte aiguille qui passe ainsi derrière les vaisseaux ; une seconde aiguille est passé de la même manière à environ 3 centimètres plus bas. Autour de chaque aiguille, on fait avec un fil des huit de chiffre, comme pour la suture du bec-de-lièvre. Comprimées de la sorte, à deux hauteurs différentes pour plus de sûreté. les veines s'oblitèrent.

CHAPITRE VI

Tumeurs du cordon.

On a trouvé dans le cordon spermatique des kystes (Giraldès) des tumeurs syphilitiques (Ricord) ; mais ces affections sont très-rares. — Les lipomes, ou tumeurs adipeuses n'entraînent généralement aucune gêne, et n'indiquent aucune intervention chirurgicale. — Le cancer spontané est très-rare ; mais fréquemment la dégénérescence cancéreuse du testicule, que nous étudions plus loin, envahit le cordon spermatique.

TESTICULE

Anatomie.

Les testicules sont deux glandes qui ont pour fonction de sécréter le sperme.

Situés dans les bourses, suspendus chacun au cordon spermatique correspondant, ces deux organes dont le gauche descend plus bas que le droit, jouissent d'une grande mobilité. Cette mobilité est due à leur forme ovoïde, aux hauteurs sensiblement différentes auxquelles ils sont situés, leur permettant de glisser facilement l un sur l'autre et d'eluder ainsi la compression et les violences extérieures.

Le *volume* du testicule varie avec l'âge, les états morbides, sans parler des différences individuelles. Il n'y a aucun rapport entre le volume normal de la glande et les facultés génésiques. Les dimensions moyennes sont les suivantes, d'après Sappey : diamètre s'étendant de l'une à l'autre extrémité, ou longueur 0^{m}042 ; diamètre s'étendant de l'une à l'autre face, ou épaisseur : 0^{m}025 ; diamètre s'étendant de l'un à l'autre bord, ou hauteur : 0^{m}030. En même temps qu'il est situé plus bas, le gauche est généralement un peu plus gros que le droit.

Assez variable d'ailleurs, le *poids* moyen est de 20 grammes. Le poids de l'épididyme est de 4 grammes.

La *consistance* est caractéristique , elle présente une rénitence spéciale comparable à celle de l'œil. Cette consistance est égale partout. L'épididyme offre une mollesse plus grande.

La pression provoque une *sensation douloureuse* spéciale qui dans certaines circonstances peut venir en aide au diagnostic.

Ces glandes ont la forme d'un ovoïde un'peu aplati latéralement, et dont la *direction* est oblique, en sorte que leurs grands axes convergent en bas et en arrière : leur extrémité inférieure est en bas, en arrière et en dedans ; leur extrémité supérieure regarde en haut, en avant et en dehors : les deux faces, interne et externe, sont libres, convexes, lisses et lubréfiées par la sérosité de la tunique vaginale : il en est de même du bord antéro-inférieur : le bord postéro-supérieur est rectiligne ; contrairement au reste de la surface de la glande, il n'est tapissé par la séreuse vaginale que dans une petite portion de son étendue ; il répond, sur toute sa longueur à l'épididyme qui le surmonte comme un cimier surmonte un casque, mais qui ne lui adhère que par ses extrémités ; c'est sur le bord, à sa partie interne, en arrière de l'épididyme, qu'a lieu l'union du testicule et des vaisseaux testiculaires.

La *couleur* de la glande, blanc-bleuâtre et comparable à celle de la sclérotique est due à l'enveloppe propre du testicule ou tunique albuginée.

L'**Épydidyme** est un organe intermédiaire au testicule et au canal déférent, Il est allongé, couché sur le bord postéro-supérieur de la glande, auquel il est relié à la manière d'une anse : adhérent par ses deux extrémités, libre à sa partie moyenne. La face inférieure concave, tournée vers le testicule, ne répond à la séreuse vaginale que par sa partie moyenne. La face supérieure, convexe, libre, est recouverte par la séreuse dans ses deux tiers antérieurs. Le bord externe, mince, libre, empiète un peu sur la face externe. Le bord interne adhère au faisceau vasculaire. L'extrémité antérieure (*tête de l'épididyme*), renflée, adhère intimement au tissu même du testicule. L'extrémité postérieure (*queue de l'épididyme*) adhère au même organe, mais sans continuité de tissu ; cette extrémité se recourbe en formant une anse ouverte en haut pour se continuer avec le canal déférent.

La glande présente des appendices, restes d'organes transitoires : 1° *Hydatide pédiculée de Morgagni* ; c'est une petite saillie implantée sur la tête de l'épididyme; elle est creuse et ne communique jamais avec les conduits séminifères. Elle représente un reste du conduit de Müller. — 2° *Hydatide non-pédiculée* c'est une petite saillie implantée sur le testicule, près de la tête de l'épididyme ; sa cavité, tapissée d'un épithélium vibratile, communique quelquefois avec le canal de l'épididyme. Elle représente un reste des culs-de-sac supérieurs du corps de Wolff. — 3° *Corps innominé de Giraldès* : c'est un petit corps implanté sur le côté interne de la tête de l'épididyme. Il proviendrait des culs-de-sac supérieurs du corps de Wolff. — 4° *Vaisseaux aberrants.* De la queue de l'épididyme, et communiquant avec son canal, on voit partir, un, deux ou trois culs-de-sac. Ils proviennent des culs-de-sac inférieurs du corps de Wolff. On en trouve quelquefois un de plusieurs centimètres, qui remonte le long du cordon (*vas aberrans de Haller*).

Structure.

Une enveloppe, un parenchyme, des vaisseaux et des nerfs : telles sont les parties constituantes du testicule.

1° *Tunique albuginée (tunique propre, membrane fibreuse.)* — Cette enveloppe, de nature fibreuse, est nacrée, d'une couleur blanc-bleuâtre, très-résistante et comparable à la sclérotique. Sa face externe adhère intimement au feuillet viscéral de la séreuse vaginale qui la tapisse dans toute son étendue excepté au niveau de l'épididyme, et qui lui donne son aspect uni et luisant. Sa face profonde est unie intimement au parenchyme testiculaire par les vaisseaux et par les travées fibreuses qui partent de cette face. L'albuginée présente une épaisseur d'environ 1 millimètre ; mais au niveau de la partie moyenne du bord postéro-supérieur du testicule, elle présente un renflement cunéiforme, *corps d'Highmore*, dont la base, périphérique, présente 4 ou 5 millimètres d'étendue, et dont le sommet plonge vers le centre de la glande. Du sommet et des faces de ce renflement partent des travées fibreuses qui rayonnent vers la phériphérie, cloisonnant le testicule et le divisant en lobules.

2° *Parenchyme*. — C'est une substance jaunâtre, pulpeuse, molle, filamenteuse, composée de tubes que l'on peut dissocier et étirer. Cette masse est divisée par les cloisons de l'albuginée en deux cent cinquante ou trois cents lobules de forme pyramidale, dont la base est à la périphérie et le sommet au corps d'Highmore. — Les divers tubes constituant un lobule sont enroulés sur eux-mêmes, anastomosés et pourvus de prolongements en cæcum ; commençant par un cul-de-sac vers la base du lobule, ils finissent par se réunir en un tube unique au sommet de ce lobule, ce qui fait deux cent cinquante ou trois cents *conduits séminifères droits*.

Ils présentent une longueur de 75 ou 80 centimètres — Arrivés dans le corps d'Highmore, ils forment un réseau anastomotique à mailles irrégulières (*rete vasculosum testis, rete mirabile testis*, ou *réseau de Haller*). — De ce réseau partent dix ou quinze *canaux efférents*, qui pénètrent dans l'épididyme ; ces derniers présentent une longueur d'environ 20 centimètres et un calibre de 5 millimètres : ils ne s'anastomosent pas entre eux : d'abord droits, ils se contournent bientôt se distribuant en lobules (*cônes vasculaires de Haller*), et se rendent tous dans le *canal de l'épididyme*. — Ce dernier commence à la tête de l'épididyme où il reçoit tous les canaux efférents. Il se contourne sur lui-même un nombre infini de fois, et, après un trajet d'environ 6 mètres, il se continue, au niveau de la queue de l'épididyme, avec le *canal déférent*.

Structure des conduits séminifères. — Les parois de ces canalicules présentent une composition qui varie selon le segment que l'on considère :

1° *canaux séminifères* : tunique fibreuse, membrane propre, amorphe ; épithélium polygonal. — 2° *Réseau de Haller* : épithélium polygonal : les canaux sont creusés dans le corps d'Highmore et dépourvus de parois propres. — 3° *Canaux efférents* : comme les canaux séminifères, ils présentent une membrane propre, amorphe et une tunique fibreuse; mais l'épithélium est vibratile ; de plus, entre la membrane propre et la tunique fibreuse il y a des fibres circulaires lisses. — *Canal de l'épididyme* : ses parois comprennent les couches suivantes : tunique fibreuse, fibres lisses longitudinales, fibres lisses circulaires, membrane propre, épithélium vibratile stratifié.

3° *Vaisseaux et nerfs.* — Les *artères* viennent des artères spermatiques. Les *veines* aboutissent aux veines spermatiques. Les *vaisseaux lympathiques* vont aux ganglions lombaires. Les *nerfs* viennent du plexus spermatique.

CHAPITRE I

Vices de conformation.

§ I — AUGMENTATION ET DIMINUTION DU NOMBRE DES TESTICULES.

Il n'existe pas un seul cas bien avéré de testicule surnuméraire. — Quant à l'absence de l'un de ces organes ou de tous les deux, il s'agissait, dans presque tous les cas qui en ont été rapportés, d'une migration incomplète (monorchidie; cryptorchidie.) Il existe cependant des exemples authentiques d'absence réelle d'un testicule; mais cette anomalie est excessivement rare.

§ II — MIGRATION IMPARFAITE DES TESTICULES.

Si les bourses ne renferment qu'un seul testicule, on dit qu'il y a *monorchidie* (μόνος seul, ὄρχις testicule), et le sujet est dit *monorchide*. Quand on n'y rencontre ni l'une ni l'autre des deux glandes, il y a *cryptorchidie* (κρυπτός caché, ὄρχις testicule), et le sujet est dit *cryptorchide*. On réserve le terme d'*anorchidie* (αν privatif, ὄρχις testicule) pour désigner cet état extrèmement rare dans lequel les glandes séminales non seulement ne sont pas descendues dans les bourses, mais même font totalement défaut.

A. Monorchidie. — Quand le testicule est absent du scrotum, il peut occuper divers points, et l'on peut reconnaître, avec Follin ,quatre catégories dans la migration imparfaite :

1º Cas où le testicule est retenu dans le ventre ou au canal inguinal dans ses rapports normaux avec l'épididyme et le canal déférent, le scrotum contenant du tissu cellulaire ;

2º Cas où le testicule est retenu dans le ventre ou au canal inguinal, l'épididyme et le canal déférent se trouvant, en plus ou moins grande partie, dans le scrotum en avant du testicule ;

3º Cas où le testicule s'est dirigé vers le périnée.

4º Cas où le testicule a passé à travers le canal crural :

Le testicule arrêté dans sa migration présente, d'après Follin, tantôt une transformation fibreuse, tantôt une transformation graisseuse. Dans un cas comme dans l'autre la glande est profondéme nt altérée dans ses attributs. Le canal déférent et la vésicule séminale du même côté sont plus ou moins atrophiés.

B. Cryptorchidie. — Le scrotum ne referme ni l'un ni l'autre testicule, et l'arrêt de développement au lieu de porter sur une glande porte simultanément sur les deux qui peuvent occuper les sièges divers et qui présentent les diverses altérations signalées plus haut.

État des fonctions génitales. — Le testicule arrêté dans sa migration est infécond. Mais il peut être suppléé par celui qui est dans les bourses. Aussi les *monorchides* peuvent-ils engendrer. Quand aux *cryptorchides*, ils doivent être considérés comme absolument stériles (Hunter, Follin, Godard. Curling). « Ce n'est pas sans beaucoup d'hésitation, dit Curling, que je mets en question les prétentions à la paternité dans les cas de ce genre : mais il est à remarquer que, jusqu'à présent, il n'est pas un seul cas d'ectopie des testicules où il ait été nettement démontré que ces glandes fussent aptes à sécréter un fluide fécondant. Les observations réunies dans ce mémoire paraissent suffisantes pour faire voir que, en règle générale, elles ne le sont pas : et quoique je ne voie pas de raison positive pour qu'il n'y ait pas des exceptions, cependant l'évidence fait défaut pour établir qu'il y ait, en réalité, une telle exception dans l'un quelconque des cas de paternité réputée que j'ai mentionnés ci-dessus. »

Godard arrive aux mêmes conclusions, et pose la double loi suivante : « 1° les hommes dont les testicules, quoique développés, sont incomplétement descendus, sont puissants, éjaculent du sperme privé d'animalcules, mais ne peuvent féconder ; 2° les hommes dont l'appareil testiculaire incomplétement formé des deux côtés, n'est représenté que par les canaux déférents descendus dans le scrotum peuvent accidentellement entrer en érection, mais n'éjaculent jamais. » — L'absence des facultés viriles entraîne dans le facies et l'habitus du cryptorchide. des modifications caractéristiques qui consistent dans une vigueur moindre, un système pileux généralement peu développé : une voix faible et d'un timbre élevé, caractéristique, etc. ; dans un ensemble de symptômes que traduit assez bien l'expression de *féminisme*. Cette altération de la virilité présente un retentissement variable, souvent profond sur le caractère et sur les facultés mentales.

§ — III HERMAPHRODISME.

On peut voir, à l'état normal, coexister chez le même individu les attributs des deux sexes (*hermaphrodisme normal.*)— Tantôt alors l'individu peut se féconder lui-même (*h. normal suffisant*) : c'est ce qu'on observe pour la majorité des plantes et pour quelques espèces inférieures du règne animal (certains Entozoaires notamment). — Tantôt l'accouplement de deux individus est nécessaire (*h. normal insuffisant*) : pourvu à la fois des organes mâles et des organes femelles, chacun joue en même temps le rôle de mâle et de femelle, en sorte qu'il en résulte une double fécondation, c'est le cas des sangsues, des limaçons.

L'hermaphrodisme anormal a une signification bien différente, et les variétés, très-grandes qu'il peut affecter, bien loin de constituer un double sexe chez le même individu, entraînent au contraire la stérilité. Ainsi, chez l'homme, qui seul doit nous occuper ici, on désigne sous la dénomination commune d'hermaphrodisme divers arrêts de développement de l'appareil génital qui font qu'un individu offrant les apparences d'un sexe présente en même temps certains caractères de l'autre sexe. « Dans les premiers temps de leur existence, dit Dutrochet, tous les fœtus humains ont leurs organes génitaux externes conformés de la même manière, et le type uniforme de cette conformation apparente est celui de l'organe féminin. Les fœtus mâles, comme les fœtus femelles, offrent également l'apparence extérieure d'une vulve, quand ils sont très-jeunes. Mais bientôt, chez les mâles, cette vulve apparente disparaît par la soudure de ses deux parties latérales, par le développement de sa partie postérieure qui se gonfle pour former les deux poches scrotales, lesquelles, dans le principe, sont séparées par une fissure ; par le développement enfin du pénis, à la partie inférieure duquel il n'existe d'abord qu'une simple gouttière, laquelle ne tarde pas à se transformer en canal par la soudure de ses bords. Il résulte de là que les deux formes sexuelles extérieures, femelle et mâle sont les deux phases successives d'un développement qui tend des parties latérales vers la ligne moyenne, ainsi que l'a établi la théorie du développement excentrique due à M. Serres. La première phase offre la séparation des parties latérales, en outre plus développées : ainsi, la forme extérieure féminine précède la forme extérieure masculine. — On sait qu'à une époque plus avancée du développement, les fœtus femelles paraissent être mâles, en raison de l'accroissement disproportionné de leur clitoris.... Ainsi il est vrai de dire que, relativement à la conformation apparente des organes génitaux externes, tout homme a été femme en principe. On conçoit d'après cela comment un arrêt de développement inopportun de ces mêmes organes externes peut faire un mâle apparent, mais cependant toujours imparfait, d'une femelle effective. Isidore Geoffroy Saint-Hilaire, en faisant voir que les organes générateurs externes sont complètement indépendants des organes génitaux internes, sous le point de vue de leur nutrition, a parfaitement rendu raison de ces anomalies.

Les bornes et la nature essentiellement pratique de cet ouvrage ne nous permettent pas de pousser plus loin cette étude et d'expliquer la mode de production des nombreuses formes d'hermaphrodisme. Qu'il nous suffise d'ajouter qu'il n'en est aucune qui ne traduise simplement un des degrés, une des nombreuses variétés que peut offrir l'arrêt de développement des organes génitaux. (Voir *hypospadias*).

§ IV. — ATROPHIE DU TESTICULE.

Elle peut être *congénitale*, et se lier soit à une migration imparfaite du testicule, soit à un développement tardif, soit à un arrêt de développement de l'encéphale.

C'est seulement quand elle est *acquise*, que l'atrophie mérite réellement ce nom. Elle peut être alors consécutive à trois ordres de causes : 1° maladies de la glande ; 2° oblitération, compression ou section de l'artère spermatique ; 3° lésion des centres nerveux.

§ V. — ANÉMIE TESTICULAIRE.

Cette affection, sur laquelle Gosselin a attiré l'attention dans ses additions à l'ouvrage de Curling, consiste en « une pâleur très-prononcée du tissu glandulaire, pâleur due évidemment à la petite quantité de sang que recevait ce dernier ». Elle s'accompagne d'absence de spermatozoïdes dans les voies spermatiques. Elle peut porter à la fois sur les deux testicules, ou n'en affecter qu'un. Elle paraît consécutive à une affection de la glande ou de ses enveloppes : vaginalite et oblitération de la vaginale, hématocèle de la tunique vaginale ; affection tuberculeuse, dégénérescence fibreuse de la glande.

§ VI. — INVERSION DU TESTICULE.

Au lieu de se trouver suspendu dans sa position normale, le testicule peut affecter une position différente : le bord antéro-inférieur libre, notamment, se trouvant tourné en arrière, et l'épididyme porté en avant. Quand on pratique soit une exploration, soit une opération sur la glande, il est bon de ne pas perdre de vue la possibilité de ces anomalies qui peuvent entraîner une erreur de diagnostic ou un accident. En effet, dans l'hydrocèle, par exemple, au lieu d'être en bas et en arrière, le testicule se trouve au contraire alors en bas et en avant. Au lieu de cette inversion *antérieure*, on peut en observer d'autres : *latérale, supérieure, horizontale, en fronde.*

51.

CHAPITRE II

Lésions traumatiques du testicule.

Les *plaies par instruments piquants* n'offrent en général aucune gravité. — Les *plaies par instruments tranchants* sont plus sérieuses en général, cependant elles guérissent bien. Le principal accident à redouter, c'est la sortie de la substance glandulaire qui peut entraîner la perte de l'organe. — La *contusion*, quand elle est légère, ne présente rien de particulier qu'une douleur vive qui ne persiste pas d'ailleurs. Quand la contusion est violente, il se produit une douleur extrême, des vomissements, des syncopes, des phénomènes nerveux. Il peut survenir comme *complication*, soit une orchite, soit une hématocèle du testicule.

CHAPITRE III

Hématocèle du testicule.

On observe rarement l'hématocèle bornée au testicule. L'organe est alors augmenté de volume ; la tunique fibreuse, noirâtre, présente des bosselures ; si elle est déchirée, le parenchyme glandulaire fait hernie à travers la solution de continuité. En incisant l'organe, on découvre des foyers sanguins de volume et de nombre variables.

Les symptômes sont très-obscurs, parce que la contusion a provoqué en même temps des désordres dans les enveloppes, à travers lesquelles il est difficile d'explorer le testicule. On pourra cependant, dans quelques cas, constater l'augmentation de volume de la glande et des bosselures qui sont à sa phéri-phérie.

Le traitement consiste dans le repos au lit, les antiphlogis-tiques et les émollients. Sans parler de la conduite que com-mandent les lésions concomitantes, et surtout l'hématocèle de la tunique vaginale et du cordon. Il peut y avoir lieu de dé-brider la tunique albuginée sur laquelle peut s'étrangler le testicule tuméfié.

L'hématocèle de l'épididyme est excessivement rare. Elle a été indiquée par Jamain d'après deux faits, l'un observé par A. Cooper, l'autre observé par Jamain sur un malade de Laugier.

CHAPITRE IV

Orchite.

Définition. — On désigne pour le nom d'orchite l'inflam-mation de la glande testiculaire.

Variétés. — On en distingue plusieurs espèces, suivant la cause, la physionomie clinique, le siège présumé de la phleg-masie.

§ I. — ORCHITE BLENNORRHAGIQUE.

Synonymie. — Epididymite, vaginalite blennorrhagique, etc.

Fréquence. — C'est une complication fréquente de la blen-norrhagie.

Étiologie et pathogénie. — La pathogénie de l'orchite a donné lieu à de nombreuses discussions sur lesquelles nous ne

reviendrons pas. Nous ne nous donnerons pas, notamment,
le facile plaisir de réfuter la doctrine de la métastase qui n'est
pas soutenable dans l'espèce. Quant à l'explication proposée
par A. Fournier, nous ne saurions l'admettre, et nous ne
croyons pas que l'orchite soit comparable aux autres accidents (arthropathies, ophthalmies, etc.) qui se produisent à
distance, au cours d'une blennorrhagie.

Les choses se passent, croyons-nous, de la façon suivante :
C'est seulement après avoir atteint la région profonde de l'urèthre, que l'affection blennorrhagique entraine l'orchite. Ce
résultat peut être produit de deux manières : 1° de la région
prostatique de l'urèthre l'inflammation s'étend de proche en
proche, envahissant successivement le canal éjaculateur, la vésicule séminale, le canal déférent, l'épididyme. C'est le cas le
plus fréquent, et nous avons observé un fait très-net d'envahissement des vésicules et du cordon qui s'est arrêté sans
atteindre l'épididyme. Il s'agit alors d'une orchite *par propagation* ; 2° Entre l'urèthre et l'épididyme enflammés tous les
deux les voies séminales sont saines. Dans ces cas, c'est
encore l'inflammation du *confluent génito-urinaire* qui est le
point de depart et la cause de l'orchite, mais par un mécanisme tout différent, cette fois, de la propagation. Qu'on
veuille bien ne pas oublier les relations nerveuses trophiques
qui relient toute glande et l'extrémité de son canal excréteur,
l'influence qu'exerce sur la modalité physiologique de la
glande toute irritation portant sur l'extrémité de son canal
excréteur, phénomènes que traduit et résume l'expression de
synergie fonctionnelle normale ou morbide ; et l'on ne s'étonnera pas de voir une inflammation portant sur l'embouchure des voies séminales entraîner dans la glande séminale
un travail congestif ou inflammatoire. Nous ne voyons d'ailleurs
ici pour le testicule que ce que nous avons déjà vu pour le
rein : une irritation portant sur le *confluent uro-génital* peut
amener soit une orchite, soit une néphrite, et l'inflammation
de l'une ou de l'autre glande peut être constituée soit par u...

propagation de proche en proche de la phlegmasie, soit par le mécanisme de la synergie fonctionnelle.

Tout ce qui peut hâter l'envahissement, par la blennorrhagie, du confluent uro-génital, tout ce qui peut augmenter l'irritation de cette région est naturellement susceptible de provoquer l'orchite au cours d'une blennorrhagie. Nous citerons seulement : coït, masturbation, excès de boissons alcooliques, cathétérisme, injections concentrées, médication suppressive intempestivement appliquée, fatigues diverses, marches forcées, danse, équitation, etc.

Anatomie pathologique. — L'orchite est le plus souvent *unilatérale*, et elle ne semble pas avoir de prédilection plus marquée pour un côté que pour l'autre. Il n'est pas très-rare de voir, au cours d'une orchite, l'autre testicule se prendre (*orchite double*).

C'est presque toujours l'*épididyme* qui est affecté ; c'est lui en tout cas qui présente les altérations les plus prononcées : aussi désigne-t-on souvent la maladie sous le nom d'*épididymite*. Viennent ensuite, par ordre de fréquence et d'importance, les lésions de la tunique vaginale, du testicule, du cordon, des vésicules séminales.

L'*épididyme* est augmenté de volume, surtout au niveau de la queue. La substance est injectée, et l'on voit les canalicules engorgés de dépôts plastiques ; ces mêmes dépôts peuvent infiltrer l'atmosphère celluleuse des canalicules. Ceux-ci adhérents les uns aux autres peuvent affecter l'aspect d'une masse jaunâtre, homogène.

Après la guérison, ces dépôts plastiques mettent un temps variable à se résorber ; de là la persistance d'*indurations* au niveau de l'épididyme. Ces dépôts plastiques, oblitèrent les voies spermatiques, et il en résulte une *infécondité temporaire* du testicule affecté. S'il s'agissait d'une orchite double, l'individu reste stérile pendant un temps plus ou moins long.

Les altérations du *testicule* lui-même sont peu prononcées ;

l'absence de gonflement de la glande tient à la fois à ce fait et à la résistance de l'albuginée.

La *tunique vaginale* présente sur sa surface libre une injection fine du tissu sous-séreux, et, presque toujours, elle contient en même temps un épanchement séro-albumineux. Si la vaginalite accompagne à peu près constamment l'épididymite, tandis que dans l'orchite vraie l'inflammation se propage rarement à la séreuse, cela tient aux rapports anatomiques qui sont tout différents : tandis en effet que le parenchyme testiculaire est séparé de la vaginale par une membrane fibreuse résistante, pour l'épididyme, au contraire, son tissu cellulaire est à peu près continu avec celui de la vaginale.

Le *scrotum* est le siège d'une hypérémie variable, et il est infiltré de sérosité.

Le *cordon* peut être sain : plus souvent il présente des traces d'altérations dont le siège et le degré peuvent varier : phlegmasies occupant le canal déférent, les veines spermatiques (Deville), le tissu cellulaire du cordon ; phlegmasies simples presque toujours, mais pouvant aboutir, quoique bien rarement, à la suppuration.

Les *vésicules séminales* ne présentent pas, le plus souvent, de traces appréciables d'inflammation. D'autres fois elles sont le siège d'altérations plus ou moins prononcées.

Toujours le *confluent génito-urinaire* est altéré ; la muqueuse de la région prostatique présente les traces d'une inflammation dont le degré est variable : hypérémie, épaississement, ulcérations de cette membrane.

Symptômes, diagnostic.—L'*époque d'apparition* de l'orchite au cours de la blennorrhagie mérite qu'on la précise, non pas seulement au point de vue pathogénique, pour en déterminer le mode de production ; mais encore au point de vue du diagnostic et du traitement, pour en prévoir l'apparition, et pouvoir diriger immédiatement contre elle une médication appropriée, ou même pour en prévenir le développement. Ce n'est pas au début de la blennorrhagie qu'apparaît l'orchite ;

elle n'apparaît jamais dans les premiers jours : « c'est d'ordinaire, ainsi que le dit très-bien A. Fournier, vers la troisième, la quatrième, la cinquième semaine qu'on la voit se manifester de préférence. Il n'est pas rare qu'elle dépasse de beaucoup ce terme, qu'elle se produise dans le cours d'écoulements anciens et même très-anciens, voire même à propos de suintements presque insignifiants remontant à plusieurs années de date. » Quand elle éclate dans les premiers jours d'un état aigü, on n'a pas de peine à s'assurer que ce dernier n'est qu'une recrudescence d'un état chronique existant déjà. — Si l'on rapproche ces données de la marche bien connue de la chaude-pisse, du méat vers les parties profondes, on arrive à formuler cette conclusion, que l'orchite traduit la propagation de la phlegmasie au confluent uro-génital. Au point de vue du diagnostic, par conséquent, on devra, dans les cas de blennorrhagie, prévoir la complication possible de l'inflammation testiculaire à l'époque présumée de l'envahissement de la région profonde de l'urèthre.

La maladie s'annonce par une sensation de gêne, de pesanteur, de tension, de douleur dans les bourses ou dans le cordon ; parfois c'est une excitation génitale se traduisant par du priapisme et des pollutions nocturnes, ou bien une excitation de l'appareil urinaire amenant des phénomènes de dysurie. Assez souvent, c'est une douleur *sus-inguinale* (A. Fournier) siégeant un peu au-dessus du pli de l'aine, au niveau du canal inguinal, et pouvant s'irradier vers la fosse iliaque et la région rénale correspondantes. Plus rarement les premières manifestations sont des accidents généraux tels que malaise, état saburral des voies digestives, frisson, fièvre.

La *douleur* présente des caractères et une acuité variables selon les cas. C'est une sensation de gêne, de tension, de pesanteur ; ou bien un sentiment de tiraillement, de tension, de torsion, d'élancement, occasionnant une vive souffrance. Ces phénomènes douloureux ont leur siège dans les bourses : mais ils présentent des irradiations le long du cordon, dans la fosse iliaque et jusque dans les reins. Spontanée, la douleur est exaspérée par la pression, la marche et par les divers mouvements. « Dans quelques cas, heureusement exceptionnels, dit A. Fournier, les douleurs prennent une intensité toute spéciale : non-seulement elles occupent le scrotum, où elles sont atroces, mais elles s'irradient vers les aines et la région lombaire : elles ne laissent pas de trêve aux patients qu'elles jettent dans un état d'excitation extrême. Cette forme que Gosselin (Leçons orales) nomme *névralgique*, est fort rare dans l'épididymite ; elle caractérise presque exclusivement l'orchite parenchymateuse. La cause en est peu connue, à l'exception de quelques faits où elle relève évidemment d'une distension excessive de la vaginale par l'épanchement inflammatoire. »

La *tuméfaction* se développe rapidement, la partie acquiert promptement un volume qui peut devenir aussi considérable que celui du poing. Les téguments, au niveau de la tumeur sont tendus, rouges, luisants. Celle-ci présente des caractères qui varient suivant la part que prennent à l'inflammation, l'épididyme, la tunique vaginale, le testicule, suivant aussi la période à laquelle on procède à cette exploration. Le plus souvent, au début, il est difficile de se rendre un compte exact de l'état des parties, à la fois par suite de la distension des enveloppes, et par suite de la douleur que provoque l'examen. Au bout de deux ou trois jours la masse paraît moins volumineuse et moins tendue ; on peut délimiter deux tumeurs dont l'une, située en avant est constituée par le testicule, et dont l'autre, en arrière et en haut représente l'épididyme tuméfié. Le canal déférent, qui généralement participe plus ou moins à l'inflammation présente un engorgement variable.

Quand la maladie est confirmée, parfois même un peu avant, apparaissent les *phénomènes généraux*, qui ne durent guère après la période d'augment : il y a de la fièvre, de l'agitation, de l'insomnie, un état saburral des voies digestives, de la céphalalgie ; le pouls est rapide et dur, la peau chaude. Ces phénomènes aigus sont souvent très peu prononcés chez les sujets peu vigoureux : l'affection prend alors une allure subaiguë qui présage une résolution lente.

Marche, durée, terminaisons. — La période d'augment dure trois ou quatre jours ; puis l'état reste stationnaire un jour ou deux. Au bout de six ou huit jours, la résolution commence : elle débute par le testicule, continue par le cordon et finit par l'épididyme. Elle n'est guère complète avant un mois, et bien souvent elle met plus de temps à s'effectuer. Encore ne parlons-nous pas de ces indurations que l'on trouve surtout vers la queue de l'épididyme, indurations qui indiquent une oblitération des voies séminales et une infécondité plus ou moins durables de la glande affectée.

Quant au passage à l'état chronique, proprement dit, il est extrèmement rare ; très-rare aussi la suppuration. En sorte qu'à-peu près constamment la maladie se termine par résolution.

Pronostic. — Il est sans gravité dans la plus-part des cas. L'orchite en effet se termine presque constamment par résolution : quant à l'oblitération plus ou moins prolongée des voies séminales, elle n'entraîne la stérilité de l'individu qu'à la condition d'être bilatérale, et l'orchite double n'est pas très-fréquente.

Traitement. — *Le traitement préventif* consiste, surtout à partir de la seconde ou troisième semaine, à porter un suspensoir et à éviter toutes les causes susceptibles de favoriser l'apparition de l'orchite : marches, fatigues diverses, excès de toute sorte.

Le meilleur *traitement de l'orchite confirmée* est, croyons-nous, le suivant : le malade garde au lit le décubitus dorsal ; les bourses sont tenues relevées par un plan résistant, en carton épais notamment, placé entre les cuisses, échancré au niveau de la racine des bourses, et entouré ou seulement recouvert d'ouate. — Sur le trajet du *cordon*, après avoir préalablement rasé la région, on place de huit à vingt sangsues suivant l'intensité des phénomènes inflammatoires et douloureux. — Bains quotidiens de une ou deux heures de durée: ou quelquefois simplement cataplasmes peu lourds sur les bourses. — En même temps diète complète. ou régime doux. suivant le cas : tisanes délayantes : lavements laxatifs ou purgatifs légers pour entretenir la liberté du ventre. — Pendant une huitaine de jours, le malade continuera ce traitement sans se lever. — Quand la résolution commence à s'effectuer, on peut remplacer les cataplasmes par des compresses imbibées d'eau blanche. ou mieux d'eau blanche et de laudanum.

Extrait de saturne	8 gr.
Laudanum	20 gr.
Eau	1 litre.

Si, après l'application de sangsues, les douleurs venaient à se reproduire. on pratiquerait sur les bourses des onctions avec l'une des pommades suivantes :

Onguent hydrargyrique double	20 gr
Extrait de belladone	2 gr.

Ou bien :

Iodure de plomb	} aā 2 gr
Extrait de ciguë	
Axonge	20 gr.

Nous croyons que cette conduite est la meilleure, et nous ne ferons que citer. sans les recommander les moyens suivants : compression. application de vésicatoires, ponction de la tunique vaginale avec la lancette. débridement du testicule. etc.

§ II. Orchite par lésions non blennorrhagiques du confluent génito-urinaire.

La blennorrhagie n'est pas la seule cause susceptible d'amener une lésion du confluent uro-génital et par l'intermédiaire de celle-ci, une orchite. Parmi ces causes, les principales sont les suivantes : manœuvres nécessitées par le cathétérisme et la lithotritie, concrétion arrêtée dans la région prostatique, du col vésical , calculs vésicaux, excès de coït, masturbation, etc.

Dans ces cas, c'est encore l'épididyme qui est particulièrement le siège du mal, d'où nom d'*épididymite* qu'on nomme encore à cette variété. Les phénomènes sont moins violents, et la durée moins longue que dans l'orchite blennorrhagique.

Quand il s'agit d'une affection chronique de l'urèthre, de la prostate ou du col vésical : la cause persistant, l'orchite se renouvelle à des intervalles variables.

Le repos, les émollients, la liberté du ventre suffisent à son traitement, qui comprend en outre le traitement de la cause pour empêcher le retour de cette complication.

§ III. — ORCHITE TRAUMATIQUE.

Elle est consécutive ordinairement à une contusion. — C'est une orchite vraie, une *orchite parenchymateuse*, car l'inflammation porte sur le parenchyme de la glande proprement dite. Le testicule est augmenté de volume, et cela d'une façon inégale : on trouve à sa surface des noyaux durs. — La terminaison par suppuration n'est pas très-rare. — Aussi, pour la prévenir aura-t-on recours à un traitement antiphlogistique énergique. Quand on découvrira un foyer purulent, il faudra l'ouvrir ; le pus écoulé, il faudra se bien garder de tirer sur la pulpe testiculaire qui fait hernie au niveau de la plaie, car on déroulerait les tubes séminifères, et l'on viderait la glande. Celle-ci d'ailleurs est généralement perdue dans ces cas de suppuration.

On a dit que, dans le cas d'*effort* il pouvait survenir une orchite consécutivement à la compression du cordon par l'arcade que forment les fibres musculaires qui. émanées du bord externe de l'aponévrose du muscle droit, vont s'attacher à la crête iliaque.

§ IV. — ORCHITE DES FIÈVRES GRAVES.

Au cours des *fièvres graves*, on voit parfois survenir une orchite *parenchymateuse*, qui se termine presque toujours par *suppuration*.

Quant à l'orchite de la *variole*, elle n'est ordinairement qu'une *vaginalite aiguë pseudo-membraneuse* (Béraud).

§ V. — ORCHITE LIÉE AUX OREILLONS.

On désigne sous le nom d'*oreillons* une maladie fébrile que Borsieri, puis Trousseau ont assimilée aux fièvres éruptives. La fièvre est l'élément essentiel ; quant aux déterminations locales, elles s'effectuent ici sur les parotides, et accessoirement, sur les glandes testiculaires chez l'homme, et, chez la femme, sur les glandes mammaire et ovarique. La lésion anatomique consiste, non point en une inflammation, mais en une simple fluxion, occupant non le parenchyme glandulaire, mais le tissu cellulaire; pour ce qui est de l'organe générateur mâle, c'est l'ensemble de la glande elle-même qui est le siège de l'affection.

Il ne se développe jamais de suppuration, à moins de circonstances exceptionnelles pouvant, en dehors d'ailleurs de la maladie elle-même, entraîner cette terminaison. La résolution est la règle. Ce n'est pas nécessairement le testicule correspondant qui est affecté, et les deux peuvent être envahis.

A part des cas exceptionnels, la parotide est prise d'abord, et, ordinairement, le testicule est envahi au cours même de la fluxion parotidienne, avant le déclin de celle-ci.

Contrairement à ce qu'on voit dans l'orchite blennorrhagique, c'est le corps même de la glande qui est affecté. La douleur est moins vive. La partie présente un volume double ou triple du volume normal.

La résolution s'opère ordinairement au bout de quatre ou cinq jours et tout rentre dans l'ordre. Dans quelques cas cependant il peut se produire une recrudescence de la fluxion parotidienne suivie bientôt d'un nouvel engorgement du testicule.

Le traitement se bornera au repos au lit, à de légers révulsifs intestinaux et à des applications locales de cataplasmes émollients et d'eau blanche.

§ VI. — ORCHITE CHRONIQUE.

Dans la plupart des descriptions qui ont été données de l'orchite chronique, malgré toute la bonne volonté que l'on peut y mettre, on ne trouve, ainsi que le dit justement Nélaton, qu'une confusion extrême, et rien qui se rapporte à l'orchite chronique. Presque toujours il s'agissait en effet de tubercules du testicule. « Cependant, ajoute le même chirurgien, nous croyons à l'existence de l'orchite chronique : mais nous devons ajouter que nous la croyons très-rare. Dans certains cas le testicule s'enflamme, il se fait une infiltration plastique différente de la tuberculisation. La matière infiltrée peut se résorber sans s'abcéder ; mais elle peut aussi persister pendant un temps considérable, comme nous le voyons pour les engorgements de l'épididyme, et alors l'engorgement persiste dans la totalité du testicule, et c'est là ce qui constitue l'orchite chronique ». Il ne faut donc pas, en pratique, s'arrêter d'emblée à l'idée d'orchite chronique simple : on devra toujours tenir pour suspects des cas de cette nature, et garder presque toujours une arrière-pensée relativement à l'affection syphilitique, cancéreuse et surtout tuberculeuse.

§ VII. — ORCHITE A RÉPÉTITION.

On désigne souvent ainsi une orchite subaigüe réapparaissant à des intervalles variables.

Il s'agit tantôt de tubercules du testicule et tantôt de poussées inflammatoires simples liées à une lésion du confluent génito-urinaire.

CHAPITRE V

Fongus du testicule.

Définition, nature. — Rigoureusement, le *fongus* du testicule ne saurait réclamer un chapitre spécial dans la pathologie, car il constitue simplement un mode de *terminaison* d'un état pathologique préexistant : orchite chronique, tuberculose, syphilis.

Anatomie et physiologie pathologiques. — Tantôt le fongus est constitué par une hernie à la fois de l'épididyme et du testicule, albuginée comprise : cette dernière présentant des bourgeons charnus, et ces diverses parties étant altérées déjà par une maladie préexistante (*fongus superficiel* de Jarjavay) ; — tantôt (*fongus parenchymateux* de Jarjavay) il se fait à travers l'albuginée une hernie des tubes séminifères : et, après une élimination plus ou moins complète de ces derniers, il se développe des bourgeons charnus exubérants. — Dans l'une et dans l'autre forme, bien entendu, il se produit au scrotum une solution de continuité à travers laquelle fait hernie la tumeur bourgeonnante. — Dans une troisième forme (*granulome* des micrographes), toujours consécutivement à une affection préexistante, il se développe sur la tunique fibreuse

des bourgeons charnus exubérants qui, après la perforation
du scrotum apparaissent sous la forme d'une tumeur végé-
tante (Lawrence. A Cooper, Curling, Gosselin, Jarjavay, Deville, Hennequin, etc). — Dans certains cas, l'élément celluleux de la tunique albuginée serait le point de départ du fongus. « Voici en quelques mots, dit Tillaux, comment se succèdent les diverses phases de la maladie, dans cette variété :
orchite avec développement de phénomènes locaux et généraux souvent fort intenses. Après quelques jours, la peau
rougit et proémine sur un point limité du scrotum ; il survient
de la fluctuation. Ou bien on pratique une ponction, ou bien la
peau s'ulcère d'elle-même, et il sort une petite quantité de
pus de l'orifice cutané et les jours suivants apparaissent des
lambeaux de tissu cellulaire sphacélé et en même temps une
substance qui n'est autre que la substance séminale elle-même
poussée du dedans au dehors sous forme de champignon. Elle
s'élimine peu à peu, et une nouvelle portion la remplace jusqu'à ce que le testicule soit complétement éliminé ; il ne
reste plus à la fin qu'une coque constituée par les débris de
la tunique albuginée, après quoi la cicatrisation commence
et s'achève généralement assez vite. Il semble qu'il se soit développé un processus inflammatoire ayant pour but d'expulser la substance séminale. — Cette variété du fongus n'est
autre qu'un phlegmon du testicule, et j'ajouterai un phlegmon
diffus, c'est-à-dire gangréneux ; les cloisons celluleuses en sont
le siège ; frappées du sphacèle elles sont éliminées et entraînent
avec elles les tubes séminifères qu'elles emprisonnent normalement. »

En somme, dans tous les cas, le fongus est un mode de terminaison d'un état pathologique antérieur.

Symptômes, diagnostic. — Après des phénomènes variables
suivant l'affection antécédente, il survient au niveau d'un
point variable du testicule une tumeur douloureuse. Celle-ci
augmentant, le scrotum, à son niveau, rougit et s'ulcère. A
travers la solution de continuité les mamelons fongueux font

une saillie hémisphérique qui augmente progressivement. La tumeur, qui acquiert généralement le volume du poing, ne saigne pas, comme les néoplasies cancéreuses ; la pression provoque à son niveau une douleur semblable à celle qu'entraîne la même pression exercée sur le testicule sain (Jarjavay) ; elle gêne par son poids.

Traitement. — On *excise* les fongosités, après quoi on *cautérise* au fer rouge le fond de la plaie.

CHAPITRE VI

Testicule syphilitique.

Synonymie. — Sarcocèle syphilitique, orchite syphilitique.

Anatomie pathologique. — Cette affection se montre sous deux formes distinctes : l'une *diffuse* ou *interstitielle*, l'autre *circonscrite* ou *gommeuse* ; tantôt combinées, tantôt isolées et indépendantes (Lancereaux).

L'orchite syphilitique *interstitielle* est caractérisée à son début (Lancereaux) par une hypérémie vasculaire et par un travail d'hyperplasie conjonctive portant sur la tunique albuginée puis sur les cloisons qui du corps d'Highmore irradient à travers le testicule ; cette tunique et ces cloisons s'épaississent. Le parenchyme lui-même, étranglé pas le tissu interstitiel de nouvelle formation, subit une transformation qui consiste dans une atrophie des canalicules séminifères et une tranformation graisseuse de leurs cellules épithéliales. La glande considérée dans son ensemble, est plus volumineuse au début du processus ; mais plus tard, quand elle a subi la transformation fibro-graisseuse, elle se ratatine. — Il existe en même temps une vaginalite, mais la sérosité ne tarde pas à se résorber, et il se forme entre les deux feuillets des adhérences. Le cordon est sain.

L'orchite *circonscrite* ou *gommeuse* est caractérisée par des gommes ayant ordinairement pour point de départ la tunique externe d'un vaisseau ou la membrane propre d'un canalicule spermatique (Lancereaux). Elles sont ordinairement multiples : agglomérées ou disséminées. Leur volume varie entre celui d'une lentille et celui d'un petit œuf. Ferme à la périphérie, leur consistance est plus molle au centre. Entourées à leur début d'une aréole grisâtre, elles s'enveloppent plus tard d'une capsule fibreuse (Lancereaux). Les deux formes diffuse et gommeuse coexistent fréquemment. Développées toujours dans le testicule, elles n'envahissent l'épididyme et le cordon que consécutivement. Elles peuvent envahir les enveloppes du testicule et donner lieu à un fongus.

Ordinairement les deux testicules sont affectés.

Symptômes. — Cette affection est peu douloureuse, et c'est plutôt une gène, une lourdeur amenée par l'augmentation de volume, qui attire d'abord l'attention des malades. Assez souvent cependant il se produit des tiraillements dans le cordon, et, consécutivement une douleur sourde dans l'abdomen ou dans les lombes. Parfois même il peut exister dans le testicule une douleur, peu vive d'ailleurs, et se manifestant particulièrement la nuit (A. Cooper). On trouve au début le testicule augmenté de volume, et dans la cavité vaginale on constate un épanchement peu considérable de sérosité. Plus tard cette hydrocèle disparaît, et l'on trouve le testicule dur, compacte, déformé, et présentant des aspérités du volume d'un petit pois. Ultérieurement on trouve la glande atrophiée, et les mamelons plus gros et plus nombreux. — *L'épididyme* est augmenté de volume et déformé; contrairement à ce qui se voit dans la blennorrhagie, c'est non la queue, mais la tête qui est surtout altérée. La lésion, de plus, est généralement bilatérale dans l'épididymite syphilitique. Il existe un degré variable d'impuissance accompagné souvent de stérilité.

Marche, durée, terminaisons. — La marche est lente et la durée longue. Elle se termine ordinairement soit par résolution, soit par transformation fibreuse et atrophie, ou bien par fongus.

Diagnostic. — C'est surtout avec l'affection tuberculeuse et le cancer, que peut être confondu le sarcocèle syphilitique.

L'affection tuberculeuse coïncide ordinairement avec une affection analogue de la prostate, des vésicules séminales et du cordon ; elle débute par l'épididyme : l'hydrocèle existe plus rarement et est peu prononcée ; elle se termine bientôt par suppuration.

Le *cancer* s'accompagne d'une douleur vive et lancinante ; il ne se complique guère d'hydrocèle ; d'abord sains et mobiles, les téguments, au niveau de la tumeur, deviennent adhérents, puis s'ulcèrent à mesure que celle-ci fait des progrès.

Pronostic. — L'affection n'est pas très-grave, car elle est susceptible de céder en présence d'un traitement méthodique.

Traitement. — On instituera le traitement de la *syphilis* : iodure de potassium (de 4 à 6 grammes par jour progressivement), soit seul, soit associé au mercure.

CHAPITRE VII.

Tubercules du Testicule.

Anatomie pathologique. — La maladie se développe dans le testicule, mais surtout dans l'épididyme. L'altération est très-variable : dans le testicule proprement dit, on peut trouver des granulations miliaires, des granulations fibreuses et de la matière caséuse d'aspect variable ; dans l'épididyme on ne rencontre que de la matière caséuse.

On peut trouver sur le même testicule des masses caséeuses à diverses phases de leur évolution. A l'état de crudité d'abord, cette masse se ramollit ensuite : il se forme autour d'elle un travail d'inflammation et de suppuration, et la masse caséeuse est éliminée, laissant derrière elle des cavernes et des fistules dans lesquelles peuvent s'ouvrir et verser d'autre substance tuberculeuse des foyers caséeux voisins, ou qui peuvent au contraire se cicatriser et s'oblitérer.

On trouve parfois des masses crétacées semblables à celles qu'on rencontre dans les poumons et dans les ganglions bronchiques des phthisiques.

Parfois on observe dans l'épididyme une altération qui affecte à la coupe l'aspect d'un réticulum. « On voit des multitudes d'alvéoles fort réguliers, les uns remplis de matière purulente, les autres vides, mais tous limités par des travées très-nettes. Un examen attentif démontre bientôt qu'il s'agit là de tubes épididymaires dilatés et épaissis, dont les uns sont encore obstrués par les produits tuberculeux, tandis que les autres s'en sont débarrassés. D'ailleurs, la moindre pression fait sourdre, de chacune de ces cavités, de ces cavernes minuscules, une certaine quantité de pus. C'est la section des tubes, sous des angles divers, qui détermine l'apparence réticulée si remarquable que nous signalons maintenant, et dont certaines de nos observations nous ont donné des exemples caractéristiques » (Reclus).

Quand l'élimination de la substance tuberculeuse s'effectue, il se développe dans les enveloppes du testicule un travail pathologique consécutif : inflammation, adhérence, suppuration, fistules.

La tuberculisation peut rester bornée au testicule : plus souvent elle intéresse aussi les vésicules séminales, la prostate, la vessie, les reins. En même temps que l'appareil génito-urinaire souvent les poumons sont pris. La tuberculisation des organes génitaux, enfin, peut constituer un élément d'une tuberculisation généralisée.

Symptômes. — La tuberculisation génitale peut *débuter* par le testicule ; mais elle peut aussi affecter d'abord les vésicules séminales, la prostate et la vessie. Dans ces derniers cas les phénomènes du début sont liés à l'altération du confluent génito-urinaire et consistent dans des troubles urinaires et génitaux isolés on réunis : *dysurie, hématurie, blennorrhée, pertes séminales, coloration rosée du sperme*, etc. Les troubles génitaux peuvent traduire aussi la tuberculisation limitée à la glande elle-même, qui alors se trahit en outre par des signes locaux physiques.

La maladie *confirmée*, dans le testicule, peut affecter soit la forme chronique, soit la forme aiguë. Toutes deux aboutissent à la suppuration, la première très-rapidement, et la seconde en somme assez vite. En considération, par conséquent, de la constance, de l'apparition rapide du processus suppuratif, et aussi de la rareté de ce processus dans le testicule en dehors de la tuberculisation, nous ne réserverons pas de chapitre spécial aux *abcès* testiculaires, et nous décrirons dans une même étude les tubercules du testicule et leur terminaison par abcès et fistules.

Forme chronique. — L'épididyme est depuis un temps variable le siège d'une douleur peu vive ; le chirurgien constate qu'il est augmenté de volume, et, dans quelques cas, le testicule lui-même est tuméfié et dur. D'autres fois ce sont des bosselures, des nodosités de nombre, de siège et de volume variables, depuis la grosseur d'une lentille jusqu'à celle d'une amande. Souvent, dans un tiers des cas d'après Reclus, il existe en même temps un épanchement dans la séreuse vaginale.

Les noyaux caséeux disséminés dans l'organe se ramollissent successivement suivant leurs dates d'apparition successive, et par leur réunion, ces noyaux caséeux ramollis forment des masses autour desquelles, dans les tissus ambiants, se forme un travail inflammatoire à la faveur duquel le produit tuberculeux ramolli tend à se porter au dehors. Ce résultat final met à s'effectuer un temps variable, quelques mois ordinairement. A ce moment, la douleur se prononce, le scrotum rougit, s'ulcère, se perfore, et à travers la solution de continuité s'échappe une matière molle, caséeuse mélangée de pus et d'un peu de sang. La peau, autour de l'orifice, est rouge-violacé, amincie, décollée : le trajet fistuleux lui-même présente une étendue variable, et aboutit à une caverne de dimensions également variables. Tantôt des cavernes voisines versent dans celle-ci leurs produits caséeux, et le travail d'élimination se poursuit ; tantôt la caverne et le trajet fistuleux se cicatrisent et s'oblitèrent laissant à leur niveau un tissu cicatriciel donnant la sensation d'un cordon dur qui de l'orifice oblitéré plonge dans la profondeur de la glande. Ultérieurement de nouvelles masses caséeuses peuvent se ramollir et de nouvelles fistules s'établir.

En même temps, à une époque plus ou mois précoce, plus ou moins tardive, l'autre testicule est envahi, et il se montre des signes de tuberculisation dans les vésicules séminales, la prostate, la vessie, les poumons, etc.

Cette forme met à évoluer un temps assez long : toujours plusieurs mois, quelquefois plusieurs années.

Forme aiguë. — Elle simule l'orchite blennorrhagique et peut donner lieu à des erreurs de diagnostic. A la suite d'un coup porté sur le testicule ou d'une affection de l'urèthre, d'autres fois sans cause appréciable, il survient une douleur qui occupe l'épididyme et qui remonte le long du cordon l'épididyme est le siège d'une tuméfaction qui peut porter aussi sur le testicule ; les bourses sont gonflées, et il existe un épanchement dans la tunique vaginale.

Outre que son début est brusque, cette forme affecte des allures rapides : au bout de vingt à trente jours ordinairement la suppuration s'établit et se fraie une voie au dehors.

En même temps on constate une altération tuberculeuse plus ou moins avancée de la prostate et des vésicules séminales.

Terminaisons. — Ainsi que nous venons de le voir, la *suppuration* est la terminaison ordinaire des tubercules du testicule. Ils peuvent aussi aboutir à la formation d'un fongus.

Diagnostic. — C'est seulement par voie d'exclusion, et même sous bénéfice d'inventaire qu'on doit s'arrêter à l'idée *d'orchite chronique simple :* la confusion sera donc difficile avec cette affection d'ailleurs très-rare.

On se fondera pour distinguer la forme aiguë de la tuberculisation testiculaire et l'*épididymite blennorrhagique,* sur les commémoratifs, la marche de l'écoulement uréthral, l'état de la prostate et des vésicules séminales, l'état du poumon, l'état général, les antécédents.

Contrairement au *sarcocèle syphilitique,* l'affection tuberculeuse s'accompagne communément de lésions analogues dans les vésicules séminales et la prostate, et très-souvent de phthisie pulmonaire ; elle peut lui être opposée encore au point de vue de la terminaison par suppuration et par fistules, habituelle dans les cas de phymatose. La physionomie clinique des deux affections d'ailleurs diffère sensiblement.

La douleur du *cancer* est lancinante : on ne trouve pas trace de tubercules dans la prostate ou le poumon : les ganglions lombaires sont pris ; quand les enveloppes scrotales se prennent, on constate l'existence d'un fongus cancéreux dont l'aspect et le produit ichoreux et sanguinolent sont tout différents de la suppuration d'origine tuberculeuse : les extrémités inférieures s'infiltrent, et il existe un état général distinct de celui qu'entraîne la tuberculose.

Pronostic. — Il est très-grave, non-seulement au point de vue de l'organe dont la perte est fatale, mais encore au point de vue de l'envahissement des appareils génito-urinaire, et respiratoire et de l'état général.

Traitement. — L'état général doit être avant tout l'objet d'une attentive sollicitude. On soutiendra les forces du malade, on maintiendra l'intégrité des fonctions digestives : en un mot on s'attachera à prévenir ou pallier les accidents généraux.

Quant à l'état local, il commande une conduite variable suivant les cas. — Dans la forme aiguë : émollients, repos, bourses retenues élevées, éviter les causes d'excitation de l'appareil génito-urinaire. — Dès que la suppuration sera manifeste on ouvrira l'abcès. — Les trajets fistuleux seront cautérisés, soit à l'aide de caustiques chimiques (chlorure de zinc ou potasse caustique), soit avec le fer rouge. — Si les poumons restent indemmes, et qu'il y ait lieu de redouter pour le malade les conséquences d'une suppuration abondante et prolongée, on devra recourir à l'ablation du testicule : car celui-ci est désormais inutile, et sa conservation constitue un danger.

CHAPITRE VIII

Cancer du Testicule.

Variétés. — Le *squirrhe* est une forme qui s'observe rarement dans le testicule. Il n'atteint jamais un grand volume et n'entraîne guère de fongus. L'organe est augmenté de volume, très-dur et présente des bosselures. Les ganglions envahis sont durs également. — Les cancers *mélanique* et *fibro-plastique* s'observent très-rarement dans l'organe qui nous occupe. — *L'épithélioma* peut envahir la glande ; mais il a le scrotum pour point de départ. — Quand on parle de cancer du testicule, c'est presque toujours de l'*encéphaloïde* qu'ils s'agit.

Cancer encéphaloïde.

Anatomie pathologique. — La matière cancéreuse se développe d'abord dans la trame inter-tubulaire ; elle comprime et détruit les canalicules. La glande proprement dite, l'épididyme, la tunique albuginée elle même sont désorganisées au bout d'un temps variable, mais qui n'est jamais très-long.

Dès que la tunique albuginée est intéressée, il se fait dans la vaginale un épanchement de sérosité, et l'organe dans son ensemble est déjà augmenté de volume. Plus tard il s'établit des adhérences entre le testicule et le scrotum ; celui-ci s'ulcère ensuite, et il se forme un fongus cancéreux volumineux qui est le siège d'un écoulement sanieux et qui saigne facilement. — Le cordon ainsi que les ganglions iliaques et lombaires sont envahis.

Symptômes. — Au début on constate une douleur peu vive encore, une augmentation de volume du testicule et un épanchement de sérosité dans la tunique vaginale. — Puis à la périphérie du testicule tuméfié apparaissent des bosselures dont les unes sont dures et les autres ramollies. Souvent alors les douleurs modérées sont remplacées par les douleurs lancinantes. — La tumeur augmente de volume, le cordon correspondant se tuméfie, les ganglions iliaques et lombaires se prennent, les veines du scrotum sont dilatées, il survient de l'œdème des membres inférieurs ; les douleurs s'accentuent.— Enfin l'ulcération du scrotum s'effectue et il se forme un fongus cancéreux laissant s'écouler un liquide sanieux et, soit mêlé à ce liquide, soit pur, du sang en quantité variable. — Le malade succombe enfin à l'épuisement et à la propagation de la maladie cancéreuse.

Diagnostic. — Cette affection, qui survient généralement entre vingt et quarante ans, peut être confondue avec *l'hydrocèle, l'hématocèle, l'affection kystique bénigne* du testicule, le *testicule syphilitique*, les *tubercules du testicule*. (Voir les chapitres consacrés à ces diverses affections).

Pronostic. — Il est extrêmement grave.

Traitement. — La castration est le seul moyen qu'on puisse employer contre le cancer du testicule. Nous devons ajouter que l'extension de la dégénérescence peut rendre impraticable cette opération qui, d'ailleurs ne met pas toujours, il s'en faut, à l'abri des récidives.

CHAPITRE IX.

Tumeurs fibreuses, calcaires, cartilagineuses.

Nous n'insisterons pas sur les tumeurs *fibreuses* qui sont excessivement rares et dont l'existence même est contestée, ni sur les tumeurs *calcaires* qui sont très-rares et sans intérêt clinique. Les tumeurs *cartilagineuses* ou *enchondromes* méritent de nous arrêter.

Anatômie pathologique. — Quelque fois la dégénérescence porte sur l'ensemble de l'organe ; ordinairement il y a des plaques cartilagineuses disséminées. Tantôt l'enchondrome se développe dans une glande saine ; plus souvent il se surajoute à une affection kystique ou cancéreuse. Les observateurs ne s'accordent pas au sujet de son point de départ.

Symptômes, diagnostic. — Le testicule est augmenté de volume, bosselé, dur, élastique. Il y a quelquefois un épanchement dans la tunique vaginale (Richet), et la néoplasie se propage au cordon dans certains cas (Paget). — Le plus souvent l'enchondrome est surajouté à un Kyste, à un Cancer, et il est alors bien difficile de faire la part de la production morbide cartilagineuse.

Pronostic. — A la gravité propre de l'enchondrome vient se joindre la gravité de la tumeur concomitante.

Traitement. — On pratique la castration si le cordon est intact et si les ganglions iliaques et lombaires ne sont pas envahis.

CHAPITRE X

Hydrocèle enkystée du testicule.

Synonymie. — Spermatocèle.

Anatomie pathologique. — Cette affection est constituée par des kystes pédiculés ou sessiles, de volume et de siège variables. Ils sont ordinairement situés au niveau de la tète de l'épididyme, soit sous le feuillet viscéral de la séreuse vaginale, soit dans le voisinage des cônes efférents. Quand ils sont pédiculés, ils ne dépassent généralement pas le volume d'un grain de groseille (Gosselin). Quand ils sont sessiles, leur volume sans atteindre généralement celui de l'hydrocèle, peut en imposer pour cette dernière maladie (*hydrocèle enkystée spermatique* de Marcé) : leur cavité peut être unique ou cloisonnée. Les parois du kyste sont minces ; le contenu, ordinairement limpide et transparent devient laiteux et opalin quand il contient beaucoup de *spermatozoïdes* ; ces derniers peuvent s'y montrer animés ou dépourvus de mouvements. La cavité peut contenir du sang ; elle peut se tapisser de fausses membranes et se remplir de lymphe plastique. — La spermatocèle parait consister en une dilatation du cul-de-sac du corps de Wolff (Virchow), dans laquelle les spermatozoïdes pénétreraient consécutivement à une obstruction du canal déférent (Lewin).

Diagnostic. — L'affection qui nous occupe se distinguera de l'hydrocèle par le double caractère suivant : le testicule est au-devant et au-dessous de la spermatocèle ; la ponction exploratrice permet de constater dans le contenu du kyste la présence des spermatozoïdes.

Traitement. — Il consiste dans la ponction suivie d'une injection iodée.

CHAPITRE XI

Maladie kystique du testicule.

Définition. — C'est une affection constituée par le développement de kystes à l'intérieur de la tunique albuginée.

Anatomie pathologique. — Ces kystes dériveraient d'après Curling d'un état morbide des conduits séminifères au niveau du corps d'Highmore ; ils seraient, d'après Ch. Robin, constitués par une dilatation des conduits épididymaires. Leur nombre est variable, ainsi que leur volume ; leurs parois sont épaisses et résistantes ; leur contenu, parfois transparent, peut être trouble, ou mêlé de sang. On peut constater en même temps un épanchement dans la tunique vaginale, des plaques cartilagineuses et des petites masses cancéreuses.

Diagnostic. — La maladie kystique se distingue du cancer par sa marche lente, par l'absence des douleurs lancinantes, de l'engorgement du cordon et de l'envahissement ganglionnaire. — Le plus souvent les deux affections coexistent, et il devient alors bien difficile de faire la part de chacune.

Pronostic. — Sérieux au point de vue de la compression exercée sur le testicule, et de l'atrophie consécutive de la glande, le pronostic s'assombrit encore s'il y a concomitance d'affection cancéreuse.

Traitement. — Cette affection, bien reconnue, commande l'ablation du testicule.

CHAPITRE XII

Entozoaires du testicule.

Excessivement rare et très-difficile à reconnaître, cette affection ne présente pas grand intérêt pratique.

CHAPITRE XIII

Névralgie du testicule.

Définition, variétés. — Nous désignerons avec Gosselin, sous le nom de *névralgie du testicule*, « tous les états douloureux de cet organe qui ne sont pas expliqués suffisamment par une lésion matérielle, et qui ont pour caractères principaux de revenir de temps à autre, par accès plus ou moins longs, et d'être difficiles à guérir radicalement. Pourtant, parmi ces états, l'observation nous a permis d'en distinguer deux assez différents : l'un, dans lequel la névralgie occupe bien le testicule lui-même et les nerfs spermatiques proprement dits ; dl'autre, dans lequel elle occupe plutôt les branches inguinales u plexus lombaire, et que Chaussier a fait connaître sous le nom de névralgie iléo-scrotale. »

Étiologie et pathogénie. — Cette affection peut se montrer à tous les âges, mais on la rencontre plus particulièrement pendant la durée de la vie génitale. Il est presque toujours bien difficile d'en déterminer la cause ; elle a paru cependant, dans quelques cas, se lier à l'existence de la diathèse goutteuse, ou s'installer consécutivement à une orchite, à une blennorrhagie, à une affection du cordon, à un traumatisme, à la masturbation, à la continence prolongée.

Symptômes. — Il existe dans le testicule un sentiment de lourdeur, de pesanteur, de tiraillement, de fourmillement, de malaise, qui se propage ordinairement au cordon, et souvent au périnée et à l'anus. A de certains moments, sous l'influence de la pression, d'une fatigue, d'un trouble des voies digestives, d'une émotion morale, etc., il survient des douleurs vives parfois violentes. Le testicule est rétracté vers l'anneau, et il survient dans certains cas des nausées et des vomissements. La crise peut simuler la colique néphrétique; mais les urines, dans la névralgie, restent claires, et elles ne contiennent jamais ni sédiments ni liquide sanguin. Dans les intervalles des accès les malades parfois n'éprouvent absolument rien d'anormal ; d'autres fois il reste toujours en permanence une sensation de lourdeur, de gêne, de tension. Les accès reviennent plus ou moins fréquemment suivant les cas et leur violence peut être inégale. Chez certains malades on constate, au moment de la crise douloureuse, un gonflement de l'épididyme. La crise peut durer plusieurs heures.

Quant à la névralgie iléo-scrotale : dans deux exemples bien tranchés, observés par Gosselin, « les malades rapportaient la douleur au cordon spermatique, à l'anneau inguinal et à l'épine iliaque, mais ne souffraient pas ou souffraient à peine dans le testicule, même lorsqu'on le soumettait à une pression ».

Diagnostic. — Il s'établit par voie d'exclusion, et on ne doit s'arrêter à l'idée de *névralgie* du testicule que s'il est impossible de découvrir aucune des altérations morbides qui s'accompagnent des phénomènes douloureux.

Pronostic. — Sans être grave à proprement parler, cette affection est très-fâcheuse à cause des souffrances vives et répétées qu'elle entraine. Hâtons-nous d'ajouter que la maladie peut guérir spontanément.

Traitement. — C'est celui des névralgies en général. Nous

signalerons seulement les moyens suivants : en cas d'iner-
mittence, *sulfate de quinine* (de 20 centigr. à 1 gr.) ; *arsenic* ;
injections hypodermiques de morphine ; *ciculine* ; *vésicatoires*
saupoudrés de chlorhydrate de morphine ; *onctions* sur le testicule et le cordon avec : Chlorydrate de morphine 30 centgr.,
axonge 20 gr. ; — ou avec : Extrait de belladone 5 centgr.,
axonge 20 gr., etc.

— On n'oubliera pas de surveiller les fonctions digestves,
et de modifier s'il y a lieu, l'état général.

CHAPITRE XIV

Castration.

Définition. — L'ablation du testicule pratiquée par le chirurgien dans un but thérapeutique nous occupera seule .ci.

Indications. — Elles sont très-restreintes, et le chirurgien
ne peut songer à la castration que dans quelques cas bien déterminés : quand le testicule est envahi par un *cancer*, un *enchondrome*, une *maladie kystique* avancée, une *tuberculisation*
avancée. Dans ces cas, la maladie commande l'ablation, d'une
part, et, d'autre part on ne porte aucun tort aux fonctions
génératrices du malade, car on n'enlève alors qu'un organe
déjà détruit par la dégénérescence ; ajoutons qu'il reste d'ailleurs un testicule pour assurer les fonctions de la reproduction.

Contre indications. — Si la prostate est prise, dans l'affection tuberculeuse ; si les ganglions iliaques et lombaires sont
envahis, dans le cas de cancer : l'opération n'atteint plus le
but qu'on se propose et l'on doit y renoncer. Elle doit être
rejetée comme impuissante à la fois et nuisible si la tuberculisation testiculaire se complique de phthisie pulmonaire, ou
si le cancer a déjà entraîné la cachexie.

Soins préalables. — La région doit être préalablement rasée.

Instruments. — Sur une table on disposera dans un ordre qui permette à l'aide de les passer sans hésitation au chirurgien, au fur et à mesure des besoins, les instruments suivants: bistouris droits et convexes, ciseaux, pinces, pinces à ligatures, tenaculum, aiguilles et fils à suture, éponges, charpie, compresses, bandes, eau phéniquée, chloroforme, etc.

Anesthésie. — L'opération étant très-douloureuse, l'anesthésie chloroformique devra toujours être pratiquée, à moins qu'il n'existe quelqu'une des contre indications qui forcent généralement le chirurgien à y renoncer.

Aides. — Trois aides sont nécessaires : l'un pour administrer le chloroforme, l'autre pour passer les instruments et objets divers ; le troisième se tient à la disposition du chirurgien pour éponger le sang, écarter le cordon, etc.

Position du malade. — Le patient est placé dans le décubitus dorsal sur une table dont la hauteur doit être commode pour le chirurgien.

Position de l'opérateur. — Il se place à droite du malade, quelque soit d'ailleurs le testicule à enlever. Dans quelques cas il peut y avoir avantage pour l'opérateur à se poster entre les cuisses de l'opéré.

Opération. — Elle comprend trois temps : 1° l'isolement de la tumeur, 2° la section du cordon, 3° le pansement.

1° *Isolement de la tumeur.* — Tendant les téguments avec le pouce et l'indicateur gauches, le chirurgien, avec un bistouri convexe tenu de la main droite, pratique une incision qui s'étend depuis le bord supérieur de l'anneau inguinal jusque vers la partie la plus déclive du scrotum.

Cette incision faite, on procède à la dissection et à l'extraction de la tumeur.

Un aide tend les bords de la plaie et tire les téguments au fur et à mesure. Quand la tumeur n'est pas adhérente aux bourses, la séparation se fait très-aisément ; dans le cas contraire, la dissection est plus minutieuse, et le chirurgien s'attachera, d'une part à ne pas laisser des fragments de tissus suspects à la face profonde des téguments, et d'autre part à ne pas trop amincir ceux-ci qui pourraient alors se gangrener. Si la tumeur était volumineuse, on prendrait garde en outre de ne pas blesser les corps caverneux de la verge. La tumeur détachée des tissus ambiants ne tient plus maintenant que par un pédicule, le cordon.

2° *Section du cordon.* — Elle se fait transversalement avec le même bistouri.

La *ligature* est portée à des hauteurs variables suivant l'état du cordon dans le cas particulier. Si elle est faite *en masse*, le canal déférent compris, elle précédera la section du cordon qui pourrait par sa rétraction se soustraire à l'atteinte du chirurgien. Ce procédé présentant des inconvénients, il vaut mieux ne pas comprendre le canal déférent dans la constriction : alors on isole ce conduit, on le tranche d'un coup de bistouri, le bout supérieur se rétracte, on lie le pédicule qui ne comprend plus que les vaisseaux.

3° *Pansement.* — C'est la réunion immédiate qui donne le succès le plus rapide et qui doit être préférée. C'est dans le but de la favoriser que Bouisson a formulé les préceptes suivants : « Pendant l'opération ne respecter que la quantité de peau nécessaire et prolonger l'incision très-bas ; lier avec beaucoup de soin tous les vaisseaux, et, immédiatement après leur section, faire la ligature en masse de la partie vasculaire du cordon de manière à n'avoir qu'un seul fil au moignon de celui-ci ; ramener tous les fils à ligature au dehors de la plaie en perçant directement la peau au moyen d'une aiguille qui entraîne le lien de manière à ce que le nœud reste seul dans la plaie ; réunir immédiatement les bords de la plaie par des points de suture entrecoupés, dans l'intervalle desquels on peut placer en outre des serres fines ; faire la réunion immédiate profonde à l'aide d'un second plan de suture placé à quelques centimètres au delà du premier ; supprimer tout autre appareil de pansement et prescrire les applications froides sur le scrotum. » Avec la réunion immédiate, la guérison s'effectue généralement au bout de quelques jours : tandis qu'en provoquant la suppuration, elle n'arrive qu'au bout d'un temps trois ou quatre fois plus long.

SCROTUM

Anatomie.

En anatomie descriptive on réserve le mot de *scrotum* à l'enveloppe cutanée commune aux deux testicules. En chirurgie, ce mot désigne les enveloppes du testicule connues vulgairement sous le nom de *bourses* ; nous lui laisserons ici cette dernière signification.

Les enveloppes du testicule sont constituées par les couches suivantes que l'on rencontre successivement en procédant de dehors en dedans : la peau ; une couche celluleuse sous-cutanée, ou fascia transversalis ; le dartos ; une couche fibro-celluleuse ; le crémaster, ou tunique érythroïde ; la tunique fibreuse commune au testicule et au cordon ; la tunique vaginale. Quant à la tunique albuginée, sa description a été faite avec celle du testicule, à l'histoire duquel son étude se lie intimement.

1º **Peau.** — La peau du scrotum se présente sous l'aspect d'un sac ou d'une bourse dont l'ouverture rétrécie est en haut et qui se continue, latéralement avec les téguments des cuisses en arrière avec ceux du périnée, et en avant avec ceux de la verge. Elle est divisée en deux par un raphé médian trace de la soudure de ses moitiés symétriques. Elle est mince, brune, couverte de poils clair semés, et présente des alternatives de relâchement et de contraction.

2º **Couche celluleuse sous-cutanée, ou fascia superficialis.** — C'est une lame celluleuse qui se continue avec la couche celluleuse sous-cutanée de l'abdomen, de la verge et du périnée. Plus ou moins épaisse et chargée de graisse en haut, elle s'amincit de plus en plus, et, vers le fond des bourses sa physionomie s'altère au point d'avoir fait nier son existence par plusieurs anatomistes.

3° **Dartos.** — Intimement uni à la couche précédente, partagé par une cloison médiane en deux cavités distinctes, le dartos constitue à chaque testicule une tunique en forme de bourse dont l'ouverture est en haut à l'anneau inguinal. Il est éminemment contractile, sous l'influence notamment du froid et de l'organisme vénérien ; et comme il adhère intimement au fascia superficialis et à la peau, sa corrugation entraîne le froncement des bourses. Ces mouvements vermiculaires, bien différents de la contraction du crémaster qui soulève le testicule, tiennent à la structure du dartos. Cette tunique se compose de fibres musculaires lisses disposées dans divers sens, et de fibres élastiques. Les limites du dartos aux confins supérieurs de la région, vers l'anneau inguinal, sont difficiles à préciser.

4° **Couche fibro-celluleuse.** — Elle forme une couche celluleuse très-lâche qui unit le dartos au crémaster, et qui se continue avec l'aponévrose d'enveloppe du grand oblique.

5° **Crémaster ou tunique erythroïde.** — C'est le muscle qui, par sa contraction, soulève le testicule, et le rapproche de l'anneau. Il est formé par des fibres striées, dont l'ensemble ne forme pas une tunique continue, mais qui sont dispersées en anses dont la concavité embrasse le testicule, et dont les extrémités semblent sortir du trajet inguinal. Ces fibres sont presque toutes une émanation du muscle petit oblique de l'abdomen ; quelques-unes proviennent du transverse ; certaines enfin, constituent des fibres propres naissant de l'épine du pubis et de l'arcade crurale (J. Cloquet, Richet, etc.). D'après Ch. Robin, le crémaster ne consiste pas dans une dépendance des muscles abdominaux ; mais il n'est autre que le gubernaculum testis, et constitue un muscle autonome.

6° **Tunique fibreuse commune au testicule et au cordon.** —

Ainsi que sa désignation l'indique, cette tunique est de nature fibreuse, et au lieu d'être exclusivement propre au testicule, elle se prolonge sur le cordon, dans le trajet inguinal où elle se continue avec le fascia transversalis. C'est sur sa face externe que s'épanouit le muscle crémaster. Sa face interne est tapissée par le feuillet pariétal de la séreuse vaginale

7° **Tunique vaginale.** — Au moment de sa descente, le testicule entraîne devant lui le péritoine et s'en entoure. Quand la glande arrive dans les bourses, celles-ci contiennent une cavité séreuse communiquant avec la grande cavité péritonéale par l'intermédiaire d'un détroit allongé qui parcourt le trajet inguinal (canal vagino-péritonéal). L'oblitération de ce canal s'effectue après la naissance, et elle est complète après le sixième mois. Cette oblitération se produit jusqu'à la partie inférieure du cordon, et à ce niveau le feuillet viscéral et le feuillet pariétal de la séreuse testiculaire se soudant, il en résulte une cavité séreuse close, indépendante : la cavité vaginale, qui est virtuelle à l'état normal, mais qui peut être distendue par un liquide, dans le cas d'hydrocèle, par exemple.

Elle présente à considérer un feuillet pariétal et un feuillet viscéral.

Le *feuillet pariétal* tapisse la face interne de la tunique fibreuse commune au testicule et au cordon ; mais il n'en tapisse que la portion testiculaire : en effet, au-dessus du point où le cordon s'accole au bord supérieur du testicule, le feuillet pariétal de la séreuse se termine par un cordon mince, reste du canal vagino-péritonéal oblitéré.

Le *feuillet viscéral* tapisse le bord antéro-inférieur et les faces interne et externe du testicule. Arrivé au niveau du bord postéro-supérieur, il se comporte différemment en dedans et en dehors. — En dedans : il passe sur la tête de l'épididyme en avant, et, en arrière sur la queue de l'épididyme ; vers la partie moyenne il se porte sur le cordon vasculaire, le tapisse sur une hauteur d'un centimètre, et se continue ensuite avec le feuillet pariétal. — En dehors : après avoir tapissé la face externe, le feuillet viscéral se continue, en avant et en arrière avec le même feuillet qui, après avoir tapissé la face interne du testicule, se porte sur la tête et sur la queue de l'épididyme. En sorte que les deux extrémités de cet organe annexe ne sont pas tapissées complétement par la séreuse en avant, où le contact est immédiat,et non plus en arrière, où il y a continuité de tissu. Au niveau de la partie moyenne, le feuillet viscéral de la séreuse se comporte autrement : au lieu de passer directement sur l'épididyme, il s'insinue sous la partie moyenne de cet organe, tapissant la partie moyenne du bord supérieur du testicule jusqu'aux vaisseaux funiculaires. Arrivé à leur rencontre, ce feuillet revient sur ses pas et tapisse successivement la face inférieure, le bord externe et la face supérieure de l'épididyme. Arrivé au bord interne, il rencontre le cordon, et l'accompagne jusqu'à une hauteur de près d'un centimètre, après quoi, il se continue avec le feuillet pariétal.

Cette disposition de la séreuse explique comment, quand il se produit un épanchement liquide dans la cavité vaginale, le testicule et l'épididyme se portent en arrière : en sorte que, par une ponction pratiquée en avant on pénétre dans la cavité séreuse distendue sans blesser la glande.

La structure de la séreuse vaginale ne présente rien de particulier à signaler.

Vaisseaux et nerfs du scrotum. — Les *artères* viennent des honteuses externes, branches de la fémorale, et de l'artère honteuse interne, branche de l'hypogastrique. — Les *veines* accompagnent en général les artères correspondantes. — Les *vaisseaux lymphatiques* aboutissent aux ganglions inguinaux.
— Les *nerfs* viennent des branches génito-crurales, ilio-scrotales et des nerfs honteux internes.

CHAPITRE I.

Vices de conformation.

La plupart se lient à un arrêt de développement de l'appareil génital : ils ont été déjà passés en revue, notamment à propos de la *migration imparfaite du testicule* et de l'*hermaphrodisme.*—*L'hydrocèle congénitale* liée au défaut d'oblitération du canal vagino-péritonéal est étudiée plus loin. — Les *débris de fœtus* dans le testicule et le scrotum sont extrêmement rares. Ils constitueraient d'après Olivier et Velpeau, des faits d'inclusion primitivement abdominale : situés d'abord dans le ventre auprès du testicule, ces débris organiques accompagneraient l'organe dans sa descente, ce qui expliquerait à la fois leur présence dans la région des bourses et leur adhérence au testicule. Verneuil croit que dans certains cas le siège primitif serait le tissu cellulaire sous-cutané des bourses, ce serait ultérieurement que des adhérences s'établiraient avec la glande.

CHAPITRE II

Corps étrangers de la tunique vaginale.

Ils occupent la cavité vaginale, et présentent l'aspect de lamelles qui semblent formées de fibro-cartilage. Leur mode de formation est, d'après Curling, semblable à celui des corps étrangers articulaires : « Un dépôt se forme au-dessous de la tunique vaginale, et la soulève peu à peu, jusqu'à ce que, devenue cartilagineux ou osseux il forme une tumeur mobile, mais adhérente par un pédicule plus ou moins mince ; ce dernier finit par se déchirer dans un mouvement ou une secousse du testicule, et le corps devient ainsi libre dans la cavité vaginale. Ces produits ont été observés aux diverses époques de leur développement. » Gosselin qui a plusieurs fois observé ces productions à leur première période, les a toujours trouvées adhérentes par un pédicule plus ou moins large à l'appendice testiculaire. « Ce petit organe est, selon moi, dit-il, leur point de départ le plus fréquent, sans qu'il me soit possible d'en dire la cause. » Ces corps étrangers ne sont pas extrêmement rares. Ordinairement ils ne sont pas très-gênants S'il en était autrement, toutefois, on pourrait les extraire à travers une incision pratiquée sur le scrotum.

CHAPITRE III

Contusions et plaies du scrotum.

La *contusion* des bourses ne présente rien de spécial ; elle commande le repos et l'application de topiques résolutifs.

Nous en dirons autant des *plaies* simples. Les bords de la solution de continuité seront coaptés et réunis soit par des serres fines soit par des points de suture.

Les contusions et les plaies contuses peuvent amener une infiltration sanguine entre les diverses couches (voir plus loin : *hématocèle pariétale*). Une plaie peut entraîner une *hématocèle vaginale*, une *hernie du testicule*, se compliquer de lésion traumatique du testicule. Les lésions traumatiques peuvent se compliquer de phlegmon, d'érysipèle.

CHAPITRE IV

Hernie du testicule.

A la suite d'une plaie des bourses, il arrive quelquefois que le testicule fait hernie à travers la solution de continuité.

Si le chirurgien est appelé immédiatement après l'accident, il lave la plaie, réduit le testicule et réunit les bords de la plaie. Mais au bout de vingt-quatre ou de quarante-huit heures, la réduction n'est plus possible à cause des adhérences qui se sont formées. Il faut alors, préalablement, rompre ces adhérences avec le bistouri et la sonde cannelée, agrandir au besoin la plaie scrotale avec le bistouri.

CHAPITRE V

Affections inflammatoires du scrotum.

§ I. — PHLEGMON SIMPLE DU SCROTUM.

Il survient à la suite de traumatismes légers, du frottement qu'entraîne la marche forcée, mais il est surtout provoqué par le contact prolongé et répété de l'urine.

Il entraîne une tuméfaction avec rougeur et état œdémateux du scrotum qui est le siège d'une assez vive douleur. L'inflammation envahit plus ou moins les téguments voisins. Chez les sujets dont la santé générale est bonne, la résolution est la règle.

Le traitement consiste dans le repos et dans l'application

sur le scrotum de cataplasmes émollients, ou de compresses
imbibées d'une solution phéniquée.

§ II. — PHLEGMON DIFFUS DU SCROTUM.

Il reconnaît les mêmes causes que le phlegmon simple, et
apparaît spécialement chez les gens âgés et chez les malades
débilités ou cachectiques.

La maladie débute comme un phlegmon simple. Mais la
marche s'accélère et les accidents généraux apparaissent ; en
même temps se montrent sur le scrotum des taches livides,
fauves, cendrées qui s'agrandissent et se réunissent, en sorte
que le scrotum est promptement envahi. La terminaison ordinaire en effet est la *gangrène*, et, à la chute des eschares, les
téguments détruits laissent les deux testicules plus ou moin
dénudés.

L'*œdème* se distingue du phlegmon diffus par l'absence de
rougeur à la peau et de réaction fébrile. — On devra prendre
garde de le confondre avec un *abcès urineux* s'accompagnant
au niveau du périnée et du scrotum d'un œdème inflammatoire.

Le pronostic est fort grave.

Pour prévenir la gangrène, on pratiquera des incisions sur
le scrotum, on excisera les parties mortifiées ; on appliquera
des topiques antiseptiques (acide phénique), sur les bourses
maintenues relevées : on administrera des purgatifs doux et
répétés ; les forces générales seront soutenues, à l'aide de la
strychnine, du fer, du vin, etc.

§ III. — ÉRYSIPÈLE DU SCROTUM.

L'érysipèle, dans la région des bourses, affecte les caractères
d'une gravité particulière, et se termine généralement par
gangrène (*Erysipèle malin*).

§ IV. — GANGRÈNE DU SCROTUM.

Elle est ordinairement consécutive au phlegmon diffus, à l'érysipèle ou à l'infiltration d'urine.

CHAPITRE VI

Hématocèle du scrotum.

Définition, variétés. — Il peut se faire un épanchement ou une infiltration de sang entre les tuniques du scrotum (*hématocèle pariétale*) ; le sang peut s'épancher dans la cavité vaginale (*hématocèle de la tunique vaginale*).

§ I. — HÉMATOCÈLE PARIÉTALE.

Le sang peut s'infiltrer ou s'épancher dans l'épaisseur des parois des bourses. De là deux espèces d'hématocèle pariétale : *l'hémorrhagie par infiltration* et *l'hémorrhagie par épanchement*.

1° *Hématocèle pariétale par infiltration.*

Étiologie et pathogénie. — Une contusion, une plaie accidentelle, une opération, en effectuant la rupture des vaisseaux, entraîne l'infiltration d'une quantité variable de sang dans les parois des bourses entre la tunique vaginale et la peau.

Symptômes. — La peau est tendue, luisante, de couleur rouge, violacée, ou noirâtre. Cette ecchymose envahit les téguments voisins.

Traitement. — Repos au lit dans le décubitus dorsal ; bourses maintenues élevées ; applications sur la région malade de cataplasmes émollients, ou de topiques résolutifs : eau-de-vie camphrée.

2° Hématocèle pariétale par épanchement.

Étiologie et pathogénie. — Comme la variété précédente, celle-ci reconnaît pour cause un traumatisme, et, plus particulièrement une violente contusion.

Anatomie pathologique. — Le sang collecté est liquide ou en caillots ; l'épanchement est plus ou moins abondant ; il s'accompagne à peu près constamment d'un degré variable d'infiltration.

Symptômes. — Ordinairement la formation de l'épanchement se fait avec rapidité ; l'infiltration qui l'accompagne n'envahit que successivement les téguments circonvoisins qui revêtent alors la couleur rouge, violacée ou noirâtre que présente la tumeur scrotale elle-même. Celle-ci acquiert un volume parfois considérable : celui du poing, des deux poings, et même de la tête d'un fœtus à terme. Elle affecte une forme régulière ment arrondie. On constate à son niveau de l'empâtement, de la fluctuation, une crépitation sanguine et une absence complète de transparence. On peut généralement reconnaître le testicule en arrière de la tumeur hématique. Ordinairement modérée, la douleur peut devenir très-vive. L'épanchement peut être borné au scrotum, ou s'accompagner d'hématocèle du testicule ou du cordon.

Marche, terminaisons. — La tumeur peut rester stationnaire ; le sang épanché peut se résorber ; d'autres fois la suppuration s'établit ; parfois enfin la gangrène éclate, mettant à nu les testicules.

Diagnostic. — On ne confondra pas avec une orchite une hématocèle à son début, ou une hématocèle dans laquelle apparaissent les phénomènes suppuratifs. On distinguera l'hématocèle pariétale de l'hématocèle vaginale à ce que, dans la première, on peut généralement reconnaître la position du testicule et constater que la glande est distincte de la tumeur. Certains cas cependant peuvent rendre le diagnostic obscur.

Pronostic. — Il est subordonné à l'étendue de l'épanchement et aux lésions concomitantes.

Traitement. — Si l'épanchement est peu considérable, la conduite sera la même que dans le cas d'hématocèle par infiltration. S'il est très-considérable, au contraire, on pratiquera avec le bistouri une incision jusqu'au foyer. Si la suppuration se déclare, on ouvrira une voie au pus par une incision qui s'étende jusqu'aux parties déclives. Puis, surtout s'il survient de la gangrène, topiques antiseptiques.

§ II. — HÉMATOCÈLE VAGINALE.

Définition, variété. — On désigne ainsi l'épanchement de sang qui se fait dans la tunique vaginale. — On en distingue deux espèces, suivant qu'elle apparait spontanément ou qu'elle succède à un traumatisme.

1° Hématocèle vaginale traumatique.

Étiologie et pathogénie. — Une contusion violente sur les bourses en est la cause la plus ordinaire; dans certains cas il s'agit d'une plaie accidentelle ou opératoire.

Fréquence. — Les traumatismes entraînent plus volontiers l'hématocèle pariétale, et l'hématocèle de la tunique vaginale est plus ordinairement spontanée que traumatique.

Anatomie pathologique. — Le plus fréquemment il existe, avec l'épanchement sanguin intra-vaginal, une hématocèle pariétale, et la poche séreuse présente une solution de continuité large ou étroite qui fait communiquer sa cavité avec le tissu cellulaire des bourses.

Le *contenu* de la vaginale, dans ces cas, varie beaucoup. C'est au début seulement qu'on y rencontre du sang pur. Plus tard, il peut y avoir, flottant dans le sérum plus ou moins coloré, des grumeaux de fibrine. Ces deux parties peuvent se séparer nettement : d'une part le sérum, plus ou moins coloré, plus ou moins trouble ; et, d'autre part, la fibrine concrétée en masses appliquées contre la paroi. Parfois le contenu forme une masse épaisse couleur de chocolat ou de lie de vin. S'il existe en même temps une hydrocèle, la sérosité mélangée au sang forme un milieu liquide, parfois diffluent, de coloration et d'opacité variables. Les parois de la poche, souvent, s'épaississent d'une façon notable. Ajoutons qu'il peut survenir un processus suppuratif transformant la cavité vaginale en foyer purulent.

Symptômes. — A la suite d'un traumatisme accidentel ou opératoire, il se développe rapidement dans la région scrotale une tumeur. Celle-ci est plus ou moins volumineuse : pouvant acquérir dans certains cas le volume d'une tête de fœtus. Elle est unie, pyriforme à grosse extrémité dirigée en bas. A son niveau la peau est violacée, noirâtre, et cette ecchymose peut envahir plus ou moins les téguments circonvoisins. La fluctuation peut être provoquée au début, mais elle devient de moins en moins perceptible. A mesure qu'on s'éloigne du moment de l'accident, les parois deviennent plus épaisses et plus rigides : en sorte que molle sur certains points, la tumeur présente des surfaces résistantes dont l'étendue gagne de plus en plus. Très-difficile toujours à distinguer, le testicule perd vite toute mobilité. A aucun moment on ne constate de transparence. Peu prononcée parfois, la douleur peut devenir très-vive et s'irradier le long du trajet inguinal, dans la fosse iliaque, et jusque dans les reins.

Diagnostic. — C'est surtout l'exploration du testicule qui fait distinguer l'hématocèle intra-vaginale de l'hématocèle simplement pariétale. Encastrée dans le sang et les caillots, la glande ne peut être isolée par les doigts du chirurgien si le sang a envahi la cavité séreuse.

Pronostic. — Moins grave que l'hématocèle spontanée, l'hématocèle traumatique n'en est pas moins une affection sérieuse, dont la gravité d'ailleurs est peut-être augmentée par les lésions concomitantes qu'a produites le traumatisme.

Traitement. — On recommandera d'abord le repos, la position élevée des bourses, les résolutifs. Ultérieurement, si l'épanchement persiste et s'il est abondant, la conduite sera la même que pour l'hématocèle spontanée.

2° *Hématocèle vaginale spontanée.*

Synonymie. — Hématocèle consécutive à une vaginalite pseudo-membraneuse, hématocèle consécutive, hématocèle pseudo-membraneuse (Gosselin), vaginalite chronique.

Étiologie et pathogénie. — Contrairement à Velpeau, qui tenait l'épanchement sanguin pour préalable et considérait comme consécutive à la présence du sang dans la cavité vaginale, la vaginalite chronique, Gosselin soutient l'existence antérieure des lésions inflammatoires chroniques de la vaginale, et regarde celles-ci comme le point de départ de l'hémorrhagie intra-vaginale. « Comme la fausse membrane, dit-il, est parsemée de vaisseaux de nouvelle formation, il m'a paru naturel de croire que le sang provenait de ces vaisseaux faciles à déchirer à l'époque où ils sont récents. Dans ce dernier cas, l'hématocèle est consécutive; le point de départ et la nature réelle de la maladie est une vaginalite pseudo-membraneuse, dont l'épanchement sanguin n'est qu'un épiphénomène. » — « N'ayant pas trouvé l'épanchement traumatique dans la séreuse très-fréquent, dit-il ailleurs, et comprenant, d'après les raisons que j'ai exposées, qu'il doit être rare lorsque la tunique vaginale est dans une intégrité parfaite, je suis plus que jamais convaincu que la vaginalite pseudo-membraneuse précède l'épanchement sanguin, et que ce dernier est dû à la rupture des vaisseaux de la fausse membrane, à l'époque où leurs parois sont encore trop faibles ou trop incomplétement formées pour résister aux chocs et aux froissements journaliers. En conséquence, au lieu de regarder l'épanchement de sang comme le point de départ, je le considère, dans la plupart des cas, comme un résultat. » En somme il se passe ici un phénomène analogue à celui dont la plèvre et le péricarde sont parfois le siège, et l'hémorrhagie intra-vaginale est surtout comparable aux hémorrhagies intra-arachnoïdiennes qui ont pour point de départ les néo-membranes vasculaires développées à la surface interne de la dure-mère.

Anatomie pathologique. — Le *contenu liquide* offre presque toujours une coloration foncée : rouge lie de vin ou couleur de chocolat. Parfois la teinte est claire, citrine. La consistance est tantôt liquide, tantôt sirupeuse.

La *fausse membrane* tapisse le feuillet pariétal, et ne se prolonge guère sur le testicule. Elle présente une épaisseur de 1 à 5 ou 6 millimètres. Sa face externe, qui répond à la séreuse, adhère très-faiblement à cette dernière. La face interne est chagrinée. Dans son épaisseur existent des vaisseaux sanguins plus ou moins nombreux, et l'on y rencontre souvent, détail important au point de vue pathogénique, des petits foyers apoplectiques (Gosselin).

Le *testicule* est presque toujours altéré : « Dans la plupart des cas, dit Gosselin, non-seulement cet organe est aplati ou déformé, mais encore il est remarquable par son anémie, c'est-à-dire par la pâleur de sa substance séminifère et l'absence des spermatozoïdes qui l'accompagne ordinairement. » Cet organe est ordinairement situé dans la partie postéro-supérieure de la poche hématique. L'*épididyme* présente lui-même des altérations variables.

Symptômes. — La tumeur se développe graduellement ; elle est pyriforme, à grosse extrémité dirigée en bas ; moins considérable que dans l'hématocèle traumatique, son volume est semblable à celui de l'hydrocèle; rarement bosselée, elle est ordinairement unie, régulière; la fluctuation y est très-obscure, et elle présente plutôt une résistance élastique; elle n'est pas transparente. La coloration des téguments est normale. Ordinairement elle donne lieu à une sensation de lourdeur, de tiraillement; elle peut être à peu près indolore; rarement elle est le siège de douleurs vives.

Marche, terminaisons. — Ordinairement, quand elle a acquis un développement moyen, la tumeur reste stationnaire. Elle peut cependant augmenter brusquement de volume à l'occasion d'une contusion, d'un effort, d'une fatigue. La suppuration peut se développer.

Diagnostic. — L'*hydrocèle* se distingue de l'hématocèle par la transparence, qui fait défaut dans l'affection qui nous occupe. Mais il peut se faire dans l'hydrocèle un épanchement sanguin (*hydro-hématocèle*), et alors la tumeur est opaque, en sorte que le diagnostic n'est plus possible.

Il est très-difficile souvent de distinguer l'hématocèle du *sarcocèle*. Quoique rarement, les douleurs lancinantes peuvent se montrer dans la tumeur hématique aussi bien que dans la tumeur cancéreuse. Le diagnostic se basera plutôt, le plus souvent, sur la marche de la maladie.

Pronostic. — Sans être une maladie grave à proprement parler, l'hématocèle consécutive n'en est pas moins une affection sérieuse et très-gênante pour le malade.

Traitement. — Divers traitements ont été préconisés.

La *ponction* est inutile et dangereuse.

La *ponction suivie d'injection* peut réussir quand les parois sont minces et souples : le contenu évacué par le trocart, on lave la poche, on la débarrasse des caillots sanguins qu'elle contient, à l'aide de plusieurs injections qu'on pousse et qu'on laisse écouler tour à tour. Ces injections seront faites avec de l'eau tiède pure ou avec une solution très-légèrement phéniquée. On fait ensuite, comme pour l'hydrocèle, une injection

irritante dans le but de provoquer une inflammation adhé-
sive.

On a proposé de traiter par le *drainage* cette même variété.
Mais ce procédé a l'inconvénient de provoquer parfois une
suppuration suivie d'accidents graves. « Le drainage chirurgical, dit Lannelongue, combiné aux lavages de la poche tel
que nous avons recommandé de le faire suivant la période de
traitement où l'on est arrivé, nous parait être un bon moyen
de traiter les hématocèles à parois peu épaisses et à capacité
moyenne. Nous croyons cependant devoir lui préférer la méthode des injections iodées ; ce ne serait que devant un échec
de cette dernière, ou en présence d'une inflammation suppurative qu'elle aurait produite, que nous aurions recours au
drainage. »

L'*incision* est peu favorable, car elle expose au contact de
l'air et à la suppuration toute la paroi de la poche. On pourrait s'arrêter à cette idée, tout au plus dans les cas où la poche
serait mince et souple. Et encore, dans ces cas, la ponction
suivie d'injection et le drainage paraissent-ils préférables.

Quand la tumeur est volumineuse et que les parois de la
poche sont épaisses et résistantes, on ne saurait hésiter
qu'entre deux opérations : la *castration* et la *décortication*.
« L'expérience a suffisamment prouvé, dit Gosselin, qu'en
enlevant la fausse membrane, on met le malade à l'abri des
accidents. Or cette ablation peut être faite de deux manières :
par la castration ou par la décortication. Il est des chirurgiens
qui, à l'exemple de MM. Philippe Boyer et Denonvilliers,
préfèrent la première. Je continue pour mon compte à choisir
la seconde, toutes les fois qu'elle peut être exécutée, parce
qu'elle a le grand avantage de ne pas priver le malade de son
testicule. Je sais bien que si celui-ci est anémié, il ne sécré-
tera plus de spermatozoïdes, et, en conséquence, ne sera pas
d'une grande utilité ; mais, d'une part, on n'est pas certain
que cette anémie ait lieu dans tous les cas, ou, si elle existe,
qu'elle ne disparaitra pas un jour ; et d'autre part il est avan-

tageux de laisser au malade, avec son testicule, la satisfaction de croire qu'il n'a rien perdu de ses facultés viriles. »

Un chapitre spécial étant consacré plus haut à la *castration*, nous n'y insisterons pas plus longtemps ici.

Quant à la *décortication*, elle comprend trois temps : — Dans un premier temps, on pratique sur la face antérieure de la tumeur, depuis la limite supérieure jusqu'à la limite inférieure, une incision verticale intéressant seulement la peau. On dissèque alors couche par couche jusqu'à ce qu'on soit parvenu sur la paroi même de la poche. On ponctionne cette paroi au niveau de l'angle inférieur de la plaie. Puis, avec précaution on agrandit l'incision de bas en haut. On a ainsi ouvert le foyer sans risquer de blesser le testicule. — Le second temps comprend le décollement de la fausse membrane au niveau du feuillet pariétal de la séreuse. Ce décollement s'effectue avec une tige mousse ou avec le doigt, successivement au niveau du lambeau externe puis du lambeau interne ; il se poursuit jusqu'aux limites du feuillet pariétal de la vaginale, jusqu'au point où la fausse membrane devient adhérente à la glande elle-même. — Un troisième et dernier temps est consacré à exciser la fausse membrane au niveau du point où elle adhère au testicule. — Cette opération est celle qui convient à la presque universalité des hématocèles à parois épaisses et dures.

CHAPITRE VII

Hydrocèle du scrotum.

Définition, variétés. — On désigne sous le nom d'hydrocèle du scrotum une tumeur formée par une accumulation de sérosité dans les enveloppes de la glande séminale. — Si le liquide est infiltré dans le tissu cellulaire des bourses, c'est une *hydrocèle par infiltration*, ou *œdème du scrotum :* — s'il est accumulé dans la cavité vaginale, il s'agit d'une *hydrocèle de la tunique vaginale*, ou *hydrocèle* proprement dite ; — l'hydrocèle enfin peut être *congénitale :* par suite alors de la persistance du canal vagino-péritonéal qui fait communiquer la cavité vaginale avec la grande cavité péritonéale, on peut faire refluer le liquide du scrotum dans le ventre.

§ I. — HYDROCÈLE PAR INFILTRATION, ŒDÈME DU SCROTUM.

Étiologie et pathogénie. — Presque toujours l'infiltration du tissu cellulaire du scrotum constitue simplement un élément d'une anasarque généralisée ou d'une œdème des membres inférieurs. Quand elle existe avec une anasarque, le point de départ est ordinairement une néphrite ; quand elle survient à la suite d'un œdème des membres inférieurs, il s'agit ordinairement d'une maladie de cœur, à moins que cet œdème des membres inférieurs ne soit lui-même consécutif à une ascite, auquel cas la maladie génératrice est communément une cirrhose du foie.

Quand l'œdème est borné au scrotum il survient à la suite d'une rupture d'hydrocèle, ou d'une ponction malheureuse d'hydrocèle ; on le voit aussi apparaître chez les sujets débilités dont les bourses sont pendantes, notamment chez les vieillards.

Symptômes. — Si l'infiltration est peu abondante, elle se porte vers les parties déclives. — Quand elle est d'un degré moyen, le scrotum forme une tumeur arrondie, lisse, tendue, luisante, sans changement de couleur à la peau ; la consistance est pâteuse, et les tissus gardent l'empreinte du doigt, qui s'efface, d'ailleurs, ici plus vite que dans les autres régions. — Quand la sérosité est très-abondante, la peau est beaucoup plus tendue et l'œdème envahit le fourreau de la verge et le prépuce. — L'œdème du scrotum, en somme, présente une physionomie toute spéciale qui ne permet la confusion avec aucun autre état morbide.

Traitement. — Le plus souvent l'œdème du scrotum accompagne un œdème plus étendu et ses indications se confondent avec celles de ce dernier. Presque toujours, d'ailleurs, dans ces cas, c'est la maladie génératrice qu'il faut modifier pour diminuer l'infiltration du tissu cellulaire. Quand le scrotum est très-volumineux on le tient soulevé comme dans le cas d'orchite, et si les téguments sont très-tendus, on peut donner issue à la sérosité en pratiquant de petites ponctions à l'aide d'une aiguille à cataracte ou d'une aiguille à coudre.

§ II. — HYDROCÈLE DE LA TUNIQUE VAGINALE.

Synonymie. — Hydrocèle vaginale, hydrocèle proprement dite.

Variétés. — L'épanchement peut occuper la tunique vaginale d'un seul côté et la tunique vaginale seule (*hydrocèle simple*); il peut exister simultanément dans l'une et l'autre tuniques vaginales (*hydrocèle double*); un épanchement sanguin peut se faire dans l'hydrocèle (*hydro-hématocèle*); l'hydrocèle vaginale enfin peut s'accompagner d'hydrocèle du cordon ou d'hydrocèle enkystée du testicule ou bien de hernie inguinale (*hydrocèle compliquée*).

Étiologie et pathogénie. — Avec des degrés variables de fréquence, l'hydrocèle peut s'observer à toutes les périodes de la vie. Elle est commune dans tous les climats, mais particulièrement dans les climats chauds. Elle survient souvent sans cause appréciable. Elle semble, dans quelques cas, survenir consécutivement à des causes diverses : effort, fatigue, contusion légère, inflammation légère de la séreuse vaginale, corps étranger de la tunique vaginale, rétrécissement et inflammation de l'urèthre. Elle peut constituer un élément d'une hydropisie très-étendue ; mais cela est assez rare.

Anatomie pathologique. — Le *liquide* est citrin, transparent. Il renferme de l'albumine et, parfois des cristaux de cholestérine. Quand il est rouge-brun, couleur de chocolat, séro-sanguinolent, il s'agit d'une hydro-hématocèle dont l'existence s'explique par une hémorrhagie qui s'est effectuée dans l'hydrocèle. Très-variable, la quantité peut osciller entre quelques cuillerées et 1 litre, et même plus dans quelques cas très-rares, il est vrai.

La *tunique vaginale* est distendue. Dans les hydrocèles anciennes, elle est épaissie et indurée, et les enveloppes des bourses participent à ces modifications ; dans ces cas on peut aussi rencontrer une fausse membrane tapissant la face interne de la poche (voir *Hématocèle*).

Le *testicule* occupe ordinairement la partie postérieure de la tumeur, un peu au-dessous du centre. Il est altéré dans les hydrocèles anciennes.

Béraud a décrit une forme particulière d'hydrocèle qui pourrait en imposer pour une de ces hydrocèles multiloculaires dont on avait admis l'existence sans preuves suffisantes. Il existe deux cavités : l'une profonde ou vaginale, l'autre superficielle ou scrotale, communiquant l'une avec l'autre par une ouverture assez large. La *cavité profonde* ou *vaginale* est constituée par l'hydrocèle intra-vaginale. — Au-devant de celle-ci, à la région antérieure des bourses dans l'épaisseur des bourses est la *cavité superficielle* ou *scrotale*. — A sa partie postérieure se voit une *ouverture* arrondie, à bords lisses, assez large qui la fait communiquer avec la partie supérieure de la cavité vaginale.

Symptômes. — L'hydrocèle simple affecte l'aspect d'une tumeur pyriforme ou ovoïde, à grosse extrémité tournée en bas ; sa surface est unie ; la peau, n'est pas modifiée à son niveau ; elle est élastique, fluctuante ; son volume n'est modifié ni par la position ni par la pression ; les enveloppes superficielles glissent sur la tumeur.Quand le volume est considérable, les téguments sont très-tendus, et à leur niveau les veines sont dilatées ; le pénis est englobé plus ou moins dans la tumeur. L'hydrocèle est indolore ; mais son poids provoque un sentiment de gêne, de lourdeur, de tension. Elle peut affecter dans quelques cas un aspect bilobé, ou présenter des bosselures. Un caractère très-important de cette tumeur , c'est la *transparence* qui , lorsqu'elle est constatée, permet d'affirmer à coup sûr le diagnostic. Pour la rechercher, on procède de la façon suivante : Le chirurgien et le sujet se placent dans l'obscurité.La tumeur tenue de la main droite est interposée entre une bougie ou une lampe et l'œil de l'observateur dont la main gauche, étendue et appuyant par son bord cubital sur la tumeur, intercepte au-dessus de celle-ci les rayons lumineux. On constate ainsi que la tumeur est transparente excepté au niveau d'un point qui est opaque : ce point opaque représente le testicule. En sorte que cet examen permet à la fois de faire le diagnostic de l'hydrocèle et de déterminer la position du testicule. Quand la poche n'est pas très-mince, la transparence recherchée dans les conditions que nous venons de dire, est douteuse : dans ces cas, la tumeur étant comme tout à l'heure tenue entre la lumière et l'œil de l'observateur, dont la main gauche s'applique toujours par son bord cubital sur le scrotum, on regarde à travers un tube cylindrique creux dont une extrémité s'applique exactement sur la tumeur tandis que l'autre est à l'œil du chirurgien. Mais si l'existence constatée de la transparence permet d'affirmer l'hydrocèle, il ne faudrait pas du défaut de transparence conclure à la négation de l'hydrocèle. L'épaississement en effet et l'induration des parois, le développement de fausses membranes à la face interne de la vaginale, peuvent empêcher de la percevoir, ou même le milieu peut à un moment donné être rendu opaque par une hémorrhagie intra-vaginale.

Marche, durée, terminaisons. — La marche de l'hydrocèle est généralement lente : « douze et même dix-huit mois peuvent s'écouler, dit Curling, avant que la tumeur atteigne l'anneau inguinal ». Plus rarement le développement est rapide. Arrivé à un certain degré l'accroissement s'arrête d'ordinaire. Dans quelques cas, l'augmentation continue toujours de manière à donner à la tumeur des dimensions énormes

La maladie dure indéfiniment. Dans quelques cas, bien rares, on a observé une disparition spontanée. La tunique vaginale peut se rompre, et laisser son contenu s'échapper dans le tissu cellulaire du scrotum : mais l'épanchement se reproduit dans la cavité séreuse. Il peut se faire dans cette dernière une hémorrhagie (*hydro-hématocèle*). Les parois enfin peuvent s'enflammer (*vaginalite*).

Diagnostic. — La transparence de l'hydrocèle est un signe pathognomonique qui, toutes les fois qu'il existe, ne permet pas d'erreur. Quand elle fera défaut on prendra garde de ne pas prendre pour une hydrocèle une hernie scrotale ou un cancer du testicule.

Contrairement à l'hydrocèle : la *hernie scrotale* descend graduellement de l'anneau inguinal vers le fond des bourses ; on ne peut isoler nettement le cordon : le testicule est très-nettement senti ; la toux, certaines positions, le taxis, modifient le volume de la hernie.

L'hydrocèle peut simuler le *cancer du testicule* quand les parois sont épaisses et indurées, car il n'existe alors ni transparence ni fluctuation. La tumeur maligne est plus lourde : elle n'offre pas la forme assez régulière ni l'aspect uni de l'hydrocèle ; le testicule est désorganisé, et la pression à son niveau ne provoque pas la douleur spéciale à laquelle elle donne lieu dans le cas d'épanchement séreux intra-vaginal. La situation par rapport à la peau, des portions dures et résistantes qui constituent la tumeur doivent aussi entrer en ligne de compte : « Ainsi, dans l'hydrocèle avec épaississement, on sent la dureté très-superficiellement ; en quelque point qu'on explore la région scrotale, les doigts sont arrêtés de suite par la résistance des enveloppes. Dans les tumeurs cancéreuses on autres, la dureté est également superficielle en arrière; mais quand on explore en avant et sur les côtés, on ne la rencontre habituellement qu'après avoir déplacé un peu de liquide, ou refoulé une couche de parties molles assez épaisse pour donner à la sensation quelque chose de spécial. » (Gosselin.) Il est bien rare que l'hydrocèle existe en même temps que des douleurs lancinantes et un état d'émaciation profonde de nature à en imposer pour un cancer, comme dans le cas rapporté par Dupuytren. La ponction exploratrice enfin lèvera les derniers doutes.

L'*hématocèle* ne forme jamais une tumeur transparente, et le doute ne pourrait exister que dans les cas où l'hydrocèle est ancienne : les parois sont épaisses et le contenu se compose d'un mélange en proportions variables de sérosité et de sang : il s'agit alors presque toujours d'un état pathologique mixte, d'une *hydro-hématocèle*.

Pronostic. -- Sans être à proprement parler une maladie grave, l'hydrocèle constitue une affection très-gênante qui commande l'intervention chirurgicale, à moins de contre-indication formelle.

Traitement. — La méthode qui semble avoir rallié la généralité des suffrages consiste dans la ponction suivie d'injection *iodée*. Voici comment se pratique l'opération :

Sur une table, à portée du chirurgien on place les objets nécessaires : le trocart pour pratiquer la ponction, la seringue à injection, et le liquide à injecter :

Teinture d'iode...................... 50 grammes.
Eau distillée........................ 100   —

(Velpeau.)

Ou bien :

Iode................................. 5 grammes.
Iodure de potassium 5   —
Alcool à 90°......................... 50   —
Eau distillée........................ 100   —

En outre une bande de diachylon et des ciseaux.

Le malade est allongé sur un lit, le plus près possible du bord droit du lit.

Le chirurgien se place à sa droite. Saisissant de la main gauche la tumeur, il tient le trocart de la main droite, en appuyant sur la canule l'index allongé et dont l'extrémité limite la profondeur à laquelle il se propose de faire pénétrer l'instrument. A moins d'inversion du testicule, l'opérateur plonge brusquement, perpendiculairement et d'un seul coup la pointe du trocart dans la tumeur au niveau de sa partie antérieure, inférieure et externe, c'est-à-dire dans le point opposé à celui qu'occupe le testicule : la pointe arrive ainsi dans le milieu liquide. – On retient alors la canule de la main gauche pendant que de la droite on retire le trocart, et on laisse s'écouler le liquide. — Alors le chirurgien prend la seringue qu'un aide lui présente toute chargée ; il en adapte la canule à celle du trocart, et, lui-même, il pousse doucement et graduellement l'injection. On ne cherche pas à distendre la tunique vaginale : quand on a introduit une quantité modérée de liquide, on ferme le robinet de la seringue, ou bien on retire celle-ci et l'on empêche le liquide de s'écouler par la canule du trocart maintenue en place. On laisse séjourner l'injection de trois à six minutes, et l'on favorise son contact avec toutes les parois de la poche par des malaxations. On laisse ensuite s'écouler le liquide, et l'on renouvelle l'injection s'il y a lieu. Sinon, on retire la canule, et l'on applique sur la petite plaie un morceau de diachylon. — Les bourses sont tenues relevées, et l'opéré garde le lit. — Au bout d'une dizaine de jours, quand le testicule devient rouge, douloureux, on applique des cataplasmes émollients. La guérison est obtenue généralement au bout d'un mois ou six semaines.

Au lieu de la solution iodée, qui est généralement préférée, on a injecté du vin rouge, du nitrate d'argent, du sulfate de zinc, de l'alcool, etc.

Les *accidents* que peut entraîner l'opération sont : 1° la *pi-*

qûre du testicule qui n'est pas grave ; 2° des *abcès du scrotum* qui seront ouverts dès qu'apparaîtra la fluctuation ; 3° l'*inflammation* et la *suppuration de la tunique vaginale;* 4° la *phlébite des veines du cordon spermatique ;* 5° la *péritonite* dans les cas d'oblitération incomplète du canal vagino-péritonéal.

Quant aux autres opérations conseillées contre l'hydrocèle, nous ne ferons que citer les principales : incision, excision de la tunique vaginale, cautérisation, introduction dans la tumeur de charpie, tentes, etc., séton, drainage.

Nous ne parlerons pas non plus du traitement palliatif, vu son insuffisance avérée.

§ III. — HYDROCÈLE CONGÉNITALE.

Anatomie et physiologie pathologiques. — Au lieu de s'oblitérer, le canal vagino-péritonéal peut rester perméable. Si alors il apparaît dans la cavité vaginale de la sérosité, il en résulte une variété particulière d'hydrocèle que l'on désigne sous le nom d'*hydrocèle congénitale.* En pressant doucement et graduellement la tumeur, le contenu liquide passe du scrotum dans le ventre, à travers le canal vagino-péritonéal resté perméable : ce liquide ne tarde pas à repasser dans le scrotum, surtout si le malade se tient debout. Le trajet présente un diamètre semblable à celui d'une plume d'oie, et une longueur égale à celle du canal séreux lui-même. La maladie a-t-elle pour point de départ la vaginale ou la séreuse péritonéale? C'est une question difficile à trancher : « On comprend, s'il a sa source dans le péritoine, qu'il doive naturellement tendre à s'accumuler dans la cavité séreuse qui est plus déclive, et, d'un autre côté, comme il se résorbe habituellement quand la communication a été interrompue au moyen de la compression, il est plus plus probable que son origine est dans l'abdomen. » (Curling.) Suivant Nélaton, ces deux causes peuvent être invoquées l'une et l'autre.

Symptômes. — La tumeur apparaît peu de temps après la naissance. Elle présente les caractères de l'hydrocèle vaginale, mais s'en distingue par les traits suivants : la limite en arrière n'est pas nettement arrêtée, et la tumeur au contraire se continue le long du cordon ; par la pression, le liquide passe dans le ventre : le volume augmente sous l'influence de la toux et des efforts divers, et il est plus considérable le soir.

Diagnostic. — Cette affection se distingue de l'*hydrocèle vaginale* par les caractères différentiels que nous venons de signaler. — Sa transparence ne permettra pas de la confondre avec une hernie.

Pronostic. — Il est plus défavorable que pour l'hydrocèle vaginale.

Traitement. — Le plus souvent, par l'application d'un bandage sur l'anneau inguinal, on arrive à provoquer l'oblitération du conduit vagino-péritonéal ; après quoi le liquide se résorbe spontanément.

Quand ce moyen ne réussit pas, on a conseillé de pratiquer comme pour l'hydrocèle vaginale simple, la ponction suivie d'injection iodée, en ayant soin pendant l'opération de faire exercer par un aide une compression au niveau de l'anneau, afin d'empêcher la pénétration du liquide dans la cavité vaginale. Mais l'inflammation consécutive de la tunique vaginale peut se propager au péritoine.

CHAPITRE VIII

Éléphantiasis du scrotum.

Il est toujours lié à un degré variable d'éléphantiasis de la verge. Nous ne reviendrons pas sur cette affection des organes génitaux externes (voir page 165).

CHAPITRE IX

Tumeurs du scrotum.

Les tumeurs ayant pour point de départ les enveloppes du testicule sont rares.

1° **Cancer.** — La variété *épithéliale* est connue aussi sous le nom de *cancer des ramoneurs*. On voit apparaître sur un point du scrotum, une verrue unique ordinairement ; parfois il y a plusieurs verrues. Au bout d'un temps variable la verrue est arrachée soit volontairement par le malade, soit par le frottement du pantalon, et elle laisse après elle une ulcération d'où s'écoule un liquide sanieux. Cette ulcération s'étend rapidement et envahit les téguments du scrotum et du périnée. Les ganglions inguinaux se prennent. Le malade devient de plus en plus cachectique et souffre de plus en plus ; au bout d'un temps assez long et qui peut comprendre plusieurs années, le patient succombe. — Cette affection est, comme son nom l'indique, spéciale aux ramoneurs, et semble entraînée par l'irritation que provoque la suie.

Le cancer *mélanique* du scrotum est excessivement rare.

2° **Tumeurs fibreuses.** — Leur allure est ici la même que dans les autres régions. — L'extirpation est le seul traitement qui leur convienne.

3° **Lipomes.** — Les tumeurs graisseuses du scrotum sont rares. On en pratique l'extirpation.

4° **Tumeurs dermoïdes.** — Elles ne présentent rien de spécial à signaler.

5° **Varices.** — Les veines dilatées qu'on observe parfois à la surface du scrotum, consécutivement à d'autres maladies le plus souvent, ne comportent aucune intervention.

Le scrotum peut en outre devenir le siège soit d'*affections cutanées* diverses au même titre que les autres téguments du corps, soit d'affections affectant plus volontiers l'appareil génital, et que nous avons déjà étudiées : *herpès génital, végétations, chancre simple, chancre syphilitique, plaques muqueuses, syphilides.*

TABLE ALPHABÉTIQUE.

A

Abcès du cordon spermatique, 894 :
— de la prostate. 847 ; — périprostatiques, 849 : — périnéphriques, 767 : — urineux, 406,
411 ; — de la vessie, 654. —
Abortif (Traitement) de la blennorrhagie, 310. — Abortive (Méthode) pour le traitement du
chancre syphilitique, 106. —
Accidents de la lithorite, 551 ; —
de la lithotritie périnéale, 608 :
— de la taille hypogastrique,
589; — des tailles périnéales,
580; — de la taille chez la femme, 592. — Adénopathie syphilitique, 98. — Albumine (Recherche de l') dans l'urine, 723:
(voir en outre Néphrites). —
Amputation du pénis, 161. —
Amyloïde (Dégénérescence) des
reins, 771. — Analyse des urines, 718, 498. — Anaphrodisiaques, 199, 201, 179.—Anémie
testiculaire, 909. — Anesthésie
dans la lithotritie, 535; — dans
la lithotrite périnale, 594; —
dans la taille, 567, 584, 592. —
Anévrysmes du pénis. 167. —
Anomalies (voir Vices de conformation).—Aphrodisiaques, 192.
— Arsénical (Ulcère), 102. 144.
— Arthritisme, 786. — Asystolie vésicale, 704. — 704. —
Atonie de la vessie, 672. —
Atrophie de la prostate, 851; —
du testicule 908.

B

Balanite, 49. — Balano-posthite,
49. — Balsamiques, 314, 639.
— Bichromate de potasse, 123.
— Blennorrhagie, 302. — Bougies, 347 : — à boule, 340. —
— Bourses, 943. — Boutonnière
uréthrale, 280. — Brise-pierre,
519, 604, 278. — Broiement des
calculs : dans l'urèthre, 278 ; —
dans la vessie, 519, 593, 577,
589. — Buchu, 316. — Bulbe
(Inflammation du), 63. — Bubon, 139 : — Bubon syphilitique, 98.

C

Calculs : de la cavité balano-préputiale. 28 : — de la prostate, 831;
— des reins et des uretères, 793;
— de l'urèthre, 270; 283 ; —

des vésicules séminales, 874 : — de la vessie, 495. — Calculeux (Choix de la méthode pour le traitement des), 608. — Canal déférent, 889. — Cancer : du pénis, 156; — de la prostate, 864 : — du rein, 775; — du scrotum, 969; — du testicule, 931 : — de la vessie, 660. — Canne de Provence (Eruption propre aux ouvriers qui travaillent la), 445.— — Castration chirurgicale, 938 ; criminelle, 34, 176. — Cataracte diabétique, 812, 814. — Catarrhe vésical, 624. — Cathétérisme, 211; — chez l'homme, 211, 222; — chez la femme, 237; — évacuatif, 679 : — sur conducteur, 681 : — à la suite, 681; — exploratif : dans les cas de rétrécissement, 339 ; d'engorgement prostatique, 857 ; de pierre vésicale, 509. — Cautérisation de l'urèthre dans le cas de rétrécissement. 384, 398. — Cavernes de la prostate. 847. — Caverneux (Inflammation des corps), 64. — Cellules de la vessie. 668. — Cercle morbide des maladies des voies urinaires, 704. — Chancre: induré, ou syphilitique. 89. — Chancre simple, 125. — Chaudepisse (voir Blennorrhagie). — Chimique (Examen) de l'urine. 720 ; — des concrétions urinaires. 498. — Chloroforme (voir Anesthésie). — Chlorures de l'urine, 723. — Choix de la méthode pour le traitement des calculeux, 608. — Circoncision, 16. — Col vésical. 466. — Col (Cystite du). (voir Cystite, Prostatite. Confluent génito-urinaire). — Colique néphrétique, 793, 798. — Colique Spermatique. 874. — Confluent génito-urinaire. 869, 875. — Contracture du col vésical. 865. — Contusions (voir Lésions Traumatiques.—Copahu 314.—Cordon spermatique 889. — Cornées (Pro-

ductions) du pénis, 77. — Corps caverneux (Inflammations), 64. — Corps caverneux. 1. — Corps étrangers : de la cavité balano-préputiale. 30 : — du pénis, 26 : — de la tunique vaginale, 947: — de l'urèthre. 257 : — de la vessie, 185. — Courants continus dans la lithotritie, 536. — Cowpérite, 322. — Cubèbe, 574. — Crémaster, 944. — Cryptorchidie, 905. — Cylindres urinaires. 731 (voir Néphrites). — Cystite aiguë. 619; — Chronique et subaiguë. 624 : — du col (voir Col. — Cystocèle, 477. — Cystotomie, 558.

D

Dartos, 944. — Décortication du testicule dans l'hématocèle, 958. — Déférent (Canal, 889. — Déférentite, 893. — Déplacement des reins. 734. — Dermatoses des organes génitaux externes, 73, 970. — Diabète, 807. — Diathèse urique, 786. — Dilatation des vaisseaux lymphatiques du pénis. 68. — Dilatation congénitale de l'urèthre. 244. — Dilatation du bassinet et de l'uretère (voir Hydronéphrose). — Dilatation forcée du prépuce, 17. — Dilatation progressive de l'urèthre. 347: — permanente de l'urèthre. 351, 394 : — progressive de l'urèthre, 347, 394 : — rapide, brusque, forcée (voir Divulsion). — Dilatation du col vésical, 596. — Distome du rein, 782. — Divulsion 352, 395. — Dyscrasie urique, 786. — Dysurie, 335, 307.

E

Eaux Minérales, 645, 714, 754, 766, 793, 805, 817, 842. — Echinocoques du rein, 780. — Ejaculateurs (Canaux), 868. — Ejaculation, 872. — Electrolyse, 386, 399. — Eléphantiasis de la verge et du scrotum, 165,968. — Endoscope, 345. — Enfants (Lithotritie chez les), 556 ; — (signes de la pierre chez les), 507. — Engorgement de la prostate, 851. — Engorgement de la vessie, 692. — Entozoaires : du rein, 780 ; — du testicule, 939. — Epididyme, 901. — Epididymite (voir Orchite). — Epispadias, 252. — Erection, 5. — Erectile (Appareil), 2. — Eruptions des organes génitaux externes, 77, 78, 81, 89, 124,153, 970. — Erysipèle du pénis, 68 ; — du scrotum, 950. — Erythroïde (Tunique), 944. — Etrangers (Corps) : voir Corps étrangers. — Etranglement du pénis par des corps étrangers, 26. — Eunuques, 176, voir en outre : Castration. Skoptzy. — Examen Clinique des urines, 758. — Excision des rétrécissements de l'urèthre, 393. — Exploration méthodique : de l'urèthre, 339, de la prostate, 857, de la vessie, 509.—Exstrophie de la vessie : 473

F

Fausses routes, 298, 835, 614. — Femme (Cathétérisme chez la), 237 ; — (Lithotritie chez la), 557 ; — (Taille chez la), 590. — Fièvre (voir : Intoxication urineuse, Néphrites, opérations diverses, etc. — Filière, 213. — Fistules urinaires, 406, 420,847. — Fistules de la prostate, 847. — Flottants (Reins), 734. — Folliculité uréthrale, 323. — Fongus du testicule, 922 ; — de la vessie, 663. — Fourreau de la verge, 3. — Fragments calculeux arrêtés dans l'urèthre après la lithotritie. — Fracture

du pénis, 44. — Frein, 4. — Frein (Brièveté du), 24. — Funiculite, 893.

G

Ganglionnaire syphilitique (Pléiade), 98. — Ganglions et nœuds des corps caverneux, 74. — Gangrène du pénis, 69 ; — du scrotum, 951 ; — de la vessie, 957. — Gland, 3. — Glycose dans l'urine, 727, 807. — Glycosurie, 727, 807. — Goutte, 786. — Granulations de l'urèthre, 284.— Gravelle prostatique, 831. — Gravelle spermatique, 874. — Gravelle Urinaire, 793.

H

Hématocèle du cordon, H. funiculaire, 891 ; — du scrotum, 951 ; — du testicule, 910. — Hématurie, 698, 508, 635, 659, 661, 664, 667, 856, 845, 798. — Hémorrhoïdes vésicales, 667. — Hermaphrodisme, 907. — Herpès génital, 153. — Hernie du testicule, 949. — Hernies de la vessie, 477. — Hydatiques (Kystes) du rein, 780. — Hydrocèle du cordon, 894 ; — du scrotum, 959. — enkystée du testicule, 934. — Hydroméphrose, 777. — Hydrothérapie (voir les diverses affections chroniques de l'appareil génito-urinaire). — Hypertrophie de la prostate, 851. — de la vessie, 668. — Hypogastrique (voir Ponction, Taille). — Hypospadias, 245.

I

Imperforation du Méat urinaire, 241 ; — du canal de l'urèthre, 240. — Impuissance, 69. — Incontinence d'urine, 690, 694, 857 ; — fausse incontinence, pseudo-incontinence, 691, 692, 827 ; — Incontinence nocturne, 694. — Induration du chancre syphilitique, 97. — Inertie de la vessie, 672. — Infarctus rénal, 777. — Infiltration d'urine, 406, 413. — Injection iodée dans l'hydrocèle, 965. — Injections uréthrales, 318 — Injections vésicales : dans les cas de catarrhe vésical, 646 ; — préalablement à l'exploration de la vessie, 512 ; — préalablement à la lithotritie, 539. — Intoxication urineuse, 819. — Instillations dans la région profonde de l'urèthre, 842, 866, 880. — Inversion du testicule, 909. — Iodiques, 121.

K

Kystes sébacés du pénis, 73. — Kystes de la prostate, 864. — Kystes du rein, 777. — Kystes hydatiques du rein, 780. — Kystique (Maladie) du testicule, 935.

L

Lésions traumatiques : voir Traumatiques (Lésions). — Lipomes du pénis, 74. — Lithiase urinaire, 793. — Lithoclastes, 522, 604. — Lithoclastic, 604, 547. — Lithontriptiques, 805. — Lithotriteurs, 521. — Lithotritie, 519. — Lithotritie périnéale, 593, — Lithotritie uréthrale, 278. — Lymphatiques du pénis (Dilatation des vaisseaux), 68. — Luxation du pénis, 47.

M

Maïs (Stigmates de), 317. — Matico, 316. — Mercuriaux, 117. — Méthode de traitement des calculeux (Choix de la), 608. — Microscopique (Examen) de l'urine 731 : — des concrétions urinaires, 498. — Mictions involontaires, 690, 694, 857. — Migration imparfaite du testicule, 902. — Mobiles (Reins), 734. — Monorchide, 905.

N

Néphrites, 737. — Névralgies : de l'urèthre, 405 ; — du col vésical, 805 ; — de la vessie, 670 ; — du testicule, 936. — Nœuds et ganglions des corps caverneux, 74.

O

Œdème du pénis, 72 ; — du scrotum, 960. — Ombilic (Fistules urinaires congénitales de l'), 473. — Organiques (Affections) : voir Tumeurs. — Orchites, 911. — Ossification du pénis, 76.

P

Parallèle des diverses méthodes de traitement des rétrécissements de l'urèthre, 394. — Parallèle des diverses méthodes de traitement des calculeux, 608. — Parallèle des diverses espèces de tailles périnéales, 381. — Parallèle des divers procédés de taille chez la femme, 592. — Paralysie de la vessie, 671. — Paraphimosis, 20. — Paresse de la vessie, 672. — Pénis, 1. — Pénitis, 57. — Péno-lymphangite, 66. — Péno-phlébite, 64. — Perforations de la prostate, de l'urèthre, de la vessie : voir Fausses routes. — Périnéale (Ponction), 689. — Périnéales (Tailles), 560, 581. — Périnéphrite, 767. — Pertes séminales, 876. — Phagédénisme, 141. — Phimosis, 13. — Phlegmons du pénis, 58. — Phlegmon simple du scrotum, 949. — Phlegmon diffus du scrotum, 950.

—Phosphates de l'urine, 724. — Phosphatiques (Gravelle et Calculs), 497, 501, 796, 806. — Physiologie de l'appareil génital, 3, 871, 872. — Physiologie de l'appareil urinaire, 469, 716. — Pierre dans la vessie, 495. — Plaies(voir Lésions traumatiques). Plaques muqueuses, pl. syphilitiques, 81. — Pléiade ganglionnaire, 98. — Poches urinaires, 406, 407. — Pollutions, 876. — Polydypsie, 811. — Polypes de l'urèthre, 284 ; — de la vessie, 663. — Polyurie, voir : Diabète, Hypertrophie de la prostate, Confluent génito-urinaire, Stagnation, Asystolie vésicale. — Ponction de la vessie, 685 : — sus-pubienne, ou hypogastrique, 685 ; — sous-pubienne, 687 ; — périnéale, 688 ; — recto-vésicale, 689. — Porte-caustiques, 384. — Posthite, 49. — Prépuce, 3. — Priapisme, 197.— Prostate, 827. —Prostatite aiguë, 825; — subaiguë et chronique, 839. — Pseudo-incontinence, 691, 692.— Pultacé (Chancre), 142. — Pyélite, Pyélo-néphrite, 765.

R

Recto-vésicale (Ponction), 689. — Regorgement, 691, 692. — Rein, 716. — Reins flottants, reins mobiles, 734. — Résorption urineuse, 819, 823. — Rétention d'urine, 674 ; voir en outre : Rétrécissements, Prostatite, Hypertrophie de la prostate, Pierre. — Rétrécissement de l'urèthre, 324. — Rétrécissement congénital de l'urèthre, 241 ; du méat, 242.— Rupture de la vessie, 617.

S

Sables, voir Gravelle. — Santal, 315. — Satyriasis, 200. —

Sclérose de la vessie, 668. — Scrotum, 943. — Sédiments, voir Gravelle. — Séminales (Pertes), 876. — Serpigineux (Chancre), 143. — Skoptzy, 35, 177. — Sondes, 211, 237. — Sous-pubienne, voir : Ponction, Taille.— Spasmes de l'urèthre, 400 ; — du col vésical, 865 ; — de la vessie, 670 ; — des vésicules séminales, 874. — Spermatiques (Coliques), 874. — Spermatocystite, 873. — Spermatorrhée, 876. — Spermatozoïdes, 869. — Sperme, 869. — Stagnation de l'urine, 672. — Stéatose des reins, 773. — Stérilité, 882 : — chez l'homme, 883 ; — chez la femme, 885.—Strongle géant, 783. — Sucre (analyse du) dans l'urine, 727 ; voir en outre : Diabète. — Sympexions, 874.— Symphysis, 23. — Syphilis, 90, 81, 78. — Syphilisation curative, 124. — Syphilisation préventive, 124. — Syphilitique (Testicule).

T

Taille, 558, 581.—Taille hypogastrique,583.—Taille périnéale,560 T. médiane, 569 ; T. latéralisée, 571 ; T. médio-bilatérale, 572; T. prérectale, 573. — Taille par dilatation, voir : Lithotritie périnéale.—Taille chez la femme, 590. — Térébrant (Chancre), 143. — Testicule, 900. — Testicule syphilitique, 924. — Toucher rectal, 859, 837, 840, 846, 848, 850, 852. — Traumatiques (Lésions) : du pénis, 31 ; — de l'urèthre, 289 ; — de la prostate, 833 ; — de la vessie, 613; — des reins, 783 ; — du cordon spermatique, 894 ; — du testicule, 910 ; — du scrotum, 948. — Tubercules des reins, 774 ; — de la vessie, 659 ; —

de la prostate, 843 ; — des vésicules séminales, 874 ; — du
testicule, 926. — Tumeurs urinaires, 406, 409. — Tumeurs
du pénis, 73 ; — de la prostate,
864 ; — de la vessie, 659 ; —
du rein, 776 ; —du cordon spermatique, 899 ; — du testicule,
931 ; — du scrotum, 969.

U

Ulcération des organes génitaux externes, 78, 81, 89, 101, 124,
143, 153, 156, 970 ; — de l'u-
rèthre (voir Uréthrite, Blennorrhagie) ; — de la prostate, 850 ;
— de la vessie, 656. — Ulcère
arsénical, 102, 144. — Urée,
721. — Urémie, 619, 620. —
Urèthre, 203, 210. — Uréthrite,
320. — Uréthrotomie, 371 ; —
U. interne, 371, 396 ; — U. externe, 389, 399. — Urine (composition, examen clinique), 718.
— Urique (Acide), 723. —
Urique (Dyscrasie), 786. — Utricule prostatique : voir Prostate,
Col vésical, Confluent génito-urinaire

V

Vaginale (Tunique), 945. — Vaginalite (voir : Hématocèle, Hydrocèle de la tunique vaginale, Orchite). — Valvules du col de la
vessie, 861. — Varices de la
vessie, 667 ; du pénis, 168 ; —
du scrotum, 969. —Varices lymphatiques du pénis, 168. — Varicocèle, 897. — Végétations, 78.
—Végétations dans l'urèthre, 284.
— Vénériennes (Maladies), voir :
Blennorrhagie, Chancre simple,
Chancre syphilitique, Syphilis,
Plaques syphilitiques, Végétations,
— Verge, voir : Pénis. —Vérole,
voir : Syphilis.— Verumontanum,
voir : Prostate, Col vésical, Confluent génito-urinaire. — Vésicules séminales, 867. — Vessie,
461. — Vices de conformation :
du pénis, 6 ; — de l'urèthre,
240 ; — de la vessie, 473 ; —
des reins, 733 ; — de la prostate, 830 ; — du testicule, 904 ;
— du scrotum, 947.